国家出版基金项目
NATIONAL PUBLICATION FOUNDATION

“十三五”國家重點出版物出版規劃項目

本草綱目研究集成

總主編 張志斌 鄭金生

本草綱目影校對照

四

草部 上

張志斌 鄭金生 校點

科学出版社
龍門書局
北京

圖書在版編目（CIP）數據

本草綱目影校對照. 四, 草部: 全3册／張志斌, 鄭金生校點. —北京: 龍門書局, 2017

（本草綱目研究集成）

“十三五”國家重點出版物出版規劃項目　國家出版基金項目

ISBN 978-7-5088-5219-5

Ⅰ.①本…　Ⅱ.①張…　②鄭…　Ⅲ.①《本草綱目》　Ⅳ.①R281.3

中國版本圖書館CIP數據核字（2017）第121409號

責任編輯：鮑　燕　曹麗英／責任校對：何艳萍等

責任印制：肖　興／封面設計：黄華斌

科學出版社
龍門書局　出版

北京東黄城根北街16號

郵政編碼：100717

http://www.sciencep.com

北京匯瑞嘉合文化發展有限公司 印刷

科學出版社發行　各地新華書店經銷

*

2018年1月第　一　版　開本：787×1092　1/16

2018年1月第一次印刷　印張：126

字數：2988 000

定價：1198.00圓（全3册）

（如有印裝質量問題，我社負責調换）

本草綱目研究集成

學術指導委員會

本草綱目研究集成

編輯委員會

總主編　張志斌　鄭金生

常　委　王家葵　鄔家林　王咪咪　華林甫
　　　　汪惟剛

編　委　趙中振　郝近大　曹　暉　李鍾文
　　　　梅全喜　于大猛　侯酉娟

學術秘書　于大猛

總序

進入二十一世紀，面向高概念時代，科學、人文互補互動，整體論、還原論朝向融通共進。中醫學人更應重視傳承，并在傳承基礎上創新。對享譽全球的重大古醫籍做認真系統的梳理、完善、發掘、升華，而正本清源，以提高學術影響力。晚近，雖有運用多基因網絡開展證候、方劑組學研究，其成果用現代科技語言表述，對醫療保健具有一定意義。然而積學以啟真，述學以爲道，系統化、規範化，多方位、高層次的文獻研究，當是一切中醫藥研究項目的本底，確是基礎的基礎，必須有清醒的認識，至關重要。

中醫千年古籍，貴爲今用。然古籍之所以能爲今用，端賴世代傳承，多方詮釋，始能溝通古今，勵行繼承創新。深思中醫學的發展史，實乃歷代醫家與時俱進，結合實踐，對前輩賢哲大家之醫籍、理論、概念、學説進行詮釋的歷史。而詮釋的任務在於傳達、翻譯、解釋、闡明與創新。詮釋就是要在客體（即被詮釋的文本）框架上，賦予時代的精神，增添時代的價值。無疑，詮釋也是創新。

明代李時珍好學敏思，勤于實踐，治學沉潛敦厚。博求百家而不倦，確系聞名古今之偉大醫藥科學家，備受中外各界人士景仰。明代著名學者王世貞稱其爲「真北斗以南一人」，莫斯科大學將其敬列爲世界史上最偉大的六十名科學家之一（其中僅有兩位中國科學家）。其巨著本草綱目博而不繁，詳而知要，求性理之精微，乃格物之通典。英國著名生物學家達爾文稱之爲「中國古代百科全書」。二〇一一年本草綱目被聯合國教科文組織列入「世界記憶名録」（同時被列入僅兩部中醫藥古籍），實爲中國傳統文化之優秀代表。欲使這樣一部不朽的寶典惠澤醫林，流傳後世，廣播世界，更當努力詮釋，整理發揚。此乃本草綱目研究集成叢書之所由作也。

中國中醫科學院成立六十年以來，前輩學者名醫于坎坷中篳路藍縷，負重前行，啟迪後學，篤志薪火傳承。志斌張教授、金生鄭教授，出自前輩經緯李教授、繼興馬教授之門下，致力醫史文獻研究數十年，勤勉精進，研究成果累累。二〇〇八年歲末，志斌、金生二位學長，联袂應邀赴德國洪堡大學，參與本草綱目研究國際合作課題。歷時三年餘，所獲甚豐。二〇一二年兩位教授歸國後，向我提出開展本草綱目系列研究的建議，令我敬佩。這是具有現實意義的大事，旋即與二位共議籌謀，欲編纂成就一部大型叢書，命其名曰本草綱目研究集成。課題開始之初，得到中醫臨床基礎醫學研究所領導的支持，立項開展前期準備工作。二〇一五年本草綱目研究集成項目獲得國家出版基金資助。此爲課題順利開展的良好機遇與條件。

中醫藥學是將科學技術與人文精神融合得最好的學科，而本草綱目則是最能體現科學百科精神的古代本草學著作，除了豐富的醫藥學知識之外，也飽含語言文字學、儒釋道學、地理學、歷史學等社會科學內容與生物學、礦物學、博物學等自然科學內容，真可謂是「博大精深」。要做好、做深、做精本草綱目的詮釋研究，實非易事。在志斌、金生二教授具體組織下，聯合國內中醫、中藥、植物、歷史地理、語言文字、出版規範等方面專家，組成研究團隊。該團隊成員曾完成中華大典下屬之藥學分典、衛生學分典、醫學分典婦科總部，以及海外中醫珍善本古籍叢刊、温病大成、中醫養生大成等多項大型課題與巨著編纂。如此多學科整合之團隊，不惟多領域知識兼備，且組織及編纂經驗豐富，已然積累衆多海内外珍稀古醫籍資料。是爲本草綱目研究集成編纂之堅實基礎。

李時珍生於明正德十三年（一五一八）。他窮畢生之智慧財力，殫精竭慮，嘔心瀝血，經三次大修，終於明萬曆六年（一五七八）編成本草綱目。至公元二〇一八年，乃時珍誕辰五百周年，亦恰逢本草綱目成書四百四十周年。志斌、金生二教授及其團隊各位學者能團結一心，與科學出版社精誠合作，潛心數年，將我國古代名著本草綱目研究推向一個高峰！此志當勉，此誠可嘉，此舉堪贊！我國中醫事業有這樣一批不受浮躁世風之影響，矢志不渝於「自由之思想，獨立之精神」的學者，令我備受鼓舞。冀望書成之時培育一輩新知，壯大團隊。感慨之餘，聊撰數語，樂觀厥成。

中央文史研究館館員
中國工程院院士
王永炎

丙申年元月初六

總前言

本草綱目研究集成是本着重視傳承，并在傳承基礎上創新之目的，圍繞明代李時珍本草綱目（此下簡稱綱目）進行系統化、規範化，多方位、高層次整理研究而撰著的一套學術叢書。綱目不僅是中華民族傳統文化的寶典，也是進入「世界記憶名録」，符合世界意義的文獻遺産。欲使這樣一部寶典惠澤當代，流芳後世，廣播世界，更當努力詮注闡釋，整理發揚。本叢書針對綱目之形制與内涵，以「存真、便用、完善、提高、發揚」爲宗旨，多方位進行系統深入研究，撰成多種專著，總稱爲本草綱目研究集成。

我國偉大的醫藥學家李時珍，深明天地品物生滅無窮，古今用藥隱顯有異；亦熟諳本草不可輕言，名不核則誤取，性不核則誤施，動關人命。故其奮編摩之志，窮畢生精力，編成綱目巨著。至公元二〇一八年，乃李時珍誕辰五百周年，亦恰逢綱目成書四百四十周年。當此之際，我們選擇綱目系列研究作爲一項重點研究課題，希望能通過這樣一項純學術性的研究，來紀念偉大的醫藥學家李時珍。

爲集思廣益，本課題成員曾反復討論應從何處着手進行具有創新意義的研究。綱目問世四百餘年間，以其爲資料淵藪，經節編、類纂、增删、續補、闡釋之後續本草多至數百。中、外基於綱目而形成的研究專著、簡體標點、注釋語譯、外文譯注等書，亦不下數百。至於相關研究文章則數以千計。儘管如此，至今綱目研究仍存在巨大的空間。諸如綱目文本之失真，嚴格意義現代標點本之缺如，系統追溯綱目所引原始文獻之空白，綱目藥物及藥圖全面研究之未備，書中涉及各種術語源流含義研究之貧乏，乃至綱目未收及後出本草資料尚未得到拾遺彙編等等，都有待完善與彌補。

在明確了綱目研究尚存在的差距與空間之後，我們決定以「存真、便用、完善、提高、發揚」爲宗旨，編撰下列九種學術研究著作。

一、本草綱目導讀：此爲整個叢書之「序曲」。該書重點任務是引導讀者進入綱目這座宏偉的「金谷園」。

二、本草綱目影校対照：將珍貴的綱目金陵本原刻影印，并結合校點文字及校記脚注，采用單雙頁對照形式，以繁體字豎排的版式配以現代標點，并首次標注書名綫、專名綫。這樣的影印與校點相結合方式，在綱目研究中尚屬首創。此舉旨在最大程度地保存綱目原刻及文本之真，且又便於現代讀者閱讀。

三、本草綱目詳注：全面注釋書中疑難詞彙術語，尤注重藥、病、書、人、地等名稱。此書名爲「詳注」，力求選詞全面，切忌避難就易。注釋簡明有據，體現中外現代相關研究成果與中醫特色，以求便於現代運用，兼補綱目某些語焉不詳之憾。

四、本草綱目引文溯源：綱目「引文溯源」方式亦爲該叢書首創。綱目引文宏富，且經李時珍删繁汰蕪，萃取精華，故文多精簡，更切實用。然明人好改前人書，李時珍亦未能免俗，其删改之引文利弊兼存。此外，綱目雖能標注引文出處，却多有引而不確、注而不明之弊。本書追溯時珍引文之原文，旨在既顯現李時珍錘煉引文之功力，又保存綱目引文之真、落實文獻出處，提高該書的可信度，以便讀者更爲準確地理解綱目文義。

五、本草綱目圖考：此書研究角度乃前所未有。該書將金陵本、錢（蔚起）本、張（紹棠）本三大系統藥圖（各千餘幅）逐一進行比較，考釋綱目藥圖異同之原委，及其與前後本草藥圖之承繼關係，有助於考證藥物品種之本真，彌補綱目原藥圖簡陋之不足。

六、本草綱目藥物古今圖鑒：以綱目所載藥物爲單元，彙聚古代傳統本草遺存之二萬餘幅藥圖（含刻本墨綫圖及手繪彩圖），配以現代藥物基原精良攝影，并結合現代研究成果，逐一考察諸圖所示藥物基原。該書藥物雖基於綱目，然所鑒之圖涉及古今，其便用、提高之益，又非局促於綱目一書。

七、本草綱目辭典：此書之名雖非首創，然編纂三原則却係獨有：不避難藏拙、不抄襲敷衍、立足時珍本意。堅持此三原則，旨在體現專書辭典特色，以別於此前之同名書。所收詞目涉及藥、病、書、人、地、方劑、炮製術語等，以及冷僻字詞典故。每一詞條將遵循史源學原則，追溯詞源，展示詞證，保證釋義之原創性。此書不惟有益於閱讀綱目，亦可有裨於閱讀其他中醫古籍。

八、本草綱目續編：該書雖非詮釋綱目，却屬繼承時珍遺志，發揚綱目傳統之新書。該書從時珍未見之本草古籍及時珍身後涌現之傳統醫藥書（截止於一九一一年）中遴選資料，擷粹刪重，釋疑辨誤，仿綱目體例，編纂成書。該書是繼綱目之後，對傳統本草知識又一次彙編總結。

九、本草綱目研究札記：這是一部體裁靈活，文風多樣，内容廣泛的著作。目的在於展示上述諸書在校勘、注釋、溯源、考釋圖文等研究中之思路與依據。綱目被譽爲「中國古代的百科全書」，凡屬上述諸書尚未能窮盡之綱目相關研究，例如綱目相關的文化思考與文字研究等，都可以「研究札記」形式進入本書。因此，該書既可爲本叢書上述子書研究之總「後臺」，亦可爲綱目其他研究之新「舞臺」，庶幾可免遺珠之憾。

本叢書學術指導委員會主任王永炎院士對詮釋學有一個引人入勝的理解，他認爲，詮釋學的任務在於傳達、解釋、闡明和創新，需要獨立之精神，自由之思想。本書的設計，正是基於這樣的一種精神。我們希望通過這樣可以單獨存在的各種子書，相互緊密關聯形成一個有機的整體，以期更好地存綱目之真，使詮釋更爲合理，闡明更爲清晰，寓創新於其中。通過這樣的研究，使綱目這一不朽之作在我們這一代的手中，注入時代的血肉，體現學術的靈魂，插上創新的翅膀。

當然，我們也深知，綱目研究的諸多空白與短板，并非本叢書能一次全部解決。在綱目整理研究方面，我們不敢説能做到完美，但希望我們的努力，能使綱目研究朝着更爲完美的方向邁進一大步。

張志斌　鄭金生

二〇一六年二月十二日

前言

本草綱目影校對照是本草綱目研究集成叢書之一種，主要任務爲「存真」與「便用」。「存真」即存本草綱目（下簡稱綱目）古籍原貌之真、顯李時珍原意之真。「便用」即方便現代讀者閱讀理解及使用。

現代綱目研究在「存真」、「便用」方面已取得了若干進展。例如綱目金陵本已多次影印，簡體校點本亦有多種。校點本中影響最大的是人民衛生出版社首次校點本（劉衡如校）、華夏出版社新校注本（劉衡如、劉山永校注）。此外，前輩學者尚志鈞、錢超塵所校綱目亦都具有很高的學術水準。

本書充分汲取上述工作已取得的成果，又經反復討論，廣泛咨詢，希冀在以下五個方面予以拓展：影校對照、繁體豎排、全式標點（新式標點，加上書名綫與專名綫）、保留原版式用意，以及同版多底本核校。

一 影校對照

中外單一的綱目影印已有多次，但迄今爲止尚未見綱目全本影校對照。近幾十年來校點綱目多采用金陵本，此因金陵本最接近李時珍綱目之真。然指望單一文字校勘以存綱目之真又談何容易！古人云：「校書如掃塵，旋掃旋生。」一個經過現代録入、校排的本子即便達到了最嚴格的出版要求（萬分之一差錯率），則綱目一百九十萬字仍有可能存在一百九十個訛誤！因此，采用影印與校點相對照的方式（簡稱「影校對照」）則可彌補單一校點、單一影印之不足。本書之「影校對照」，即在雙頁展示彩色金陵本書影，單頁給出相應的校點文字并出示校記。在同視野中展現影印、校點頁面，可取相得益彰之效。

本草綱目研究集成叢書中，還設計了本草綱目引文溯源、本草綱目詳注、本草綱目辭典等子書。此數書承擔了綱目引書原文追溯、綱目名詞術語及相關難點解釋等功能。因此本書之「校」，則專注於校正綱目編印過程中之文詞謬誤（兼及部分重要文獻出處錯誤），但注意保存李時珍原意之真。李時珍引文或糅合諸家之文，或以己意改易原文。此等引文只要文理通順，一般不改不注，不爲追求使綱目引文與原文保持一致而喪失綱目原文之真。凡屬李時珍原意，即便後人考其失誤（如全書皆誤出周憲王、李延飛等名稱），仍保留原文，僅加注指出此誤。至於時珍所引之書原文溯源、詞語釋義、義理辨析、藥物品種考訂之類的问題，將留待前述其他專門子書去解決。

二　繁體竪排

國内迄今已出版的綱目校點本無一例外都是簡體字本，且絶大多數是横排本。某些繁體字轉化成簡體字，會導致古籍原始信息丢失。例如：本草書中的「鬱金」與「郁李」、「射干」與「乾薑」、「生薑」與「姜公魚」三組中藥名，其中不同的「鬱」與「郁」、「干」與「乾」、「薑」與「姜」，在簡體字本中就成了相同的「郁」、「干」、「姜」。這類轉换很難尋回原字的形狀與意義，最終或導致永久丢失原字所含信息。

現代簡體字的制定着眼於方便一般民衆的閲讀理解，尚未充分顧及某些專業術語的特殊性。例如，中醫書中的「南面」與「南麪」，前者是指朝南的方位，後者則指南方的麪食。如果采用簡體字表達，兩個風牛馬不相及的概念就混爲一談了。因此，在重要中醫古籍整理中，采用繁體字可以提升存真的程度，避免原始信息丢失。有了繁體字本的基礎，再進行簡體字的整理工作，就可避免簡體字本難以還原的弊病。鑒於綱目至今缺乏繁體校點本，我們選用繁體字來校點綱目全書的意義就不言而喻了。

采用繁體字整理綱目，雖然避免了簡體字易丢失信息之弊，但其難度并没有因此而减輕。因爲古籍中繁體字存在着複雜的異體字取捨问题。二〇一三年版的通用規範漢字表適用於現代簡體字規範，却不盡適用於專業古籍的繁體字整理。因此，必須事先進行深入的相關文字研究。關於本書處理綱目繁體用字的各種問題，本書校後記將詳細羅列。至於本書采用豎排，主要是方便與影印頁的版式對照，并便於體現綱目金陵本原版式特殊含義（詳見下文）。

三　全式標點

全式標點除了使用新式標點諸種符號外，還特别使用了書名綫（波紋綫）與專名綫（直綫）。其中用書名綫代替書名號，用於標注書名及篇名。

關於書名綫

從劉衡如先生開始，現代各種綱目校點本都不加説明地略去了書名號。按説這不符合現代校點的規範要求，但後續校點者都心照不宣地避開這一難題。李時珍對引文出處的標示确實不規範，要逐一認定其所引全部書名并非易事。如食療本草，或簡稱「食療」、「食療方」，或稱「孟詵本草」，或以作者姓或名（「孟詵」、「孟氏」、「詵」及「張鼎」、「鼎」）來代替出處。更有甚者，如綱目「獼猴」之别名「王孫」注出「柳文」。「柳文」究竟是書名？人名？文章名？或某人之書簡稱？不加考察確實難以分辨。劉衡如先生以個人之力首次校點綱目，暫時避開這一難題情有可原。在綱目校點本出現三十多年後，我們再次校點綱目還不解決這一問題，如何向讀者交代？

標示綱目引用書名的確不易。例如「本經」，一般人會以爲是神農本草經的簡稱，實際上并非全都如此。綱目玄石云「【弘景曰】本經慈石，一名玄石」，此「本經」確指神農本草經。但綱目大黄云「【震亨曰】大黄苦寒善泄，仲景用之瀉心湯者，正因少陰經不足，本經之陽亢甚無輔……」，此「本經」指的是少陰經脈。而綱目芍藥云：「【别録曰】芍藥生中嶽川谷及丘陵……【承曰】本經芍藥生丘陵。」據上下文，此「本經」實指别録。最後這一類的「本經」是指作者「所本之經」，即其所依據的前人著作。因此遇到此類「本經」，必須將其引文逐條與神農本草經核對，才能判定是本經，還是「所本之經」，方能決定是否標示書名綫。因此準確標示書名綫，關係到考鏡本草學術之源流，絶非小事。

關於專名綫

現代青年讀者可能對專名綫接觸甚少，不明其用。專名綫用于標示專有名詞，包括地名、人名、朝代名、年號名等等。

以地名爲例：綱目紫石英有云：「烏程縣北壟山所出。」此「北壟山」是縣北的「壟山」？抑或山名「北壟山」？只有由專門的歷史地理學者在考證該地名的歷史沿革基礎上，才能確定如何標示專名綫。此句加上正確的專名綫則爲：「烏程縣北壟山」。即位於烏程縣北的壟山。可見沒有專業知識，要想標好專名綫是很困難的。

人名、朝代、年號也常出現疑似易混的問題。熟諳歷史的人知道「梁貞白先生」並非姓梁名貞白，而是梁代的貞白先生（即陶弘景）。但對一般的讀者，則必須將此名詞標示專名綫「梁貞白先生」，才能一目了然。又如「唐永徽故事」，不是關於「唐永徽」此人的故事，而是唐代永徽年間的舊事。

更冷僻一些的名詞，則需要深入考察。例如「宋齊丘化書」，據四庫全書提要考證，該書乃南唐譚峭所撰化書，被宋齊丘剽竊更名。李時珍或直引其名「宋齊丘」。然此「宋齊丘」非指宋代的齊丘，而是五代南唐人，姓宋名嵩，號齊丘子，人稱宋齊丘。所以，其專名號應該標作：「宋齊丘化書」。

當地名與人名并稱時，也會增加專名號標示的難度。如綱目中提到「菑川王美人」，此指菑川（地名）的王姓美人？抑或指菑川王的嬪妃？經深入考證原文所指之後，才知道正確的專名綫當爲「菑川王美人」，亦即「菑川王的嬪妃」之義。

專名綫標注涉及名詞多，難度更有甚於書名綫。因爲書名古今變化不大，又有書志或現存書籍可考。但地名與人名的查找更困難，這些名詞混雜起來就更是難上加難。所以，我們選擇全式標點，實際上是自出難題，向自己發起挑戰。要解決這一難題，就必須采用史源學方法，全面考察綱目所出人名、書名、地名，并對綱目引文進行溯源，才有可能最大限度地解决書名綫、專名綫的標示問題。經過數年的努力，我們已經基本完成了綱目中專名、書名的考察，并在本草綱目研究集成叢書中設立本草綱目引文溯源子書，以保證綱目全式標點有扎實穩固的研究基礎。

四　保留原版式用意

綱目金陵版爲豎排版式，但該版某些横向排列内容也有深意。例如金陵本引據古今經史百家書目中，某些同類書名末字相同的書籍排在同一横列。如圖一的第一、第三横列大多是「譜」，第二横列則大多是「志」。遺憾的是，僅十年之隔的江西本就忽略了金陵本排列原意，將原本的三列改爲兩列（見圖二）。此後現代横排校點本更難看到金陵本原版式用意。因此，保持繁體字豎排，就有可能保留金陵本原版式用意，達到更大的存真效果（見圖三）。

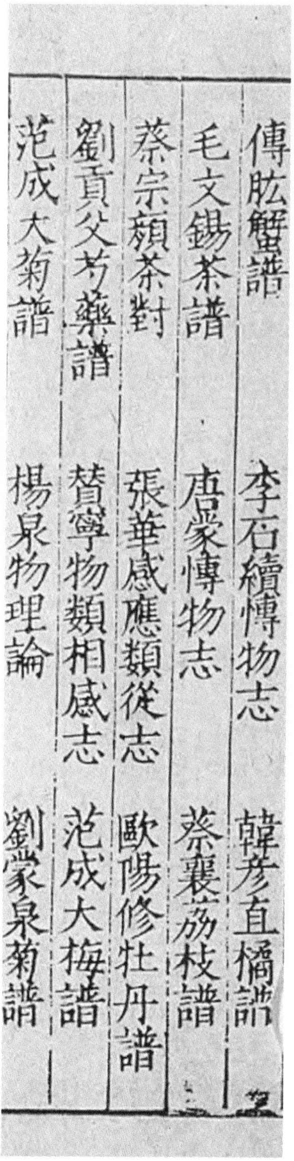

傅肱蟹譜	李石續博物志	韓彦直橘譜
毛文錫茶譜	唐蒙博物志	蔡襄荔枝譜
蔡宗顔茶對	張華感應類從志	歐陽修牡丹譜
劉貢父芍藥譜	贊寧物類相感志	范成大梅譜
范成大菊譜	楊泉物理論	劉蒙泉菊譜

圖一　金陵本百家書目葉書影

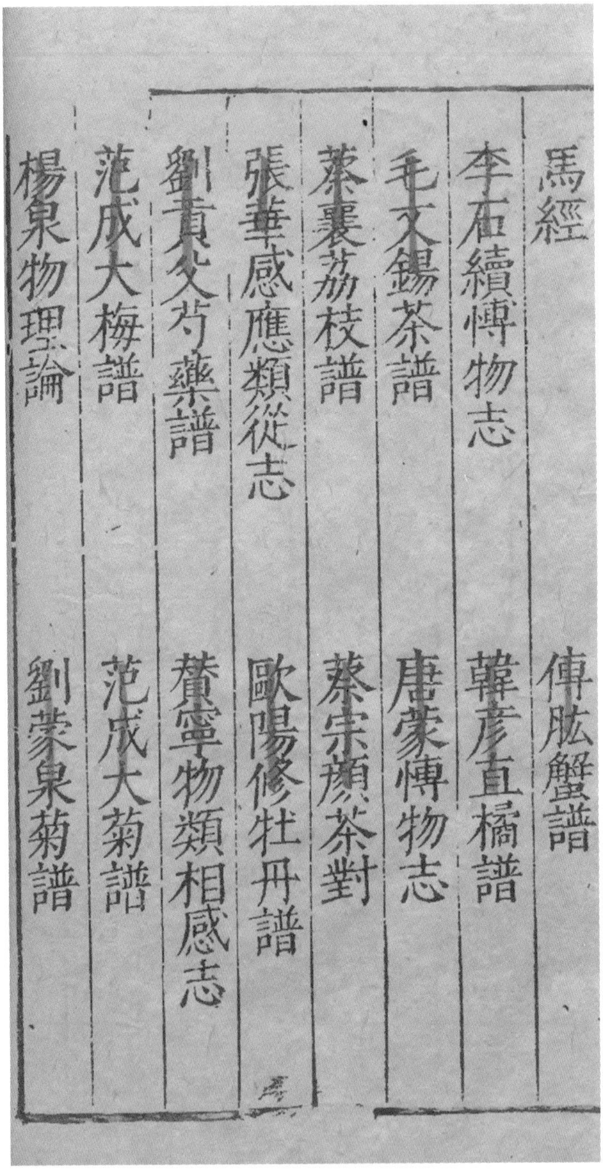
馬經　傅肱蟹譜
李石續博物志　韓彥直橘譜
毛文錫茶譜　唐蒙博物志
蔡襄荔枝譜　蔡宗顏茶對
張華感應類從志　歐陽修牡丹譜
劉貢父芍藥譜　贊寧物類相感志
范成大梅譜　范成大菊譜
楊泉物理論　劉蒙泉菊譜

圖二　江西本百家書目葉書影

傅肱蟹譜　李石續博物志　韓彥直橘録
毛文錫茶譜　唐蒙博物志　蔡襄荔枝譜
蔡宗顏茶對　張華感應類從志　歐陽修牡丹譜
劉貢父芍藥譜　贊寧物類相感志　范成大梅譜
范成大菊譜　楊泉物理論　劉蒙菊譜

圖三　本草綱目影校對照同葉模拟書影

金陵本版式最能反映李時珍的原意，即將具有某一特征的書名平行排列。除上述書名末字相同的書籍之外，有時還將同一作者的書置於同一横列，例如「張仲景金匱玉函方」、「張仲景傷寒論」在同一横列中并排，還有「孫真人千金備急方」「孫真人千金翼」、「孫真人千金髓方」等，都是横向排在一起。若變更版式，就不能一目了然看到其中的聯繫。此外，在綱目金陵版卷二還有多處使用了特殊版式，對理解原文含義均有裨益，兹不贅述。

五　同版多底本核校

綱目各種現代點校本都注意到找一個最爲可靠的底本，故金陵本是大家廣爲運用的底本。但今存各種金陵本在流傳過程中，會有不同的收藏者。這些藏書人的收藏目的可能各不相同。出於實用目的，某些藏書人可能對書中闕、損、訛、脱等問題進行一些修改。而爲了保持書籍的美觀，這種修改可能采用高精度描改方式，使之不易被察覺。對此現象，錢超塵先生早在二〇〇三年就已在北京中醫大學學報上撰文予以批評。若使用經過補訂修改過的某一底本，就很難盡可能准確地反映金陵本的原貌。當今綱目金陵本全世界僅存八部全帙（據日本學者真柳誠先生的最新研究，現存部數可能更多），分藏三個國家的圖書館。其中我國存有兩部，且均是各館的鎮館之寶，輕易不以示人。因此即便學風嚴謹的學者，也很難做到同時采用多種金陵本參校。下面舉兩個因單一底本致誤之例。

其一，卷十七「䕡茹」條「根」之「氣味」：「【普曰】神農：辛。岐伯：酸、鹹，有毒。李當之：大寒。【之才曰】甘草爲之使，惡麥門冬。」其中「有毒」與「惡麥」四個字，因此葉原書版刻缺損左下角而字殘闕。核對日本國會本、內閣本、美國國會本、中研院（中國中醫科學院）本均如此（見圖四至图七），惟上圖本經描補（見圖八）。其描補的「有毒」「惡」三字，可謂是天衣無縫，惟有最後一個「麥」低於正常行格，可被看出。因此，此前的校點本可能用的都是上圖本作爲底本，均只校出了一個「麥」字，其校語反映的并非金陵本原貌。

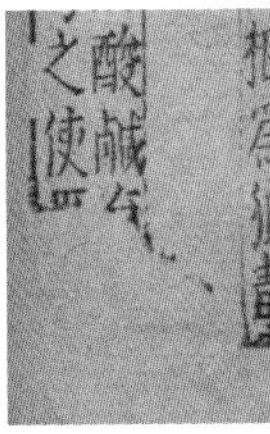
圖四　美國國會本䕡茹

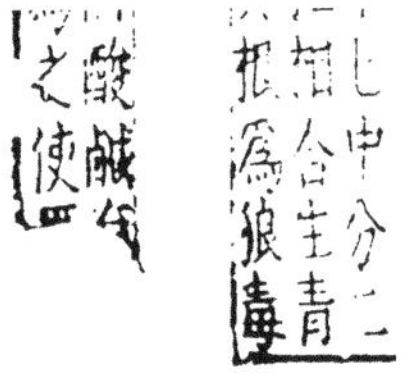
圖五　內閣本䕡茹

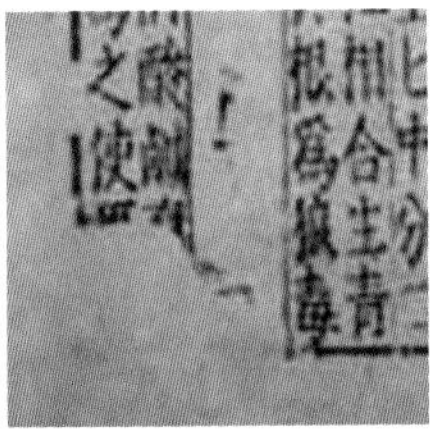
圖六　中研院本䕡茹

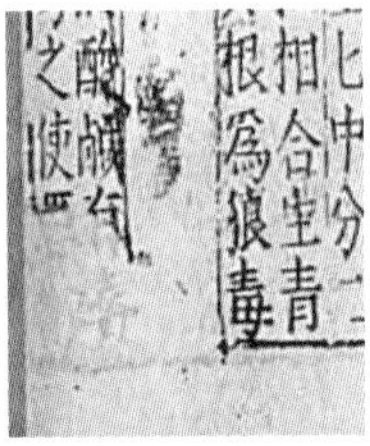
圖七　日本國會本䕡茹

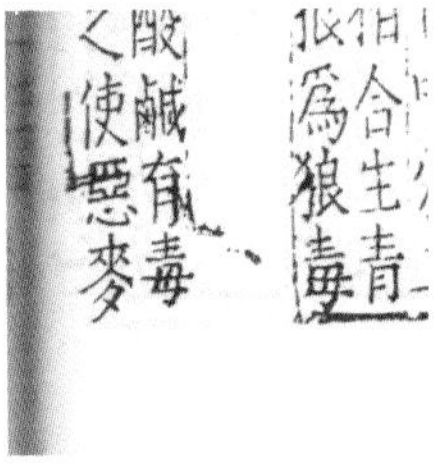
圖八　上圖本䕡茹

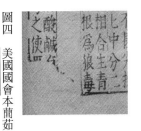

其二，卷十八旋花條「釋名」：「【炳曰】旋葍當作葍旋音福鏇，用根入藥。別有旋覆音璿伏，用花入藥。今云旋葍，誤矣。【頌曰】別録言其根主續筋，故南人呼爲續筋根。一名豘腸草，象形也。【宗奭曰】世俗謂之鼓子花，言其花形肖也。【時珍曰】其花不作瓣狀，如軍中所吹鼓子，故有旋花、鼓子之名。」這一葉中，第一至四行的第十二字「用、呼、言、有」（凡四字），均缺損。還是一樣的問題，上圖本與中研院本經相對精細的描補（見圖九、十），不易分辨。其他，除内閣本尚保留原貌外（見圖十一），日本圖會本與美國國會本也經過某些描補，但描補的方式比較粗略，甚至用的是紅筆（圖十二、圖十三）。通過五本對照，描補的問題則昭然顯示。同理，單一使用上圖本作爲底本的學者，就注意不到此處金陵本的原貌。

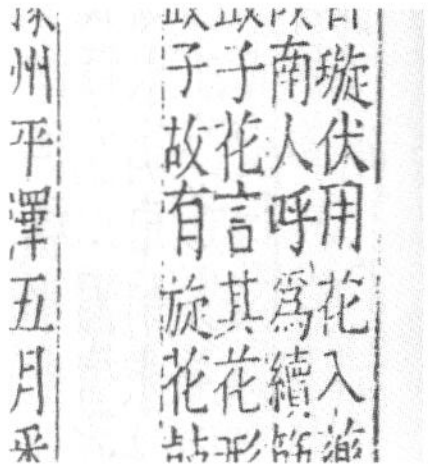

圖九　上圖本旋花

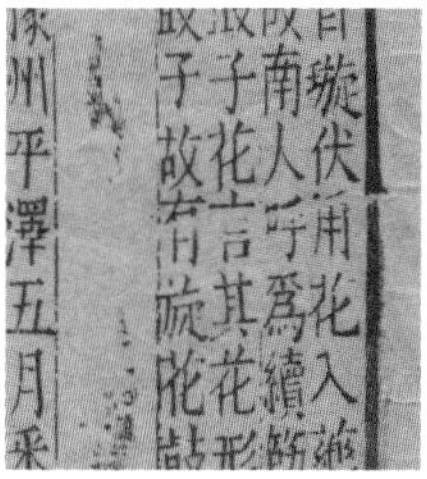

圖十　中研院本旋花

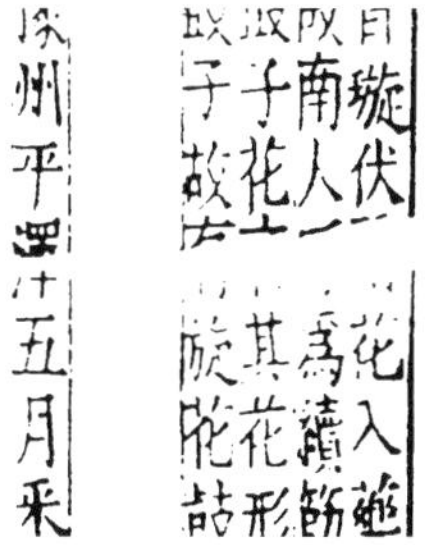

圖十一　内閣本旋花

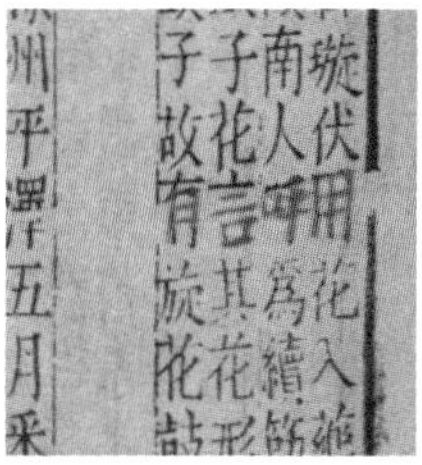

圖十二　日本國會本旋花

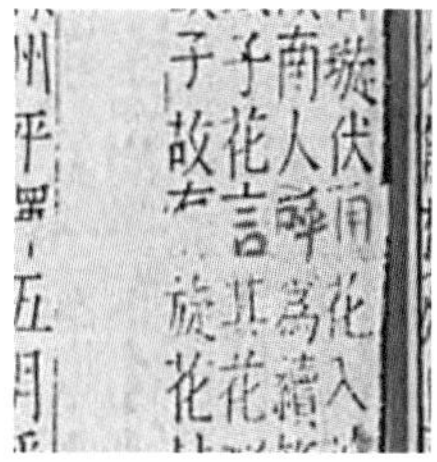

圖十三　美國國會本旋花

針對綱目這樣一部前人已經做過多次校點的偉大著作，如果想要在前人的基礎上有所超越，再次整理必須采取同版多底本進行核校。我們課題在前期工作中，爲了應對現存本草綱目若干金陵本被收藏者描補修改的問題。收集了現存八個全帙本中的五個。即：上海圖書館、中國中醫科學院圖書館、日本國立公文書館内閣文庫、日本國會圖書館、美國國會圖書館的藏本，以求得覽綱目金陵本最真實的原本面貌。

我們課題組希望在影校對照、繁體字豎排、加注書名綫與專名綫、保留原版式用意、同版多底本核校，這五個方面填缺補漏，精益求精，以期傳達更能存真，解釋更爲合理，闡述更爲清晰。但上述工作存在諸多困難，我們不敢説已經做得很好，但希望儘可能地朝着完美方向前進一步。歡迎中醫藥界同仁、各界朋友、各位讀者對本書校點所做的工作及存在的問題提出批評指正。

張志斌　鄭金生

二〇一七年二月八日

校點凡例

一、本書采用影印與校點結合、分單雙頁對照形式整理本草綱目（以下簡稱綱目）。校點部分使用繁體字、豎排，并儘量保持綱目金陵本原版式，以利存真、便讀。

二、本書影校以日本國會圖書館所藏金陵本爲底本（簡稱日本國會本），必要時核校另外四部金陵本：美國國會圖書館（美國國會本）、日本國立公文書館內閣文庫（內閣本）、中國中醫科學院圖書館（中研院本）、上海市圖書館（上圖本）藏本。

三、綱目版本除金陵本爲祖本外，明清時存在三個版本系統：江西本、錢蔚起本（錢本）、張紹棠本（張本）。今取江西本爲主校本，必要時參校錢本與張本，并充分汲取現代校勘研究成果，如人民衛生出版社劉衡如校點本（人衛本）、華夏出版社劉衡如、劉山永校注本（華夏本）、上海科學技術出版社錢超塵等校點本（上科本）、安徽科學技術出版社尚志鈞、任何校點本（安科本）等。參校本中還有李時珍曾大量引用的證類本草、普濟方等多種書籍。上述校勘用書及其版本等相關信息詳見本書末所附校後記。

四、本書專注於校正綱目編印過程所致文詞（或重要出處）謬誤，但注意保存李時珍原意之真。綱目引文或有化裁、增減，只要不悖原意、文理通順者，一般不改不注。若可能屬李時珍原意之誤，則出注指誤，不改原文。鑒於綱目祖本爲明後期坊刻本，明清翻刻本又罕有碩學通儒爲之校勘，故本書校勘綱目時，首重追溯引文相關原始文獻，不追求與金陵本以後諸翻刻本相合。若時珍所引原書已佚，或時珍自撰之文，無法溯源求本，則先據主校本，次爲參校本，擇善而從。疑難字詞、術語含義及學術爭議等，一般不加評注，可參本草綱目研究集成所含本草綱目引文溯源、本草綱目詳注、本草綱目辭典等子書。

五、本書校點文字版式多遵原書，惟將原雙行小字改作單行。另原書卷首之分卷目録及卷前標題或簡或繁，很不統一。現從中選擇相對規範的方式予以統一，如「本草綱目石部目録第十一卷」及「本草綱目石部第十一卷」。正文之前言「某類若干種」，時或大字，時或小字，現統一用大字表示，如「草之一　山草類三十一種」。凡卷末「某卷終」、「某部某卷終」等字樣，原書或有或無，并無定規，今均予删除。

六、原目録一仍其舊，統計數字一般按時珍所出。目録與正文不符時，出注説明。全書及每部書之前，另按正文實際内容新編目録。綱目附圖兩卷，圖頁所出藥名亦另編目録。目録中大字爲原藥圖上方横排藥名，小字爲圖内所注文字。

七、本書采用現代標點，并標注專名綫、書名綫。其中「某某方」，經溯源核實確有其書，或代指其書者，則標以書名號。否則視作方劑出處「某人之方」，僅將姓氏標注專名號。又「某氏方」，若作者之名不確，或雖有名而非特指某書者，一般不標書名號，僅標「某氏方」。如「胡氏方」（可能指胡氏婦人方、胡濙衛生易簡方）、「崔氏方」（可能指崔玄亮方、崔知悌方、崔行功方）、「張仲景方」（源於今本傷寒論、金匱要略）等。

八、校勘文字采用「改誤加注」與「指誤加注」結合。偶有同一誤字在同一藥條或同頁中反復出現，僅在首注中指明「下同此誤徑改」。

九、本書屬古籍整理，力求保存古籍原貌。書中内容、藥物劑量及所用藥物，若有與現代不相適應者，不做任何删改。李時珍对原方劑量有意改動者，除過於出格者外，均不予修改、注釋。

十、本書原本用字情況比較複雜，涉及通假字、古今字、異體字、俗體字、訛誤等多種用字情況。經逐字研究并參考其他古籍整理經驗，確立如下處理原則：

①通假字、古今字、避諱字等，一般不改不注。

②異體字，凡無歧義者采用正字。字有多義，以各從底本爲基本原則，參照通用規範漢字字典等語詞工具書，以及中華書局新字形及異體字統改字表與中華大典異體字規範字表兩個相对權威的古籍整理内部文件斟酌處理。

③俗訛字，一般按俗訛從正的原則改正。

④本草綱目專用、行業專用字，李時珍個人用字觀點，特别是藥名、地名、書名、中醫術語等專業術語的用字，本着名從主人、釋從主人原則，凡不悖字理者，均不加改動。

⑤凡藥名用字，在不違背保留藥物别名原則的基礎上，以誤名、異體從正（按以上俗訛字改

正之例）、别名從本、譯名從音、習用從俗爲原則處理。

⑥若屬古籍常用字時，或處於兩可之間，或難以用以上各條歸類處理者，本着尊重底本的原則，各從底本。

⑦根據上述各類形義有某種關聯的用字取捨原則，制定本書「形義相關用字取捨表」，附載於本書第十部以備考。

⑧若屬古刻本常見混用字，如「已、己、巳」、「七、匕」、「水、氷」等等，按文義徑改不注，并在本書第十部給出全部常見形誤徑改字表。

十一、凡校記涉及内証，即依據綱目本書者，省略「本書」二字，直接給出卷次及藥條。

十二、凡校记涉及其他古籍，凡通用名著（如爾雅、説文等），按古籍整理慣例標示出處；其他書籍一般按書名、卷次、篇名（或方名）三級標示出處。

本草綱目影校對照總目録

第一部　藥圖與序例

本草綱目序
本草綱目附圖
本草綱目總目
凡例
第一卷　序例（上）
第二卷　序例（下）

第二部　百病主治藥

第三卷　百病主治藥（上）
第四卷　百病主治藥（下）

第三部　水火土金石部

第五卷　水部　天水類、地水類
第六卷　火部
第七卷　土部
第八卷　金石部　金類、玉類
第九卷　石部　石類
第十卷　石部　石類
第十一卷　石部　鹵石類　附録諸石

第四部　草部

第一册　草部上

第十二卷　山草類

第十三卷　山草類

第十四卷　芳草類

第二册　草部中

第十五卷　隰草類

第十六卷　隰草類

第三册　草部下

第十七卷　毒草類

第十八卷　蔓草類　附録諸藤

第十九卷　水草類

第二十卷　石草類

第二十一卷　苔類、雜草類、有名未用

第五部　穀菜部

第二十二卷　穀部　麻麥稻類

第二十三卷　穀部　稷粟類

第二十四卷　穀部　菽豆類

第二十五卷　穀部　造釀類

第二十六卷　菜部　葷辛類

第二十七卷　菜部　柔滑類

第二十八卷　菜部　蓏菜類、水菜類、芝栭類

第六部　果部

第二十九卷　五果類

第三十卷　山果類

第三十一卷　夷果類

第三十二卷　味類

第三十三卷　蓏類、水果類　附録諸果

第七部　木與服器部

第三十四卷　木部　香木類

第三十五卷　木部　喬木類

第三十六卷　木部　灌木類

第三十七卷　木部　寓木類、苞木類、雜木類　附録諸木

第三十八卷　服器部　服帛類、器物類

第八部　蟲鱗介部

第三十九卷　蟲部　卵生類
第四十卷　蟲部　卵生類
第四十一卷　蟲部　化生類
第四十二卷　蟲部　濕生類　附録
第四十三卷　鱗部　龍類、蛇類
第四十四卷　鱗部　魚部、無鱗魚類
第四十五卷　介部　龜鱉類
第四十六卷　介部　蚌蛤類

第九部　禽獸人部

第四十七卷　禽部　水禽類
第四十八卷　禽部　原禽類
第四十九卷　禽部　林禽類、山禽類
第五十卷　獸部　畜類
第五十一卷　獸部　獸類、鼠類、寓類怪類
第五十二卷　人部

第十部　附録

索引
形義相關用字取捨表
常見形誤徑改字表
校後記　附：參考文獻

四　草部目録

草部上

本草綱目草部目録第十一卷……二八一

本草綱目草部第十二卷……二八七

山草類……二八七

甘草……二八七

黄耆……三〇一

人參……三一三

沙參……三四三

薺苨……三四九

桔梗……三五五

長松……三六三

黄精……三六五

萎蕤……三七三

附：鹿藥、委蛇

知母……三八一

肉蓯蓉……三八七

列當……三九三

鎖陽……三九三

赤箭天麻……三九五

术……四〇五

狗脊……四三三

貫衆……四三七

巴戟天……四四三

附：巴棘

遠志……四四七

百脉根……四五三

淫羊藿……四五三

仙茅……四五七

玄參……四六三

地榆……四六九

丹參……二三七三
紫參……二三七九
王孫……二三八一
紫草……二三八三
白頭翁……二三八九
白及……二三九三
三七……二三九七

本草綱目草部目録第十三卷……二四〇三

本草綱目草部第十三卷……二四〇五
黄連……二四〇五
胡黄連……二四二五
黄芩……二四二九
秦艽……二四四一
茈胡……二四四五
前胡……二四五五
防風……二四五九
獨活羌活……二四六五
土當歸……二四七三
都管草……二四七三
升麻……二四七五
苦參……二四八三
白鮮……二四九三
延胡索……二四九五
貝母……二五〇一
山慈姑……二五〇七
石蒜……二五一一
水仙……二五一五
白茅……二五一七
茅針……二五二一
地筋（菅茅）……二五二五
芒……二五二五
龍膽……二五二七
細辛……二五三一
杜衡……二五三七
附：木細辛
及己……二五四一
鬼督郵……二五四三
徐長卿……二五四五

白微……二五四九
白前……二五五三
草犀……二五五五
釵子股……二五五七
吉利草……二五五九
朱砂根……二五五九
辟虺雷……二五六一
錦地羅……二五六一
紫金牛……二五六三
拳參……二五六三
鐵線草……二五六三
金絲草……二五六五

本草綱目草部目録第十四卷……二五六七

本草綱目草部第十四卷……二五七一

芳草類……二五七一

當歸……二五七一
芎藭……二五八三
蘼蕪……二五九一
蛇牀……二五九三
藁本……二五九九
附：徐黄
蜘蛛香……二六〇三
白芷……二六〇三
芍藥……二六一三
牡丹……二六二三
附：鼠姑
木香……二六二九
甘松香……二六三九
山柰……二六四一
廉薑……二六四三
杜若……二六四三
山薑……二六四七
高良薑（紅豆蔻）……二六四九
豆蔻（草果）……二六五七
白豆蔻……二六六三
縮砂蔤……二六六五
益智子……二六七一
蓽茇……二六七五

蒟醬……………………………………………………二六八一
肉豆蔻…………………………………………………二六八三
補骨脂（破故紙）……………………………………二六八七
薑黄……………………………………………………二六九五
鬱金……………………………………………………二六九九
蓬莪茂…………………………………………………二七〇五
荊三稜…………………………………………………二七〇九
莎草香附子……………………………………………二七一五
瑞香……………………………………………………二七三三
茉莉……………………………………………………二七三五
附：素馨、指甲花
鬱金香…………………………………………………二七三七
茅香……………………………………………………二七三九
白茅香…………………………………………………二七四一
排草香…………………………………………………二七四一
附：瓶香、耕香
迷迭香…………………………………………………二七四三
藒車香…………………………………………………二七四三
艾納香…………………………………………………二七四五
兜納香…………………………………………………二七四五
線香……………………………………………………二七四七
藿香……………………………………………………二七四七
薰草零陵香……………………………………………二七五一
蘭草……………………………………………………二七五七
澤蘭……………………………………………………二七六五
馬蘭……………………………………………………二七七一
附：麻伯、相烏、天雄草、益孎草
香薷……………………………………………………二七七五
石香葇…………………………………………………二七八一
爵牀……………………………………………………二七八一
赤車使者………………………………………………二七八三
假蘇（荊芥）…………………………………………二七八三
薄荷……………………………………………………二七九五
積雪草…………………………………………………二八〇一
蘇………………………………………………………二八〇五
水蘇（雞蘇）…………………………………………二八一三
薺薴……………………………………………………二八一九
附：石薺薴

草部中

本草綱目草部目録第十五卷……二八三
本草綱目草部第十五卷……二八二七
隰草類……二八二七
菊……二八二七
野菊……二八三七
菴蕳……二八三七
附：對廬
蓍……二八四一
艾……二八四五
附：夏臺
千年艾……二八五九
茵蔯蒿……二八六一
青蒿……二八六七
黄花蒿……二八七三
白蒿……二八七五
角蒿……二八七九
䕡蒿……二八八一
馬先蒿……二八八一
陰地厥……二八八三
牡蒿……二八八五
九牛草……二八八七
茺蔚（益母草）……二八八七
鏨菜……二九〇一
薇銜……二九〇一
附：無心草
夏枯草……二九〇五
劉寄奴草……二九〇九
曲節草（六月霜）……二九一一
麗春草……二九一三
旋覆花……二九一五
青葙……二九一九
附：桃朱術、雁來紅、天靈草、思蓂子
鷄冠……二九二三
紅藍花……二九二七
番紅花……二九三一

燕脂……二九三三
大薊小薊……二九三五
續斷……二九四一
苦芺……二九四五
漏盧……二九四七
飛廉……二九五一
苧麻……二九五五
苘麻（白麻）……二九六一
大青……二九六三
小青……二九六七
胡盧巴……二九六七
蠡實（馬藺子）……二九七一
附：必似勒
惡實（牛蒡）……二九七九
葈耳（蒼耳）……二九八九
天名精（地菘、鶴虱）……二九九九
豨薟……三〇〇九
附：類鼻、羊屎柴
箬……三〇一七
蘆……三〇一九
甘蕉……三〇二五
蘘荷……三〇三三
麻黄……三〇三七
附：雲花草
木賊……三〇四九
附：問荆
石龍芻（龍鬚草）……三〇五三
龍常草（糉心草）……三〇五七
燈心草……三〇五七
本草綱目草部目録第十六卷……三〇六三
本草綱目草部第十六卷……三〇六七
地黄……三〇六七
附：胡面莽
牛膝……三〇九一
紫菀……三〇九九
女菀……三一〇三
麥門冬……三一〇五
萱草……三一一三

摣胡根……三一七
淡竹葉……三一七
鴨跖草（竹葉菜）……三一九
葵……三二一
蜀葵……三三一
菟葵……三三七
黄蜀葵……三三九
龍葵……三四三
龍珠……三四九
酸漿（燈籠草）……三四九
蜀羊泉……三五七
鹿蹄草……三五七
敗醬（苦菜）……三五九
迎春花……三六三
款冬花……三六三
鼠麴草（米麴、佛耳草）……三六七
决明……三七一
附：茳芒、合明草
地膚（落帚）……三七七
瞿麥……三八三
王不留行……三八七
剪春羅……三九三
金盞草……三九三
葶藶……三九五
車前……四〇三
狗舌草……四一一
馬鞭草（龍牙）……四一一
蛇含……四一五
女青……四一九
鼠尾草……四二三
狼把草……四二五
狗尾草……四二七
鱧腸（旱蓮草）……四二七
連翹……四三三
陸英……四三七
蒴藋……四三九
水英……四四三
藍……四四五

藍澱……三一五三
青黛……三一五五
附：雀翹
甘藍……三一五九
蓼……三一六一
水蓼……三一六五
馬蓼……三一六七
葒草……三一六七
毛蓼……三一七一
海根……三一七一
火炭母草……三一七三
三白草……三一七三
蠶繭草……三一七五
蛇㒃草……三一七五
虎杖……三一七七
蕕……三一八三
萹蓄……三一八三
藎草……三一八七
蒺藜……三一八九
穀精草……三一九五
海金沙……三一九九
地楊梅……三二〇一
水楊梅……三二〇一
地蜈蚣草……三二〇三
半邊蓮……三二〇三
紫花地丁……三二〇五
鬼針草……三二〇七
獨用將軍……三二〇七
附：留軍待
見腫消……三二〇九
攀倒甑……三二〇九
水甘草……三二〇九

本草綱目草部目録第十七卷……三三一三
本草綱目草部第十七卷……三三一七
毒草類……三三一七
大黄……三三一七
商陸……三三三五
狼毒……三三四三
防葵……三三四七
狼牙……三三五一
䕡茹……三三五三
大戟……三三五七
澤漆……三三六五
甘遂……三三六九
續隨子……三三七七
莨菪（天仙子）……三三八一
雲實……三三九一
蓖麻……三三九三
附：博落迴
常山蜀漆……三四〇五
附：杜莖山、土紅山
藜蘆……三四一七
附：山慈石、參果根、馬腸根
木黎蘆……三四二五
附子……三四二五
天雄……三四六七
側子……三四七一
漏籃子……三四七五
烏頭……三四七五
白附子……三四九三
虎掌天南星……三四九七
由跋……三五一一
蒟蒻……三五一三
附：菩薩草
半夏……三五一五
蚤休……三五三五
鬼臼……三五三九

射干……三五四五
鳶尾……三五五三
玉簪……三五五五
鳳仙……三五五七
坐拏草……三五六一
附：押不蘆
曼陀羅花……三五六三
羊躑躅……三五六五
附：山躑躅、羊不喫草
芫花……三五六九
蕘花……三五七九
醉魚草……三五八一
莽草……三五八三
茵芋……三五八七
石龍芮（胡椒菜）……三五九一
毛茛……三五九五
附：海薑、陰命
牛扁……三五九七
附：虱建草
蕁麻……三五九九
格注草……三六〇一
海芋……三六〇一
附：透山根
鉤吻……三六〇三
本草綱目草部目録第十八卷……三六一一
本草綱目草部第十八卷……三六一五
蔓草類……三六一五
菟絲子……三六一五
附：難火蘭
五味子……三六二三
蓬蘽……三六二九
覆盆子……三六三五
懸鉤子……三六四一
蛇苺……三六四三
使君子……三六四五
木鼈子……三六四九
番木鼈……三六五五
馬兜鈴（土青木香）……三六五七

榼藤子……三六六一
附：合子草
預知子……三六六三
牽牛子……三六六七
旋花（鼓子花）……三六八一
紫葳（凌霄花）……三六八五
營實墻蘼……三六九一
月季花……三六九七
栝樓（天花粉）……三六九七
王瓜（土瓜）……三七一三
葛……三七一九
附：鐵葛
黄環狼跋子……三七二九
天門冬……三七三一
百部……三七四一
附：白并
何首烏……三七四七
萆薢……三七五七
菝葜……三七六三
土茯苓……三七六五
白歛……三七七三
女萎……三七七五
赭魁……三七七七
鵝抱……三七七九
伏雞子根……三七七九
附：仰盆、人肝藤
千金藤……三七八一
附：陳思岌
九仙子……三七八三
山豆根……三七八三
黄藥子……三七八七
解毒子（苦藥子）……三七九一
附：奴會子、藥實根
白藥子……三七九三
附：陳家白藥、甘家白藥、會州白藥、
衝洞根、突厥白
威靈仙……三七九七
茜草……三八〇五

附：血藤
剪草……三八二一
防己……三八二三
通草……三八一九
通脱木……三八二五
附：天壽根
鈎藤……三八二九
黃藤……三八三一
白兔藿……三八三一
白花藤……三八三三
白英（鬼目、排風子）……三八三三
蘿藦……三八三七
赤地利……三八三九
紫葛……三八四一
烏蘞莓（五葉藤）……三八四三
葎草……三八四五
羊桃……三八四九
絡石……三八五一
木蓮……三八五五
附：地錦
扶芳藤……三八五九
常春藤……三八六一
千歲虆……三八六一
忍冬（金銀花）……三八六五
甘藤……三八七一
附：甘露藤、甜藤
含水藤……三八七三
附：鼠藤
天仙藤……三八七五
紫金藤……三八七七
南藤……三八七九
附：烈節
清風藤……三八八一
百稜藤……三八八三
省藤……三八八五
紫藤……三八八五
落雁木……三八八七
附：折傷木、每始王木、風延莓

千里及（千里光）……三八八九
附録諸藤……三八九一
地龍藤、龍手藤、牛領藤、牛奶藤、鬼膊藤、斑珠藤、息王藤、萬一藤、曼遊藤、百丈青、温藤、藍藤、瓜藤、金稜藤、含春藤、獨用藤、祁婆藤、野猪尾、石合草、骨路支
本草綱目草部目録第十九卷……三八九七
本草綱目草部第十九卷……三八九九
水草類……三八九九
澤瀉……三八九九
附：酸惡
蔛草……三九〇七
羊蹄……三九〇七
酸模……三九一三
龍舌草……三九一五
附：牛舌實、麢舌
菖蒲……三九一七
白昌……三九二九
香蒲蒲黄……三九三一
菰……三九三七
苦草……三九四三
水萍……三九四三
蘋……三九四九
萍蓬草（水粟）……三九五三
莕菜……三九五五
蓴……三九五九
水藻……三九六三
海藻……三九六三
海藴……三九六七
海帶……三九六九
昆布……三九六九
越王餘算……三九七三
附：沙箸
石帆……三九七三
水松……三九七五
本草綱目草部目録第二十卷……三九七七
本草綱目草部第二十卷……三九七九
石草類……三九七九

石斛……三九七九
骨碎補……三九八三
石韋……三九八七
金星草……三九八九
石長生……三九九一
附：紅茂草
石莧……三九九三
附：石垂
景天……三九九三
佛甲草……三九九七
虎耳草……三九九九
石胡荽……三九九九
螺厴草（鏡面草）……四〇〇三
酢漿草……四〇〇七
附：酸草、三葉
地錦（血見愁）……四〇〇九
附：金瘡小草
離鬲草……四〇一五
仙人草……四〇一五
仙人掌草……四〇一五
崖椶……四〇一七
附：雞翁藤、半天回、野蘭根
紫背金盤……四〇一七
白龍鬚……四〇一九

本草綱目草部目録第二十一卷……四〇二三

本草綱目草部第二十一卷……四〇二九

苔類……四〇二九

陟釐……四〇二九
乾苔……四〇三一
井中苔及萍藍……四〇三三
船底苔……四〇三三
石蕊……四〇三五
地衣草（仰天皮）……四〇三七
垣衣……四〇三九
屋遊……四〇三九
昨葉何草（瓦松）……四〇四一
附：紫衣
烏韭……四〇四五

附：百蕊草
土馬騣……四〇四七
卷柏……四〇四九
附：地柏、含生草
玉柏……四〇五一
石松……四〇五一
桑花……四〇五三
附：艾納
馬勃……四〇五五
雜草……四〇五七
百草……四〇五七
百草花……四〇五七
井口邊草……四〇五九
樹孔中草……四〇五九
産死婦人塚上草……四〇五九
燕蓐草……四〇五九
雞窠草……四〇五九
豬窠草……四〇五九
牛齝草……四〇五九
有名未用……四〇五九
屈草……四〇六一
别羈……四〇六一
離樓草……四〇六一
神護草……四〇六一
黄護草……四〇六一
雀醫草……四〇六一
木甘草……四〇六一
益決草……四〇六一
九熟草……四〇六三
兑草……四〇六三
異草……四〇六三
灌草……四〇六三
茈草……四〇六三
莘草……四〇六三
英草華……四〇六三
封華……四〇六三
隩華……四〇六三
節華……四〇六三

讓實……四〇六三
羊實……四〇六五
桑莖實……四〇六五
可聚實……四〇六五
滿陰實……四〇六五
馬顛……四〇六五
馬逢……四〇六五
兔棗……四〇六五
鹿良……四〇六五
雞涅……四〇六五
犀洛……四〇六五
雀梅……四〇六五
燕齒……四〇六七
土齒……四〇六七
金莖……四〇六七
白背……四〇六七
青雌……四〇六七
白辛……四〇六七
赤舉……四〇六七
赤涅……四〇六七
赤赫……四〇六七
黄秫……四〇六七
黄辯……四〇六七
紫給……四〇六七
紫藍……四〇六九
糞藍……四〇六九
巴朱……四〇六九
柒紫……四〇六九
文石……四〇六九
路石……四〇六九
曠石……四〇六九
敗石……四〇六九
石劇……四〇六九
石芸……四〇六九
竹付……四〇六九
秘惡……四〇七一
盧精……四〇七一
唐夷……四〇七一

知杖……四〇七一
河煎……四〇七一
區余……四〇七一
王明……四〇七一
師系……四〇七一
并苦……四〇七一
索干……四〇七一
良達……四〇七一
弋共……四〇七一
船虹……四〇七三
姑活……四〇七三
白女腸……四〇七三
白扇根……四〇七三
黄白支……四〇七三
父陛根……四〇七三
疥拍腹……四〇七三
五母麻……四〇七三
五色符……四〇七三
救赦人者……四〇七五
常吏之生……四〇七五
載……四〇七五
慶……四〇七五
腂……四〇七五
芥……四〇七五
鴆鳥漿……四〇七五
吉祥草……四〇七五
雞脚草……四〇七五
兔肝草……四〇七七
斷罐草……四〇七七
千金鑑……四〇七七
土落草……四〇七七
倚待草……四〇七七
藥王草……四〇七七
筋子根……四〇七七
藘藥……四〇七七
無風獨摇草……四〇七九
宜南草……四〇七九
陀得花……四〇七九

建水草……四〇七九
百藥祖……四〇八一
催風使……四〇八一
刺虎……四〇八一
石逍遥……四〇八一
黄寮郎……四〇八一
黄花了……四〇八一
百兩金……四〇八一
地茄子……四〇八三
田母草……四〇八三
田麻……四〇八三
芥心草……四〇八三
苦芥子……四〇八三
布里草……四〇八三
茆質汗……四〇八三
胡堇草……四〇八三
小兒群……四〇八五
獨脚仙……四〇八五
撮石合草……四〇八五
露筋草……四〇八五
九龍草……四〇八五
荔枝草……四〇八七
水銀草……四〇八七
透骨草……四〇八七
蛇眼草……四〇八七
鵝項草……四〇八七
蛇魚草……四〇八七
九里香草……四〇八七
白筵草……四〇八七
環腸草……四〇八七
劄耳草……四〇八七
耳環草……四〇八九
銅鼓草……四〇八九
蠶繭草……四〇八九
野芗草……四〇八九
纖霞草……四〇八九
牛脂芳……四〇八九
鴨脚青……四〇八九

天仙蓮……四〇八九
雙頭蓮……四〇八九
豬藍子……四〇九一
天芥菜……四〇九一
佛掌花……四〇九一
郭公刺……四〇九一
籩箕柴……四〇九一
碎米柴……四〇九一
羊屎柴……四〇九一
山枇杷柴……四〇九一
三角風……四〇九三
葉下紅……四〇九三
滿江紅……四〇九三
隔山消……四〇九三
石見穿……四〇九三
醒醉草……四〇九三
墓頭回……四〇九三
羊茅……四〇九三
阿只兒……四〇九三
阿息兒……四〇九三
奴哥撒兒……四〇九五

四 草部 上

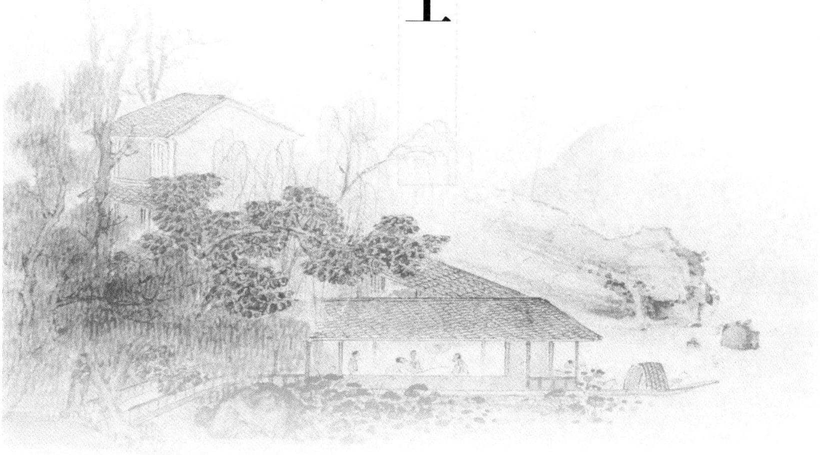

本草綱目草部目錄第十二卷

李時珍曰：天造地化而草木生焉。剛交于柔而成根荄，柔交于剛而成枝幹。葉萼屬陽，華實屬陰。由是草中有木，木中有草。得氣之粹者爲良，得氣之戾者爲毒。故有五形焉（金木水火土），五氣焉（香臭臊腥羶），五色焉（青赤黃白黑），五味焉（酸苦甘辛鹹），五性焉（寒熱溫涼平），五用焉（升降浮沉中）。炎農嘗而辨之，軒岐述而著之，漢魏唐宋明賢良醫代有增益。但三品雖存，淄澠交混，諸條重出，涇渭不分。苟不察其精微，審其善惡，其何以權七方、衡十劑而寄死生耶？于是翦繁去複，繩繆補遺，折族區類，振綱分目。除穀菜外，凡得草屬之可供醫藥者六百一十種，分爲十類：曰山，曰芳，曰隰，曰毒，曰蔓，曰水，曰石，曰苔，曰雜，曰有名未用。（舊本草部上中下三品共四百四十七種，今併入三十一種，移二十三種入菜部，三種入穀部，四種入果部，二種入木部。自木部移併一十四種，穀草二十九種，菜部移併一十三種，果部移

本草綱目草部目録第十二卷

李時珍曰：天造地化而草木生焉。剛交于柔而成根荄，柔交于剛而成枝幹。葉萼屬陽，華實屬陰。由是草中有木，木中有草。得氣之粹者爲良，得氣之戾者爲毒。故有五形焉，金、木、水、火、土。五氣焉，香、臭、臊、腥、羶。五色焉，青、赤、黄、白、黑。五味焉，酸、苦、甘、辛、鹹。五性焉，寒、熱、温、凉、平。五用焉。升、降、浮、沈、中。炎農嘗而辨之，軒岐述而著之，漢、魏、唐、宋明賢良醫代有增益。但三品雖存，淄澠交混，諸條重出，涇渭不分。苟不察其精微，審其善惡，其何以權七方、衡十劑而寄死生耶？于是翦繁去複，繩繆補遺，析〔一〕族區類，振綱分目。除穀、菜外，凡得草屬之可供醫藥者六百一十種。分爲十類：曰山，曰芳，曰隰，曰毒，曰蔓，曰水，曰石，曰苔，曰雜，曰有名未用。

舊本草部上中下三品，共四百四十七種。今併入三十一種，移二十三種入菜部，三種入穀部，四種入果部，二種入木部，自木部移併一十四種。蔓草二十九種，菜部移併一十三種，果部移

〔一〕析：原作「折」。今從錢本改。

本草綱目草部卷之十二

凡四種外類有名未用共二百四十七種

神農本草經一百六十四種　梁陶弘景註

名醫別錄一百三十種　陶弘景註○七十八種有名未用

李氏藥錄一種　魏李當之　　吳氏本草一種　魏吳普

唐本草三十四種　唐蘇恭　　藥性本草一種　唐甄權

本草拾遺六十八種　唐陳藏器　　食療本草二種　唐孟詵

海藥本草四種　唐李珣　　四聲本草一種　唐蕭炳

開寶本草三十七種　宋馬志　　嘉祐本草一十七種　宋掌禹錫

圖經本草五十四種　宋蘇頌　　日華本草七種　宋人大明

用藥法象一種　元李杲　　本草補遺一種　元朱震亨

本草會編一種　明汪機　　本草綱目八十六種　明李時珍

附註　宋雷斅炮炙論　北齊徐之才藥對　唐楊損之刪繁　唐孫思邈千金　蜀韓保昇重註　南唐陳士良食性

併四種，外類有名未用共二百四十七種。

神農本草經 一百六十四種梁陶弘景註

名醫别録 一百三十種陶弘景註〇七十八種有名未用

李氏藥録 一種魏李當之　　吴氏本草 一種魏吴普

唐本草 三十四種唐蘇恭　　藥性本草 一種唐甄權

本草拾遺 六十八種唐陳藏器　　食療本草 二種唐孟詵

海藥本草 四種唐李珣　　四聲本草 一種唐蕭炳

開寶本草 三十七種宋馬志　　嘉祐本草 一十七種宋掌禹錫

圖經本草 五十四種宋蘇頌　　日華本草 七種宋人大明

用藥法象 一種元李杲　　本草補遺 一種元朱震亨

本草會編 一種明汪機　　本草綱目 八十六種明李時珍

【附註】

宋雷斅[一]炮炙論　　北齊徐之才藥對　　唐楊損之删繁

唐孫思邈千金　　蜀韓保昇重註　　南唐陳士良食性

〔一〕斅：原作「效」。今據卷一歷代諸家本草改。

宋寇宗奭衍義　唐慎微證類　陳承別說
金張元素珍珠囊　元王好古湯液　吴瑞日用
明汪穎食物　王綸集要　陳嘉謨蒙筌
憲王救荒　寧原食鑑

草之一　山草類上三十一種

甘草本經　黄耆本經　人參本經　沙參本經
薺苨別録　桔梗本經　長松拾遺　黄精別録
萎蕤本經鹿藥開寶委蛇附　知母本經　肉蓯蓉本經
列當開寶　瑣陽補遺　赤箭天麻本經　术本經
狗脊本經　貫衆本經　巴戟天本經巴棘附　遠志本經
百脈根唐本　淫羊藿本經　仙茅開寶　玄參本經
地榆本經　丹參本經　紫參本經　王孫本經
紫草本經　白頭翁本經　白及本經　三七綱目

右附方舊八十六新二百六十

本草綱目草部目録卷之十二

宋寇宗奭衍義　唐慎微證類　陳承別説
金張元素珍珠囊　元王好古湯液　吴瑞日用
明汪穎食物　王綸集要　陳嘉謨蒙筌
憲〔一〕王救荒　寧原食鑒

草之一　山草類上三十一種

甘草本經　黃耆本經　人參本經　沙參本經
薺苨別録　桔梗本經　長松拾遺　黃精別録
萎蕤本經○鹿藥、委蛇附　知母本經　肉蓯蓉本經
列當開寶　瑣〔二〕陽補遺　赤箭天麻〔三〕本經　朮本經
狗脊本經　貫衆本經　巴戟天本經○巴棘附　遠志本經
百脉根唐本　淫羊藿本經　仙茅開寶　玄參本經
地榆本經　丹參本經　紫參本經　王孫本經
紫草本經　白頭翁本經　白及本經　三七綱目

右附方舊八十六，新二百六十。

〔一〕憲：據明史周定王橚傳當作「定」。
〔二〕瑣：正文本藥正名作「鎖」。
〔三〕赤箭天麻：據本卷正文本藥正名，赤箭首出本經，天麻首出宋開寶。

本草綱目第十二卷　草部一

草之一　山草類三十一種

甘草（本經上品）

【釋名】蜜甘（別錄）蜜草（別錄）美草（別錄）蕗草（別錄）靈通（記事珠）國老（別錄）【弘景曰】此草最為衆藥之主，經方少有不用者，猶如香中有沉香也。國老即帝師之稱，雖非君而為君所宗，是以能安和草石而解諸毒也。【甄權曰】諸藥中甘草為君，治七十二種乳石毒，解一千二百般草木毒，調和衆藥有功，故有國老之號。

【集解】【別錄曰】甘草生河西川谷積沙山及上郡。二月、八月除日采根，暴乾，十日成。【弘景曰】河西上郡今不復通市。今出蜀漢中，悉從汶山諸夷中來，赤皮斷理，看之堅實者，是抱罕草，最佳。抱罕乃西羌地名。亦有火炙乾者，理多虛疏。又有如鯉魚腸者，被刀破，不復好。青州間有而不如。又有紫甘草，細而實，乏時亦可用。【蘇頌曰】今陝西河東州郡皆有之。春生青苗，高一二尺，葉如槐葉，七月開紫花似柰，冬結實作角子如畢豆。根長者三四尺，粗細不定，皮赤色，上有橫梁，梁下皆細根也。采得去蘆頭及赤皮，陰乾用。今甘草有數種，以堅實斷理者為佳。其輕虛縱理及細韌者不堪，惟貨湯家用之。謹按爾雅云：蘦，大苦。郭璞註云：蘦似地黃。又詩唐風云：采苓采苓，首陽之巔。是也。蘦與苓通用。首陽之山在河東蒲坂縣，乃今

本草綱目草部第十二卷

草之一　山草類三十一種

甘草本經上品

【釋名】蜜甘別録、蜜草別録、美草別録、蕗草別録、靈通記事珠、國老別録。【弘景曰】此草最爲衆藥之主，經方少有不用者，猶如香中有沈香也。「國老」即帝師之稱，雖非君而爲君所宗，是以能安和草石而解諸毒也。【甄權曰】諸藥中甘草爲君，治七十二種乳石毒，解一千二百般草木毒，調和衆藥有功，故有國老之號。

【集解】【別録曰】甘草生河西川谷積沙山及上郡。二月、八月除日采根，暴乾，十日成。【陶弘景曰】河西上郡今不復通市。今出蜀漢中，悉從汶山諸夷中來。赤皮斷理，看之堅實者，是枹〔一〕罕草，最佳。枹罕乃西羌地名。亦有火炙乾者，理多虚疏。又有如鯉魚腸者，被刀破，不復好。青州間有而不如。又有紫甘草，細而實，乏時亦可用。【蘇頌曰】今陝西、河東州郡皆有之。春生青苗，高一二尺，葉如槐葉，七月開紫花似柰冬，結實作角子如畢豆。根長者三四尺，粗細不定，皮赤色，上有横梁，梁下皆細根也。采得去蘆頭及赤皮，陰乾用。今甘草有數種，以堅實斷理者爲佳。其輕虚縱理及細韌者不堪，惟貨湯家用之。謹按爾雅云：蘦，大苦。郭璞：蘦似地黄。又詩唐風云「采苓采苓，首陽之巔」是也。「蘦」與「苓」通用。首陽之山在河東蒲坂縣，乃今

〔一〕枹：原作「抱」。今據證類卷六甘草改。本條内下同徑改不注。

此草所生處相近而先儒所說苗葉與今全别豈種類有不同者乎【時珍曰】按沈括筆談云本草註引爾雅蘦大苦之註爲甘草者非矣郭璞之註乃黃藥也其味極苦故謂之大苦非此甘草也此甘草枝葉悉如槐高五六尺但葉端微尖而糙濇似有白毛結角如相思角作一本生至熟時角拆子扁如小豆極堅齒齧不破今出河東西界寇氏衍義亦取此說而不言大苦非甘草也以理度之郭說形狀殊不相與沈說近之今人惟以大徑寸而結緊斷紋者爲佳謂之粉草其輕虛細小者皆不及之劉績霏雪錄言安南甘草大者如柱土人以架屋不識果然否也

根【修治】【雷斆曰】凡使須去頭尾尖處其頭尾吐人每用切長三寸擘作六七片入瓷器中盛用酒浸蒸從巳至午取出暴乾剉細用一法每斤用酥七兩塗炙酥盡爲度又法先炮令內外赤黃用【時珍曰】方書炙甘草皆用長流水蘸濕炙之至熟刮去赤皮或用漿水炙熟未有酥炙酒蒸者大抵補中宜炙用瀉火宜生用

【氣味】甘平無毒【寇宗奭曰】生則微涼味不能炙則溫【王好古曰】氣薄味厚升而浮陽也入足太陰厥陰經【時珍曰】通入手足十二經○【徐之才曰】术苦參乾漆爲之使惡遠志反大戟芫花甘遂海藻【權曰】忌猪肉【時珍曰】甘草與藻戟遂芫四物相反而胡洽居士治痰澼以十棗湯加甘草大黃乃是痰在膈上欲令通泄以拔去病根也東垣李杲治項下結核消腫潰堅湯加海藻丹溪朱震亨治勞瘵蓮心飲用芫花二方俱有甘草皆本胸膈上之意也故陶弘景言古方

甘草所生處相近，而先儒所説苗葉與今全别，豈種類有不同者乎？【李時珍曰】按沈括筆談云：「本草註引爾雅『蘦，大苦』之註爲甘草者，非矣。郭璞之注，乃黄藥也。其味極苦，故謂之大苦，非甘草也。甘草枝葉悉如槐，高五六尺，但葉端微尖而糙澀，似有白毛，結角如相思角，作一本生，至熟時角拆，子扁如小豆，極堅，齒嚙不破。」今出河東西界。寇氏衍義亦取此説，而不言大苦非甘草也。以理度之，郭説形狀殊不相類，沈説近之。今人惟以大徑寸而結緊斷紋者爲佳，謂之粉草。其輕虚細小者，皆不及之。劉〔一〕績霏雪録言：「安南甘草大者如柱，土人以架屋。」不識果然否也。

根。【修治】【雷斅曰】凡使須去頭尾尖處，其頭尾吐人。每用切長三寸，擘作六七片，入瓷器中盛，用酒浸蒸，從巳至午，取出暴乾剉細用。一法：每斤用酥七兩塗炙，酥盡爲度。又法：先炮令内外赤黄用。【時珍曰】方書炙甘草皆用長流水蘸濕炙之，至熟刮去赤皮，或用漿水炙熟，未有酥炙、酒蒸者。大底〔二〕補中宜炙用，瀉火宜生用。

【氣味】甘，平，無毒。【寇宗奭曰】生則微凉，味不佳。炙則温。【王好古曰】氣薄味厚，升而浮，陽也。入足太陰厥陰經。【時珍曰】通入手足十二經。○【徐之才曰】术、苦參、乾漆爲之使，惡遠志，反大戟、芫花、甘遂、海藻。【權曰】忌猪肉。【時珍曰】甘草與藻、戟、遂、芫四物相反，而胡洽居士治痰澼，以十棗湯加甘草、大黄，乃是痰在膈上，欲令通泄，以拔去病根也。東垣李杲治項下結核，消腫潰堅湯加海藻。丹溪朱震亨治勞瘵，蓮心飲用芫花。二方俱有甘草，皆本胡居士之意也。故陶弘景言古

〔一〕劉：原作「鎦」。今據卷一引據古今經史百家書目改。
〔二〕底：通「抵」。史記佞幸傳：「大底外戚之家不足數也」。

万亦有相惡相相反並乃不爲害非妙達精微者不知此理主治五臟六腑寒熱邪氣堅

筋骨長肌肉倍氣力金瘡尰解毒久服輕身延年本經○尰音時勇切腫也温中下氣煩滿短氣傷臟欬嗽止渴通經脉利血氣解百

藥毒爲九土之精安和七十二種石一千二百種草別錄主腹

中冷痛治驚癇除腹脹滿補益五臟腎氣內傷令人陰不痿

主婦人血瀝腰痛凡虛而多熱者加用之甄權安魂定魄補五

勞七傷一切虛損驚悸煩悶健忘通九竅利百脈益精養氣

壯筋骨大明生用瀉火熱熟用散表寒去咽痛除邪熱緩正氣

養陰血補脾胃潤肺李杲吐肺痿之膿血消五發之瘡疽好古解

小兒胎毒驚癇降火止痛時珍

○梢生治胸中積熱去莖中痛加酒煑玄胡索苦楝子

尤妙元素 或曰草草治諸癰理真可有如此

方[一]亦有相惡[二]相反，並乃不爲害。非妙達精微者，不知此理。【主治】五臟六腑寒熱邪氣，堅筋骨，長肌肉，倍氣力，金瘡尰，解毒。久服輕身延年。本經。○尰，音時勇切，腫也。温中下氣，煩滿短氣，傷臟欬嗽，止渴，通經脉，利血氣，解百藥毒，爲九土之精，安和七十二種石，一千二百種草。别録。主腹中冷痛，治驚癇，除腹脹滿，補益五臟，腎氣内傷，令人陰不痿。主婦人血瀝腰痛，凡虚而多熱者加用之。甄權。安魂定魄，補五勞七傷，一切虚損，驚悸煩悶健忘，通九竅，利百脉，益精養氣，壯筋骨。大明。生用瀉火熱，熟用散表寒，去咽痛，除邪熱，緩正氣，養陰血，補脾胃，潤肺。李杲。吐肺痿之膿血，消五發之瘡疽。好古。解小兒胎毒驚癇，降火止痛。時珍。

稍。【主治】生用治胸中積熱，去莖中痛，加酒煮玄胡索、苦楝子尤妙。元素。

[一] 方：原作「万」。今從江西本改。
[二] 惡：此後原衍一「相」字。今從錢本删。

頭○主治○生用能行足厥陰陽明二經污濁之血消腫導毒震亨

主癰腫宜入吐藥時珍

發明震亨曰甘草味甘大緩諸火黃中通理厚德載物之君子也欲達下焦須用梢子　杲曰甘草氣薄味厚可升可降陰中陽也陽不足者補之以甘甘溫能除大熱故生用則氣平補脾胃不足而大瀉心火炙之則氣溫補三焦元氣而散表寒除邪熱去咽痛緩正氣養陰血凡心火乘脾腹中急痛腹皮急縮者宜倍用之其性能緩急而又協和諸藥使之不爭故熱藥得之緩其熱寒藥得之緩其寒寒熱相雜者用之得其平　好古曰五味之用苦泄辛散酸收鹹軟甘上行而發而本草言甘草下氣何也蓋甘味主中有升降浮沉可上可下可外可內有和有緩有補有泄居中之道盡矣張仲景附子理中湯用甘草恐其僭上也調胃承氣湯用甘草恐其速下也皆緩之之意小柴胡湯有柴胡黃芩之寒人參半夏之溫而用甘草者則有調和之意建中湯用甘草以補中而緩脾急也鳳髓丹用甘草以緩腎急而生元氣也乃補之意又曰甘者令人中滿中滿者勿食甘甘緩而壅氣非中滿所宜也凡不滿而用炙甘草為之補若中滿而用生甘草為之瀉能引諸藥直至滿所甘味入脾歸其所喜此升降浮沉之理也經云以甘補之以甘瀉之以甘緩之是矣　時珍曰甘草外赤中黃色兼坤離味濃氣薄資全土德協和群品有元老之功普治百邪得王道之化贊帝力而人不知斂神功而

頭。【主治】生用能行足厥陰、陽明二經污濁之血，消腫導毒。震亨。主癰腫，宜入吐藥。時珍。

【發明】【震亨曰】甘草味甘，大緩諸火，黄中通理，厚德載物之君子也。欲達下焦，須用稍子。【杲曰】甘草氣薄味厚，可升可降，陰中陽也。陽不足者，補之以甘。甘温能除大熱，故生用則氣平，補脾胃不足而大瀉心火；炙之則氣温，補三焦元氣而散表寒，除邪熱，去咽痛，緩正氣，養陰血。凡心火乘脾，腹中急痛，腹皮急縮者，宜倍用之。其性能緩急，而又協和諸藥，使之不争。故熱藥得之緩其熱，寒藥得之緩其寒，寒熱相雜者用之得其平。【好古曰】五味之用，苦泄辛散，酸收鹹軟，甘上行而發，而本草言甘草下氣何也？蓋甘味主中，有升降浮沉，可上可下，可外可内，有和有緩，有補有泄，居中之道盡矣。張仲景附子理中湯用甘草，恐其僭上也；調胃承氣湯用甘草，恐其速下也，皆緩之之意。小柴胡湯有柴胡、黄芩之寒，人參、半夏之温，而用甘草者，則有調和之意。建中湯用甘草，以補中而緩脾急也；鳳髓丹用甘草，以緩腎急而生元氣也，乃甘補之意。又曰：甘者令人中滿，中滿者勿食甘，甘緩而壅氣，非中滿所宜也。凡不滿而用炙甘草爲之補，若中滿而用生甘草爲之瀉，能引諸藥直至滿所，甘味入脾，歸其所喜，此升降浮沉之理也。經云「以甘補之，以甘瀉之，以甘緩之」是矣。【時珍曰】甘草外赤中黄，色兼坤離；味濃氣薄，資全土德。協和群品，有元老之功；普治百邪，得王道之化。贊帝力而人不知，斂神功而已不與，可謂藥中之良相也。然中滿嘔吐、酒客之病，不喜其甘；而大戟、芫花、甘遂、海藻與之相反。是亦迂緩不可以救昏求，而君子嘗見嫉於宵人之意歟。○（頌曰）按孫思邈千金方論云：甘草解百藥毒，如湯沃雪。有中烏頭、巴豆毒，甘草入腹即定，驗如反掌。方稱大豆汁解百藥毒，予每試之不效，加入甘草為甘豆湯，其驗乃奇也。又葛洪肘後備急方云：席辯刺史嘗言：嶺南俚人解蠱毒藥，並是常用之物，畏人得其法，乃以言三百頭牛藥，或言三百兩銀藥。久與親狎，乃得其詳。凡驗食時，先取炙熟甘草一寸，嚼之嚥汁，若中毒隨即吐出。仍以炙甘草三兩，生薑四兩，水六升，煮二升，日三服。或用都淋藤、黃藤二物，酒煎溫常服，則毒隨大小溲出。又常帶甘草數寸，隨身備急。若經含甘草而食物不吐者，非毒物也。三百頭牛藥，即土常山也。三百兩銀藥，即馬兜鈴藤也。詳見各條。

附方（舊十五，新二十）

傷寒心悸 脈結代者。甘草二兩，水三升，煮一半，服七合，日一服。傷寒類要

傷寒咽痛 少陰證，甘草湯主之。用甘草二兩蜜水炙，水二升，煮一升半，服五合，日二服。張仲景傷寒論

肺熱喉痛 有痰熱者。甘草炒二兩，桔梗米泔浸一夜一兩，每服五錢，水一鍾半，入阿膠半片，煎服。錢乙直訣

肺痿多涎 肺痿吐涎沫，頭眩，小便數而不欬者，肺中冷也，甘草乾薑湯溫之。甘草炙四兩，乾薑炮二兩，水三升，煮一升五合，分服。張仲景金匱要略

肺痿久嗽 涕唾多，骨節煩悶，寒熱。以甘草三兩炙，搗為末，每日取小便三合，調

己不與，可謂藥中之良相也。然中滿、嘔吐、酒客之病不喜其甘；而大戟、芫花、甘遂、海藻與之相反。是亦迂緩不可以救昏昧，而君子嘗見嫉於宵人之意與？○【頌曰】按孫思邈千金方論云：甘草解百藥毒，如湯沃雪。有中烏頭、巴豆毒，甘草入腹即定，驗如反掌。方稱大豆解百藥毒，予每試之不效，加入甘草爲甘豆湯，其驗乃奇也。又葛洪肘後備急方云：席辯刺史嘗言，嶺南俚人解蠱毒藥，並是常用之物，畏人得其法，乃言三百頭牛藥，或言三百兩銀藥。久與親狎，乃得其詳。凡飲食時，先取炙熟甘草一寸，嚼之嚥汁。若中毒隨即吐出。仍以炙甘草三兩，生薑四兩，水六升，煮二升，日三服。或用都淋藤、黄藤二物，酒煎温常服，則毒隨大小溲出。又常帶甘草數寸，隨身備急。若經含甘草而食物不吐者，非毒物也。三百頭牛藥，即土常山也。三百兩銀藥，即馬兜鈴藤也。詳見各條。

【附方】舊十五，新二十。**傷寒心悸**脉結代者。甘草二兩，水三升，煮一半，服七合，日一服。傷寒類要。**傷寒咽痛**少陰證。甘草湯主之。用甘草二兩蜜水炙，水二升，煮一升半，服五合，日二服。張仲景傷寒論。**肺熱喉痛**有痰熱者。甘草炒二兩，桔梗米泔浸一夜一兩，每服五錢，水一鍾半，入阿膠半片，煎服。錢乙直訣。**肺痿多涎**。肺痿吐涎沫，頭眩，小便數而不欬者，肺中冷也，甘草乾薑湯温之。甘草炙四兩，乾薑炮二兩，水三升，煮一升五合，分服。張仲景金匱要略。**肺痿久嗽**。涕唾多，骨節煩悶，寒熱。以甘草三兩炙，擣爲末。每日取小便三合，調甘草末一錢，服之。廣利方。小兒熱嗽甘草二兩，猪膽汁浸五宿，炙，研末，蜜丸綠豆大，食後薄荷湯下十丸。
名涼膈丸。聖惠方。初生解毒小兒初生，未可便與朱砂蜜，只以甘草一指節長，炙碎，以水二合煑取一合，以
綿染點兒口中，可為一蜆殼，當吐出胸中惡汁。此後待兒飢渴，更與之。令兒智慧無病，出痘稀少。王璆選方。初生
便閉甘草、枳殼煨各一錢，水半盞煎服。全幼心鑑。小兒撮口發噤。用生甘草二錢半，水一盞，煎六分，溫
服，令吐痰涎，後以乳汁點兒口中。金匱玉函。嬰兒目澀月內目閉不開，或腫羞明，或出血者，名慢肝風。用甘
草一截，以猪膽汁炙為末，每用米泔調少許灌之。幼幼新書。小兒遺尿大甘草頭煎湯，夜夜服之。危氏得
效方。小兒尿血甘草一兩二錢，水六合，煎二合，一歲兒一日服盡。姚和衆至寶方。小兒羸瘦甘草
三兩，炙焦為末，蜜丸綠豆大，每溫水下五丸，日二服。金匱玉函。大人羸瘦甘草三兩，炙，每旦以小便煑三
四沸，頓服之，良。外臺秘要。赤白痢下崔宣州衍所傳方：用甘草一尺，炙劈破，以淡漿水蘸，水一升半，煎取
八合，服之立效。○梅師方：用甘草一兩，炙，肉豆蔻七個，煨剉，以水三升，煎一升，分服。舌腫塞口不治殺人。甘草
煎濃湯，熱漱頻吐。聖濟總錄。太陰口瘡甘草二寸，白礬一粟大，同嚼，嚥汁。保命集。發背癰疽
崔元亮海上集驗方云：李北海言此方乃神授，極奇秘。用甘草三大兩，生搗篩末，大麥麪九兩，和勻，取好酥少許，入內，下

甘草末一錢，服之。廣利方。小兒熱嗽。甘草二兩，豬膽汁浸五宿，炙研末，蜜丸緑豆大，食後薄荷湯下十丸。名凉膈丸。聖惠方。初生解毒。小兒初生，未可便與朱砂蜜，只以甘草一指節長，炙碎，以水二合，煮取一合，以綿染點兒口中，可爲一蜆殼，當吐出胸中惡汁。此後待兒飢渴更與之。令兒智慧無病，出痘稀少。王璆選方。初生便閉。甘草、枳殼煨各一錢，水半盞煎服。全幼心鑑。小兒撮口發噤。用生甘草二錢半，水一盞，煎六分，温服，令吐痰涎，後以乳汁點兒口中。金匱玉函。嬰兒目澀。月内目閉不開，或腫羞明，或出血者，名慢肝風。用甘草一截，以豬膽汁炙爲末，每用米泔調少許灌之。幼幼新書。小兒遺尿。大甘草頭煎湯，夜夜服之。危氏得效方。小兒尿血。甘草一兩二錢，水六合，煎二合，一歲兒一日服盡。姚和衆至寶方。小兒羸瘦。甘草三兩，炙焦爲末，蜜丸緑豆大。每温水下五丸，日二服。金匱玉函。大人羸瘦。甘草三兩炙，每旦以小便煮三四沸，頓服之，良。外臺秘要。赤白痢下。崔宣州衍所傳方，用甘草一尺，炙，劈破，以淡漿水蘸[一]，水一升半，煎取八合，服之立效。○梅師方用甘草一兩炙，肉豆蔻七個煨剉，以水三升，煎一升，分服。舌腫塞口。不治殺人。甘草煎濃湯，熱漱頻吐。聖濟總録。太陰口瘡。甘草二寸，白礬一粟[二]大，同嚼嚥汁。保命集。發背癰疽。崔元亮海上集驗方云：李北海言，此方乃神授，極奇秘。用甘草三大兩，生擣篩末，大麥麪九兩，和匀，取好酥少許入内，下

〔一〕蘸：據證類卷六甘草引經驗方，此下脱「三二度又以慢火炙之後用生薑去皮半兩二味以漿水」二十二字。
〔二〕粟：保命集卷下瘡瘍論作「栗子」。

沸水使如餅狀方圓大於瘡一分熱傅腫上以紙片攻故紙隔令通風冷則換之已成者膿水自出未成者腫便內消仍當喫黃芪粥為妙○又一法甘草一大兩水炙擣碎水一大升浸之器上橫一小刀子露一宿平明以物攪令沫出去沫服之但是瘡腫發背皆甚效蘇頌圖經

諸般癰疽甘草三兩微炙切以酒一斗同浸瓶中用黑鉛一片溶成汁投酒中取出如此九度令病者飲酒至醉寢後即愈也經驗方

一切癰疽諸發預期服之能消腫逐毒使毒不內攻功效不可具述用大橫文粉草二斤捶碎河水浸一宿揉取濃汁再以密絹過銀石器內慢火熬成膏以瓷罐收之每服一二匙無灰酒或白湯下曾服丹藥者亦解之或微利無妨名國老膏外科精要方

癰疽秘塞生甘草二錢半井水煎服能踈導下惡物直指方

乳癰初起炙甘草二錢新水煎服仍令人咂之直指方

些小癰癤發熱時即用粉草節曬乾為末熱酒服一二錢連進數服痛熱皆止外科精要

痘瘡煩渴粉甘草炙栝樓根等分水煎服之甘草能通血脈發瘡痘也直指方

陰下懸癰生於穀道前後所發如松子大漸如蓮子數十日後赤腫如桃李成膿即破破則難愈也用橫文甘草一兩四寸截斷以溪澗長流水一盌河水井水不用以文武火慢慢蘸水炙之自早至午令水盡為度劈開視之中心水潤乃止細剉用無灰好酒二小盌煎至一盌溫服次日再服便可保無虞此藥不能急消過二十日方得消盡興化守康朝病已破衆醫拱手服此兩劑即合口

沸水搜如餅狀，方圓大於瘡一分，熱傅腫上，以紬片及故紙隔，令通風，冷則換之。已成者膿水自出，未成者腫便内消，仍當喫黄芪粥爲妙。○又一法：甘草一大兩，微[一]炙搗碎，水一大升浸之，器上横一小刀子，露一宿，平明以物攪令沫出，去沫服之，但是瘡腫發背皆甚效。蘇頌圖經。**諸般癰疽**。甘草三兩，微炙切，以酒一斗同浸瓶中，用黑鉛一片溶成汁，投酒中取出，如此九度。令病者飲酒至醉，寢後即愈也。經驗方。**一切癰疽諸發**。預期服之，能消腫逐毒，使毒不内攻，功效不可具述。用大横文粉草二斤搥碎，河水浸一宿，揉取濃汁，再以密絹過，銀石器内慢火熬成膏，以瓷罐收之。每服一二匙，無灰酒或白湯下。曾服丹藥者亦解之，或微利無妨，名國老膏。外科精要方。**癰疽秘塞**。生甘草二錢半，井水煎服，能疏導下惡物。直指方。**乳癰初起**。炙甘草二錢，新水煎服，仍令人咂之。直指方。**些小癰癤**。發熱時，即用粉草節，晒乾爲末，熱酒服一二錢，連進數服，痛熱皆止。外科精要方。**痘瘡煩渴**。粉甘草炙，栝樓根等分，水煎服之。甘草能通血脉，發瘡痘也。直指方。**陰下懸癰**。生於穀道前後，初發如松子大，漸如蓮子。數十日後，赤腫如桃李，成膿即破，破則難愈也。用横文甘草一兩，四寸截斷，以溪澗長流水一盌，河水、井水不用，以文武火慢慢蘸水炙之。自早至午，令水盡爲度，劈開視之，中心水潤乃止。細剉，用無灰好酒二小盌，煎至一盌，温服，次日再服，便可保無虞。此藥不能急消，過二十日，方得消盡。興化守康朝病已破，衆醫拱手，服此兩劑即合口，

[一] 微：原作「水」。今據證類卷六甘草改。

乃韶州劉從周方也李迅癰疽方

陰頭生瘡蜜煎甘草末頻頻塗之神效千金方

陰下濕癢甘草煎湯日洗三五度古今錄驗

代指腫痛甘草煎湯漬之千金方

凍瘡發裂甘草煎湯洗之次以黃連黃蘗黃芩末入輕粉麻油調傅談埜翁方

湯火瘡灼甘草煎蜜塗李樓奇方

蠱毒藥毒甘草節以真麻油浸之年久愈妙每用嚼嚥或水煎服神妙直指方

小兒中蠱欲死者甘草半兩水一盞煎五分服當吐出金匱玉函

牛馬肉毒甘草煮濃汁飲一二升或煎酒服取吐或下如渴不可飲水飲之即死千金方

○飲饌中毒未審何物卒急無藥只煎甘草薺苨湯入口便活金匱玉函方

水莨菪毒菜中有水莨菪葉圓而光有毒誤食令人狂亂狀若中風或作吐以甘草煮汁服之即解金匱玉函妙方

○黃耆本經上品

釋名黃芪綱目 戴糝本經 戴椹別錄又名獨椹 芰草別錄又名蜀脂 百本別錄 王孫藥性論○時珍曰耆長也黃耆色黃為補藥之長故名今俗通作黃芪或作蓍者非矣蓍乃蓍龜之蓍音尸王孫與牡蒙同名異物

○集解別錄曰黃耆生蜀郡山谷白水漢中二月十月采陰乾弘景曰第一出隴西洮陽色黃白甜美今亦難得次用

乃韶州劉從周方也。李迅癰疽方。陰頭生瘡。蜜煎甘草末，頻頻塗之，神效。千金方。陰下濕癢。甘草煎湯，日洗三五度。○古今録驗。代指腫痛。甘草煎湯漬之。千金方。凍瘡發裂。甘草煎湯洗之。次以黄連、黄蘗、黄芩末，入輕粉、麻油調傅。談埜翁方。湯火瘡灼〔一〕。甘草煎蜜塗。李樓奇方。蠱毒藥毒。甘草節以真麻油浸之，年久愈妙。每用嚼嚥，或水煎服，神妙。直指方。小兒中蠱欲死者。甘草半兩，水一盞，煎五分服，當吐出。金匱玉函。牛馬肉毒。甘草煮濃汁，飲一二升，或煎酒服，取吐或下。如渴，不可飲水，飲之即死。千金方。飲饌中毒，未審何物，卒急無藥，只煎甘草薺苨湯，入口便活。金匱玉函方。水莨菪毒。菜中有水莨菪，葉圓而光，有毒，誤食令人狂亂，狀若中風，或作吐。以甘草煮汁服之，即解。金匱玉函妙方。

黄耆本經上品

【釋名】黄芪綱目、戴糝本經、戴椹別録，又名獨椹、芰草別録，又名蜀脂、百本別録、王孫藥性論。○【時珍曰】耆，長也。黄耆色黄，爲補藥之長，故名。今俗通作黄芪。或作「蓍」者，非矣。「蓍」乃「蓍龜」之「蓍」，音尸。王孫，與牡蒙同名異物。

【集解】【別録曰】黄耆生蜀郡山谷、白水、漢中。二月、十月采，陰乾。【弘景曰】第一出隴西洮陽，色黄白甜美，今亦難得。次用

〔一〕瘡灼：張本作「灼瘡」。怪證奇方卷下作「湯火瘡」。

黑水宕昌者，色白肌理粗，新者亦甘而温補。又有蠶陵白水者，色理勝蜀中者而冷補。又有赤色者，可作膏貼。俗方多用，道家不須。[恭]曰：今出原州及華原者最良，蜀漢不復采用。宜州、寧州者亦佳。[頌]曰：今河東、陝西州郡多有之。根長二三尺以來。獨莖，或作叢生，枝幹去地二三寸。其葉扶疏作羊齒狀，又如蒺藜苗。七月中開黃紫花。其實作莢子，長寸許。八月中采根用。其皮折之如綿，謂之綿黃耆。然有數種，有白水耆、赤水耆、木耆，功用並同，而力不及白水者。木耆短而理橫。今人多以苜蓿根假作黃耆，折皮亦似綿，頗能亂真。但苜蓿根堅而脆，黃耆至柔韌，皮微黃褐色，肉中白色，此為異耳。[承]曰：黃耆本出綿上者為良，故名綿黃耆，非謂其柔韌如綿也。今圖經所繪憲州者，地與綿上相鄰也。[好古]曰：綿上即山西沁州，白水在陝西同州。黃耆味甘，柔軟如綿，能令人肥；苜蓿根味苦而堅脆，俗呼為土黃耆，能令人瘦，用者宜審。[嘉謨]曰：綿上，沁州鄉名，今有巡檢司。白水、赤水二鄉，俱屬隴西。[時珍]曰：黃耆葉似槐葉而微尖小，又似蒺藜葉而微闊大，青白色。開黃紫花，大如槐花。結小尖角，長寸許。根長二三尺，以緊實如箭竿者為良。嫩苗亦可煠淘茹食。其子收之，十月下種，如種菜法亦可。

【修治】[斆]曰：凡使勿用木耆草，真相似，只是生時葉短并根橫也。須去頭上皺皮，蒸半日，擘細，於槐砧上剉用。[時珍]曰：今人但捶扁，以蜜水塗炙數次，以熟為度。亦有以鹽湯潤透，器盛，於湯瓶蒸熟切用者。

黑水宕昌者，色白肌理粗，新者亦甘而温補。又有蠶陵白水者，色理勝蜀中者而冷補。又有赤色者，可作膏貼。俗方多用，道家不須。【恭曰】今出原州及華〔一〕原者最良，蜀漢不復采用。宜州、寧州者亦佳。【頌曰】今河東、陝西州郡多有之。根長二三尺以來。獨莖，或作叢生，枝幹去地二三寸。其葉扶疏作羊齒狀，又如蒺藜苗。七月中開黄紫花。其實作莢子，長寸許。八月中采根用。其皮折之如綿，謂之綿黄耆。然有數種，有白水者、赤水者。木耆功用並同，而力不及白水者〔二〕。木耆短而理横。今人多以苜蓿根假作黄耆，折皮亦似綿，頗能亂真。但苜蓿根堅而脆，黄耆至柔韌，皮微黄褐色，肉中白色，此爲異耳。【承曰】黄耆本出綿上者爲良，故名綿黄耆，非謂其柔韌如綿也。今圖經所繪憲州者，地與綿上相鄰也。【好古曰】綿上即山西沁州，白水在陝西同州。黄耆味甘，柔軟如綿，能令人肥。苜蓿根味苦而堅脆，俗呼爲土黄耆，能令人瘦。用者宜審。【嘉謨曰】綿上，沁州鄉名，今有巡檢司，白水、赤水二鄉，俱屬隴西。【時珍曰】黄耆葉似槐葉而微尖小，又似蒺藜葉而微闊大〔三〕，青白色。開黄紫花，大如槐花。結小尖角，長寸許。根長二三尺，以緊實如箭簳者爲良。嫩苗亦可煠淘茹食。其子收之，十月下種，如種菜法亦可。

【修治】【斅曰】凡使勿用木耆草，真相似，只是生時葉短并根横也。須去頭上皺皮，蒸半日，擘細，於槐砧上剉用。【時珍曰】今人但搥扁，以蜜水塗炙數次，以熟爲度。亦有以鹽湯潤透，器盛，於湯瓶蒸熟切用者。

〔一〕華：原闕一字。今據證類卷七黄耆補。
〔二〕耆：原作「者」。今據改同上。
〔三〕大：原作「人」。今從江西本改。

○根【氣味】甘微溫無毒本經 白水者冷補別錄 元素曰味甘氣溫氣薄味厚可升可降陰中陽也入手足太陰氣分又入手少陽足少陰命門之才曰伏苓為之使惡龜甲白鮮皮【主治】癰疽久敗瘡排膿止痛大風癩疾五痔鼠瘻補虛小兒百病本經 婦人子臟風邪氣逐五臟間惡血補丈夫虛損五勞羸瘦止渴腹痛洩痢益氣利陰氣別錄 主虛喘腎衰耳聾療寒熱治發背內補甄權 助氣壯筋骨長肉補血破癥癖瘰癧癭贅腸風血崩帶下赤白痢產前後一切病月候不勻痰嗽頭風熱毒赤目日華 治虛勞自汗補肺氣瀉肺火心火實皮毛益胃氣去肌熱及諸經之痛元素 主太陰瘧疾陽維為病苦寒熱督脈為病逆氣裏急好古

【發明】弘景曰出隴西者溫補出白水者冷補又有赤色者可作膏用消癰腫藏器曰虛而客熱用白水黃耆虛而客冷用隴西黃耆大明曰黃耆藥中補益呼為羊肉白水黃耆涼無毒排膿治血及煩悶熱毒骨蒸勞赤水者涼無毒治血

根。【氣味】甘，微温，無毒。本經。白水者冷補。别録。【元素曰】味甘，氣温，平。氣薄味厚，可升可降，陰中陽也。入手足太陰氣分，又入手少陽、足少陰命門。【之才曰】伏苓爲之使，惡龜甲、白鮮皮。【主治】癰疽久敗瘡，排膿止痛，大風癩疾，五痔鼠瘻，補虛，小兒百病。本經。婦人子臟風邪氣，逐五臟間惡血，補丈夫虛損，五勞羸瘦，止渴，腹痛洩痢，益氣，利陰氣。别録。主虛喘，腎衰耳聾，療寒熱，治發背，内補。甄權。助氣壯筋骨，長肉補血，破癥癖，瘰癧癭贅，腸風血崩，帶下赤白痢，産前後一切病，月候不勻，痰嗽，頭風熱毒赤目。日華。治虛勞自汗，補肺氣，瀉肺火心火，實皮毛，益胃氣，去肌熱及諸經之痛。元素。主太陰瘧疾，陽維爲病苦寒熱，督脉爲病逆氣裏急。好古。

【發明】【弘景曰】出隴西者温補，出白水者冷補。又有赤色者，可作膏，用消癰腫。【藏器曰】虛而客熱，用白水黄耆；虛而客冷，用隴西黄耆。【大明曰】黄耆藥中補益，呼爲羊肉。白水耆涼[一]，無毒，排膿，治血及煩悶熱毒、骨蒸勞。赤水耆涼，無毒，治血，退[二]

〔一〕涼：原字漫漶。今從江西本補正。
〔二〕退：原字缺損。今從補正同上。

黙壽餘功並同木耆宗無毒治煩排膿之力微於黄耆遇闕
所治用之元素曰黄耆甘温純陽其用有五補諸虚不足一
也益元氣二也壯脾胃三也去肌熱四也排膿止痛活血生
血内托陰疽為瘡家聖藥五也又曰補五藏諸虚治脉弦自
汗瀉陰火去虚熱無汗則發之有汗則止之好古曰黄耆治
氣虚盜汗并自汗及膚痛是皮表之藥治咯血柔脾胃是中
州之藥治傷寒尺脉不至補腎藏元氣是裏藥乃上中下内
外三焦之藥也杲曰灵樞云衛氣者所以温分肉而充皮膚
肥腠理而司開闔黄耆既補三焦實衛氣與桂同功特比桂
甘平不辛熱為異耳但桂則通血脉能破血而實衛氣耆則
益氣也又黄耆與人參甘草三味為除燥熱肌熱之聖藥脾
胃一虚肺氣先絶必用黄耆温分肉益皮毛實腠理不令汗
出以益元氣而補三焦震亨曰黄耆補元氣肥白而多汗者
為宜若面黑形實而瘦者服之令人胸滿宜以三拗湯瀉之
○宗奭曰防風黄耆世多相須而用唐許胤宗初仕陳為新
蔡王外兵參軍時柳太后病風不能言脉沉而口噤胤宗曰
既不能下藥宜湯氣蒸之藥入腠理周時可瘥乃造黄耆防
風湯數斛置於牀下氣如煙霧其夕便得語也杲曰防風能
制黄耆黄耆得防風其功愈大乃相畏而相使也震亨曰人
之口通乎地鼻通乎天口以養陰鼻以養陽天主清故鼻不
受有形而受無形地主濁故口受有形而兼乎無形柳太后
之病不言若以有形之湯緩不及事今投以二物湯氣滿室
則口鼻俱受非智者通神不可回生也○杲曰小兒外物驚
宜用黄連安神丸鎮心藥若脾胃寒濕吐腹痛瀉痢青白宜

本草綱目草部卷十二

熱毒，餘功並同。木耆涼，無毒，治煩排膿之力微於黄耆，遇闕即倍用之。【元素曰】黄耆甘温純陽，其用有五：補諸虚不足，一也；益元氣，二也；壯脾胃，三也；去肌熱，四也；排膿止痛，活血生血，内托陰疽，爲瘡家聖藥，五也。又曰：補五臟諸虚，治脉弦自汗，瀉陰火，去虚熱，無汗則發之，有汗則止之。【好古曰】黄耆治氣虚盗汗，并自汗及膚痛，是皮表之藥；治咯血，柔脾胃，是中州之藥；治傷寒尺脉不至，補腎臟元氣，是裏藥，乃上中下内外三焦之藥也。【杲曰】靈樞云：「衛氣者，所以温分肉而充皮膚，肥腠理而司開闔。」黄耆既補三焦，實衛氣，與桂同功。特比桂甘平、不辛熱爲異耳。但桂則通血脉，能破血而實衛氣，耆則益氣也。又黄耆與人參、甘草三味，爲除躁熱肌熱之聖藥。脾胃一虚，肺氣先絶。必用黄耆温分肉，益皮毛，實腠理，不令汗出，以益元氣而補三焦。【震亨曰】黄耆補元氣，肥白而多汗者爲宜；若面黑形實而瘦者服之，令人胸滿，宜以三拗湯瀉之。○【宗奭曰】防風、黄耆，世多相須而用。唐許胤宗初仕陳，爲新蔡王外兵參軍，時柳[一]太后病風不能言，脉沈而口噤。胤宗曰：既不能下藥，宜湯氣蒸之，藥入腠理，周時可瘥。乃造黄耆防風湯數斛，置於牀下，氣如煙霧，其夕便得語也。【杲[二]曰】防風能制黄耆，黄耆得防風其功愈大，乃相畏而相使也。【震亨曰】人之口通乎地，鼻通乎天。口以養陰，鼻以養陽。天主清，故鼻不受有形而受無形；地主濁，故口受有形而兼乎無形。柳太后之病不言，若以有形之湯，緩不及事。今投以二物，湯氣滿室，則口鼻俱受。非智者通神，不可回生也。○【杲曰】小兒外物驚，宜用黄連安神丸鎮心藥。若脾胃寒濕，嘔[三]吐腹痛，瀉痢青白，宜

[一] 柳：衍義卷八黄耆作「王」。
[二] 杲：原作「呆」。今從江西本改。
[三] 嘔：原脱。今據蘭室秘藏卷下小兒門補。

用益黄散藥。如脾胃伏火，勞役不足之證，及服巴豆之類，胃虛而成慢驚，若用益黄、理中之藥，必傷人命。當於心經中以甘溫補土之源，更於脾土中以甘寒瀉火，以酸涼補金，使金旺火衰，風木自平矣。今立黄耆湯瀉火補金益土，爲神治之法。用炙黄耆二錢，人參一錢，炙甘草五分，白芍藥五分，水一大盞，煎半盞，溫服。○機曰：蕭山魏直著《博愛心鑑》三卷，言小兒痘瘡，惟有順、逆、險三證。順者爲吉，不用藥。逆者爲凶，不必用藥。惟險乃悔吝之象，當以藥轉危爲安，宜用保元湯加減主之。此方原出東垣，治慢驚土衰火旺之法。今借而治痘，以其内固營血，外護衛氣，滋助陰陽，作爲膿血。其證雖異，其理則同。去白芍藥，加生薑，改名曰保元湯。炙黄耆三錢，人參二錢，炙甘草一錢，生薑一片，水煎服之。險證者，初出圓暈乾紅少潤也；將長光澤，頂陷不起也；既出雖起，惨色不明也；漿行色灰不榮也；漿定光潤不消也；漿老濕潤不斂也；結痂而胃弱内虛也；痂落而口渴不食也；痂後生癰腫也；癰腫潰而斂遲也。凡有諸證，並宜此湯。或加芎藭，加官桂，加糯米以助之。詳見本書。嘉謨曰：人參補中，黄耆實表。凡内傷脾胃，發熱惡寒，吐泄怠卧，脹滿痞塞，神短脈微者，當以人參爲君，黄耆爲臣；若表虛自汗亡陽，潰瘍痘疹陰瘡者，當以黄耆爲君，人參爲臣，不可執一也。

附方 舊五，新九。

小便不通 綿黄耆二錢，水二盞，煎一盞，溫服。小兒減半。總微論

酒疸黄疾 心下懊痛，足脛滿，小便黄，飲酒發赤黑黄斑，由大醉當風入水所致。黄耆二兩，木蘭一兩，爲末。酒服方寸匕，日三服。

用益黄散藥。如脾胃伏火，勞役不足之證，及服巴豆之類，胃虚而成慢驚者，用益黄、理中之藥，必傷人命。當於心經中，以甘温補土之源，更於脾土中，以甘寒瀉火，以酸凉補金，使金旺火衰，風木自平矣。今立黄耆湯瀉火補金益土，爲神治之法。用炙黄耆二錢，人參一錢，炙甘草五分，白芍藥五分，水一大盞，煎半盞，温服。○【機曰】蕭山魏直著博愛心鑑三卷，言小兒痘瘡，惟有順、逆、險三證。順者爲吉，不用藥。逆者爲凶，不必用藥。惟險乃悔吝之象，當以藥轉危爲安，宜用保元湯加減主之。此方原出東垣治慢驚土衰火旺之法。今借而治痘，以其内固營血，外護衛氣，滋助陰陽，作爲膿血。其證雖異，其理則同。去白芍藥，加生薑，改名曰保元湯。炙黄耆三錢，人參二錢，炙甘草一錢，生薑一片，水煎服之。險證者，初出圓暈乾紅少潤也，將長光澤，頂陷不起也，既出雖起慘色不明也，漿行色灰不榮也，漿定光潤不消也，漿老濕潤不斂也，結痂而胃弱内虚也，痂落而口渴不食也，痂後生癰腫也，癰腫潰而斂遲也。凡有諸證，並宜此湯。或加芎藭，加官桂，加糯米以助之。詳見本書。【嘉謨〔一〕曰】人參補中，黄耆實表。凡内傷脾胃，發熱惡寒，吐泄怠卧，脹滿痞塞，神短脉微者，當以人參爲君，黄耆爲臣；若表虚自汗亡陽，潰瘍痘疹陰瘡者，當以黄耆爲君，人參爲臣，不可執一也。

【附方】舊五，新九。**小便不通**。綿黄耆二錢，水二盞，煎一盞，温服。小兒減半。總微論。**酒疸黄疾**。心下懊痛，足脛滿，小便黄，飲酒發赤黑黄斑，由大醉當風，入水所致。黄耆二兩，木蘭一兩，爲末。酒服方寸匕，日三服。○肘

〔一〕謨：原作「謀」。今據卷一歷代諸家本草改。

[illegible]方

⊙氣虛白濁　黄芪鹽炒半兩，茯苓一兩，為末。每服一錢，白湯下。經驗良方

治渴補虛　男子婦人諸虛不足，煩悸焦渴，面色萎黄，不能飲食，或先渴而後發瘡癤，或先癰疽而後發渴，並宜常服此藥，平補氣血，安和臟腑，終身可免癰疽之疾。用綿黄芪箭簳者去蘆六兩，一半生焙，一半以鹽水潤濕，飯上蒸三次，焙剉；粉甘草一兩，一半生用，一半炙黄為末。每服二錢，白湯點服，早晨、日午各一服。亦可煎服，名黄芪六一湯。外科精要

老人閟塞　綿黄芪、陳皮去白各半兩，為末。每服三錢，用大麻子一合，研爛，以水濾漿，煎至乳起，入白蜜一匙，再煎沸，調藥空心服，甚者不過二服。此藥不冷不熱，常服無秘塞之患，其效如神。和劑局方

腸風瀉血　黄芪、黄連等分，為末，麪糊丸綠豆大。每服三十丸，米飲下。孫用和秘寶方

尿血沙淋　痛不可忍。黄芪、人參等分，為末。以大蘿蔔一個，切一指厚大，四五片，蜜二兩，淹炙令盡，不令焦，點末，食無時，以鹽湯下。永類方

吐血不止　黄芪二錢半，紫背浮萍五錢，為末。每服一錢，薑蜜水下。聖濟總錄

欬嗽膿血　咽乾，乃虛中有熱，不可服涼藥。以好黄芪四兩，甘草一兩，為末。每服二錢，點湯服。席延賞方

肺癰得吐　黄芪二兩，為末。每服二錢，水一中盞，煎至六分，溫服，日三四服。聖惠方

⊙甲疽瘡膿　生足趾甲邊，赤肉突出，時常舉發者。黄芪二兩，䕡茹一兩，醋浸一宿，以豬脂五合，微火上煎取二合，綾去滓，以封瘡口上，日三度，其肉自消。外臺秘要

胎動不安　腹痛下黄汁。黄芪、川芎藭各一

後方。**氣虚白濁**。黄芪鹽炒半兩，伏苓一兩，爲末。每服一錢，白湯下。○經驗良方。**治渴補虚**。男子婦人諸虚不足，煩悸焦渴，面色萎黄，不能飲食，或先渴而後發瘡癤，或先癰疽而後發渴，並宜常服此藥，平補氣血，安和臟腑，終身可免癰疽之疾。用綿黄耆箭簳者去蘆六兩，一半生焙，一半以鹽水潤濕，飯上蒸三次，焙剉，粉甘草一兩，一半生用，一半炙黄爲末。每服二錢，白湯點服，早晨、日午各一服，亦可煎服，名黄芪六一湯。外科精要。**老人閟塞**。綿黄耆、陳皮去白各半兩，爲末。每服三錢，用大麻仁〔一〕一合，研爛，以水濾漿，煎至乳起，入白蜜一匙，再煎沸，調藥空心服，甚者不過二服。此藥不冷不熱，常服無秘塞之患，其效如神。和劑局方。**腸風瀉血**。黄耆、黄連等分，爲末，麪糊丸緑豆大。每服三十丸，米飲下。孫用和秘寶方。**尿血沙淋**，痛不可忍。黄耆、人參等分，爲末。以大蘿蔔一個，切一指厚大四五片，蜜二兩，淹炙令盡，不令焦，點末，食無時，以鹽湯下。永類方。**吐血不止**。黄耆二錢半，紫背浮萍五錢，爲末。每服一錢，薑蜜水下。聖濟總録。**欬嗽膿血**，咽乾。乃虚中有熱，不可服凉藥。以好黄耆四兩，甘草一兩，爲末。每服二錢，點湯服。席延賞方。**肺癰得吐**。黄耆二兩，爲末。每服二錢，水一中盞，煎至六分，温服，日三四服。○聖惠方。**甲疽瘡膿**。生足趾甲邊，赤肉突出，時常舉發者。黄耆二兩，蔄茹一兩，醋浸一宿，以猪脂五合，微火上煎取二合，絞去滓，以封瘡口上，日三度，其肉〔二〕自消。外臺秘要。**胎動不安**，腹痛，下黄汁。黄耆、川芎藭各一

〔一〕仁：原作「二」。今據局方卷六治瀉痢改。
〔二〕肉：原作「内」。今據外臺卷二十九甲疽方改。

兩糯米一合水一升煎半升分服婦人良方陰汗濕痒綿黃耆酒炒為末以熟豬心點喫妙趙真人濟急方
痒疽內固黃耆人參各一兩為末入真龍腦一錢用生藕汁和丸綠豆大每服二十丸溫水下日再服本事方

○葉主治療渴及筋攣癰腫疽瘡別錄

人參本經上品

釋名人蓡音參或省作蓡黃參吳普血參別錄人銜本經鬼蓋本經神草別錄土精別錄地精廣雅海腴○皺面還丹廣雅○時珍曰人蓡年深浸漸長成者根如人形有神故謂之人蓡神草蓡字從𣹭亦浸漸之義𣹭即浸字後世因字文繁遂以參星之字代之從簡便爾然承誤日久亦不能變矣惟張仲景傷寒論尚作蓡字別錄一名人微微乃蓡字之訛也其成有階級故曰人銜其草背陽向陰故曰鬼蓋其在五參色黃屬土而補脾胃生陰血故有黃參血參之名得地之精靈故有土精地精之名廣五行記云隋文帝時上黨有人宅後每夜聞人呼聲求之不得去宅一里許見人參枝葉異常掘之入地五尺得人蓡一如人體四肢畢備呼聲遂絕觀此則土精之名尤可證也禮斗威儀云下有人參上有紫氣春秋運斗樞云搖光星散而為人參人君廢山瀆之利則

兩，糯米一合，水一升，煎半升，分服。婦人良方。陰汗濕痒。綿黄耆，酒炒爲末，以熟猪心點喫，妙。趙真人濟急方。癰〔一〕疽内固。黄耆、人參各一兩，爲末，入真龍腦一錢，用生藕汁和丸緑豆大。每服二十丸，温水下，日三〔二〕服。本事方。

莖葉。【主治】療渴及筋攣，癰腫疽瘡。別録。

人參本經上品

【釋名】人蓡音參，或省作蓡、黄參吴普、血參別録、人銜本經、鬼蓋本經、神草別録、土精別録、地精廣雅、海腴、皺面還丹廣雅。○【時珍曰】人蓡年深，浸漸長成者，根如人形，有神，故謂之人蓡、神草。蓡字從㴨，亦浸漸之義。㴨即浸字，後世因字文繁，遂以參星之字代之，從簡便爾。然承誤日久，亦不能變矣，惟張仲景傷寒論尚作「蓡」字。別録一名人微，「微」乃蓡字之訛也。其成有階級，故曰人銜。其草背陽向陰，故曰鬼蓋。其在五參，色黄屬土，而補脾胃，生陰血，故有黄參、血參之名。得地之精靈，故有土精、地精之名。廣五行記云：隋文帝時，上黨有人宅後每夜聞人呼聲，求之不得。去宅一里許，見人參枝葉異常，掘之入地五尺，得人蓡，一如人體，四肢畢備，呼聲遂絶。觀此，則土精之名尤可證也。禮斗威儀云：下有人參，上有紫氣。春秋運斗樞云：摇光星散而爲人參。人君廢山瀆之利，則

〔一〕 癰：原作「痒」。今據本事方卷六金瘡癰疽打撲諸瘡破傷風改。
〔二〕 三：原作「日」。今據改同上。

揺光不明人參不生蓋此
則神草之名又可證矣

集解 別錄曰人參生上黨山谷及遼東二月四月八月上旬
采根竹刀刮暴乾無令見風根如人形者有神 普曰或
生邯鄲三月生葉小銳枝黑莖有毛三月九月采根根有手
足面目如人者神 弘景曰上黨在冀州西南今來者形長而
黄狀如防風多潤實而甘俗乃重百濟者形細而堅白氣味
薄於上黨者次用高麗者高麗即是遼東形大而虛軟不及
百濟並不及上黨者其草一莖直上四五葉相對生花紫色高
麗人作人參讚云三椏五葉背陽向陰欲來求我椵樹相尋
椵音賈樹似桐甚大陰廣則多生采作甚有法今近山亦有
但作之不好 恭曰人參見用多是高麗百濟者潞州太行紫
團山所出者謂之紫團參 保昇曰今沁州遼州澤州箕州平
州易州檀州幽州嬀州并州並出人參蓋其山皆與太行連
亘相接故也 珣曰新羅國所貢者有手足狀如人形長尺餘
以杉木夾定紅絲纏飾之又沙州參短小不堪用 頌曰今河
東諸州及泰山皆有之又有河北榷場及閩中來者名新羅
人參俱不及上黨者佳春生苗多於深山背陰近椵漆下濕
潤處初生小者三四寸許一椏五葉四五年後生兩椏五葉
未有花莖至十年後生三椏年深者生四椏各五葉中心生
一莖俗名百尺杵三月四月有花細小如粟蕊如絲紫白色
秋後結子或七八枚如大豆生青熟紅自落根如人形者有神
泰山出者葉幹青根白殊別江淮間出一種土人參苗長一
二尺葉如匙而小與桔梗相似相對生生五七節根亦如桔

摇光不明，人參不生。觀此，則神草之名又可證矣。

【集解】【别録曰】人參生上黨山谷及遼東，二月、四月、八月上旬采根，竹刀刮，暴乾，無令見風。根如人形者有神。【普曰】或生邯鄲，三月生葉小鋭，枝黑莖有毛，三月、九月采根，根有手足，面目如人者神。【弘景曰】上黨在冀州西南，今來者形長而黄，狀如防風，多潤實而甘。俗乃重百濟者，形細而堅白，氣味薄於上黨者。次用高麗者，高麗即是遼東，形大而虚軟，不及百濟，并不及上黨者。其草一莖直上，四五葉〔一〕相對生，花紫色。高麗人作人參讚云：三椏五葉，背陽向陰。欲來求我，椵樹相尋。椵，音賈，樹似桐，甚大。陰廣則多生，采作甚有法。今近山亦有，但作之不好。【恭曰】人參見用多是高麗、百濟者。潞州太行紫團山所出者，謂之紫團參。【保昇〔二〕曰】今心州、遼州、澤州、箕州、平州、易州、檀州、幽州、嬀州、并州並出人參，蓋其山皆與太行連亘相接故也。【珣曰】新羅國所貢者，有手足，狀如人形，長尺餘，以杉木夾定，紅絲纏飾之。又沙州參，短小不堪用。【頌曰】今河東諸州及泰山皆有之，又有河北榷場及閩中來者名新羅人參，俱不及上黨者佳。春生苗，多於深山背陰，近椵、漆下濕潤處。初生小者三四寸許，一椏五葉。四五年後生兩椏五葉，未有花莖。至十年後生三椏，年深者生四椏，各五葉。中心生一莖，俗名百尺杵。三月、四月有花，細小如粟，蕊如絲，紫白色。秋後結子，或七八枚，如大豆，生青熟紅，自落。根如人形者神。泰山出者，葉幹青，根白，殊别。江淮間出一種土人參，苗長一二尺，葉如匙而小，與桔梗相似，相對生，生五七節。根亦如桔

〔一〕葉：原脱。今據證類卷六人參補。

〔二〕保昇：下文原出證類卷六人參引唐本注，然缺「潞州」，增「心州、遼州」。抑時珍誤注出處，並增删州名。

似而粟味極甘美秋生紫花又帶青色春秋采根土人或用之相傳欲試上黨參者但使二人同走一含人參一空
口度走三五里許其不含人參者必大喘含者氣息自如其
人參乃真也（宗奭曰）上黨者根頗纖長根下垂有及一尺餘
者或十岐者其價與銀等稍爲難得土人得一窠則置板上
以新綵絨飾之（嘉謨曰）紫團參紫大稍扁百濟參白堅且圓
名白條參俗名羊角參遼東參黃潤纖長有鬚俗名黃參獨
勝高麗參近紫体虛新羅參亞黃味薄肖人形者神其類鷄
腿者力洪（時珍曰）上黨今潞州也民以人參爲地方害不復
采取今所用者皆是遼參其高麗百濟新羅三国今皆屬於
朝鮮矣其參猶來中国互市亦可收子於十月下種如種菜
法秋冬采者堅實春夏采者虛軟非地產有虛實也遼參連
皮者黃潤色如防風去皮者堅白如粉偽者皆以沙參薺苨
桔梗采根造作亂之沙參體虛無心而味淡薺苨體虛無心
桔梗體堅有心而味苦人參体實有心而味甘微帶苦自有餘味俗名金井玉闌也其似人形
者謂之孩兒參尤多贋偽宋蘇頌圖經本草所繪潞州者三
椏五葉真人參也其滁州者乃沙參之苗葉沁州兗州者皆
薺苨之苗葉其所云江淮土人參者亦薺苨也並失之詳審
今潞州者尚不可得則他處者尤不足信矣近又有薄夫以
人參先浸取汁自啜乃晒乾復售謂之湯參全不任用不可
不察考月池翁諱言聞字子郁衛太醫吏目嘗著人參傳上
下卷甚詳不能備錄亦
略節要語於下條云耳

修治（弘景曰）人參易蛀蚛唯納新器中密封可經年不壞（炳
曰）人參頻見風日則易蛀惟用盛過麻油瓦罐泡淨

梗〔一〕而柔，味極甘美。秋生紫花，又帶青色。春秋采根，土人或用之。相傳欲試上黨參，但使二人同走，一含人參，一空口，度走三五里許，其不含人參者必大喘，含者氣息自如，其人參乃真也。【宗奭曰】上黨者根頗纖長，根下垂，有及一尺餘者，或十岐者，其價與銀等，稍爲難得。土人得一窠，則置板上，以新綵絨飾之。【嘉謨〔二〕曰】紫團參，紫大稍扁。百濟參，白堅且圓，名白條參，俗名羊角參。遼東參，黄潤纖長有鬚，俗名黄參，獨勝。高麗參，近紫體虚。新羅參，亞黄味薄。肖人形者神，其類鷄腿者力洪。【時珍曰】上黨，今潞州也。民以人參爲地方害，不復采取。今所用者皆是遼參。其高麗、百濟、新羅三國，今皆屬於朝鮮矣。其參猶來中國互市。亦可收子，於十月下種，如種菜法。秋冬采者堅實，春夏采者虚軟，非地産有虚實也。遼參連皮者黄潤，色如防風，去皮者堅白如粉。僞〔三〕者皆以沙參、薺苨、桔梗采根造作亂之。沙參體虚無心而味淡，薺苨體虚無心，桔梗體堅有心而味苦。人參體實有心而味甘，微帶苦，自有餘味，俗名金井玉闌也。其似人形者，謂之孩兒參，尤多贋僞。宋蘇頌圖經本草所繪潞州者，三椏五葉，真人參也。其滁州者，乃沙參之苗葉。心州〔四〕、兖州者，皆薺苨之苗葉。其所云江淮土人參者，亦薺苨也。並失之詳審。今潞〔五〕州者尚不可得，則他處者尤不足信矣。近又有薄夫以人參完〔六〕浸取汁自啜，乃晒乾復售，謂之湯參，全不任用，不可不察。考月池翁諱言聞，字子郁，銜太醫吏目，嘗著人參傳上下卷，甚詳，不能備録，亦略節要語於下條云耳。

【修治】【弘景曰】人參易蛀蚛，唯納新器中密封，可經年不壞。【炳曰】人參頻見風日則易蛀。惟用盛過麻油瓦罐，泡净焙

〔一〕梗：原作「便」。今據證類卷六人參改。

〔二〕謨：原作「謀」。今據卷一歷代諸家本草「本草蒙筌」改。此下引文見於本草蒙筌卷一人參。

〔三〕僞：原作「爲」。今據本句有「造作亂之」改。

〔四〕心州：本藥「集解」下誤引之「保昇曰」亦見此地名。據中國歷史地名大辭典，古無心州，有沁州。明代沁州治所在銅鞮縣（今山西沁縣）。

〔五〕潞：原作「路」。今從江西本改，以承上文。

〔六〕完：江西本同。錢本作「先」。義皆通。然原字似「完」，謂將人參完整浸汁，不損外形。

乾入華陰細辛與參相間收之密封可經年不壞一法用淋過竈灰晒乾罐收亦可李言聞曰人參生時背陽故不喜見風日凡生用宜㕮咀熟用宜隔紙焙之或醇酒潤透㕮咀焙熟用并忌鐵器

根【氣味】甘微寒無毒（別錄曰微溫普曰神農小寒桐君雷公苦黃帝岐伯甘無毒元素曰性溫味甘微苦氣味俱薄浮而升陽中之陽也又曰陽中微陰之才曰茯苓馬藺為之使惡溲疏鹵鹹反藜蘆一云畏五靈脂惡皂莢黑豆動紫石英元素曰人參得升麻引用補上焦之元氣瀉肺中之火得茯苓引用補下焦之元氣瀉腎中之火得麥門冬則生脈得乾薑則補氣杲曰得黃耆甘草乃甘溫除大熱瀉陰火補元氣又為瘡家聖藥震亨曰人參入手太陰與藜蘆相反服參一兩入藜蘆一錢其功盡廢也言聞曰東垣李氏理脾胃瀉陰火交泰丸內用人參皂莢是惡而不惡也古方療月閉四物湯加人參五靈脂是畏而不畏也又療痰在胸膈以人參藜蘆同用而取涌越是激其怒性也此皆精微妙奧非達權衡者不能知）

【主治】補五臟安精神定魂魄止驚悸除邪氣明目開心益智久服輕身延年（本經）療腸胃中冷心腹鼓痛胸脅逆滿霍亂吐逆調中止消渴通血脈補堅積令人不忘（別錄）主五勞七傷虛損痰弱止嘔噦補五臟六腑保中守神消胸

乾，入華陰細辛與參相間收之，密封，可留經年。一法：用淋過竈灰晒乾罐收亦可。【李言聞曰】人參生時背陽，故不喜見風日，凡生用宜㕮咀，熟[一]用宜隔紙焙之，或醇酒潤透，㕮咀，焙熟用。並忌鐵器。

根。【氣味】甘，微寒，無毒。【別録曰】微温。【普曰】神農：小寒。桐君、雷公：苦。黄帝、岐伯：甘，無毒。【元素曰】性温，味甘、微苦，氣味俱薄，浮而升，陽中之陽也。又曰：陽中微陰。○【之才曰】伏苓、馬藺爲之使，惡溲疏、鹵鹹，反藜蘆。一云：畏五靈脂，惡皂莢、黑豆，動紫石英。【元素曰】人參得升麻引用，補上焦之元氣，瀉肺中之火；得伏苓引用，補下焦之元氣，瀉腎中之火。得麥門冬則生脉，得乾薑則補氣。【杲曰】得黄耆、甘草，乃甘温除大熱，瀉陰火，補元氣，又爲瘡家聖藥。【震亨曰】人參入手太陰。與藜蘆相反，服參一兩，入藜蘆一錢，其功盡廢也。【言聞曰】東垣李氏理脾胃，瀉陰火，交泰丸内用人參、皂莢，是惡而不惡也。古方療月閉四物湯加人參、五靈脂，是畏而不畏也。又療痰在胸膈，以人參、藜蘆同用而取涌越，是激其怒性也。此皆精微妙奥，非達權衡者不能知。【主治】補五臟，安精神，定魂魄，止驚悸，除邪氣，明目開心益智。久服輕身延年。本經。療腸胃中冷，心腹鼓痛，胸脅逆滿，霍亂吐逆，調中，止消渴，通血脉，破[二]堅積，令人不忘。别録。主五勞七傷，虚損痰弱，止嘔噦，補五臟六腑，保中守神。消胸

[一] 熟：原作「熱」。今從江西本改。下一「熟」字同，不另注。
[二] 破：原作「補」。今據證類卷六人參改。

中痰，治肺痿及癇疾，冷氣逆上，傷寒不下食，凡虛而多夢紛紜者加之。甄權止煩躁，變酸水。李珣消食開胃，調中治氣，殺金石藥毒。大明治肺胃陽氣不足，肺氣虛促，短氣少氣，補中緩中，瀉心肺脾胃中火邪，止渴生津液。元素治男婦一切虛證，發熱自汗，眩運頭痛，反胃吐食，痎瘧，滑瀉久痢，小便頻數淋瀝，勞倦內傷，中風中暑，痿痹，吐血嗽血下血，血淋血崩，胎前產後諸病。時珍

【發明】弘景曰：人參為藥切要，與甘草同功。杲曰：人參甘溫，能補肺中元氣，肺氣旺則四臟之氣皆旺，精自生而形自盛，肺主諸氣故也。張仲景云：病人汗後身熱亡血脈沉遲者，下痢身涼脈微血虛者，並加人參。古人血脫者益氣，蓋血不自生，須得生陽氣之藥乃生，陽生則陰長，血乃旺也。若單用補血藥，血無由而生矣。素問言：無陽則陰無以生，無陰則陽無以化。故補氣須用人參，血虛者亦須用之。本草十劑云：補可去弱，人參、羊肉之屬是也。蓋人參補氣，羊肉補形，形氣者，有無之象也。好古曰：潔古老人言以沙參代人參，取其甘也。然人參補五臟之陽，沙參補五臟之陰，安得無異？雖云補

中痰，治肺痿及癇疾，冷氣逆上，傷寒不下食，凡虚而多夢紛紜者加之。甄權。止煩躁，變酸水。李珣。消食開胃，調中治氣，殺金石藥毒。大明。治肺胃陽氣不足，肺氣虚促，短氣少氣，補中緩中，瀉心肺脾胃中火邪，止渴生津液。元素。治男婦一切虚證，發熱自汗，眩運頭痛，反胃吐食，痎瘧，滑瀉久痢，小便頻數淋瀝，勞倦内傷，中風中暑，痿痹，吐血嗽血、下血血淋血崩，胎前産後諸病。時珍。

【發明】【弘景曰】人參爲藥切要，與甘草同功。【杲曰】人參甘温，能補肺中元氣，肺氣旺則四臟之氣皆旺，精自生而形自盛，肺主諸氣故也。張仲景云：病人汗後身熱、亡血脉沉遲者，下痢身凉脉微血虚者，並加人參。古人血脱者益氣，蓋血不自生，須得生陽氣之藥乃生，陽生則陰長，血乃旺也。若單用補血藥，血無由而生矣。素問言：無陽則陰無以生，無陰則陽無以化。故補氣須用人參，血虚者亦須用之。本草十劑云：補可去弱，人參、羊肉之屬是也。蓋人參補氣，羊肉補形。形氣者，有無之象也。【好古曰】潔古老人言，以沙參代人參，取其味甘也。然人參補五臟之陽，沙參補五臟之陰，安得無異？雖云補五臟亦須各用本臟藥相佐使引之。〔東垣〕曰：人參生用氣涼，熟用氣溫；味甘補陽，微苦補陰。氣主生物，本乎天；味主成物，本乎地。氣味生成，陰陽之造化也。涼者，高秋清肅之氣，天之陰也，其性降；溫者，陽春生發之氣，天之陽也，其性升；甘者，濕土化成之味，地之陽也，其性浮；微苦者，火土相生之味，地之陰也，其性沈。人參氣味俱薄，氣之薄者，生降熟升；味之薄者，生升熟降。如土虛火旺之病，則宜生參涼薄之氣，以瀉火而補土，是純用其氣也；脾虛肺怯之病，則宜熟參甘溫之味，以補土而生金，是純用其味也。東垣以相火乘脾，身熱而煩，氣高而喘，頭痛而渴，脈洪而大者，用黃蘗佐人參。孫真人治夏月熱傷元氣，人汗大泄，欲成痿厥，用生脈散，以瀉熱火而救金水。君以人參之甘寒，瀉火而補元氣；臣以麥門冬之苦甘寒，清金而滋水源；佐以五味子之酸溫，生腎津而收耗氣。此皆補天元之真氣，非補熱火也。白飛霞云：人參煉膏服，回元氣於無何有之鄉。凡病後氣虛及肺虛嗽者，並宜之。若氣虛有火者，合天門冬膏對服之。

正誤

〔斅〕曰：夏月少使人參，發心痃之患。〔好古〕曰：人參甘溫，補肺之陽，泄肺之陰。肺受寒邪，宜此補之；肺受火邪，則反傷肺，宜以沙參代之。〔王綸〕曰：凡酒色過度，損傷肺腎真陰，陰虛火動，勞嗽吐血、咳血等證，勿用之。蓋人參入手太陰，能補火，故肺受火邪者忌之。若誤服參耆甘溫之劑，則病日增；服之過多，則死不可治。蓋甘溫助氣，氣屬陽，陽旺則陰愈消。惟宜苦甘寒之藥，生血降火。世人不識，往往服參耆爲補而死者多矣。〇〔言聞〕曰：孫真人云：夏月服生脈散、腎瀝湯三劑，則

五臟，亦須各用本臟藥相佐使引之。【言聞曰】人參生用氣涼，熟用氣温。味甘補陽，微苦補陰。氣主生物，本乎天；味主成物，本乎地。氣味生成，陰陽之造化也。涼者，高秋清肅之氣，天之陰也，其性降；温者，陽春生發之氣，天之陽〔一〕也，其性升。甘〔二〕者，濕土化成之味，地之陽也，其性浮；微苦者，火土相生之味，地之陰也，其性沉。人參氣味俱薄。氣之薄者，生降熟升；味之薄者，生升熟降。如土虛火旺之病，則宜生參，涼薄之氣，以瀉火而補土，是純用其氣也。脾虛肺怯之病，則宜熟參，甘温之味〔三〕，以補土而生金，是純用其味也。東垣以相火乘脾，身熱而煩，氣高而喘，頭痛而渴，脉洪而大者，用黄蘗佐人參。孫真人治夏月熱傷元氣，人汗大泄，欲成痿厥，用生脉散以瀉熱火而救金水。君以人參之甘寒，瀉火而補元氣；臣以麥門冬之苦甘寒，清金而滋水源；佐以五味子之酸温，生腎津而收耗氣。此皆補天元之真氣，非補熱火也。白飛霞云：人參煉膏服，回元氣於無何有之鄉。凡病後氣虛及肺虛嗽者，並宜之。若氣虛有火者，合天門冬膏對服之。

【正誤】【斅曰】夏月少使人參，發心痃之患。【好古曰】人參甘温，補肺之陽，泄肺之陰。肺受寒邪，宜此補之。肺受火邪，則反傷肺，宜以沙參代之。【王綸曰】凡酒色過度，損傷肺腎真陰，陰虛火動，勞嗽吐血欬血等證，勿用之。蓋人參入手太陰能補火，故肺受火邪者忌之。若誤服參、耆甘温之劑，則病日增。服之過多，則死不可治。蓋甘温助氣，氣屬陽，陽旺則陰愈消。惟宜苦甘寒之藥，生血降火。世人不識，往往服參、耆爲補而死者多矣。○【言聞曰】孫真人云：夏月服生脉散、腎瀝湯三劑，則

〔一〕陽：原作「陰」。今從錢本改。
〔二〕甘：原作「存」。今從改同上。
〔三〕味：原作「木」。今從江西本改。

百病不生李東垣亦言生脈散清暑益氣湯乃三伏瀉火益
金之聖藥而雷斅反謂發心痃之患非矣痃乃臍旁積氣非
心病也人參能養正破堅積豈有發痃之理觀張仲景治腹
中寒氣上衝有頭足上下痛不可觸近嘔不能食者用大建
中湯可知矣又海藏王好古言人參補陽泄陰肺寒宜用肺
熱不宜用節齋王綸因而和之謂參耆能補肺火陰虛火動
失血諸病多服必死二家之說皆偏矣夫人參能補元陽生
陰血而瀉陰火東垣李氏之說也明矣仲景張氏言亡血血
虛者並加人參又言肺寒者去人參加乾薑無令氣壅丹溪
朱氏亦言虛火可補參耆之屬實火可瀉芩連之屬二家不
察三氏之精微而謂人參補火謬哉夫火與元氣不兩立元
氣勝則邪火退人參既補元氣而又補邪火是反復之小人
矣何以與甘草苓朮謂之四君子耶雖然三家之言不可盡
廢也惟其語有滯故守之者泥而執一遂視人參如蛇蝎則
不可也凡人面白面黃面青黧悴者皆脾肺腎氣不足可用
也面赤面黑者氣壯神強不可用也脈之浮而芤濡虛大遲
緩無力沉而遲澀弱細結代無力者皆虛而不足可用也若
弦長緊實滑數有力者皆火鬱內實不可用也潔古謂喘嗽
勿用者痰實氣壅之喘也若腎虛氣短喘促者必用也仲景
謂肺寒而欬勿用者寒束熱邪壅鬱在肺之欬也若自汗惡
寒而欬者必用也東垣謂久病鬱熱在肺勿用者乃火鬱于
內宜發不宜補也若肺虛火旺氣短自汗者必用也丹溪言
諸痛不可驟用者乃邪氣方銳宜散不宜補也若裏虛吐利
及久病胃弱虛痛喜按者必用也節齋謂陰虛火旺勿用者

百病不生。李東垣亦言生脉散、清暑益氣湯，乃三伏瀉火益金之聖藥。而雷斅反謂發心痃之[一]患，非矣。痃乃臍旁積氣，非心病也。人參能養正破堅積，豈有發痃之理？觀張仲景治腹中寒氣上衝，有頭足，上下痛，不可觸近，嘔不能食者，用大建中湯，可知矣。又海藏王好古言人參補陽泄陰，肺寒宜用，肺熱不宜用。節齋王綸因而和之，謂參、耆能補肺火，陰虛火動失血諸病，多服必死。二家之説皆偏矣。夫人參能補元陽，生陰血而瀉陰火，東垣李氏之説也明矣。仲景張氏言：亡血、血虛者，並加人參。又言：肺寒者，去人參加乾薑，無令氣壅。丹溪朱氏亦言：虛火可補，參、耆之屬；實火可瀉，芩、連之屬。二家不察三氏之精微，而謂人參補火，謬哉。夫火與元氣不兩立，元氣勝則邪火退。人參既補元氣而又補邪火，是反復之小人矣，何以與甘草、苓、朮謂之四君子耶？雖然，三家之言不可盡廢也。惟其語有滯，故守之者泥而執一，遂視人參如蛇蝎則不可也。凡人面白、面黄、面青黧悴者，皆脾肺腎氣不足，可用也；面赤、面黑者，氣壯神强，不可用也。脉之浮而芤濡虛大遲緩無力、沉而遲濇弱細結代無力者，皆虛而不足，可用也。若弦長緊實滑數有力者，皆火鬱内實，不可用也。潔古謂「喘嗽勿用」者，痰實氣壅之喘也。若腎虛氣短喘促者，必用也。仲景謂「肺寒而欬勿用」者，寒束熱邪壅鬱在肺之欬也。若自汗惡寒而欬者，必用也。東垣謂「久病鬱熱在肺勿用」者，乃火鬱于内宜發不宜補也。若肺虛火旺氣短自汗者，必用也。丹溪言「諸痛不可驟用」者，乃邪氣方鋭，宜散不宜補也。若裏虛吐利及久病胃弱虛痛喜按者，必用也。節齋[二]謂「陰虛火旺勿用」者，

〔一〕之：原作「久」。今承上文引雷斅語改。
〔二〕齋：原作「斉」。今從江西本改。

乃血虛火亢能食脉弦而數涼之則傷胃溫之則傷肺不受補者也若自汗氣短肢寒脉虛者必用也如此詳審則人參之可用不可用思過半矣(机曰)節齋王綸之說本於海藏王好古但綸又過於矯激丹溪言虛火可補須用參芪又云陰虛潮熱喘嗽吐血盜汗等證四物加人參黃蘗知母又云好色之人肺腎受傷欬嗽不愈瓊玉膏主之又云肺腎虛極者獨參膏主之是知陰虛勞瘵之證未嘗不用人參也節齋私淑丹溪者也而乃相反如此斯言一出印定後人眼目凡遇前證不問病之宜用不宜輒舉以藉口致使良工掣肘惟求免夫病家之怨病家亦以此說橫之胸中甘受苦寒雖至上嘔下泄去死不遠亦不悟也古今治勞莫過於葛可久其獨參湯保真湯何嘗廢人參而不用耶節齋之說誠未之深思也嘉謨曰人參功載本草人所共知近因病者吝財薄醫醫復算本惜費不肯用參療病以致輕者至重重者至危然有肺寒肺熱中滿血虛四證只宜散寒消熱消脹補營不用人參其說近是殊不知各加人參在內護持元氣力助群藥其功更捷若曰氣無補法則謬矣古方治肺寒以溫肺湯肺熱以清肺湯中滿以分消湯血虛以養營湯皆有人參在焉所謂邪之所輳其氣必虛又曰養正邪自除陽旺則生陰血貴在配合得宜爾庸醫每謂人參不可輕用誠哉庸也好生君子不可輕命薄醫醫亦不可計利不用書此奉勉幸勿曰迂

附方舊九新六十八人參膏用人參十兩細切以活水二十盞浸透入銀石器內桑柴火緩緩煎取十盞濾

乃血虚火亢能食，脉弦而數，凉之則傷胃，温之則傷肺，不受補者也。若自汗氣短肢寒脉虚者，必用也。如此詳審，則人參之可用不可用，思過半矣。【機曰】節齋王綸之説，本於海藏王好古，但綸又過於矯激。丹溪言：虚火可補，須用參、芪。又云：陰虚潮熱，喘嗽吐血，盜汗等證，四物加人參、黄蘗、知母。又云：好色之人，肺腎受傷，欬嗽不愈，瓊玉膏主之。又云：肺腎虚極者，獨參膏主之。是知陰虚勞瘵之證，未嘗不用人參也。節齋，私淑丹溪者也，而乃相反如此。斯言一出，印定後人眼目。凡遇前證，不問病之宜用不宜，輒舉以藉口。致使良工掣肘，惟求免夫病家之怨。病家亦以此説横之胸中，甘受苦寒，雖至上嘔下泄，去死不遠，亦不悟也。古今治勞，莫過於葛可久，其獨參湯、保真湯，何嘗廢人參而不用耶？節齋之説，誠未之深思也。【楊起曰】人參功載本草，人所共知。近因病者吝財薄醫，醫復算本惜費，不肯用參療病，以致輕者至重，重者至危。然有肺寒、肺熱、中滿、血虚四證，只宜散寒、消熱、消脹、補營，不用人參，其説近是。殊不知各加人參在内，護持元氣，力助群藥，其功更捷。若曰氣無補法則謬矣。古方治肺寒以温肺湯，肺熱以清肺湯，中滿以分消湯，血虚以養營湯，皆有人參在焉。所謂邪之所輳，其氣必虚。又曰養正邪自除，陽旺則生陰血，貴在配合得宜爾。庸醫每謂人參不可輕用，誠哉庸也。好生君子，不可輕命薄醫，醫亦不可計利不用。書此奉勉，幸勿曰迂。

【附方】舊九，新六十八。**人參膏**。用人參十兩細切，以活水二十盞浸透，入銀石器内，桑柴火緩緩煎取十盞，濾

汁再以水十盞煎取五盞與前汁合煎成膏瓶收隨病作湯
使丹溪云多慾之人腎氣衰憊欬嗽不止用生薑橘皮煎湯
化膏服之浦江鄭兄五月患痢又犯房室忽發昏運不知人
事手撒目暗自汗如雨喉中痰鳴如拽鋸聲小便遺失脉大
無倫此陰虧陽絕之證也予令急煎大料人參膏仍與灸氣
海十八壯右手能動再三壯唇口微動遂與膏服一盞半夜
後服三盞眼能動盡三斤方能言而索粥盡五斤而痢止至
十斤而全安若作風治則誤矣一人背疽服內托十宣藥已
多膿出作嘔發熱六脉沉數有力此潰瘍所忌也遂與大料
人參膏入竹瀝飲之參盡一十六斤竹伐百餘竿而安後經
旬餘值大風拔木瘡起有膿中有紅線一道過肩胛抵右肋
予曰急作參膏以芎歸橘皮作湯入竹瀝薑汁飲之盡三斤
而瘡潰調理乃安若癰疽潰後氣血俱虛嘔逆不
食變證不一者以參耆歸术等分煎膏服之最妙

治中湯 頌曰

張仲景治胸痺心中痞堅留氣結胸胸滿脇下逆氣搶心治
中湯主之即理中湯人參术乾薑甘草各三兩四味以水八
升煑三升每服一升日三服隨證加減此方自晉宋以後至
唐名醫治心腹病者無不用之或作湯或蜜丸或為散皆有
奇效胡洽居士治霍亂謂之溫中湯陶隱居百一方云霍亂
餘藥乃或難求而治中方四順湯厚朴湯不可暫闕常須預
合自隨也唐石泉公王方慶云數方不惟霍亂可醫諸病皆
療也四順湯用人參甘草乾薑附子炮各二兩水六升煎二
升半分四服

四君子湯 治脾胃氣虛不思飲食諸病氣虛者以此為主人參一錢白术一錢白茯苓一錢炙

汁，再以水十盞，煎取五盞，與前汁合煎成膏，瓶收，隨病作湯使。丹溪云：多慾之人，腎氣衰憊，欬嗽不止，用生薑、橘皮煎湯化膏服之。浦江鄭兄，五月患痢，又犯房室，忽發昏運，不知人事，手撒目暗，自汗如雨，喉中痰鳴如拽鋸聲，小便遺失，脉大無倫，此陰虧陽絶之證也。予令急煎大料人參膏，仍與灸氣海十八壯，右手能動，再三壯，唇口微動，遂與膏服一盞，半夜後服三盞，眼能動。盡三斤，方能言而索粥。盡五斤而痢止，至十斤而全安。若作風治則誤矣。一人背疽，服内托十宣藥，已多膿出，作嘔發熱，六脉沉數有力，此潰瘍所忌也。遂與大料人參膏，入竹瀝飲之。參盡一十六斤，竹伐百餘竿而安。後經旬餘，值大風拔木，瘡起有膿，中有紅線一道，過肩胛，抵右肋。予曰：急作參膏，以芎、歸、橘皮作湯，入竹瀝、薑汁飲之。盡三斤而瘡潰，調理乃安。若癰疽潰後，氣血俱虚，嘔逆不食，變證不一者，以參、耆、歸、术等分，煎膏服之，最妙。**治中湯**。頌曰：張仲景治胸痺，心中痞堅，留氣結胸，胸滿，脇下逆氣搶心，治中湯主之。即理中湯，人參、术、乾薑、甘草各三兩，四味以水八升，煮三升，每服一升，日三服，隨證加減。此方自晉宋以後至唐名醫，治心腹病者，無不用之。或作湯，或蜜丸，或爲散，皆有奇效。胡洽居士治霍亂，謂之温中湯。陶隱居百一方云：霍亂，餘藥乃或難求，而治中方、四順湯、厚朴湯不可暫缺，常須預合自隨也。唐石泉公王方慶云：數方不惟霍亂可醫，諸病皆療也。四順湯，用人參、甘草、乾薑、附子炮各二兩，水六升，煎二升半，分四服。**四君子湯**。治脾胃氣虚，不思飲食，諸病氣虚者，以此爲主。人參一錢，白术二錢，白伏苓一錢，炙

甘草五分薑三片棗一枚水二鍾煎一鍾食前溫服隨證加減　和劑局方　**開胃化痰**不思飲食不拘大人
小兒人參焙二兩半夏薑汁浸焙五錢爲末飛羅麪作糊丸綠豆大食後薑湯下三五十丸日三服　聖惠方　加陳橘皮五錢　經驗方
胃寒氣滿不能傳化易飢不能食人參末二錢生附子末半錢生薑二錢水七合煎二合雞子清一枚打轉空心服之　聖濟總錄
脾胃虛弱不思飲食生薑半斤取汁白蜜十兩人參末四兩銀鍋煎成膏每米飲調服一匙　普濟方
胃虛惡心或嘔吐有痰人參一兩水二盞煎一盞入竹瀝一盃薑汁三匙食遠溫服以知爲度老人尤宜　簡便方
胃寒嘔惡不能腐熟水穀食即嘔吐人參丁香藿香各二錢半橘皮五錢生薑三片水二盞煎一盞溫服　拔萃方
反胃嘔吐飲食入口即吐困弱無力垂死者上黨人參三大兩拍破水一大升煮取四合熱服日再兼以人參汁入粟米雞子白薤白煮粥與啖李直方司勳於漢南患此兩月餘諸方不瘥遂與此方當時便定後十餘日遂入京師絳每與名醫論此藥難可爲儔也　李絳兵部手集
食入即吐人參半夏湯用人參一兩半夏一兩五錢生薑十片水一斗以杓揚二百四十遍取三升入白蜜三合煮一升半分服　張仲景金匱方
霍亂嘔惡人參二兩水一盞半煎汁一盞入雞子白一枚再煎溫服一加丁香　衛生家寶方
霍亂煩悶人參五錢桂心半錢水二錢煎服　聖惠方
霍亂吐瀉煩躁不止人參二兩橘皮三兩生薑

甘草五分，薑三片，棗一枚，水二鍾，煎一鍾，食前温服，隨證加減。和濟局方。**開胃化痰**。不思飲食，不拘大人小兒，人參焙二兩，半夏薑汁浸焙五錢，爲末，飛羅麪作糊，丸緑豆大。食後薑湯下三五十丸，日三服。聖惠方〔一〕。加陳橘皮五錢。經驗方。**胃寒氣滿**，不能傳化，易飢不能食。人參末二錢，生附子末半錢，生薑二錢，水七合，煎二合，雞子清一枚，打轉空心服之。聖濟總録。**脾胃虚弱**，不思飲食。生薑半斤取汁，白蜜十兩，人參末四兩，銀鍋煎成膏，每米飲調服一匙。普濟方。**胃虚惡心**，或嘔吐有痰。人參一兩，水二盞，煎一盞，入竹瀝一盃，薑汁三匙，食遠温服，以知爲度，老人尤宜。簡便方。**胃寒嘔惡**，不能腐熟水穀，食即嘔吐。人參、丁香、藿香各二錢半，橘皮五錢，生薑三片，水二盞，煎一盞，温服。拔萃方。**反胃嘔吐**，飲食入口即吐，困弱無力，垂死者。上黨人參三大兩拍破，水一大升，煮取四合，熱服，日再。兼以人參汁，入粟米、雞子白、薤白，煮粥與啖。李直方司勳於漢南患此，兩月餘，諸方不瘥。遂與此方，當時便定。後十餘日，遂入京師。絳每與名醫論此藥，難可爲儔也。李絳兵部手集。**食入即吐**。人參半夏湯：用人參一兩，半夏一兩〔二〕五錢，生薑十片，水一斗，以杓揚二百四十遍，取三升，入白蜜三合，煮一升半，分服。張仲景金匱方。**霍亂嘔惡**。人參二兩，水一盞半，煎汁一盞，入雞子白一枚，再煎温服。一加丁香。衛生家寶方。**霍亂煩悶**。人參五錢，桂心半錢，水二盞〔三〕，煎服。聖惠方。**霍亂吐瀉**，煩躁不止。人參二兩，橘皮三兩，生薑

〔一〕聖惠方：今據證類卷六人參，此方當出經驗後方。
〔二〕兩：原作「年」。金匱卷中大半夏湯量制與此不同。今從江西本改。
〔三〕盞：原作「錢」。今據聖惠方卷四十七治霍亂心煩諸方改。

一兩水六升煮三升分三服聖濟總録妊娠吐水酸心腹痛不能飲食人參乾薑炮等分為末以生地黃汁
和丸梧子大每服五十丸米湯下和劑局方陽虛氣喘自汗盜汗氣短頭運人參五錢熟附子一兩分作四
帖每帖以生薑十片流水二盞煎一盞食遠溫服濟生方喘急欲絕上氣鳴息者人參末湯服方寸匕日
五六服效肘后方產後發喘乃血入肺竅危症也人參末一兩蘇木二兩水二盌煮汁一盌調參末服神效
聖惠方產後血運人參一兩紫蘇半兩以童尿酒水三合煎服醫方摘要產後不語人參石菖
蒲石蓮肉等分每服五錢水煎服婦人良方產後諸虛發熱自汗人參當歸等分為末用猪腰子一個去膜
切小片以水三升糯米半合葱白二莖煮米熟取汁一盞入藥煎至八分食前溫服永類方產後秘塞出血
多以人參麻子仁枳殼麩炒為末煉蜜丸梧子大每服五十丸米飲下濟生方橫生倒產人參末乳香末
各一錢丹砂末五分研勻雞子白一枚入生薑自然汁三匙攪勻冷服即母子俱安神效此施漢卿方也婦人良方
開心益智人參末一兩鍊成猪肥肪十兩以淳酒和勻每服一盃日再服服至百日耳目聰明骨髓充盈肌
膚潤澤日記千言兼去風熱痰病千金方聞雷即昏一小兒七歲聞雷即昏倒不知人事此氣怯也以人
參當歸麥門冬各二兩五味子五錢水一斗煎汁五升再以水一斗煎滓取汁二升合煎成膏每服三匙白湯化下服盡

一兩，水六升，煮三升，分三服。聖濟總録。妊娠吐水，酸心腹痛，不能飲食。人參、乾薑炮等分，爲末，以生地黄汁和丸梧子大。每服五十丸，米湯下。和劑局方。陽虛氣喘，自汗盜汗，氣短頭運。人參五錢，熟附子一兩，分作四帖。每帖以生薑十片，流水二盞，煎一盞，食遠温服。濟生方。喘急欲絶，上氣鳴息者。人參末，湯服方寸匕〔一〕，日五六服效。肘後方。産後發喘。乃血入肺竅，危症也。人參末一兩，蘇木二兩，水二盌，煮汁一盌，調參末服，神效。聖惠方。産後血運。人參一兩，紫蘇半兩，以童尿、酒、水三合，煎服。醫方摘要。産後不語。人參、石菖蒲、石蓮肉等分，每服五錢，水煎服。婦人良方。産後諸虛，發熱自汗。人參、當歸等分，爲末，用猪腰子一個，去膜切小片，以水三升，糯米半合，葱白二莖，煮米熟，取汁一盞，入藥煎至八分，食前温服。永類方。産後秘塞，出血多。以人參、麻子仁、枳殼麸炒，爲末，煉蜜丸梧子大。每服五十丸，米飲下。濟生方。横生倒産。人參末、乳香末各一錢，丹砂末五分，研勻，雞子白一枚，入生薑自然汁〔二〕三匙，攪勻，冷服，即母子俱安。神效，此施漢卿方也。婦人良方。開心益智。人參末一兩，鍊成豶猪肥肪十兩，以淳酒和勻。每服一盃，日再服。服至百日，耳目聰明，骨髓充盈，肌膚潤澤，日記千言，兼去風熱痰病。千金方。聞雷即昏。一小兒七歲，聞雷即昏倒，不知人事，此氣怯也。以人參、當歸、麥門冬各二兩，五味子五錢，水一斗，煎汁五升，再以水〔三〕五升，煎滓取汁二升，合煎成膏。每服三匙，白湯化下。服盡

〔一〕匕：原作「色」。今本肘後方中未見此方。今從江西本改。
〔二〕汁：原作「汗」。今據婦人良方卷十七産難門改。
〔三〕水：原作「分」。今從江西本改。

一斤自後聞雷自若。矣楊起簡便方

忽喘悶絶 方見大黄下

離魂異疾 有人卧則覺身外有身一樣無別作不語盖人卧則魂歸于肝此由肝虚邪襲魂不歸舍病名曰離魂用人參龍齒赤伏苓各一錢水一盞煎半盞調飛過朱砂末一錢睡時服一夜一服三夜後真者氣爽假者即化矣夏子益怪證奇疾方

怔忡自汗 心氣不足也人參半兩當歸半兩用猪腰子二個以水二盌煮至一盌半取腰子細切人參歸同煎至八分空心喫腰子以汁送下其滓焙乾爲末以山藥末作糊丸緑豆大每服五十丸食遠棗湯下不過兩服即愈此昆山神濟大師方也一加乳香二錢王璆百一選方

心下結氣 凡心下硬按之則無常覺膨滿多食則吐氣引前後噫呃不除由思慮過多氣不以時而行則結滯謂之結氣人參一兩橘皮去白四兩爲末煉蜜丸梧子大每米飲下五六十丸聖惠方

房後困倦 人參七錢陳皮一錢水一盞半煎八分食前温服日再服千金不傳趙永菴方

虚勞發熱 愚魯湯用上黨人參銀州柴胡各三錢大棗一枚生薑三兩水一鍾半煎七分食遠温服日再服以愈爲度奇效良方

肺熱聲啞 人參二兩訶子一兩爲末噙嚥丹溪摘玄

肺虚久欬 人參末二兩鹿角膠炙研一兩每服三錢用薄荷豉湯一盞葱少許入銚子煎一二沸傾入盞内遇欬時温呷三五口甚佳食療本草

止嗽化痰 人參末一兩明礬二兩以釅醋二升熬礬成膏入參末煉蜜和收每以豌豆大一丸放舌下其嗽即

一斤，自後聞雷自若矣。楊起簡便方。**忽喘悶絶**。方見「大黄」下。**離魂異疾**。有人卧則覺身外有身，一樣無别，但不語。盖人卧則魂歸于肝，此由肝虚邪襲，魂不歸舍，病名曰離魂。用人參、龍齒、赤伏苓各一錢，水一盞，煎半盞，調飛過朱砂末一錢，睡時服。一夜一服，三夜後，真者氣爽，假者即化矣。夏子益怪證奇疾方。**怔忡自汗**。心氣不足也。人參半兩，當歸半兩，用豮猪腰子二個，以水二盌，煮至一盌半，取腰〔一〕子細切，人參、歸同煎至八分，空心喫腰子，以汁送下。其滓焙乾爲末，以山藥末作糊，丸緑豆大，每服五十丸，食遠棗湯下，不過兩服即愈。此昆山神濟大師方也。一加乳香二錢。王璆百一選方。**心下結氣**。凡心下硬，按之則無，常覺膨滿，多食則吐，氣引前後，噫呃不除，由思慮過多，氣不以時而行則結滯，謂之結氣。人參一兩，橘皮去白四兩，爲末，煉蜜丸梧子大，每米飲下五六十丸。聖惠方。**房後困倦**。人參七錢，陳皮一錢，水一盞半，煎八分，食前温服，日再服，千金不傳。趙永菴方。**虚勞發熱**。愚魯湯：用上黨人參、銀州柴胡各三錢，大棗一枚〔二〕，生薑三片〔三〕，水一鍾半，煎七分，食遠温服，日再服，以愈爲度。奇效良方。**肺熱聲啞**。人參二兩，訶子一兩，爲末噙嚥。丹溪摘玄。**肺虚久欬**。人參末二兩，鹿角膠炙研一兩。每服三錢，用薄荷、豉湯一盞，葱少許，入銚子煎一二沸，傾入盞内。遇欬時，温呷三五口，甚加〔四〕。食療本草。**止嗽化痰**。人參末一兩，明礬二兩，以釅醋二升，熬礬成膏，人參末煉蜜和收。每以豌豆大一丸放舌下，其嗽即

〔一〕腰：原作「細」。今據百一選方卷一治心氣虚損改。
〔二〕枚：原作「肢」。今據奇效良方卷二十二勞熱通治方改。
〔三〕片：原作「兩」。今據改同上。
〔四〕甚加：證類卷十六白膠作「後依前温暖却准前欬嗽時喫之也」。

止痰自消。○簡便方。小兒喘欬發熱自汗吐紅，脉虛無力者。人參、天花粉等分，每服半錢，蜜水調下，以瘥為度。經濟方。喘欬嗽血欬喘上氣，喘急，嗽血吐血，脉無力者。人參末每服三錢，雞子清調之，五更初服便睡，去枕
仰臥，只一服愈。年深者，再服。咯血者，服盡一兩甚好。一方以烏雞子水磨千遍，自然化作水，調藥尤妙。忌醋、鹹、腥、醬、鮓、
醉飽，將息乃佳。沈存中靈苑方。欬嗽吐血人參、黃耆、飛羅麪各一兩，百合五錢，為末，水丸梧子大，每服五
十丸，食前茅根湯下。○朱氏集驗方：用人參、乳香、辰砂等分，為末，烏梅肉和丸彈子大，每白湯化下一丸，日一服。虛
勞吐血甚者，先以十灰散止之，其人必困倦，法當補陽生陰，獨參湯主之。好人參一兩，肥棗五枚，水二鍾，煎一鍾
服，熟睡一覺即減五六，再服。葛可久十藥神書。吐血下血因七情所感，酒色內傷，氣血妄行，口鼻俱
出，心肺脉破，血如涌泉，須臾不救。用人參焙、側柏葉蒸焙、荊芥穗燒存性各五錢，為末，用二錢，入飛羅麪二錢，以新汲水
調如稀糊服，少頃再啜，一服立止。華陀中藏經。衄血不止人參、柳枝寒食采者等分，為末，每服一錢，東流
水服，日三服。無柳枝，用蓮子心。聖濟總錄。齒縫出血人參、赤伏苓、麥門冬各二錢，水一鍾，煎七分，食前溫
服，日再。蘇東坡得此，自誦神奇。後生小子多患此病，予累試之，累如所言。談埜翁試效方。陰虛尿血人參
焙、黃耆鹽水炙等分，為末。用紅皮大蘿蔔一枚，切作四片，以蜜二兩，將蘿蔔逐片蘸炙，令乾再炙，勿令焦，以蜜盡為度。每

止，痰自消。○簡便方。**小兒喘欬**，發熱自汗，吐紅，脉虚無力者。人參、天花粉等分，每服半錢，蜜水調下，以瘥爲度。經濟方[一]。**喘欬嗽血**。欬喘上氣，喘急，嗽血吐血，脉無力者。人參末每服三錢，雞子清調之，五更初服便睡，去枕仰卧，只一服愈。年深者，再服。咯血者，服盡一兩甚好。一方以烏雞子水磨千遍，自然化作水，調藥尤妙。忌醋鹹腥醬，麪鮓醉飽，將息乃佳。○沈存中靈苑方。**欬嗽吐血**。人參、黄耆、飛羅麪各一兩，百合五錢，爲末，水丸梧子大。每服五十丸，食前茅根湯下。○朱氏集驗方用人參、乳香、辰砂等分，爲末，烏梅肉和丸彈子大。每白湯化下一丸，日一服。**虚勞吐血**甚者。先以十灰[二]散止之，其人必困[三]倦，法當補陽生陰，獨參湯主之。好人參一兩，肥棗五枚，水二鍾，煎一鍾服，熟睡一覺，即減五六，繼服調理藥。葛可久十藥神書。**吐血下血**。因七情所感，酒色内傷，氣血妄行，口鼻俱出，心肺脉破，血如涌泉，須臾不救。用人參焙，側柏葉蒸焙，荆芥穗燒存性，各五錢，爲末。用二錢入飛羅麪二錢，以新汲水調如稀糊服，少傾再啜，一服立止。華佗中藏經。**衄血不止**。人參、柳枝寒食采者，等分爲末。每服一錢，東流水服，日三服。無柳枝，用蓮子心。聖濟總録。**齒縫出血**。人參、赤伏苓、麥門冬各二錢，水一鍾，煎七分，食前温服，日再。蘇東坡得此，自謂神奇。後生小子多患此病，予累試之，累如所言。談埜翁試效方。**陰虚尿血**。人參焙，黄耆鹽水炙，等分，爲末。用紅皮大[四]蘿蔔一枚，切作四片，以蜜二兩，將蘿蔔逐片蘸炙令乾，再炙，勿令焦，以蜜盡爲度。每

〔一〕經濟方：誤書名。此方原見醫方集成，今存名方類證醫書大全卷二十三。
〔二〕灰：原作「洂」。今據十藥神書「甲字十灰散」改。
〔三〕困：原作「因」。十藥神書十藥總論作「疏解其體」。今從江西本改。
〔四〕大：原作「人」。今據三因方卷九尿血證治改。

用一片蘸藥食之仍以鹽湯送下以瘥為度三因方

沙淋石淋方見[同]

消渴引飲人參為末雞子清調服一錢日三四服○集驗用人參栝樓根等分生研為末煉蜜丸梧子大每服百丸食前麥門冬湯下日二服以愈為度名玉壺丸忌酒麪炙煿○鄭氏家傳消渴方人參一兩粉草二兩以雄猪膽汁浸炙腦子半錢為末蜜丸芡子大每嚼一丸冷水下○聖濟總錄用人參一兩葛粉二兩為末發時以燖猪湯一升入藥三錢蜜二兩慢火熬至三合狀如黑餳以瓶收之每夜以一匙含嚥不過三服取效也

虛瘧寒熱人參二錢二分雄黃五錢為末端午日用粽尖搗丸梧子大發日侵晨井華水吞下七丸發前再服忌諸般熱物立效一方加神麴等分丹溪纂要

冷痢厥逆六脈沉細人參大附子各一兩半每服半兩生薑十片丁香十五粒粳米一撮水二盞煎七分空心溫服經驗方

下痢禁口人參蓮肉各三錢以井華水二盞煎一盞細細呷之或加薑汁炒黃連三錢經驗良選方

老人虛痢不止不能飲食上黨人參一兩鹿角去皮炒研五錢為末每服方寸匕米湯調下日三服十便良方

傷寒壞證凡傷寒時疫不問陰陽老幼妊婦誤服藥餌困重垂死脈沉伏不省人事七日以後皆可服之百不失一此名奪命散又名復脈湯人參一兩水二鍾緊火煎一鍾以井水浸冷服之少頃鼻梁有汗出脈復立瘥蘇韜光侍郎云用此救數十人予作清流宰縣倅申屠行輔之子婦患時疫三十餘日已成壞病令服此藥而安王璆百一

用一片，蘸藥食之，仍以鹽湯送下，以瘥爲度。三因方。**沙淋石淋**。方同上。**消渴引飲**。人參爲末，雞子清調服一錢，日三四服。○集驗用人參、栝樓根等分，生研爲末，煉蜜丸梧子大。每服百丸，食前麥門冬湯下。日二服，以愈爲度，名玉壺丸。忌酒麪炙煿。○鄭氏家傳消渴方：人參一兩，粉草二兩，以雄豬膽汁浸炙，腦子半錢，爲末，蜜丸芡子大。每嚼一丸，冷水下。○聖濟總録用人參一兩，葛粉二兩，爲末。發時以燖豬湯一升，入藥三錢，蜜二兩，慢火熬至三合，狀如黑餳，以瓶收之，每夜以一匙含嚥，不過三服取效也。**虚瘧寒熱**。人參二錢二分，雄黄五錢，爲末，端午日用粽尖搗丸梧子大。發日侵辰，井華水吞下七丸，發前再服，忌諸般熱物，立效。一方加神麴等分。丹溪纂要。**冷痢厥逆**，六脉沉細。人參、大附子各一兩半。每服半兩，生薑十片，丁香十五粒，粳米一撮，水二盞，煎七分，空心温服。經驗方。**下痢禁口**。人參、蓮肉各三錢，以井華水二盞，煎一盞，細細呷之。或加薑汁炒黄連三錢。經驗良選方[一]。**老人虚痢**不止，不能飲食。上黨人參一兩，鹿角去皮炒研五錢，爲末。每服方寸匕，米湯調下，日三服。十便良方。**傷寒壞證**。凡傷寒時疫，不問陰陽，老幼妊婦，誤服藥餌，困重垂死，脉沉伏，不省人事，七日以後，皆可服之，百不失一，此名奪命散，又名復脉湯。人參一兩，水二鍾，緊火煎一鍾，以井水浸冷服之，少頃鼻梁有汗出，脉復立瘥。蘇韜光侍郎云：用此救數十人。予作清流宰，縣倅申屠行輔之子婦患時疫三十餘日，已成壞病，令服此藥而安。王璆百一

[一] 經驗良選方：無此書名。其方似引自明陳仕賢經驗濟世良方。

證方○**傷寒厥逆**身有微熱煩燥六脉沉細微弱此陰極發躁也無憂散用人參半兩水一鍾煎七分調牛膽南星末二錢熱服立甦三因方○**夾陰傷寒**先因慾事後感寒邪陽衰陰盛六脉沉伏小腹絞痛四肢逆冷嘔吐清水不假此藥無以回陽人參乾薑炮各一兩生附子一枚破作八片水四升半煎一升頓服脉出身温即愈吳綬傷寒蘊要○**筋骨風痛**人參四兩酒浸三日晒乾土伏苓一斤山慈姑一兩為末煉蜜丸梧子大每服一百丸食前米湯下○經驗方○**小兒風癎**瘛瘲用人參蛤粉辰砂等分為末以猳猪心血丸綠豆大每服五十丸金銀湯下一日二服大有神效衛生寶鑑○**脾虛慢驚**黄耆湯見黄耆發明下○**痘疹險證**保元湯見黄耆發明下○**驚後瞳斜**小兒驚後瞳人不正者人參阿膠糯米炒成珠各一錢水一盞煎七分温服日再服愈乃止效○直指方○**小兒脾風**多因人參冬瓜仁各半兩南星一兩漿水煮過為末每用一錢水半錢三分温服本事方○**酒毒目盲**一人形實好飲熱酒忽病目盲而脉濇此熱酒所傷胃氣汚濁血死其中而然以蘇木煎湯調人參末一錢服次日鼻及兩掌皆紫黑此滯血行矣再以四物湯加蘇木桃仁紅花陳皮調人參末服數日而愈丹溪纂要○**酒毒生疽**一婦嗜酒胸背生一疽脉緊而濇用酒炒人參酒炒大黄等分為末薑湯服一錢得睡汗出而愈效○丹溪醫案○**狗咬風傷**腫痛人參置桑柴炭上燒存性以盌覆定少頃為末摻之立瘥經驗方

選方。**傷寒厥逆**，身有微熱，煩燥，六脉沉細微弱，此陰極發躁也。無憂散：用人參半兩，水一鍾，煎七分，調牛膽南星末二錢，熱服立甦。三因方。**夾陰傷寒**。先因慾事，後感寒邪，陽衰陰盛，六脉沉伏，小腹絞痛，四肢逆冷，嘔吐清水，不假此藥，無以回陽。人參、乾薑炮各一兩，生附子一枚，破作八片，水四升半，煎一升，頓服，脉出身温即愈。吴綬傷寒蘊要。**筋骨風痛**。人參四兩，酒浸三日，晒乾，土伏苓一斤，山慈姑一兩，爲末，煉蜜丸梧子大。每服一百丸，食前米湯下。○經驗方。**小兒風癇**瘛瘲。用人參、蛤粉、辰砂等分，爲末，以豭猪心血和〔一〕丸緑豆大。每服五十丸，金銀湯下，一〔二〕日二服，大有神效。衛生寶鑑。**脾虚慢驚**。黄耆湯，見黄耆「發明」下。**痘疹險證**。保元湯，見黄耆「發明」下。**驚後瞳斜**。小兒驚後瞳人不正者。人參、阿膠糯米炒成珠，各一錢，水一盞，煎七分，温服，日再服，愈乃止，效。○直指方。**小兒脾風**，多困〔三〕。人參、冬瓜仁各半兩，南星一兩，漿水煮過，爲末。每用一錢，水半盞，煎二〔四〕三分，温服。本事方。**酒毒目盲**。一人形實，好飲熱酒，忽病目盲而脉濇，此熱酒所傷，胃氣污濁，血宛其中而然。以蘇木煎湯，調人參末一錢服，次日鼻及兩掌皆紫黑，此滯血行矣。再以四物湯，加蘇木、桃仁、紅花、陳皮，調人參末服，數日而愈。丹溪纂要。**酒毒生疽**。一婦嗜酒，腦〔五〕生一疽，脉緊而濇。用酒炒人參、酒炒大黄，等分爲末，薑湯服一錢，得睡〔六〕，汗出而愈，效。○丹溪醫案。**狗咬風傷**腫痛。人參置桑柴炭上燒存性，以甖覆定，少頃爲末，摻之立瘥。經驗後〔七〕方。

〔一〕血和：原作「和血」。方見衛生寶鑑卷九諸風門，云「豭猪心血爲丸」。今據改。
〔二〕一：原字缺損似「｜」。方見衛生寶鑑卷九諸風門，然無「日二服」字樣。今從錢本改。
〔三〕困：原作「因」。今據本事方卷十小儿病改。
〔四〕盞煎二：原作「錢」。今據改同上。
〔五〕腦：原作「胸」。今據丹溪心法卷五癰疽改
〔六〕睡：原作「唾」。今據改同上。
〔七〕後：原脱。今據證類卷六人參補。

一蜈蚣咬傷嚼人參塗之醫學集成　蜂蠆螫傷人參末傅之證治要訣　脇破腸出急以油抹入煎人參枸杞汁淋之內喫羊腎粥十日愈危氏得效方　氣奔怪疾方見虎杖

蘆

氣味苦溫無毒

主治吐虛勞痰飲時珍

發明吳綬曰人弱者以人參蘆代瓜蒂震亨曰人參入手太陰補陽中之陰蘆則反能瀉太陰之陽亦如麻黃苗能發汗根則止汗穀屬金而糠之性熱麥屬陽而麩之性涼先儒謂物物具一太極學者可不觸類而長之乎一女子性躁味厚暑月因怒而病呃每作則舉身跳動昏冒不知人其形氣俱實乃痰因怒鬱氣不得降非吐不可遂以人參蘆半兩逆流水一盞半煎一大碗飲之大吐頑痰數碗大汗昏睡一日而安又一人作勞發瘧服瘧藥變為熱病舌短痰嗽六脈洪數而滑此痰蓄胸中非吐不愈以參蘆湯加竹瀝二服湧出膠痰三塊次與人參黃耆當歸煎服半月乃安

沙參本經上品

校正併入別錄有名未用部羊乳

釋名白參吳普　知母別錄　羊乳別錄　羊婆奶綱目　鈴兒草別錄　虎鬚別錄　苦心別錄又名文希一名識美一名志取弘景曰此與人參玄參丹參苦參是為五參其形不盡相類而主療頗同故皆有參名又有紫參乃牡蒙也時珍曰沙參白色宜於沙地故名其根多白汁俚人呼為羊婆奶別錄有名未用羊乳即此

蜈蚣咬傷。嚼人參塗之。醫學集成。蜂蠆螫傷。人參末傅之。證治要訣。脇破腸出。急以油抹入，煎人參、枸杞汁淋之，内喫羊腎粥，十日愈。危氏得效方。氣奔怪〔一〕疾。方見虎杖。

蘆。【氣味】苦，温，無毒。【主治】吐虚勞痰飲。時珍。

【發明】【吴綬曰】人弱者，以人參蘆代瓜蔕。【震亨曰】人參入手太陰，補陽中之陰，蘆則反能瀉太陰之陽。亦如麻黄，苗能發汗，根則止汗。穀屬金而糠之性熱，麥屬陽而麩之性凉。先儒謂物物具一太極，學者可不觸類而長之乎。一女子性躁味厚，暑月因怒而病呃，每作則舉身跳動，昏冒不知人。其形氣俱實，乃痰因怒鬱，氣不得降，非吐不可。遂以人參蘆半兩，逆流水一盞半，煎一大盌飲之，大吐頑痰數盌，大汗，昏睡一日而安。又一人作勞發瘧，服瘧藥變爲熱病，舌短痰嗽，六脉洪數而滑，此痰蓄胸中，非吐不愈。以參蘆湯加竹瀝，二服，涌出膠痰三塊，次與人參、黄耆、當歸煎服，半月乃安。

沙參本經上品

【校正】併入别録有名未用部羊乳。

【釋名】白參吴普、知母别録、羊乳别録、羊婆奶綱目、鈴兒草别録、虎鬚别録、苦心别録，又名文希，一名識美，一名志取。【弘景曰】此與人參、玄參、丹參、苦參，是爲五參，其形不盡相類而主療頗同，故皆有參名。又有紫參，乃牡蒙也。【時珍曰】沙參白色，宜於沙地，故名。其根多白汁，俚人呼爲羊婆奶，别録有名未用羊乳，即此

〔一〕怪：原作「恠」。今據卷十六虎杖改。

也此物無心味淡而別錄一名苦心又與知母同名不知所謂也鈴兒草象花形也

【集解】(別錄曰)沙參生河內川谷及冤句般陽續山二月八月采根暴乾又曰羊乳一名地黄三月采立夏後母死(弘景曰)出華山者為善(普曰)二月生苗如葵葉青色根白實如芥根大如蕪菁三月采(弘景曰)今出近道叢生葉似枸杞根白實者佳(保昇曰)其根若葵根其花白色(頌曰)今淄齊潞隨江淮荊湖州郡皆有之苗長一二尺以來叢生厓壁間葉似枸杞而有叉丫七月開紫花根如葵根大如指許赤黄色中正白實者佳二月八月采根而土生者葉有細有大花白瓣上仍有白粘此為小異(藏器曰)羊乳根如薺苨而圓大小如拳上有角節折之有白汁人取根當薺苨苗作蔓折之有白汁(時珍曰)沙參處處山原有之二月生苗葉如初生小葵葉而團扁不光八九月抽莖高一二尺莖上之葉則尖長如枸杞葉而小有細齒秋月葉間開小紫花長二三分狀如鈴鐸五出白蕊亦有白花者並結實大如冬青實中有細子霜後苗枯其根生沙地者長尺餘大一虎口黄土地者則短而小根莖皆有白汁八九月采者白而實春月采者微黄而虛小人亦往往絷蒸壓實以亂人參但體輕鬆味淡而短耳

根【氣味】苦微寒無毒(別錄曰)羊乳溫無毒(普曰)沙參岐伯鹹神農黄帝扁鵲無毒李當之大寒(好古曰)甘微苦(之才曰)惡防己反藜蘆

【主治】血結驚氣除寒熱補中益肺氣(本經)

也。此物無心味淡，而別録一名苦心，又與知母同名，不知所謂也。鈴兒草，象花形也。

【集解】【別録曰】沙參生河内川谷及冤句般陽續山，二月、八月采根，暴乾。又曰：羊乳一名地黄，三月采，立夏後母死。【恭曰】出華山〔一〕者爲善。【普曰】二月生苗如葵，葉青色，根白，實如芥，根大如蕪菁，三月采。【弘景曰】今出近道，叢生，葉似枸杞，根白實者佳。【保昇曰】其根若葵根，其花白色。【頌曰】今淄、齊、潞、隨、江、淮、荆、湖州郡皆有之。苗長一二尺以來，叢生厓壁間，葉似枸杞而有叉丫，七月開紫花，根如葵根，大如指許，赤黄色，中正白實者佳，二月、八月采根。南〔二〕土生者葉有細有大，花白，瓣上仍有白粘，此爲小異。【藏器曰】羊乳根如薺苨而圓，大小如拳，上有角節，折之有白汁，人取根當薺苨。苗作蔓，折之有白汁。【時珍曰】沙參處處山原有之。二月生苗，葉如初生小葵葉而團扁不光。八九月抽莖，高一二尺。莖上之葉則尖長如枸杞葉而小，有細齒。秋月葉間開小紫花，長二三分，狀如鈴鐸，五出，白蕊，亦有白花者。並結實，大如冬青實，中有細子。霜後苗枯。其根生沙地者長尺餘，大一虎口，黄土地者則短而小。根莖皆有白汁。八九月采者白而實，春月采者微黄而虚。小人亦往往絷蒸壓實以亂人參，但體輕鬆，味淡而短耳。

根。【氣味】苦，微寒，無毒。【別録曰】羊乳，温，無毒。【普曰】沙參。岐伯：鹹。神農、黄帝、扁鵲：無毒。李當之：大寒。【好古曰】甘、微苦。【之才曰】惡防己，反藜蘆。【主治】血結〔三〕驚氣，除寒熱，補中益肺氣。本經。療

〔一〕山：證類卷七沙參作「州」。
〔二〕南：原作「而」。今據改同上。
〔三〕結：同上作「積」。

胸痺心腹痛結熱邪氣頭痛皮間邪熱安五臟久服利人又

羊乳主頭腫痛益氣長肌肉別錄去皮肌浮風疝氣下墜治常欲眠養肝氣宣五臟風氣甄權補虛止驚煩益心肺并一切惡瘡疥癬及身癢排膿消腫毒大明清肺火治久欬肺痿時珍

【發明】元素曰肺寒者用人參肺熱者用沙參代之取其味甘也好古曰沙參味甘微苦厥陰本經之藥又為脾經氣分藥微苦補陰甘則補陽故潔古取沙參代人參蓋人參性溫補五臟之陽沙參性寒補五臟之陰雖云補五臟亦須各用本臟藥相佐使隨所引而相輔之可也時珍曰人參甘苦溫其体重實專補脾胃元氣因而益肺與腎故內傷元氣者宜之沙參甘淡而寒其体輕虛專補肺氣因而益脾與腎故金能受火尅者宜之一補陽而生陰一補陰而制陽不可不辨之也

【附方】舊一新二

肺熱欬嗽沙參半兩水煎服之衛生易簡方

卒得疝氣小腹及陰中相引痛如絞白汗出欲死者沙參擣篩為末酒服方寸匕立瘥肘后方

婦人白帶多因七情內傷或下元虛冷所致沙參為末每服二錢米飲調下證治要訣

胸〔一〕痺，心腹痛，結熱邪氣頭痛，皮間邪熱，安五臟。久服利人。又云：羊乳主頭腫〔二〕痛，益氣，長肌肉。別録。去皮肌浮風，疝氣下墜，治常欲眠，養肝氣，宣五臟風氣。甄權。補虚，止驚煩，益心肺，并一切惡瘡疥癬及身癢，排膿，消腫毒。大明。清肺火，治久欬肺痿。時珍。

【發明】【元素曰】肺寒者用人參，肺熱者用沙參代之，取其味甘也。【好古曰】沙參味甘微苦，厥陰本經之藥，又爲脾經氣分藥。微苦補陰，甘則補陽，故潔古取沙參代人參。蓋人參性温，補五臟之陽；沙參性寒，補五臟之陰。雖云補五臟，亦須各用本臟藥相佐使，隨所引而相輔之可也。【時珍曰】人參甘苦温，其體重實，專補脾胃元氣，因而益肺與腎，故内傷元氣者宜之。沙參甘淡而寒，其體輕虚，專補肺氣，因而益脾與腎，故金能受火剋者宜之。一補陽而生陰，一補陰而制陽，不可不辨之也。

【附方】舊一，新二。肺熱欬嗽。沙參半兩，水煎服之。衛生易簡方。卒得疝氣，小腹及陰中相引痛如絞，自汗出，欲死者。沙參擣篩爲末，酒服方寸匕，立瘥。肘後方。婦人白帶。多因七情内傷或下元虚冷所致。沙參爲末，每服二錢，米飲調下。證治要訣。

〔一〕胸：證類卷七沙參作「胃」。
〔二〕腫：證類卷三十有名未用羊乳作「眩」。

薺苨（音齊尼，上聲）○別錄中品【校正】（併入圖經杏參）

【釋名】杏參（圖經）杏葉沙參（救荒）菧苨（音底，爾雅）甜桔梗（綱目）白麪根（救荒）

苗名隱忍（時珍曰：薺苨多汁，有濟苨之狀，故以名之。濟苨，濃露也。其根如沙參而葉如杏，故河南人呼為杏葉沙參。蘇頌圖經杏參即此也。俗謂之甜桔梗。爾雅云：苨，菧苨也。郭璞云：即薺苨也。隱忍說見下文。）

【集解】弘景曰：薺苨根莖都似人參，而葉小異，根味甜絕，能殺毒，以其與毒藥共處，毒皆自然歇，不正入方家用也。又曰：魏文帝言薺苨亂人參，即此也。薺苨葉甚似桔梗，但葉下光明滑澤無毛為異，又不如人參相對耳。恭曰：人參苗似五加而闊短，莖圓，有三四椏，椏頭有五葉，乃引薺苨亂人參誤矣。且薺苨、桔梗又有葉差互者，亦有葉三四對者，皆一莖直上，葉既相亂，惟以根有心為別爾。頌曰：今川蜀、江浙皆有之。春生苗莖，都似人參，而葉小異，根似桔梗，但無心為異。潤州、陝州尤多，人家收以為果，或作脯啖，味甚甘美，兼可寄遠。二月八月采根暴乾。承曰：今人多以蒸過壓扁亂人參，但味淡爾。（宗奭曰：陶以根言，故云薺苨亂人參。蘇以苗言，故以為誤也。（機曰：薺苨苗莖與桔梗同，故其根與人參相亂。今言苗葉都似人參，近於誤也。當以人參、薺苨、桔梗三註參看自明矣。（時珍曰：薺苨苗似桔梗，根似沙參，故姦商往往以沙參、薺苨通亂人參。蘇頌圖經所謂杏參，周憲王救荒本草所謂杏葉沙參，皆此薺苨也。圖經云：杏參

薺苨音齊尼，並上聲〇別録中品

【校正】併入圖經杏參。

【釋名】杏參圖經、杏葉沙參救荒、䓧苨䓧音底，爾雅、甜桔梗綱目、白麪根救荒。苗名隱忍。【時珍曰】薺苨多汁，有濟苨之狀，故以名之。濟苨，濃露也。其根如沙參而葉如杏，故河南人呼爲杏葉沙參。蘇頌圖經杏參即此也。俗謂之甜桔梗。爾雅云：蒞〔一〕，䓧苨也。郭璞云：即薺苨也。隱忍，説見下文。

【集解】【弘景曰】薺苨根莖都似人參而葉小異，根味甜絶，能殺毒。以其與毒藥共處，毒皆自然歇，不正入方家用也。又曰：魏文帝言薺苨亂人參，即此也。薺苨葉甚似桔梗，但葉下光明滑澤無毛爲異，又不如人參相對耳。【恭曰】人參苗似五加而闊短，莖圓有三四椏，椏頭有五葉。陶引薺苨亂人參，誤矣。且薺苨、桔梗又有葉差互者，亦有葉三四對者，皆一莖直上。葉既相亂，惟以根有心爲別爾。【頌曰】今川蜀、江浙皆有之。春生苗莖，都似人參而葉〔二〕小異，根似桔梗，但無心爲異。潤州、陝州尤多，人家收以爲果，或作脯啖，味甚甘美，兼可寄遠。二月、八月采根，暴乾。【承曰】今人多以蒸過壓扁亂人參，但味淡爾。【宗奭曰】陶以根言，故云薺苨亂人參。蘇以苗言，故以陶爲誤也。【機曰】薺苨苗莖與桔梗相〔三〕似，其根與人參相亂。今言苗莖都似人參，近於誤也。當以人參、薺苨、桔梗三註參看自明矣。【時珍曰】薺苨苗似桔梗，根似沙參，故姦商往往以沙參、薺苨通亂人參。蘇頌圖經所謂杏參，周憲〔四〕王救荒本草所謂杏葉沙參，皆此薺苨也。圖經云：杏參

〔一〕 蒞：爾雅釋草原作「苨」。
〔二〕 葉：原脱。今據證類卷九薺苨補。
〔三〕 相：原作「桐」。今從江西本改。
〔四〕 憲：據明史周定王橚傳當作「定」。

荒本草云杏葉沙參一名白面根苗高一二尺莖色青白葉似杏葉而小微尖而背白邊有叉牙杪間開五出白碗子花根形如野胡蘿蔔頗肥皮色灰黦中間白色味甜微寒亦有開碧花者嫩苗煠熟水淘油鹽拌食根換水煮亦可食人以蜜煎充果又陶弘景註桔梗言其葉名隱忍可煑食之治蠱毒謹按爾雅云蒡隱忍也郭璞註云似蘇有毛江東人藏以為菹亦可瀹食葛洪肘後方云隱忍草苗似桔梗人皆食之擣汁飲治蠱毒據此則隱忍非桔梗乃薺苨苗也薺苨苗甘可食桔梗苗苦不可食尤為可證神農本經無薺苨止有桔梗一名薺苨至別錄始出薺苨蓋薺苨桔梗乃一類有甜苦二種則其苗亦可呼為隱忍也

生淄州田野根如小菜根土人五月采苗葉治欬嗽上氣主

根〔氣味〕甘寒無毒〔主治〕解百藥毒別錄殺蠱毒治蛇蟲咬熱狂溫疾署毒箭大明利肺氣和中明目止痛蒸切作羹粥食或作虀菹食昝殷食之壓丹石發動孟詵主欬嗽消渴強中瘡毒丁腫辟沙蝨短狐毒時珍

〔發明〕時珍曰薺苨寒而利肺甘而解毒乃良品也而世不知用惜哉按葛洪肘後方云一藥而兼解衆毒者惟薺苨汁濃飲二升或煑嚼之亦可作散服此藥在諸藥中毒皆自解也又張鷟朝野僉載云名醫言虎中藥箭食清泥而解野

生淄州田野，根如小菜根。土人五月采苗葉，治欬嗽上氣。救荒本草云：杏葉沙參，一名白麪根，苗高一二尺，莖色青〔一〕白。葉似杏葉而小，微尖而背白，邊有叉牙。杪間開五瓣白盌子花。根形如野胡蘿蔔，頗肥，皮色灰黲，中間白色〔二〕。味甜微寒。亦有開碧花者。嫩苗煠熟水淘，油鹽拌食。根換水煮，亦可食，人以蜜煎充果。又陶弘景註桔梗，言其葉名隱忍，可煮食之，治蠱毒。謹按爾雅云：苨，隱忍〔三〕也。郭璞註云：似蘇，有毛〔四〕。江東人藏以爲葅，亦可瀹〔五〕食。葛洪肘後方云：隱忍草，苗似桔梗，人皆食之。擣汁飲，治蠱毒。據此則隱忍非桔梗，乃薺苨苗也。薺苨苗甘可食，桔梗苗苦不可食，尤爲可證。神農本經無薺苨，止有桔梗，一名薺苨。至別録始出薺苨。盖薺苨、桔梗乃一類，有甜、苦二種，則其苗亦可呼爲隱忍也。

根。【氣味】甘，寒，無毒。【主治】解百藥毒。別録。殺蠱毒，治蛇蟲咬，熱狂温疾，罯毒箭。大明。利肺氣，和中，明目止痛。蒸切作羹粥食，或作虀葅食。昝殷。食之，壓丹石發動。孟詵。主欬嗽消渴强中，瘡毒丁腫，辟沙蝨短狐毒。時珍。

【發明】【時珍曰】薺苨寒而利肺，甘而解毒，乃良品也，而世不知用，惜哉。按葛洪肘後方云：一藥而兼解衆毒者，惟薺苨汁濃飲二升，或煮嚼之，亦可作散服。此藥在諸藥中，毒皆自解也。又張鷟朝野僉載云：名醫〔六〕言「虎中藥箭，食清泥而解；野

〔一〕青：原作「清」。今據救荒本草卷上之後杏葉沙參改。
〔二〕色：原作「七」。今據改同上。
〔三〕忍：爾雅釋草原作「荵」。
〔四〕毛：原作「色」。今據爾雅注疏卷八釋草改。
〔五〕瀹：原作「龠」。今據改同上。
〔六〕名醫：原作「各醫」。朝野僉載卷一作「醫書」，醫説卷六引作「名醫」，綱目轉引時誤「名」爲「各」。今據改。

諸中藥箭悉薺苨而食物消知解毒向况人乎又孫思邈千金方治強中為病莖長興盛不交精出消渴之後發為癰疽有薺苨丸豬腎薺苨湯方此皆本草所未及者然亦取其解熱解毒之功爾無他義

附方舊四新三

強中消渴豬腎薺苨湯治強中之病莖長興盛不交精液自出消渴之後即發癰疽皆由恣意色慾或餌金石所致宜此以制腎中熱也用豬腎一具薺苨石膏各三兩人參伏苓磁石知母葛根黃芩栝樓根甘草各二兩黑大豆一升水一斗半先煮豬腎大豆取汁一斗去滓下藥再煮三升分三服後人名為石子薺苨湯○又薺苨丸用薺苨大豆伏神磁石栝樓根熟地黃地骨皮玄參石斛鹿茸各一兩人參沉香各半兩為末以豬肚治淨煮爛杵和丸梧子大每服七十丸空心鹽湯下並千金方

丁瘡腫毒生薺苨根搗汁服一合以滓傅之不過三度千金翼

面上皯皰薺苨肉桂各一兩為末每用方寸匕酢漿服之日一服又滅瘢痣聖濟總錄

解諸蠱毒薺苨根搗末飲服方寸匕立瘥陳延之小品方

解鉤吻毒鉤吻葉與芹葉相似誤食之殺人惟以薺苨八兩水六升煮取三升每服五合日五服仲景金匱玉函

解五石毒薺苨生搗汁多服之立瘥蘇頌圖經

○隱忍葉氣味甘苦寒無毒主治蠱毒喉痛面目青黃淋露骨

豬中藥箭，「啖薺苨而食」，物猶知解毒，何况人乎？又孫思邈千金方治强中爲病，莖長興盛，不交精出。消渴之後，發爲癰疽，有薺苨丸、豬腎薺苨湯方，此皆本草所未及者。然亦取其解熱解毒之功爾，無他義。

【附方】舊四，新三。强中消渴。豬腎薺苨湯，治强中之病，莖長興盛，不交精液自出，消渴之後，即發癰疽。皆由恣意色慾，或餌金石所致，宜此以制腎中熱也。用豬腎一具，薺苨、石膏各三兩，人參、伏苓、磁石、知母、葛根、黄芩、栝樓根、甘草各二兩，黑大豆一升，水一斗半，先煮豬腎、大豆取汁一斗，去滓下藥，再煮三升，分三服。後人名爲石子薺苨湯。○又薺苨丸：用薺苨、大豆、伏神、磁石、栝樓根、熟地黄、地骨皮、玄參、石斛、鹿茸各一兩，人參、沈香各半兩，爲末。以豬肚治浄煮爛，杵和丸梧子大。每服七十丸，空心鹽湯下。並千金方。丁瘡腫毒。生薺苨根搗汁，服一合，以滓傅之，不過三度。千金翼。面上皯皰。薺苨、肉桂各一兩，爲末。每用方寸匕，酢漿服之，日一服。又滅瘢痣。聖濟總録。解諸蠱毒。薺苨根搗末，飲服方寸匕，立瘥。陳延之小品方。解鉤吻毒。鉤吻葉與芹葉相似，誤食之殺人。惟以薺苨八兩，水六升，煮取三升，每服五合，日五服。仲景金匱玉函。解五石毒。薺苨生搗汁，多服之。立瘥。蘇頌圖經。

隱忍葉。【氣味】甘、苦，寒，無毒。【主治】蠱毒腹痛，面目青黄，林露骨

立煑汁一二升飲（時珍）主腹臟風壅欬嗽上氣（[illegible]）

桔梗（本經下品）

【釋名】白藥（別錄）梗草（別錄）薺苨（本經）【時珍曰】此草之根結實而梗直故名吳普本草一名利如名符扈一名房圖方書並無見蓋亦瘦詞爾桔梗薺苨乃一類有甜苦二種故本經桔梗一名薺苨而今俗呼薺苨為甜桔梗也至別錄始出薺苨條分為二物然其性味功用皆不同當以別錄為是

【集解】【別錄曰】桔梗生嵩高山谷及寃句二月采根暴乾【普曰】葉如薺苨莖如筆管紫赤色二月生苗【弘景曰】近道處處有二三月生苗可煑食之桔梗療蠱毒甚驗俗方[illegible]乃名薺苨今別有薺苨能解藥毒可亂人參葉甚相似但薺苨葉下光明滑澤無毛為異葉生又不如人參相對耳【恭曰】薺苨桔梗葉有差互者亦有葉三四對者皆一莖直上葉既相亂惟以根有心為別耳【頌曰】今在處有之根如指大黃白色春生苗莖高尺餘葉似杏葉而長橢四葉相對而生嫩時亦可煑食夏開小花紫碧色頗似牽牛花秋後結子八月采根其根有心若無心者為薺苨關中所出桔梗根黃皮似蜀葵根莖細青色葉小青色似菊葉也

根

【脩治】【斅曰】凡使勿用木梗真似桔梗只是咬之腥澀不堪凡用桔梗須去頭上尖硬二三分已來并兩畔附枝

立，煮汁一二升飲。時珍。主腹臟風壅，欬嗽上氣。蘇頌。

桔梗本經下品

【釋名】白藥別録、梗草別録、薺苨本經。【時珍曰】此草之根結實而梗直，故名。吴普本草一名利如，一名符扈，一名房圖。方書並無見，蓋亦廋[一]詞爾。桔梗、薺苨乃一類，有甜、苦二種，故本經桔梗一名薺苨，而今俗呼薺苨爲甜桔梗也。至別録始出「薺苨」條，分爲二物，然其性味功用皆不同，當以別録爲是。

【集解】【別録曰】桔梗生嵩高山谷及冤句，二月采根，暴乾。【普曰】葉如薺苨，莖如筆管，紫赤色，二月生苗。【弘景曰】近道處處有，二三月生苗，可煮食之。桔梗療蠱毒甚驗，俗方用此，乃名薺苨。今別有薺苨，能解藥毒，可亂人參，葉甚相似。但薺苨葉下光明滑澤無毛爲異，葉生又不如人參相對耳。【恭曰】薺苨、桔梗，葉有差互者，亦有葉三四對者，皆一莖直上，葉既相亂，惟以根有心爲別耳。【頌曰】今在處有之。根如指大，黄白色。春生苗，莖高尺餘。葉似杏葉而長橢[二]，四葉相對而生，嫩時亦可煮食。夏開小花紫碧色，頗似牽牛花，秋後結子。八月采根，其根有心。若無心者爲薺苨。關中所出桔梗，根黄皮，似蜀葵根。莖細，青色。葉小，青色，似菊葉也。

根。【修治】【斅曰】凡使勿用木梗，真似桔梗，只是咬之腥澀不堪。凡用桔梗，須去頭上尖硬二三分已來，并兩畔附枝。

〔一〕廋：原作「庾」。「庾」當爲「廋」之形誤。「廋詞」乃隱秘之詞。
〔二〕橢：原作「隋」。今據證類卷十桔梗改。

於擺砧上細剉用生百合搗膏投水中浸一伏時漉出緩火
熬令乾用每桔梗四兩用百合二兩五錢(時珍曰)今但刮去
浮皮米泔水浸一夜切片微炒用
【氣味】辛微溫有小毒(普曰)神農醫和苦無毒黃帝扁鵲辛鹹岐伯雷公甘無毒李當之大寒(權曰)苦
辛(時珍曰)當以苦辛平為是。(之才曰)節皮為之使畏白及
龍膽草忌豬肉得牡蠣遠志療恚怒得消石石膏療傷寒白
粥解其毒(時珍曰)伏砒徐
之才所云節皮不知何物也【主治】胸脅痛如刀刺腹滿腸鳴
幽幽驚恐悸氣(本經)利五臟腸胃補血氣除寒熱風痺溫中消
穀療喉咽痛下蠱毒(別錄)治下痢破血積氣消聚痰涎去肺熱
氣促嗽逆除腹中冷痛主中惡及小兒驚癇(甄權)下一切氣止
霍亂轉筋心腹脹痛補五勞養氣除邪辟溫破癥瘕肺癰養
血排膿補內漏及喉痺(大明)利竅除肺部風熱清利頭目咽嗌
胸膈滯氣及痛除鼻塞(元素)治寒嘔(李杲)主口舌生瘡赤目腫痛
(時珍)

於槐〔一〕砧上細剉，用生百合擣膏，投水中浸一伏時，濾出，緩火熬令乾用。每桔梗四兩，用百合二兩五錢。【時珍曰】今但刮去浮皮，米泔水浸一夜，切片，微炒用。

【氣味】辛，微温，有小毒。【普曰】神農、醫和：苦，無毒。黄帝、扁鵲：辛、鹹。岐伯、雷公：甘，無毒。李當之：大寒。【權曰】苦、辛。【時珍曰】當以苦、辛、平爲是。○【之才曰】節皮爲之使。畏白及、龍膽草，忌猪肉。得牡蠣、遠志，療恚怒。得消石、石膏，療傷寒。白粥解其簽味。【時珍曰】伏砒。徐之才所云「節皮」，不知何物也。【主治】胸脅痛如刀刺，腹滿腸鳴幽幽，驚恐悸氣。本經。利五臟腸胃，補血氣，除寒熱風痺，温中消穀，療喉咽痛，下蠱毒。别録。治下痢，破血積氣，消聚痰涎，去肺熱氣促嗽逆，除腹中冷痛，主中惡及小兒驚癇。甄權。下一切氣，止霍亂轉筋，心腹脹痛，補五勞，養氣，除邪辟温，破癥瘕肺癰，養血排膿，補内漏及喉痺。大明。利竅，除肺部風熱，清利頭目咽嗌，胸膈滞氣及痛，除鼻塞。元素。治寒嘔。李杲。主口舌生瘡，赤目腫痛。時珍。

〔一〕槐：原作「塊」。今據證類卷十桔梗改。

發明　好古曰桔梗氣微溫味苦辛味厚氣輕陽中之陰升也入手太陰肺經氣分及足少陰經元素曰桔梗清肺氣利咽喉其色白故為肺部引經與甘草同行為舟楫之劑如大黃苦泄峻下之藥欲引至胸中至高之分成功須用辛甘之劑升之譬如鐵石入江非舟楫不載所以諸藥有此一味不能下沉也時珍曰朱肱活人書治胸中痞滿不痛用桔梗枳殼取其通肺利膈下氣也張仲景傷寒論治寒實結胸用桔梗貝母巴豆取其溫中消穀破積也又治肺癰唾膿用桔梗甘草取其苦辛清肺甘溫瀉火又能排膿血補內漏也其治少陰證二三日咽痛亦用桔梗甘草取其苦辛散寒甘平除熱合而用之能調寒熱也後人易名甘桔湯通治咽喉口舌諸病宋仁宗加荊芥防風連翹遂名如聖湯極言其驗也按王好古醫壘元戎載之頗詳云失音加訶子聲不出加半夏上氣加陳皮涎嗽加知母貝母咳渴加五味子酒毒加葛根少氣加人參嘔加半夏生薑唾膿血加紫菀肺痿加阿膠胸膈不利加枳殼心胸痞滿加枳實目赤加梔子大黃面腫加茯苓膚痛加黃耆發斑加防風荊芥疫毒加鼠粘子大黃不得眠加梔子震亨曰乾咳嗽乃痰火之邪鬱在肺中宜苦梗以開之痢疾腹痛乃肺金之氣鬱在大腸亦宜苦梗開之後用痢藥此藥能開提氣血故氣藥中宜用之

附方　舊十　新七

胸滿不痛　桔梗枳殼等分水二鍾煎一鍾溫服南陽活人書

傷寒腹脹　陰陽不和也桔梗半夏湯主之桔梗半夏陳皮各三錢薑五片水二鍾煎一鍾服南陽活人書

痰嗽喘急　桔梗

【發明】【好古曰】桔梗氣微温，味苦辛，味厚氣輕，陽中之陰，升也。入手太陰肺經氣分及足少陰經。【元素曰】桔梗清肺氣，利咽喉，其色白，故爲肺部引經。與甘草同行，爲舟楫之劑。如大黄苦泄峻下之藥，欲引至胸中至高之分成功，須用辛甘之劑升之。譬如鐵石入江，非舟楫不載。所以諸藥有此一味，不能下沈也。【時珍曰】朱肱活人書治胸中痞滿不痛，用桔梗、枳殼，取其通肺利膈下氣也。張仲景傷寒論治寒實結胸，用桔梗、貝母、巴豆，取其温中消穀破積也。又治肺癰唾膿，用桔梗、甘草，取其苦辛清肺，甘温瀉火，又能排膿血、補内漏也。其治少陰證，二三日咽痛，亦用桔梗、甘草，取其苦辛散寒，甘平除熱。合而用之，能調寒熱也。後人易名甘桔湯，通治咽喉口舌諸病。宋仁宗加荆芥、防風、連翹，遂名如聖湯，極言其驗也。按王好古醫壘元戎載之頗詳，云失音加訶子，聲不出加半夏，上氣加陳皮，涎嗽加知母、貝母，欬渴加五味子，酒毒加葛根，少氣加人參，嘔加半夏、生薑，唾膿血加紫菀，肺痿加阿膠，胸膈不利加枳殼，心胸痞滿加枳實，目赤加巵子、大黄，面腫加伏苓，膚痛加黄耆，發斑加防風、荆芥，疫毒加鼠粘子、大黄，不得眠加巵子。【震亨曰】乾欬嗽乃痰火之邪鬱在肺中，宜苦梗以開之。痢疾腹痛乃肺金之氣鬱在大腸，亦宜苦梗開之，後用痢藥。此藥能開提氣血，故氣藥中宜用之。

【附方】舊十，新七。胸滿不痛。桔梗、枳殼等分，水二鍾，煎一鍾，温服。南陽活人書。傷寒腹脹。陰陽不和也，桔梗半夏湯主之。桔梗、半夏、陳皮各三錢，薑五片，水二鍾，煎一鍾服。南陽活人書。痰嗽喘急。桔梗

一兩半爲末用童子小便半升煎四合去滓溫服簡要濟衆方

肺癰欬嗽 胷滿振寒脉數咽乾不渴時出濁唾腥臭久久吐膿如粳米粥者桔梗湯主之桔梗一兩甘草二兩水三升煑一升分溫再服朝暮吐膿血則瘥張仲景金匱玉函方

喉痺毒氣 桔梗二兩水三升煎一升頓服千金方

少陰咽痛 少陰證二三日咽痛者可與甘草湯不瘥者與桔梗湯主之桔梗一兩甘草二兩水三升煑一升分服張仲景傷寒論

口舌生瘡 方同上

齒䘌腫痛 桔梗薏苡仁等分爲末服永類方

骨槽風痛 牙根腫痛桔梗爲末棗瓤和丸皂子大綿裹咬之仍以荊芥湯漱之經驗方

牙疳臭爛 桔梗茴香等分燒研傅之衛生易簡方

肝風眼黑 目睛痛肝風盛也桔梗丸主之桔梗一斤黑牽牛頭末三兩爲末蜜丸梧子大每服四十丸溫水下日二服保命集

鼻出衄血 桔梗爲末水服方寸匕日四服一加生犀角屑普濟方

吐血下血 方同上

打擊瘀血 在腸內久不消時發動者桔梗爲末米飲下一刀圭肘后要方

中蠱下血 如雞肝晝夜出血石餘四臟皆損惟心未毀或鼻破將死者桔梗爲末以酒服方寸匕日三服不能下藥以物拗口灌之心中當煩須臾自定七日止當食豬肝肺以補之神良一方加犀角等分古今錄驗

妊娠中惡 心腹疼痛桔梗一兩剉水一鍾生薑三片煎六分溫服聖惠方

小兒客忤 死不能言桔梗燒研三錢米湯服之仍吞麝香

一兩半，爲末，用童子小便半升，煎四合，去滓温服。簡要濟衆方。肺癰欬嗽。胸滿振寒，脉數咽乾，不渴，時出濁唾腥臭，久久吐膿如粳米粥者，桔梗湯主之。桔梗一兩，甘草二兩，水三升，煮一升，分温再服。朝暮吐膿血則瘥。張仲景金匱玉函方。喉痺毒氣。桔梗二兩，水三升，煎一升，頓服。千金方。少陰咽痛。少陰證二三日咽痛者，可與甘草湯。不瘥者，與桔梗湯主之。桔梗一兩，甘草二兩，水三升，煮一升，分服。張仲景傷寒論。口舌生瘡。方同上。齒䘌〔一〕腫痛。桔梗、薏苡仁等分，爲末服。永類方。骨槽風痛，牙根腫痛。桔梗爲末，棗瓤和丸皂子大，綿裹咬之。仍以荆芥湯漱之。經驗後〔二〕方。牙疳臭爛。桔梗、茴香等分，燒研傅之。衛生易簡方。肝風眼黑。目睛痛，肝風盛也，桔梗丸主之。桔梗一斤，黑牽牛頭末三兩，爲末，蜜丸梧子大。每服四十丸，温水下，日二服。保命集。鼻出衄血。桔梗爲末，水服方寸匕，日四服。一加生犀角屑。普濟方。吐血下血。方同上。打擊瘀血在腸内，久不消，時發動者。桔梗爲末，米飲下一刀圭。肘後要方。中蠱下血如雞肝，晝夜出血石餘，四臟皆損，惟心未毁，或鼻破將死者。苦桔梗爲末，以酒服方寸匕，日三服。不能下藥，以物拗口灌之。心中當煩，須臾自定，七日止。當豬肝肺以補之，神良。一方加犀角等分。初虞〔三〕古今録驗。妊娠中惡，心腹疼痛。桔梗一兩剉，水一鍾，生薑三片，煎六分，温服。聖惠方。小兒客忤，死不能言。桔梗燒研三錢，米湯服之。仍呑麝香

〔一〕䘌：原作「䖟」。今從錢本改。
〔二〕後：原脱。今據證類卷十桔梗補。
〔三〕初虞：此後當脱「世」字。然初虞世未著古今録驗方，據舊唐書經籍志載古今録驗方，「初虞世」當爲「甄權」之誤。

豆許。張文仲備急方。

蘆頭 主治 吐上膈風熱痰實，生研末，白湯調服一二錢，探吐。時珍

長松 拾遺

〔釋名〕仙茆 時珍曰：其葉如松，服之長年，功如松脂及仙茅，故有二名。

〔集解〕藏器曰：長松生關內山谷中，草似松，葉上有脂，山人服之。時珍曰：長松生古松下，根色如薺苨，長三五寸，味甘微苦，類人參，清香可愛。按張天覺文集云：僧普明居五臺山，患大風，眉髮俱墮，哀苦不堪，忽遇異人，教服長松，示其形狀。明采服之，旬餘眉髮俱生，顏色如故。今并代間土人多以長松雜甘草、山藥為湯煎，甚佳。然本草及方書皆不載，獨釋慧祥清涼傳始敘其詳如此。韓懋醫通云：長松產太行西北諸山，根似獨活而香。

根〔氣味〕甘，溫，無毒。〔主治〕風血冷氣宿疾，溫中去風。藏器 治大風惡疾，眉髮墮落，百骸腐潰。每以一兩，入甘草少許，水煎服，旬日即愈。又解諸蟲毒，補益長年。時珍

豆許。張文仲備急方。

蘆頭。【主治】吐上膈風熱痰實，生研末，白湯調服一二錢，探吐。時珍。

長松 拾遺

【釋名】仙茆。【時珍曰】其葉如松，服之長年，功如松脂及仙茆，故有二名。

【集解】【藏器曰】長松生關内山谷中，草似松，葉上有脂，山人服之。【時珍曰】長松生古松下，根色如薺苨，長三五寸，味甘微苦，類人參，清香可愛。按張天覺文集云：僧普明居五臺山，患大風，眉髮俱墮，哀苦不堪。忽遇異人，教服長松，示其形狀。明采服之，旬餘毛髮俱生，顏色如故。今并、代間土人多以長松雜甘草、山藥爲湯煎，甚佳。然本草及方書皆不載，獨釋慧祥清凉傳始敘其詳如此。韓丞醫通云：長松産太行西北諸山，根似獨活而香。

根。【氣味】甘，温，無毒。【主治】風血冷氣宿疾，温中去風。藏器。治大風惡疾，眉髮墮落，百骸腐潰。每以一兩，入甘草少許，水煎服，旬日即愈。又解諸蟲毒。補益長年。時珍。

〔附方〕新一

長松酒　滋補一切風虛，乃廬山休休子所傳。長松一兩五錢，狀似獨活而香，乃酒中聖藥也。熟地黃八錢，生地黃、黃芪蜜炙、陳皮各七錢，當歸、厚朴、黃蘗各五錢，白芍藥煨、人參、枳殼各四錢，蒼朮米泔制、半夏制、天門冬、麥門冬、砂仁、黃連各三錢，木香、蜀椒、胡桃仁各二錢，小紅棗肉八箇，老米一撮，燈心五寸長一百二十根，一料分十劑，絹袋盛之。凡米五升，造酒一尊，煮一袋，窨久乃飲。韓氏醫通

黃精　別錄上品

〔校正〕併入拾遺救荒草。

〔釋名〕黃芝瑞草經　戊己芝五符經　菟竹別錄　鹿竹別錄　仙人餘糧弘景　救窮草蒙筌　米餔蒙筌　野生薑蒙筌　重樓別錄　雞格別錄　龍銜廣雅　垂珠〔頌曰〕隋時羊公服黃精法云：黃精是芝草之精也，一名葳蕤，一名白及，一名仙人餘糧，一名苟格，一名馬箭，一名垂珠，一名菟竹。〔時珍曰〕黃精爲服食要藥，故別錄列于草部之首，仙家以爲芝草之類，以其得坤土之精粹，故謂之黃精。五符經云：黃精獲天地之淳精，故名爲戊己芝，是此義也。餘糧、救窮，以功名也；鹿竹、菟竹，因葉似竹，而鹿兔食之也。垂珠，以子形也。陳氏拾遺救荒草即此也，今併爲一。〔嘉謨曰〕根如嫩薑，俗名野生薑。九蒸九曝，可以代糧，又名米餔。

〔集解〕〔別錄曰〕黃精生山谷，二月采根，陰乾。〔弘景曰〕今處處有之。二月始生，一枝多葉，葉狀似竹而短，根似萎蕤。萎蕤

【附方】新一。長松酒。滋補一切風虛，乃廬山休休子所傳。長松一兩五錢，狀似獨活而香，乃酒中聖藥也。熟地黄八錢，生地黄、黄芪蜜炙、陳皮各七錢，當歸、厚朴、黄蘗各五錢，白芍藥煨、人參、枳殼各四錢，蒼术米泔制、半夏制、天門冬、麥門冬、砂仁、黄連各三錢，木香、蜀椒、胡桃仁各二錢，小紅棗肉八個，老米一撮，燈心五寸長一百二十根，一料分十劑，絹袋盛之。凡米五升，造酒一尊，煮一袋，窨久乃飲。韓氏醫通。

黄精別録上品

【校正】併入拾遺救荒〔一〕草。

【釋名】黄芝瑞草經、戊己芝五符經、菟竹別録、鹿竹別録、仙人餘粮弘景、救窮草別録、米餔蒙筌、野生薑蒙筌、重樓別録、雞格別録、龍銜廣雅、垂珠。【頌曰】隋時羊公服黄精法云：黄精是芝草之精也，一名葳蕤，一名白及，一名仙人餘粮，一名苟格，一名馬箭，一名垂珠，一名菟竹。【時珍曰】黄精爲服食要藥，故別録列于草部之首，仙家以爲芝草之類，以其得坤土之精粹，故謂之黄精。五符經云「黄精獲天地之淳精，故名爲戊己芝」，是此義也。餘粮、救窮，以功名也。鹿竹、菟竹，因葉似竹，而鹿、兔食之也。垂珠，以子形也。陳氏拾遺救荒草即此也，今併爲一。【嘉謨曰】根如嫩薑，俗名野生薑。九蒸九曝，可以代粮，又名米餔。

【集解】【別録曰】黄精生山谷，二月采根，陰乾。【弘景曰】今處處有之。二月始生，一枝多葉，葉狀似竹而短，根似萎蕤。萎蕤

〔一〕荒：證類卷六四十六種陳藏器餘救窮草作「窮」。

根如菝葜根及菖蒲，概節而平直。黃精根如鬼臼、黃連，大節而不平，雖燥並柔有脂潤。俗方無用此，而爲仙經所貴。根、葉、花、實皆可餌服，酒散隨宜，具在斷穀方中。其葉乃與鉤吻相似，惟莖不紫、花不黃爲異，而人多惑之。其類乃殊，遂致死生之反，亦爲奇事。斅曰：鉤吻真似黃精，只是葉頭尖有毛鉤子二箇，若誤服之害人。黃精葉似竹也。恭曰：黃精肥地生者即大如拳，薄地生者猶如拇指。萎蕤肥根頗其小者，肌理形色大都相似。今以鬼臼、黃連爲比，殊無彷彿。黃精葉似柳及龍膽、徐長卿輩而堅。其鉤吻蔓生，葉如柿葉，殊非比類。藏器曰：黃精葉偏生不對者名偏精，功用不如正精。正精葉對生。鉤吻乃野葛之別名，二物殊不相似，不知陶公憑何說此。保昇曰：鉤吻一名野葛，陶說葉似黃精者當是。蘇說葉似柿者當別是一物。頌曰：黃精南北皆有，以嵩山、茅山者爲佳。三月生苗，高一二尺以來。葉如竹葉而短，兩兩相對。莖梗柔脆，頗似桃枝，本黃末赤。四月開青白花，狀如小豆花。結子白如黍粒，亦有無子者。根如嫩生薑而黃色。二月采根，蒸過暴乾用。今遇八月采，山中人九蒸九暴，作果賣，黃黑色而甚甘美。其苗初生時，人多采爲菜茹，謂之畢菜，味極美。江南人說黃精苗葉稍類鉤吻，但鉤吻葉頭極尖而根細，而蘇恭言鉤吻蔓生，恐南北所產之異耳。時珍曰：黃精野生山中，亦可劈根長二寸稀種之，一年後極稠，子亦可種。其葉似竹而不尖，或兩葉三葉四五葉，俱對節而生。其根橫行，狀如萎蕤，俗采其苗煠熟，淘去苦味食之，名筆管菜。陳藏器本草言青黏是萎蕤，見萎蕤。發明下。又黃精、鉤吻之說，陶弘景、雷斅、韓保昇皆言二物根如荻根及菖蒲，概節而平直；黄精根如鬼臼、黄連，大節而不平。雖燥，並柔有脂潤。俗方無用此，而爲仙經所貴。根、葉、花、實皆可餌服，酒散隨宜，具在斷穀方中。其葉乃與鉤吻相似，惟莖不紫、花不黄爲異，而人多惑之。其類乃殊，遂致死生之反，亦爲奇事。【斅曰】鉤吻真似黄精，只是葉頭尖有毛鉤子二箇，若誤服之害人。黄精葉似竹也。【恭曰】黄精肥地生者即大如拳，薄地生者猶如拇指。萎蕤肥根頗類〔一〕其小者，肌理形色大都相似。今以鬼臼、黄連爲比，殊無仿佛。黄精葉似柳及龍膽、徐長卿輩而堅。其鉤吻蔓生，葉如柿葉，殊非比類。【藏器曰】黄精葉偏生不對者名偏精，功用不如正精。正精葉對生。鉤吻乃野葛之别名，二物殊不相似，不知陶公憑何説此。【保昇曰】鉤吻一名野葛，陶説葉似黄精者當是。蘇説葉似柿者，當别是一物。【頌曰】黄精南北皆有，以嵩山、茅山者爲佳。三月生苗，高一二尺以來。葉如竹葉而短，兩兩相對。莖梗柔脆，頗似桃枝，本黄末赤。四月開青白花，狀如小豆花。結子白如黍粒，亦有無子者。根如嫩生薑而黄色，二月采根，蒸過暴乾用。今通〔二〕八月采，山中人九蒸九暴作果賣，黄黑色而甚甘美。其苗初生時，人多采爲菜茹，謂之畢〔三〕菜，味極美。江南人説黄精苗葉稍類鉤吻，但鉤吻葉頭極尖而根細。而蘇恭言鉤吻蔓生，恐南北所産之異耳。【時珍曰】黄精野生山中，亦可劈根長二寸，稀種之，一年後極稠，子亦可種。其葉似竹而不尖，或兩葉、三葉、四五葉，俱對節而生。其根横行，狀如葳蕤。俗采其苗煠熟，淘去苦味食之，名筆管菜。陳藏器本草言青黏是萎蕤，見萎蕤「發明」下。又黄精、鉤吻之説，陶弘景、雷斅、韓保昇皆言二物

〔一〕類：原脱。今據證類卷六黄精補。
〔二〕通：原作「遇」。今據改同上。
〔三〕畢：大觀證類、政和證類（元刊）作「筆」。

相似蘇恭陳藏器皆言不相似蘇頌復設兩可之辭今考神農本草吳普本草並言鉤吻是野葛蔓生其莖如箭與蘇恭之說相合張華博物志云昔黃帝問天老曰天地所生有食之令人不死者乎天老曰太陽之草名黃精食之可以長生太陰之草名鉤吻不可食之入口立死人信鉤吻殺人不信黃精之益壽不亦惑乎按此但以黃精鉤吻相對待而言不言其相似也陶氏因此遂謂二物相對與神農所說鉤吻不合恐當以蘇恭所說為是而陶雷所說別一毒物非鉤吻也歷代本草惟陳藏器辨物最精審尤當信之餘見鉤吻條

根修治 斅曰凡采得以溪水洗淨蒸之從巳至子薄切暴乾用 頌曰羊公服黃精法二月三月采根入地八九寸為上細切一石以水二石五斗煮去苦味漉出囊中壓取汁澄清再煎如膏乃止以炒黑黃豆末相和得所捏作餅子如錢大初服二枚日益之亦可焙乾篩末水服 詵曰餌黃精法取甕子去底釜內安置得所入黃精令滿密蓋蒸至氣溜即暴之如此九蒸九暴若生則刺人咽喉若服生者初時只可一寸半漸漸增之十日不食服止三尺五寸三百日後盡見鬼神久必升天根葉花實皆可食之但以相對者是正不對者名偏精也

氣味甘平無毒 權曰寒 時珍曰忌梅實花葉子並同 **主治**補中益氣除風濕安五臟久服輕身延年不飢別錄 補五勞七傷助筋骨耐寒暑益

相似。蘇恭、陳藏器皆言不相似。蘇頌復設兩可之辭。今考神農本草、吴普本草，並言鉤吻是野葛，蔓生，其莖如箭，與蘇恭之説相合。張華博物志云：昔黄帝問天老曰：天地所生，有食之令人不死者乎？天老曰：太陽之草名黄精，食之可以長生。太陰之草名鉤吻，不可食之，入口立死。人信鉤吻殺人，不信黄精之益壽，不亦惑乎。按此，但以黄精、鉤吻相對待而言，不言其相似也。陶氏因此遂謂二物相對〔一〕，與神農所説鉤吻不合，恐當以蘇恭所説爲是。而陶、雷所説别一毒物，非鉤吻也。歷代本草惟陳藏器辨物最精審，尤當信之。餘見「鉤吻」條。

根。【修治】【斅曰】凡采得，以溪水洗净蒸之，從巳至子，薄切暴乾用。【頌曰】羊公服黄精法：二月、三月采根，入地八九寸爲上。細切一石，以水二石五斗，煮去苦味，漉出，囊中壓取汁，澄清再煎，如膏乃止。以炒黑黄豆末相和得所，捏作餅子如錢大，初服二枚，日益之。亦可焙乾篩末，水服。【詵曰】餌黄精法：取甕子去底，釜内安置得所，入黄精令滿，密蓋，蒸至氣溜即暴之。如此九蒸九暴，若生則刺人咽喉。若服生者，初時只可一寸半，漸漸增之。十日不食，服〔二〕止三尺五寸。三百日後，盡見鬼神，久必昇天。根、葉、花、實皆可食之，但以相對者是正，不對者名偏精也。

【氣味】甘，平，無毒。【權曰】寒。【時珍曰】忌梅實，花、葉、子並同。【主治】補中益氣，除風濕，安五臟。久服輕身延年不飢。别録。補五勞七傷，助筋骨，耐寒暑，益

〔一〕對：承上文，當作「似」。
〔二〕服：證類卷六黄精引食療作「能長服之」。

脾胃，潤心肺。單服九蒸九暴，食之駐顏斷穀。時珍。大補諸虛，止寒熱，填精髓，下三尸蟲。時珍。

【發明】時珍曰：黄精受戊己之淳氣，故為補黄宮之勝品。土者萬物之母，母得其養，則水火既濟，木金交合，而諸邪自去，百病不生矣。神仙芝草經云：黄精寬中益氣，使五臟調良，肌肉充盛，骨髓堅强，其力增倍，多年不老，顏色鮮明，髮白更黑，齒落更生。又能先下三尸蟲：上尸名彭質，好寶貨，百日下；中尸名彭矯，好五味，六十日下；下尸名彭居，好五色，三十日下，皆爛出也。根為精氣，花實為飛英，皆可服食。又按雷氏炮炙論序云：駐色延年，精蒸神錦。註云：以黄精自然汁拌研細神錦，于柳木甑中蒸七日，以木蜜丸服之。木蜜，枳椇也。神錦不知是何物。或云：朱砂也。禹錫曰：按抱朴子云：黄精服其花勝其實，服其實勝其根。但花難得，得其生花十斛，乾之纔可得五六斗爾，非大有力者不能辦也。日服三合，服之十年，乃得其益。其斷穀不及术。术餌令人肥健，可以負重涉險；但不及黄精甘美易食，凶年可與老少代粮，謂之米脯也。慎微曰：徐鉉稽神錄云：臨川士家一婢，逃入深山中，久之見野草枝葉可愛，取根食之，久久不飢。夜息大樹下，聞草中動，以為虎攫，上樹避之。及曉下地，其身欻然凌空而去，若飛鳥焉。數歲家人采薪見之，捕之不得。臨絶壁下網圍之，俄而騰上山頂。或云此婢安有仙骨，不過靈藥服食。遂以酒餌置往來之路，果來食訖，遂不能去，擒之，具述其故。指所食之草，即是

脾胃，潤心肺。單服九蒸九暴食之，駐顔斷穀。大明。補諸虚，止寒熱，填精髓，下三尸蟲。時珍。

【發明】【時珍曰】黄精受戊己之淳氣，故爲補黄宫之勝品。土者萬物之母，母得其養，則水火既濟，木金交合，而諸邪自去，百病不生矣。神仙芝草經云：黄精寬中益氣，使五臟調良，肌肉充盛，骨髓堅强，其力增倍，多年不老，顔色鮮明，髮白更黑，齒落更生。又能先下三尸蟲。上尸名彭質，好寶貨，百十日下；中尸名彭矯，好五味，六十日下；下尸名彭居，好五色，三十日下，皆爛出也。根爲精氣，花實爲飛英，皆可服食。又按雷氏炮炙論序云：駐色延年，精蒸〔一〕神錦。註云：以黄精自然汁拌研細神錦，于柳木甑中蒸七日，以木蜜丸服之。木蜜，枳椇也。神錦不知是何物，或云朱砂也。【禹錫曰】按抱朴子云：黄精服其花，勝其實；服其實，勝其根。但花難得，得其生花十斛，乾之纔可得五六斗爾，非大有力者不能辦也。日服三合，服之十年，乃得其益。其斷穀不及术。术餌令人肥健，可以負重涉險，但不及黄精甘美易食。凶年可與老少代粮，謂之米脯也。【慎微曰】徐鉉稽神録云：臨川士家一婢，逃入深山中，久之見野草枝葉可愛，取根食之，久久不飢。夜息大樹下，聞草中動，以爲虎，懼而〔二〕上樹避之。及曉下地，其身歘然凌空而去，若飛鳥焉。數歲家人采薪見之，捕之不得，臨絶壁下網圍之，俄而騰上山頂。或云此婢安有仙骨，不過靈藥服食爾。遂以酒餌置往來之路。果來，食訖，遂不能去。擒之，具述其故。指所食之草，即是

〔一〕蒸：原作「煎」。今據證類卷一雷斆炮炙論序改，與其後註「于柳木甑中蒸七日」合。
〔二〕懼而：原作「攫」。今據證類卷六黄精改。

黃精也。

附方 舊一新四。

服食法 聖惠方用黃精根莖不限多少，細剉陰乾，搗末，每日水調末服，任多少。一年內變老為少，久久成地仙。○臞仙神隱書：以黃精細切一石，用水二石五斗煮之，自旦至夕，候冷，以手挼碎，布袋榨取汁煎之。渣乾，乾為末，同入釜中煎至可丸，丸如雞子大。每服一丸，日三服。絕糧輕身，除百病。渴則飲水。

補肝明目 黃精二斤，蔓菁一斤，淘，同和，九蒸九晒，為末。空心每米飲下二錢，日二服，延年益壽。聖惠方。

大風癩瘡 營氣不清，久風入脉，因而成癩，鼻壞色敗。用黃精根去皮潔淨共以洗二斤，暴，納粟米飯中蒸至米熟，時時食之。聖濟總錄。

補虛精氣 黃精、枸杞子等分，搗作餅，日乾為末，煉蜜丸梧子大。每湯下五十丸。奇效良方。

萎蕤 音威綏。○本經上品

釋名 女萎本經 葳蕤吳普 萎移音威移 委萎爾雅 萎香別錄 熒爾雅音行 玉竹別錄 地節別錄 時珍曰：按黃公紹古今韻會云：葳蕤，草木葉垂之皃。此草根長多鬚，如冠纓下垂之緌而有威儀，故以名之。凡羽蓋旌旗之纓緌，皆象葳蕤，是矣。張氏瑞應圖云：王者禮備，則葳蕤生於殿前。一名萎香，則威儀之義，於此可見。別錄作萎蕤，省文也。說文作萎𧃲，音相近也。爾雅作委萎，字相近也。其葉光瑩而象竹，其根多節，故有熒及玉竹、地節

黃精也。

【附方】舊一，新四。服食法。聖惠方用黃精根莖不限多少，細剉陰乾搗末。每日水調末服，任多少。一年内變老爲少，久久成地仙。〇臞仙神隱書以黃精細切一石，用水二石五斗煮之，自旦至夕，候冷，以手挼碎，布袋榨取汁煎之。渣晒〔一〕乾，爲末，同入釜中，煎至可丸，丸如雞子大。每服一丸，日三服。絶粮輕身，除百病。渴則飲水。補肝〔二〕明目。黃精二斤，蔓菁子〔三〕一升淘，同和，九蒸九晒，爲末。空心每米飲下二錢，日二服，延年益壽。聖惠方。大風癩瘡。營氣不清，久風入脉，因而成癩，鼻壞色敗。用黃精根去皮，洗净〔四〕二斤，暴，納粟米飯中，蒸至米熟，時時食之。聖濟總録。補虛精氣。黃精、枸杞子等分，搗作餅，日乾爲末，煉蜜丸梧子大。每湯下五十丸。奇效良方。

萎蕤 音威緌〇本經上品

【釋名】女萎本經、葳蕤吴普、萎移音威移、委萎爾雅、萎香綱目、熒爾雅音行、玉竹別録、地節別録。【時珍曰】按黃公紹古今韻會云：葳蕤，草木葉垂之貌。此草根長多鬚，如冠纓下垂之緌而有威儀，故以名之。凡羽盖旌旗之纓緌，皆象葳蕤是矣。孫〔五〕氏瑞應圖云：王者禮備，則葳蕤生于殿前，一名萎香。則威儀之義，於此可見。別録作萎蕤，有〔六〕文也。説文作萎移，音相近也。爾雅作委萎，字相近也。其葉光瑩而象竹，其根多節，故有熒及玉竹、地節

〔一〕晒：原作「乾」。今據臞仙神隱卷上仙家服食改。
〔二〕肝：原作「汗」。今據聖惠方卷三十三治眼昏暗諸方改。
〔三〕子：原脱。今據補同上。
〔四〕洗净：原作「潔净共以洗」。今據聖濟總録卷十八大风癩病改。
〔五〕孫：原作「張」。今據御覽卷八百七十三威蕤引孫氏瑞應圖改。
〔六〕有：張本作「省」，義長。

諸名吳普本草又有烏女蟲蟬之名宋本一名馬薰即烏萎之訛者也

【正誤】弘景曰本經有女萎無萎蕤別錄無女萎有萎蕤而功用正同疑女萎即萎蕤惟名異爾〔宗奭曰〕女萎功用及苗蔓與萎蕤全別今本經朱書是女萎功效故別錄墨書乃萎蕤功效也〔藏器曰〕本草女萎萎蕤同傳陶云是一物蘇云二物不同於中品別出女萎一條然其主霍亂洩痢腸鳴正與上品女萎相合則是更非二物矣〔頌曰〕觀古方書所用胡洽治時氣洞下有女萎丸治傷寒冷下結腸丸中用女萎治虛勞下痢小黃耆酒中加女萎詳此數方所用乃似中品女萎緣其性溫主霍亂洩痢故也又治賊風手足枯痹四肢拘攣茵蕷酒中用女萎初虞世治身體癧瘍斑駁有女萎膏乃似上品本經朱書女萎緣其主中風不能動搖及去皯好色故也又治傷寒七八日不解續命鼈甲湯及治脚弱鼈甲湯並用萎蕤及延年方治風熱項急痛四肢骨肉煩熱有萎蕤飲又主虛風熱發即頭痛有萎蕤丸乃似上品別錄墨書萎蕤緣其主虛熱溫毒腰痛故也三者既自則非一物明矣且萎蕤性平女萎性溫安得為一物〔時珍曰〕本經女萎乃爾雅委萎二字即別錄萎蕤也上古鈔寫訛為女萎爾古方治傷寒風虛用女萎者即萎蕤也皆承本草之訛而稱之諸家不察因中品有女萎名字相同遂致費辯如此今正其誤只依別錄書萎蕤為綱以便尋檢其治洩痢女萎乃蔓草也見本條

諸名。吴普本草又有烏萎〔一〕、蟲蟬之名。宋本一名馬薫，即烏萎之訛者也。

【正誤】【弘景曰】本經有女萎無萎蕤，别録無女萎有萎蕤，而功用正同，疑女萎即萎蕤，惟名異爾。【恭曰】女萎功用及苗蔓與萎蕤全别。今本經朱書是女萎功效，故别録墨書乃萎蕤功效也。【藏器曰】本草女萎、委蕤同傳。陶云是一物。蘇云二物不同，於「中品」别出「女萎」一條。然其主霍亂洩痢腸鳴，正與上品女萎相合，則是更非二物矣。【頌曰】觀古方書所用，胡洽〔二〕治時氣洞下有女萎丸，治傷寒冷下結腸丸中用女萎，治虚勞下痢小黄耆酒中加女萎，詳此數方所用，乃似「中品女萎」。緣其性温、主霍亂洩痢故也。又治賊風，手足枯痺，四肢拘攣，茵蕷酒中用女萎。初虞世治身體瀝瘍斑駁有女萎膏，乃似上品本經朱書女萎，緣其主中風不能動摇及去皯好色故也。又治傷寒七八日不解續命鼈甲〔三〕湯，及治脚弱鼈甲湯，並用萎蕤，及延年方治風熱項急痛、四肢骨肉煩熱有萎蕤飲，又主虚風熱發即頭痛〔四〕有萎蕤丸〔五〕，乃似上品别録墨書萎蕤，緣其主虚熱濕〔六〕毒腰痛故也。三者既白，則非一物明矣，且萎蕤甘平，女萎甘〔七〕温，安得爲一物？○【時珍曰】本經女萎，乃爾雅委萎二字，即别録萎蕤也，上古鈔寫訛爲女萎爾。古方治傷寒風虚用女萎者，即萎蕤也，皆承本草之訛而稱之。諸家不察，因中品有女萎名字相同，遂致費辯如此。今正其誤，只依别録書萎蕤爲綱，以便尋檢。其治泄痢女萎，乃蔓草也，見本條。

〔一〕萎：原作「女」。今據御覽卷九百九十一委萎引吴氏本草經改。

〔二〕洽：原字缺損。今據證類卷六女萎補正。

〔三〕甲，原作「中」。今據改同上。

〔四〕痛：同上作「熱」。

〔五〕丸：原脱。今據補同上。

〔六〕濕：原作「温」。今據改同上。

〔七〕甘温：二字之间原有四字闕。同上作「味辛性温」。今據以删闕，不改「甘」字。

集解 別錄曰 萎蕤生太山山谷及丘陵立春後采陰乾 普曰
葉青黃色相值如薑葉二月七月采 弘景曰 今處處有
之根似黃精小異服食家亦用之 頌曰 今滁州舒州及漢中
均州皆有之莖幹強直似竹箭簳有節葉狹而長表白裏青
亦類黃精而多鬚大如指長一二尺或云可啖三月開青花
結圓實 時珍曰 處處山中有之其根橫生似黃精差小黃白
色性柔多鬚最難燥其葉如竹兩兩相值亦可
采根種之極易繁也嫩葉及根並可煮淘食茹
根 修治 斅曰 凡使勿用黃精并鈎吻二物相似萎蕤節上有
鬚毛莖斑葉尖處有小黃點為不同采得以竹刀刮
去節皮洗淨以蜜水
浸一宿蒸了焙用乾
氣味 甘平無毒 普曰 神農苦桐君雷公扁鵲甘 無毒黃帝辛 之才曰 畏鹵鹹 主治 女萎主
中風暴熱不能動搖跌筋結肉諸不足久服去面黑䵟好顏
色潤澤輕身不老 本經 萎蕤主心腹結氣虛熱濕毒腰痛莖中
寒及目痛眥爛淚出 別錄 時疾寒熱內補不足去虛勞客熱頭
痛不安加而用之良 甄權 補中益氣 蕭炳 除煩悶止消渴潤心肺
補五勞七傷虛損腰腳疼痛天行熱狂服食無忌 大明 服諸石

【集解】【别録曰】萎蕤生太山山谷及丘陵，立春後采，陰乾。【普曰】葉青黄色，相值如薑葉，二月、七月采。【弘景曰】今處處有之。根似黄精，小異。服食家亦用之。【頌曰】今滁州、舒州及漢中、均州皆有之。莖幹强直，似竹箭簳，有節。葉狹而長，表白裏青，亦類黄精。根黄〔一〕而多鬚，大如指，長一二尺，或云可啖。三月開青花，結圓實。【時珍曰】處處山中有之。其根横生似黄精差小，黄白色，性柔多鬚，最難燥。其葉如竹，兩兩相值。亦可采根種之，極易繁也。嫩葉及根並可煮淘食茹。

根。【修治】【斅曰】凡使勿用黄精并鉤吻，二物相似。萎蕤節上有鬚毛，莖斑，葉尖處有小黄點，爲不同。采得以竹刀刮去節皮，洗净，以蜜水浸一宿，蒸了，焙乾用〔二〕。

【氣味】甘，平，無毒。【普曰】神農：苦。桐君、雷公、扁鵲：甘，無毒。黄帝：辛。【之才曰】畏鹵鹹。【主治】女萎：主中風暴熱，不能動摇，跌筋結肉，諸不足。久服去面黑䵟，好顏色潤澤，輕身不老。本經。萎蕤：主心腹結氣，虚熱濕毒腰痛，莖中寒及目痛，眦爛淚出。别録。時疾寒熱，内補不足，去虚勞客熱。頭痛不安，加而用之良。甄權。補中益氣。蕭炳。除煩悶，止消渴，潤心肺，補五勞七傷虚損，腰脚疼痛。天行熱狂，服食無忌。大明。服諸石

〔一〕根黄：原脱。今據證類卷六女萎補。
〔二〕乾用：原作「用乾」。今據乙正同上。

人不調和者煮汁飲之。弘景　主風溫自汗灼熱，及勞瘧寒熱，藏器

胃虛之男子小便頻數，失精，一切虛損。時珍

【發明】杲曰：萎蕤能升能降，陽中陰也。其用有四：主風濕四末，兩目淚爛，男子濕注腰痛，女子面生黑䵟。時珍曰：萎蕤性平味甘，柔潤可食。故朱肱南陽活人書治風溫自汗身重，語言難出，用萎蕤湯，以之為君藥。予每用治虛勞寒熱痁瘧，及一切不足之證，用代參耆，不寒不燥，大有殊功，不止于去風熱濕毒而已，此昔人所未闡者也。○藏器曰：陳壽魏志樊阿傳云：青黏一名黃芝，一名地節。此即萎蕤，極似偏精。本功外，主聰明，調血氣，令人強壯。和漆葉為散服，主五藏益精，去三蟲，輕身不老，變白，潤肌膚，暖腰腳，惟有熱不可服。晉嵇紹有胸中寒疾，每酒後苦唾，服之得愈。草似竹，取根花葉陰乾用。昔華佗入山見仙人所服，以告樊阿，服之壽百歲也。頌曰：陳藏器以青黏即萎蕤，世無識者，未敢以為信然。時珍曰：蘇頌註黃精，疑青黏是黃精，與此說不同。今考黃精、萎蕤性味功用大抵相近，而萎蕤之功更勝。故青黏一名黃芝，與黃精同名；一名地節，與萎蕤同名。則二物雖通用亦可。

【附方】舊一，新六。

服食法：二月、九月采萎蕤根，切碎一石，以水二石煮之，從旦至夕，以手挼爛，布囊榨取汁，熬稠。其滓晒為末，同熬至可丸，丸如雞頭子大。每服一丸，白湯下，日三服。導氣脈，強筋骨，治中風濕毒，去面皺顏色，久服延

人不調和者，煮汁飲之。弘景。主風温自汗灼熱及勞瘧寒熱，痺〔一〕胃虛乏，男子小便頻數，失精，一切虛損。時珍。

【發明】【杲曰】萎蕤能升能降，陽中陰也。其用有四：主風淫四末，兩目淚爛，男子濕注腰痛，女子面生黑䵟。【時珍曰】萎蕤性平味甘，柔潤可食。故朱肱南陽活人書治風温自汗身重，語言難出，用萎蕤湯，以之爲君藥。予每用治虛勞寒熱痁瘧及一切不足之證，用代參、耆，不寒不燥，大有殊功，不止于去風熱濕毒而已，此昔人所未闡者也。○【藏器曰】陳壽魏志樊阿傳云：青黏，一名黃芝，一名地節。此即萎蕤，極似偏精。本功外，主聰明，調血氣，令人强壯。和漆葉爲散服，主五臟益精，去三蟲，輕身不老，變白，潤肌膚，暖腰脚，惟有熱不可服。晉嵇紹有胸中寒疾，每酒後苦唾，服之得愈。草似竹，取根、花、葉陰乾用。昔華佗入山見仙人所服，以告樊阿，服之壽百歲也。【頌曰】陳藏器以青黏即葳蕤。世無識者，未敢以爲信然。【時珍曰】蘇頌註黃精，疑青黏是黃精，與此說不同。今攷黃精、萎蕤性味功用大抵相近，而萎蕤之功更勝。故青黏一名黃芝，與黃精同名；一名地節，與萎蕤同名。則二物雖通用亦可。

【附方】舊一，新六。服食法。二月、九月采萎蕤根，切碎一石，以水二石煮之，從旦至夕，以手挼爛，布囊榨取汁，熬稠。其渣晒，爲末，同熬至可丸，丸如雞頭子大。每服一丸，白湯下，日三服。導氣脉，强筋骨，治中風濕毒，去面皺顏色，久服延

〔一〕痺：張本作「脾」，義長。

作。臞仙神隱書

赤眼濇痛 萎蕤、赤芍藥、當歸、黄連等分，煎湯熏洗。衛生家寶方

眼見黑花 赤痛昏暗。甘露湯：用萎蕤焙四兩，每服二錢，水一盞，入薄荷二葉，生薑一片，蜜少許，同煎七分，卧時温服，日一服。聖濟總錄

小便卒淋 萎蕤一兩，芭蕉根四兩，水二大盞，煎一盞半，入滑石二錢，分三服。太平聖惠方

發熱口乾 小便濇。用萎蕤五兩，煎汁飲之。外臺秘要

乳石發熱 萎蕤三兩，炙甘草二兩，生犀角一兩，水四升，煑一升半，分三服。聖惠方

癇後虚腫 小兒癇病瘥後，血氣上虚，熱在皮膚，身面俱腫。萎蕤、葵子、龍膽、伏苓、前胡等分，為末。每服一錢，水煎服。聖濟總錄

附錄鹿藥 開寶 志曰：鹿藥甘，温，無毒。主風血，去諸冷，益老起陽，浸酒服之。生姑臧已西，苗根並似黄精，鹿好食其根。時珍曰：胡洽居士言鹿食九種解毒之草，此其一也。或云即是萎蕤，理亦近之，姑附以俟。

附錄委蛇 音威貽。○別録曰：味甘，平，無毒。主消渴少氣，令人耐寒，生人家園中，大枝長鬚，多葉而兩兩相值，子如芥子。時珍曰：此亦似是萎蕤，并俟考訪。

知母 本經中品

釋名 蚳母 本經，音遲。說文作芪 連母 本經 蝭母 蝭音匙，又音提，或作𦯀 貨母 本經 地參

年。臞仙神隱書。赤眼澀痛。萎蕤、赤芍藥、當歸、黃連等分，煎湯熏洗。衛生家寶方。眼見黑花，赤痛昏暗。甘露湯：用萎蕤焙四兩，每服二錢，水一盞，入薄荷二葉，生薑一片，蜜少許，同煎七分，卧時温服，日一服。聖濟總録。小便卒淋。萎蕤一兩，芭蕉根四兩，水二大盌，煎一盌半，入滑石二錢，分三服。太平聖惠方。發熱口乾，小便澀。用萎蕤五兩，煎汁飲之。外臺秘要。乳石發熱。萎蕤三兩，炙甘草二兩，生犀角一兩，水四升，煮一升半，分三服。聖惠方。癎後虚腫。小兒癎病瘥後，血氣上虚，熱在皮膚，身面俱腫。萎蕤、葵子、龍膽、伏苓、前胡等分，爲末。每服一錢，水煎服。聖濟總録。

【附録】鹿藥開寶。【志曰】鹿藥：甘，温，無毒。主風血，去諸冷，益老起陽，浸酒服之。生姑臧已西，苗根並似黄精，鹿好食其根。【時珍曰】胡洽居士言鹿食九種解毒之草，此其一也。或云即是萎蕤，理亦近之。姑附以俟。

【附録】委蛇音威貽。○【别録曰】味甘，平，無毒。主消渴少氣，令人耐寒。生人家園中，大枝長鬚，多葉而兩兩相值，子如芥子。【時珍曰】此亦似是萎蕤，併俟考訪。

知母本經中品

【釋名】蚳〔一〕母本經、音遲〔二〕，説文作茋〔三〕。連母本經、蝭母、蝭音匙，又音提，或作𦯄。貨母本經、地參

〔一〕蚳：原作「蚔」。今據證類卷八知母改。
〔二〕遲：同上作「岐」。
〔三〕茋：原作「芪」。今據説文卷一艸部改。

本經水參又名水須水浚蕁爾雅音覃莐藩音沉煩苦心別錄兒草別錄又名兒踵草女雷女理鹿列韭逢東根野蓼昌支〔時珍曰〕宿根之旁初生子根狀如蚳蝱之狀故謂之蚳母訛為知母蝭母也餘多未詳

【集解】〔別錄曰〕知母生河內川谷二月八月采根暴乾〔弘景曰〕今出彭城形似菖蒲而柔潤葉至難死掘出隨生須枯燥乃止〔禹錫曰〕按范子云提母出三輔黃白者善郭璞釋爾雅云蕁蝭母也生山上葉如韭〔頌曰〕今瀕河懷衛彰德諸郡及解州滁州亦有之四月開青花如韭花八月結實

【根】【修治】〔斅曰〕凡使先於槐砧上剉細燒乾木臼杵擣勿犯鐵器〔時珍曰〕凡用揀肥潤裏白者去毛切引經上行則用酒浸焙乾下行則用鹽水潤焙

【氣味】苦寒無毒〔大明曰〕苦甘〔權曰〕平〔元素曰〕氣寒味大辛苦氣味俱厚沉而降陰也又云陰中微陽腎經本藥入足陽明手太陰經氣分〔時珍曰〕得黃蘗及酒良能伏鹽及蓬砂

【主治】消渴熱中除邪氣肢體浮腫下水補不足益氣本經療傷寒久瘧煩熱脇下邪氣膈中惡及風汗內疸多服令人泄別錄心煩躁悶骨熱勞往來產後蓐勞腎氣勞憎寒虛煩甄權熱勞傳尸疰痛通小腸消痰

本經、**水參**、又名水須、水浚。**蕁**爾雅音覃、**莐藩**音沈煩、**苦心**別録、**兒草**別録。又名兒踵草、女雷、女理、鹿列、韭逢、東根、野蓼、昌支。【時珍曰】宿根之旁，初生子根，狀如蚳蝱之狀，故謂之蚳母。訛爲知母、蝭母也。餘多未詳。

【集解】【別録曰】知母生河内川谷，二月、八月采根，暴乾。【弘景曰】今出彭城。形似菖蒲而柔潤，葉至難死，掘出隨生，須枯燥乃止。【禹錫曰】按范子云：提母出三輔，黄白者善。郭璞釋爾雅云：蕁，蝭母也。生山上，葉如韭。【頌曰】今瀕河懷、衛、彰德諸郡及解州、滁州亦有之。四月開青花如韭花，八月結實。

根。【修治】【斅曰】凡使，先於槐砧上剉細。焙[一]乾，木臼杵擣，勿犯鐵器。【時珍曰】凡用，揀肥潤裹白者，去毛切。引經上行則用酒浸焙乾，下行則用鹽水潤焙。

【氣味】苦，寒，無毒。【大明曰】苦、甘。【權曰】平。【元素曰】氣寒，味大辛、苦。氣味俱厚，沉而降，陰也。又云：陰中微陽，腎經本藥，入足陽明、手太陰經氣分。【時珍曰】得黄蘗及酒良，能伏鹽及蓬砂。**【主治】消渴熱中，除邪氣，肢體浮腫，下水，補不足，益氣。**本經。**療傷寒久瘧煩熱，脇下邪氣，膈中惡及風汗，内疸。多服令人洩。**別録。**心煩躁悶，骨熱勞往來，産後蓐勞，腎氣勞，憎寒虚煩。**甄權。**熱勞傳尸疰痛，通小腸，消痰**

〔一〕焙：原作「燒」。今據證類卷八知母改。

止嗽，潤心肺，安心，止驚悸（大明）。凉心去熱，治陽明火熱，瀉膀胱、腎經火，熱厥頭痛，下痢腰痛，喉中腥臭（元素）。瀉肺火，滋腎水，治命門相火有餘（好古）。安胎，止子煩，辟射工、溪毒（時珍）。

【發明】（權曰）知母治諸熱勞，患人虛而口乾者，加用之。（杲曰）知母入足陽明、手太陰。其用有四：瀉無根之腎火，療有汗之骨蒸，止虛勞之熱，滋化源之陰。仲景用此入白虎湯治不得眠者，煩躁也。煩出於肺，躁出於腎，君以石膏，佐以知母之苦寒，以清腎之源；緩以甘草、粳米，使不速下也。又凡病小便閟塞而渴者，熱在上焦氣分，肺中伏熱不能生水，膀胱絕其化源，宜用氣薄味薄淡滲之藥，以瀉肺火，清肺金而滋水之化源。若熱在下焦血分而不渴者，乃真水不足，膀胱乾涸，乃無陰則陽無以化，法當用黃蘗、知母大苦寒之藥，以補腎與膀胱，使陰氣行而陽自化，小便自通。方法詳載木部黃蘗下。（時珍曰）腎苦燥，宜食辛以潤之；肺苦逆，宜食辛以瀉之。知母之辛苦寒凉，下則潤腎燥而滋陰，上則清肺金而瀉火，乃二經氣分藥也。黃蘗則是腎經血分藥，故二藥必相須而行。昔人譬之蝦與水母，必相依附。補佘之說，詳黃蘗條。

【附方】舊一，新五。

久近痰嗽：自胸膈下塞停飲，至於臟腑。用知母、貝母各一兩為末，巴豆三十枚去油，研勻。每服一字，用薑三片，二面蘸藥，細嚼嚥下，便睡，次早必瀉一行，其嗽立止。壯人乃用之。一方不用巴豆。（醫學集成）

止嗽，潤心肺，安心，止驚悸。大明。凉心去熱，治陽明火熱，瀉膀胱、腎經火，熱厥頭痛，下痢腰痛，喉中腥臭。元素。瀉肺火，滋腎水，治命門相火有餘。好古。安胎，止子煩，辟射工、溪毒。時珍。

【發明】【權曰】知母治諸熱勞患，人虚而口乾者，加用之。【杲曰】知母入足陽明、手太陰，其用有四：瀉無根之腎火，療有汗〔一〕之骨蒸，止虚勞之熱，滋化源之陰。仲景用此入白虎湯治不得眠者，煩躁也。煩出於肺，躁出於腎，君以石膏，佐以知母之苦寒，以清腎之源，緩以甘草、粳米，使不速下也。又凡病小便閟塞而渴者，熱在上焦氣分，肺中伏熱不能生水，膀胱絶其化源，宜用氣薄味薄淡滲之藥，以瀉肺火、清肺金而滋水之化源。若熱在下焦血分而不渴者，乃真水不足，膀胱乾涸，乃無陰則陽無以化，法當用黄蘗、知母大苦寒之藥，以補腎與膀胱，使陰氣行而陽自化，小便自通。方法詳載「木部黄蘗」下。【時珍曰】腎苦燥，宜食辛以潤之。肺苦逆，宜食辛以瀉之。知母之辛苦寒凉，下則潤腎燥而滋陰，上則清肺金而瀉火，乃二經氣分藥也。黄蘗則是腎經血分藥。故二藥必相須而行，昔人譬之蝦與水母，必相依附。補陰〔二〕之説，詳「黄蘗」條。

【附方】舊二，新五。久近痰嗽。自胸膈下塞停飲，至於臟腑。用知母、貝母各一兩，爲末，巴豆三十枚去油，研勻。每服一字，用薑三片，二面蘸藥，細嚼嚥下便睡，次早必瀉一行，其嗽立止。壯人乃用之。一方不用巴豆。醫學集成。久

〔一〕汗：原作「干」。今據湯液本草卷中知母改。
〔二〕陰：原作「侌」。今從江西本改。

嗽氣急知母去毛切五錢隔紙炒杏仁薑水泡去皮尖焙五錢以水一鍾半煎一鍾食遠溫服次以蘿蔔子杏仁等分為末米糊丸服五十丸薑湯下以絕病根鄧筆峯雜興方

妊娠子煩因服藥致胎氣不安煩不得眠者知母一兩洗焙為末棗肉丸彈子大每服一丸人參湯下醫者不識此病作虛煩治反損胎氣產科鄭宗文得此方於陳藏器本草拾遺中用之良楊歸厚產乳集驗方

妊娠腹痛月未足如欲產之狀用知母二兩為末蜜丸梧子大每粥飲下二十丸陳延之小品方

溪毒射工凡中溪毒知母連根葉擣作散服亦可投水擣絞汁飲一二升夏月出行多取其屑自隨欲入水先取少許投水上流便無畏兼辟射工亦可煑湯浴之甚佳肘後良方

紫癜風疾醋磨知母擦之日三次衛生易簡方

嵌甲腫痛知母燒存性研摻之多能方

肉蓯蓉本經上品

【釋名】肉松容吳普黑司命吳普○時珍曰此物補而不峻故有從容之號從容和緩之皃

○【集解】別錄曰肉蓯蓉生河西山谷及代郡鴈門五月五日采陰乾普曰生河西山陰地叢生二月至八月采弘景曰代郡鴈門屬并州多馬處便有之言是野馬精落地所生生時以肉作羊肉羹補虛乏極佳亦可生噉河南間至多今第一出隴西形扁黃柔潤多花而味甘次出北國者形短而少花巴東建平間亦有而不嘉也斅曰此乃論草蓯蓉也肉

嗽氣急。知母去毛切五錢，隔紙炒，杏仁薑水泡去皮尖焙五錢，以水一鍾半，煎一鍾，食遠温服。次以蘿蔔子、杏仁等分，爲末，米糊丸，服五十丸，薑湯下，以絶病根。鄧筆峰雜興方。妊娠子煩。因服藥致胎氣不安，煩不得卧者。知母一兩，洗焙爲末，棗肉丸彈子大。每服一丸，人參湯下。醫者不識此病，作虚煩治，反損胎氣。産科鄭宗文得此方於陳藏器本草拾遺中，用之良驗。楊歸厚産乳集驗方。妊娠腹痛。月未足，如欲産之狀。用知母二兩爲末，蜜丸梧子大，每粥飲下二十丸。陳延之小品方。溪毒射工。凡中溪毒，知母連根葉擣作散服，亦可投水擣絞汁飲一二升。夏月出行，多取其屑自隨。欲入水，先取少許投水上流，便無畏。兼辟射工。亦可煮湯浴之，甚佳。肘後良方。紫癜風疾。醋磨知母擦之，日三次。衛生易簡方。嵌甲腫痛。知母燒存性，研，摻之。多能方。

肉蓯蓉本經上品

【釋名】肉松容吴普、黑司命吴普。○【時珍曰】此物補而不峻，故有從容之號。從容，和緩之貌。

【集解】【别録曰】肉蓯蓉生河西山谷及代郡雁門，五月五日采，陰乾。【普曰】生河西山陰地，叢生，二月至八月采。【弘景曰】代郡雁門屬并州，多馬處便有之，言是野馬精落地所生。生時似肉，以作羊肉羹補虚乏極佳，亦可生噉，河南間至多。今第一出隴西，形扁廣〔一〕，柔潤多花而味甘。次出北國者，形短而少花。巴東建平間亦有而不嘉〔二〕也。【恭曰】此乃論草蓯蓉也，陶

〔一〕廣：原作「黄」。今據證類卷七肉蓯蓉改。
〔二〕嘉：同上作「如」。

未見肉者今人所用亦草蓯蓉刮去花代肉蓯蓉功力稍劣〔保昇曰〕出肅州福祿縣沙中三月四月掘根長尺餘切取中央好者三四寸繩穿陰乾八月始好皮有松子鱗甲其草蓯蓉四月中旬采長五六寸至一尺以來莖圓紫色〔大明曰〕生教落樹下并土塹上此即非馬交之處陶說誤爾又有花蓯蓉即蓯蓉春抽苗者力較微爾〔頌曰〕今陝西州郡多有之然不及西羌界中來者肉厚而力緊舊說是野馬遺瀝所生今西人云大木間及土塹垣中多生乃知自有種類爾或疑其初生於馬瀝後乃滋殖如茜根生於人血之類是也五月采取恐老不堪故多三月采之〔震亨曰〕河西混一之後今方識其真形何嘗有所謂鱗甲者蓋蓯蓉罕得人多以金蓮根用鹽盆制而為之又以草蓯蓉充之用者宜審〔嘉謨曰〕今人以嫩松稍鹽潤偽之

〔修治〕〔斆曰〕凡使先須清酒浸一宿至明以棕刷去沙土浮甲劈破中心去白膜一重如竹絲草樣有此能隔人心前氣不散令人上氣也以甑蒸之從午至酉取出又用酥炙得所

〔氣味〕甘微溫無毒〔別錄曰〕酸鹹〔普曰〕神農黃帝鹹雷公酸李當之小溫

〔主治〕五勞七傷補中除莖中寒熱痛養五臟強陰益精氣多子婦人癥瘕久服輕身本經除膀胱邪氣腰痛止痢別錄益髓悅顏色延年大補

未見肉者。今人所用亦草蓯蓉刮去花，代肉蓯蓉，功力稍劣。【保昇曰】出肅州福禄縣沙中。三月、四月掘根，長尺餘，切取中央好者三四寸，繩穿陰乾，八月始好，皮有松子鱗甲。其草蓯蓉四月中旬采，長五六寸至一尺以來，莖圓紫色。【大明曰】生教落樹下，并土塹上，此即非馬交之處，陶説誤爾。又有花蓯蓉，即暮春抽苗者，力較微爾。【頌曰】今陝西州郡多有之，然不及西羌界中來者，肉厚而力緊。舊説是野馬遺瀝所生，今西人云〔一〕大木間及土塹垣中多生，乃知自有種類爾。或疑其初生於馬瀝，後乃滋殖，如茜根生於人血之類是也。五月采取，恐老不堪，故多三月采之。【震亨曰】河西混一之後，今方識其真形，何嘗有所謂鱗甲者？蓋蓯蓉罕得，人多以金蓮根用鹽盆制而爲之，又以草蓯蓉充之，用者宜審。【嘉謨曰】今人以嫩松梢鹽潤僞之。

【修治】【斆曰】凡〔二〕使先須清酒浸一宿，至明以椶刷去沙土浮甲，劈破中心，去白膜一重，如竹絲草樣。有此能隔人心前氣不散，令人上氣也。以甑蒸之，從午至酉取出，又用酥炙得所。

【氣味】甘，微温，無毒。【别録曰】酸、鹹。【普曰】神農、黄帝：鹹。雷公：酸。李當之：小温。【主治】五勞七傷，補中，除莖中寒熱痛，養五臟，强陰，益精氣，多子，婦人癥瘕。久服輕身。本經。除膀胱邪氣腰痛，止痢。别録。益髓，悦顔色，延年，大補

〔一〕云：原作「去」。今據證類卷七肉蓯蓉改。
〔二〕凡：原作「見」。今據改同上。

壯陽日御過倍治女人血崩（權甄）男子絕陽不興女子絕陰不產潤五臟長肌肉暖腰膝男子洩精血遺瀝女子帶下陰痛（大明）

【發明】（好古曰）命門相火不足者以此補之乃腎經血分藥也凡服蓯蓉以治腎必妨心（震亨曰）峻補精血驟用反動大便滑也（斅曰）強筋健髓以蓯蓉鱓魚二味為末黃精汁丸服之力可十倍此說出乾寧記（頌曰）西人多用作食只刮去鱗甲以酒浸洗去黑汁薄切合山芋羊肉作羹極美好益人勝服補藥（宗奭曰）洗去黑汁氣味皆盡矣然嫩者方可作羹味苦入藥少則不效

【附方】舊一新四

補益勞傷 精敗面黑用蓯蓉四兩水煮令爛薄細切研精羊肉分為四度下五味以米煮粥空心食（藥性論）

腎虛白濁 肉蓯蓉鹿茸山藥白伏苓等分為末米糊丸梧子大每棗湯下三十丸（聖濟總錄）

汗多便閟 老人虛人皆可用肉蓯蓉酒浸焙二兩研沉香末一兩為末麻子仁汁打糊丸梧子大每服七分丸白湯下（濟生方）

消中易飢 肉蓯蓉山茱萸五味子為末蜜丸梧子大每鹽酒下二十丸（醫學指南）

破傷風病 口禁身強肉蓯蓉切片曬乾用一小盞底上穿定燒烟于瘡上熏之累效（衛生總微）

壯陽，日御過倍，治女人血崩。甄權。男子絶陽不興，女子絶陰不産，潤五臟，長肌肉，暖腰膝，男子洩精，尿〔一〕血遺瀝，女子帶下陰痛。大明。

【發明】【好古曰】命門相火不足者，以此補之，乃腎經血分藥也。凡服蓯蓉以治腎，必妨心。【震亨曰】峻補精血。驟用反動大便滑也。【斅〔二〕曰】强筋健髓，以蓯蓉、鱓魚二味爲末，黄精汁丸服之，力可十倍。此説出乾寧記。【頌曰】西人多用作食。只刮去鱗甲，以酒浸洗去黑汁，薄切，合山芋、羊肉作羹，極美好，益人，勝服補藥。【宗奭曰】洗去黑汁，氣味皆盡矣。然嫩者方可作羹，老者〔三〕味苦。入藥少則不效。

【附方】舊一，新四。補益勞傷。精敗面黑，用蓯蓉四兩，水煮令爛，薄切細〔四〕研，精羊肉分爲四度，下五味，以米煮粥，空心食。藥性論。腎虚白濁。肉蓯蓉、鹿茸、山藥、白伏苓等分，爲末，米糊丸梧子大，每棗湯下三十丸。聖濟總録。汗多便閟。老人虚人皆可用。肉蓯蓉酒浸焙二兩，研，沈香末一兩，爲末，麻子仁汁打糊丸梧子大。每服七十〔五〕丸，白湯下〔六〕。濟生方。消中易飢。肉蓯蓉、山茱萸、五味子爲末，蜜丸梧子大，每鹽酒下二十丸。醫學指南。破傷風病。口禁身强。肉蓯蓉切片晒乾，用一小盞，底上穿定，燒烟于瘡上熏之，累效。衛生總微。

〔一〕尿：原脱。今據證類卷七肉蓯蓉補。
〔二〕斅：同上作「陳藏器序」。
〔三〕老者：原脱。今據補同上。
〔四〕切細：原作「细切」。今據乙正同上。
〔五〕十：原作「分」。今據濟生方大便門秘結論治改。
〔六〕下：此下原有一無法辨認之殘字。今據删同上。

列當宋開寶

〔釋名〕粟當開寶 草蓯蓉開寶 花蓯蓉日華

〔集解〕〔志曰〕列當生山南巖石上如藕根初生掘取陰乾〔保昇曰〕原州秦州渭州靈州皆有之暮春抽苗四月中旬采取長五六寸至一尺以來莖圓白色采取壓扁日乾〔頌曰〕草蓯蓉根與肉蓯蓉極相類刮去花壓扁以代肉者功力殊劣即列當也

根〔氣味〕甘溫無毒〔主治〕男子五勞七傷補腰腎令人有子去風血煑酒浸酒服之開寶

〔附方〕舊一 陽事不興粟當好者二斤即列當擣篩畢以好酒一斗浸之經宿隨性日飲之濟撥食醫心鏡

鎖陽補遺

〔集解〕〔時珍曰〕鎖陽出肅州按陶九成輟耕錄云鎖陽生韃靼田地野馬或與蛟龍遺精入地久之發起如笋上豐下儉鱗甲櫛比筋脈連絡絕類男陽即肉蓯蓉之類或謂里之淫婦就而合之一得陰氣勃然怒長土人掘取洗滌去皮薄

列當宋開寶

【釋名】粟〔一〕當開寶、草蓯蓉開寶、花蓯蓉日華。

【集解】【志曰】列當生山南巖石上，如藕根，初生掘取，陰乾〔二〕。【保昇曰】原州、秦州、渭州、靈州皆有之。暮春抽苗，四月中〔三〕旬采取，長五六寸至一尺以來，莖圓紫〔四〕色，采取壓扁日乾。【頌曰】草蓯蓉根與肉蓯蓉極相類，刮去花壓扁以代肉者，功力殊劣。即列當也。

根。【氣味】甘，温，無毒。【主治】男子五勞七傷，補腰腎，令人有子，去風血，煮酒浸酒服之。開寶。

【附方】舊一。陽事不興。粟當好者二斤，即列當，擣篩畢，以好酒一斗浸之經宿〔五〕，隨性日飲之。昝殷食醫心鏡。

鎖陽補遺

【集解】【時珍曰】鎖陽出肅州。按陶九成輟耕録云：鎖陽生韃靼田地，野馬或與蛟龍遺精入地，久之發起如笋，上豐下儉，鱗甲櫛比，筋脉連絡，絶類男陽，即肉蓯蓉之類。或謂里之淫婦，就而合之，一得陰氣，勃然怒長。土人掘取洗滌，去皮薄

〔一〕粟：原作「栗」。今據證類卷十一列當改。
〔二〕乾：此後原有一字闕。今據删同上。
〔三〕中：原字缺損。今據證類卷七肉蓯蓉補正。
〔四〕圓紫：原作「园白」。今據改同上。
〔五〕宿：下有二字闕。今據删同上。

切晒乾以充藥貨功力百倍於蓯蓉也時珍疑此自有種類如肉蓯蓉列當亦未必盡是遺精所生也

【氣味】甘，溫，無毒。【主治】大補陰氣，益精血，利大便。虛人大便燥結者，啖之，可代蓯蓉，煮粥彌佳。不燥結者勿用。震亨　潤燥養筋，治痿弱。時珍

赤箭本經上品　天麻宋開寶　【校正】天麻係宋本重出，今併為一。

【釋名】赤箭芝藥性　獨搖芝抱朴子　定風草藥性　離母本經　合離草抱朴子　神草吳普　鬼督郵本經　弘景曰：赤箭亦是芝類。其莖如箭簳，赤色，葉生其端。根如大魁，又云如芋，有十二子為衛。有風不動，無風自搖。如此亦非俗所見。而徐長卿亦名鬼督郵。又有鬼箭，莖有羽，其主療並相似，而益大乖異，並非此赤箭也。頌曰：按抱朴子云：仙方有合離草，一名獨搖芝，一名離母。所以謂之合離、離母者，此草下根如芋魁，有游子十二枚周環之，以倣十二辰也。去大魁數尺，皆有細根如白髮，雖相須而實不相連，但以氣相屬爾。如兔絲之草，下有伏菟之根，無此則絲不得上，亦不相屬也。然則赤箭之異，陶隱居已云非俗所見。兔絲之下有伏菟，亦不聞有見者，殆其種類時有特異者而如此不曉。時珍曰：赤箭以狀而名，獨搖、定風以性異而名，離母、合離以根異而名，神草、鬼督郵以功而名。天

切，晒乾，以充藥貨，功力百倍於蓯蓉也〔一〕。時珍疑此自有種類，如肉蓯蓉、列當，亦未必盡是遺精所生也。

【氣味】甘，温，無毒。【主治】大補陰氣，益精血，利大便。虚人大便燥結者，啖之可代蓯蓉，煮粥彌佳。不燥結者勿用。震亨。潤燥養筋，治痿弱。時珍。

赤箭本經上品　天麻宋開寶

【校正】天麻係宋本重出，今併爲一。

【釋名】赤箭芝〔二〕藥性、獨摇芝抱朴子、定風草藥性、離母本經、合離草抱朴子、神草吴普、鬼督郵本經。

【弘景曰】赤箭亦是芝類。其莖如箭簳，赤色，葉生其端。根如大魁〔三〕，又云如芋，有十二子爲衛。有風不動，無風自摇。如此，亦非俗所見。而徐長卿亦名鬼督郵。又有鬼箭，莖有羽，其主療並相似，而益人〔四〕乖異，並非此赤箭也。【頌曰】按抱朴子云：仙方有合離草，一名獨摇芝，一名離母。所以謂之合離、離母者，此草下根如芋魁，有游子十二枚周環之，以倣十二辰也。去大魁數尺，皆有細根如白髮，雖相須而實不相連，但以氣相屬爾。如兔絲之草，下有伏菟〔五〕之根。無此則絲不得上，亦不相屬也。然則赤箭之異，陶隱居已云非俗所見。兔絲之下有伏菟，亦不聞有見者。殆其種類時有神異者而如此爾。【時珍曰】赤箭以狀而名，獨摇、定風以性異而名，離母、合離以根異而名，神草、鬼督郵以功而名。天

〔一〕也：原作「此」。今從錢本改。
〔二〕芝：證類卷九天麻作「脂」。
〔三〕大魁：證類卷六赤箭作「大足」。
〔四〕人：原作「大」。今據改同上。
〔五〕菟：原作「苓」。今據改同上。

麻即赤箭之根開寶本草重出一條詳後集解下

〔集解〕〔別錄曰〕赤箭生陳倉川谷雍州及太山少室三月四月八月采根暴乾〔弘景曰〕陳倉今屬雍州扶風郡〔志曰〕天麻生鄆州利州太山勞山諸處五月采根暴乾葉如芍藥而小當中抽一莖直上如箭簳莖端結實狀若續隨子至葉枯時子黃熟其根連一十二枚猶如天門冬之類形如黃瓜亦如蘆菔大小不定彼人多生啖或蒸煮食之今多用鄆州者佳〔恭曰〕赤箭是芝類莖似箭簳赤色端有花葉赤色遠看如箭有羽四月開花結實似枯苦楝子核作五六稜中有肉如麪日暴則枯萎其根皮肉汁大類天門冬惟無心脈爾去根五六寸有十餘子衛之似芋可生啖之無乾服之法〔頌曰〕赤箭今江湖間亦有之然不中藥用其苗如蘇恭所說但本經云三月四月八月采根不言用苗而今方家乃三月四月采苗七月八月九月采根與本經參差不同難以憑據故但從本經又曰天麻今汴京東西湖南淮南州郡皆有之春生苗初出若芍藥獨抽一莖直上高三四尺如箭簳狀青赤色故名赤箭芝莖中空依半以上貼莖微有尖小葉梢頭生成穗開花結子如豆粒大其子至夏不落卻透虛入莖中潛生土內其根形如黃瓜連生一二十枚大者至重半斤或五六兩其皮黃白色名曰龍皮肉名天麻二月三月五月八月內采初得乘潤刮去皮沸湯略煮過暴乾收之嵩山衡山人或取生者蜜煎作果食甚珍之〔宗奭曰〕赤箭天麻苗也與天麻治療不同故後人分為二條〔承曰〕今醫家見用天麻即是赤箭

麻即赤箭之根，開寶本草重出一條，詳後「集解」下。

【集解】【别録曰】赤箭生陳倉川谷、雍州及太山、少室，三月、四月、八月采根，暴乾。【弘景曰】陳倉今屬雍州扶風郡。【志曰】天麻生鄆州、利州、太山、勞山諸處，五月采根暴乾。葉如芍藥而小，當中抽一莖，直上如箭簳。莖端結實，狀若續隨子。至葉枯時，子黄熟。其根連一十二枚，猶如天門冬之類。形如黄瓜，亦如蘆菔，大小不定。彼人多生噉，或蒸煮食之。今多用鄆州者佳。【恭曰】赤箭是芝類。莖似箭簳，赤色。端有花，葉赤色，遠看如箭有羽。四月開花，結實似枯苦楝子，核作五六稜，中有肉如麪，日暴則枯萎。其根皮肉汁，大類天門冬，惟無心脉爾。去根五六寸，有十餘子衛之，似芋，可生噉之，無乾服之法。【頌曰】赤箭今江湖間亦有之，然不中藥用。其苗如蘇恭所説，但本經云三月、四月、八月采根，不言用苗。而今方家乃三月、四月采苗，七月、八月、九月采根，與本經參差不同，難以兼著，故但從今法。又曰：天麻今汴京東西、湖南、淮南州郡皆有之。春生苗，初出若芍藥，獨抽一莖直上，高三四尺，如箭簳狀，青赤色，故名赤箭芝。莖中空，依半以上，貼莖微有尖小葉。稍頭生成穗，開花結子，如豆粒大。其子至夏不落，却透虚入莖中，潛生土内。其根形如黄瓜，連生一二十枚，大者至重半斤，或五六兩。其皮黄白色，名曰龍皮。肉名天麻，二月、三月、五月、八月内采。初得乘潤刮去皮，沸湯略煮過，暴乾收之。嵩山、衡山人，或取生者蜜煎作果食，甚珍之。【宗奭曰】赤箭，天麻苗也。與天麻治療不同，故後人分爲二條。【承曰】今醫家見用天麻，即是赤箭根開寶本草又於中品出天麻一條云出鄆州今之赤箭根苗皆自齊鄆而來者爲上蘇頌圖經所載天麻之狀即赤箭苗之未長大者也赤箭用苗有自表入裏之功天麻用根有自內達外之理根則抽苗徑直而上苗則結子成熟而落返從幹中而下至土而生此粗可識其外內主治之理今翰林沈括最爲博識常云古方用天麻不用赤箭用赤箭不用天麻則天麻赤箭本爲一物明矣機曰赤箭天麻一物也經分爲二以根與苗主治不同也產不同地者各有所宜也時珍曰本經止有赤箭後人稱爲天麻甄權藥性論云赤箭芝一名天麻本自明白宋人馬志重修本草重出天麻遂致分辯如此沈括筆談云神農本草明言赤箭采根後人謂其莖如箭疑當用莖蓋不然也譬如鳶尾牛膝皆因莖葉相似其用則根何足疑哉上品五芝之外補益上藥赤箭爲第一世人惑於天麻之說遂止用之治風良可惜哉沈公此說雖是但根莖並皆可用天麻子從莖中落下俗名還筒子其根暴乾肉色堅白如羊角色呼羊角天麻蒸過黃皺如乾瓜者俗呼醬瓜天麻皆可用者一種形尖而空薄如玄參狀者不堪用抱朴子云獨搖芝生高山深谷之處所生左右無草其莖大如手指赤如丹素葉似小莧根有大魁如斗細者如雞子十二枚繞之人得大者服之延年按此乃天麻中一種神異者如人參中之神參也(斅曰)凡使天麻勿用御風草二物相似只是葉莖不同御風草根莖斑葉背白有青點使御風草即勿使天麻若同用令人有腸結之患

根。開寶本草又於中品出「天麻」一條，云出鄆州。今之赤箭根苗，皆自齊鄆而來者爲上。蘇頌圖經所載天麻之狀，即赤箭苗之未長大者也。赤箭用苗，有自表入裏之功；天麻用根，有自内達外之理。根則抽苗徑直而上，苗則結子成熟而落，返從榦中而下，至土而生，此粗可識其外内主治之理。今翰林沈括最爲博識，常[一]云：古方用天麻不用赤箭，用赤箭不用天麻，則天麻、赤箭本爲一物明矣。【機曰】赤箭、天麻一物也，經分爲二，以根與苗主治不同也。産不同地者，各有所宜也。【時珍曰】本經止有赤箭，後人稱爲天麻。甄權藥性論云「赤箭芝一名天麻」，本自明白。宋人馬志重修本草，重出天麻，遂致分辯如此。沈括筆談云：神農本草明言赤箭采根。後人謂其莖如箭，疑當用莖，盖不然也。譬如鳶尾、牛膝，皆因莖葉相似，其用則根，何足疑哉？上品五芝之外，補益上藥，赤箭爲第一。世人惑於天麻之説，遂止用之治風，良可惜哉。沈公此説雖是，但根莖並皆可用。天麻子從莖中落下，俗名還筒子。其根暴乾，肉色堅白，如羊角色，呼羊角天麻。蒸過黄皺如乾瓜者，俗呼醬瓜天麻，皆可用者。一種形尖而空，薄如玄參狀者，不堪用。抱朴子云：獨摇芝生高山深谷之處，所生左右無草。其莖大如手指，赤如丹素。葉似小莧。根有大魁如斗，細者如雞子十二枚繞之。人得大者，服之延年。按此乃天麻中一種神異者，如人參中之神參也。【斅曰】凡使天麻勿用御風草，二物相似，只是葉莖不同。御風草根莖斑，葉背白有青點。使御風草即勿使天麻。若同用，令人有腸結之患。

〔一〕常：據證類卷六赤箭當作「嘗」。然古代「常」、「嘗」互通，故不改。

【正誤】藏器曰天麻生平澤似馬鞭草節ㄴ生紫花ㄴ中有子如葶子子性寒作飲去熱氣莖葉擣傅癰腫○承曰藏器所說與赤箭不相干乃別一物也時珍曰陳氏所說乃一種天麻草是益母草之類是也嘉祐本草誤引入天麻下耳今正其誤

【修治】斅曰修事天麻十兩剉安于瓶中用蒺藜子一鑊緩火熬焦盖于天麻上以三重紙封繫從巳至未取出蒺藜炒過盖繫如前凡七遍用布拭上氣汗刀劈焙乾單擣用若用御風草亦同此法時珍曰此乃治風痺藥故如此修事也若治肝經風虚惟洗淨以濕紙包於塘火中煨熟取出切片酒浸一宿焙乾用

○赤箭【氣味】辛溫無毒志曰天麻辛平無毒大明曰甘暖權曰赤箭芝一名天麻味甘平無毒好古曰苦平陰中之陽也【主治】殺鬼精物蠱毒惡氣久服益氣力長陰肥健本經輕身增年消癰腫下支滿寒疝下血別錄天麻主諸風濕痺四肢拘攣小兒風癇驚氣利腰膝強筋力久服益氣輕身長年開寶治冷氣瘰痺癱緩不隨語多恍惚善驚失志甄權助陽氣補五勞七傷鬼疰通血脈開竅服食無忌大明治風虛眩運頭

【正誤】【藏器曰】天麻生平澤，似馬鞭草，節節生紫花。花中有子，如青葙〔一〕子，子性寒，作飲去熱氣。莖葉擣傅癰腫。○【承曰】藏器所説，與赤箭不相干，乃别一物也。【時珍曰】陳氏所説，乃一種天麻草，是益母草之類是也。嘉祐本草誤引入「天麻」下耳。今正其誤。

【修治】【斅曰】修事天麻，十兩剉，安于瓶中。用蒺藜子一鎰，緩火熬焦，盖于天麻上，以三重紙封繫，從巳至未，取出蒺藜炒過，盖繫如前，凡七遍。用布拭上氣汗，刀劈焙乾，單擣用。若用御風草，亦同此法。【時珍曰】此乃治風痺藥，故如此修事也。若治肝經風虚，惟洗净，以濕紙包，於煻火中煨熟，取出切片，酒浸一宿，焙乾用。

赤箭。【氣味】辛，温，無毒。【志曰】天麻，辛、平，無毒。【大明曰】甘，暖。【權曰】赤箭芝一名天麻。味甘，平，無毒。【好古曰】苦，平，陰中之陽也。【主治】殺鬼精物，蠱毒惡氣。久服益氣力，長陰肥健。本經。輕身增年，消癰腫，下支滿，寒疝下血。别録。天麻：主諸風濕痺，四肢拘攣，小兒風癇驚氣，利腰膝，强筋力。久服益氣，輕身長年。開寶。治冷氣㿏痺，癱緩不隨，語多恍惚，善驚失志。甄權。助陽氣，補五勞七傷，鬼疰，通血脉，開竅。服食無忌。大明。治風虚眩運頭

〔一〕青葙：原作「箱」。今據證類卷九天麻改。

痛元素

【發明】杲曰：肝虚不足者，宜天麻、芎藭以補之。其用有四：療大人風熱頭痛，小兒風癇驚悸，諸風麻痺不仁，風熱語言不遂。時珍曰：天麻乃肝經氣分之藥。素問云：諸風掉眩，皆屬于木。故天麻入厥陰之經而治諸病。按羅天益云：眼黑頭旋，風虚內作，非天麻不能治。天麻乃定風草，故為治風之神藥。今有久服天麻藥，遍身發出紅丹者，是其袪風之驗也。宗奭曰：天麻須別藥相佐使，然後見其功，仍須加而用之。人或蜜漬為果，或蒸煮食，當深思則得矣。

【附方】新二。天麻丸：消風化痰，清利頭目，寬胸利膈。治心忪煩悶，頭運欲倒，項急，肩背拘倦，神昏多睡，肢節煩痛，皮膚瘙痒，偏正頭痛，鼻齆，面目虚浮，並宜服之。天麻半兩，芎藭二兩，為末，煉蜜丸如芡子大。每食後嚼一丸，茶酒任下。普濟方。腰脚疼痛：天麻、半夏、細辛各二兩，絹袋二箇，各盛藥令勻，蒸熱交互熨痛處，汗出則愈。數日再熨。衛生易簡方。

還筒子 主治：定風補虚，功同天麻。時珍

【附方】新一。益氣固精：補血，黑髭髮，益壽，有奇效。還筒子半兩，芡實半兩，金銀花二兩，破故紙酒浸，春三夏一，秋二冬五日，焙研末，二兩，各研末，蜜梧丸梧子大。每服五十丸，空心鹽湯溫酒任下。鄭西泉所傳方。鄧才雜興方。

痛。元素。

【發明】【杲曰】肝虚不足者，宜天麻、芎藭以補之。其用有四：療大人風熱頭痛，小兒風癇驚悸，諸風麻痺不仁，風熱語言不遂。

【時珍曰】天麻乃肝經氣分之藥。素問云：諸風掉眩，皆屬于木。故天麻入厥陰之經而治諸病。按羅天益云：眼黑頭旋，風虚内作，非天麻不能治。天麻乃定風草，故爲治風之神藥。今有久服天麻藥，遍身發出紅丹者，是其祛風之驗也。【宗奭曰】天麻須别藥相佐使，然後見其功，仍須加而用之。人或蜜漬爲果，或蒸煮食，當深思則得矣。

【附方】新二。天麻丸。消風化痰，清利頭目，寬胸利膈。治心忪煩悶，頭運欲倒，項急，肩背拘倦，神昏多睡，肢節煩痛，皮膚瘙痒，偏正頭痛，鼻齆，面目虚浮，並宜服之。天麻半兩，芎藭二兩，爲末，煉蜜丸如芡子大。每食後嚼一丸，茶酒任下。普濟方。

腰脚疼痛。天麻、半夏、細辛各二兩，絹袋二箇，各盛藥令匀，蒸熱交互熨痛處，汗出則愈。數日再熨。衛生易簡方。

還筒子。【主治】定風補虚，功同天麻。時珍。

【附方】新一。益氣固精，補血黑髮益壽，有奇效。還同子半兩，芡實半兩，金銀花二兩，破故紙酒浸春三、夏一、秋二、冬五日，焙，研末二兩，各研末，蜜糊[一]丸梧子大。每服五十丸，空心鹽湯、温酒任下。鄭西泉所傳方。鄧才雜興方。

〔一〕糊：原作「梧」。今從江西本改。

术（直律切。本經上品）

【釋名】山薊（本經）楊枹（音孚）枹薊（綱目）馬薊（綱目）山薑（別錄）山連（別錄）吃力伽（日華）○【時珍曰】按六書本義，术字篆文，象其根幹枝葉之形。
吳普本草一名山芥，一名天薊。因其葉似薊，而味似薑、芥也。
西域謂之吃力伽，故外臺秘要有吃力伽散。揚州之域多種
白术，其狀如枹，故有楊枹及枹薊之名，今人謂之吳术是也。
枹乃鼓槌之名。古方二术通用，
後人始有蒼、白之分，詳見下。

【集解】【別錄曰】术生鄭山山谷、漢中、南鄭。二月、三月、八月、九月
采根暴乾。【弘景曰】鄭山即南鄭也。今處處有，以蔣山、白
山、茅山者為勝。十一月、十二月采者好，多脂膏而甘。其苗可
作飲，甚香美。术有兩種：白术葉大有毛而作椏，根甜而少膏，
可作丸散用；赤术葉細無椏，根小苦而多膏，可作煎用。東境
术大而無氣烈，不任用。今市人賣者，皆以米粉塗令白，非自
然，用時宜刮去之。【頌曰】术今處處有之，以茅山、嵩山者為
佳。春生苗，青色無椏。莖作蒿幹狀，青赤色，長三二尺以來。夏
開花，紫碧色，亦似刺薊花，或有黃白色者。入伏後結子，至秋
而苗枯。根似薑而旁有細根，皮黑，心黃白色，中有膏液紫色。
其根乾濕並通用。陶隱居言术有二種，則爾雅所謂枹薊，即
白术也。今白术生杭、越、舒、宣州高山崗上，葉葉相對，上有毛，
方莖，莖端生花，淡紫碧紅數色，根作椏生。二月、三月、八月、九
月采，暴乾用，以大塊紫花為勝。古方所用术者，皆白术也。【宗

术〔一〕直律切○本經上〔二〕品

【釋名】山薊本經、楊枹音孚、枹薊爾雅〔三〕、馬薊綱目、山薑別録、山連別録、吃力伽日華。○【時珍曰】按六書本義，术字篆文，象其根幹枝葉之形。吴普本草一名山芥，一名天薊。因其葉似薊而味似薑、芥也。西域謂之吃力伽，故外臺秘要有吃力伽散。楊州之域多種白术，其狀如枹，故有楊枹及枹薊之名，今人謂之吴术是也。枹乃鼓槌之名。古方二术通用，後人始有蒼、白之分，詳見下。

【集解】【別録曰】术生鄭山山谷、漢中、南鄭，二月、三月、八月、九月采根，暴乾。【弘景曰】鄭山，即南鄭也。今處處有，以蔣山、白山、茅山者爲勝。十一月、十二月采者好，多脂膏而甘。其苗可作飲，甚香美。术有兩種：白术葉大有毛而作椏，根甜而少膏，可作丸散用；赤术葉細無椏，根小苦而多膏，可作煎用。東境术大而無氣烈，不任用。今市人賣者，皆以米粉塗令白，非自然矣，用時宜刮去之。【頌曰】术，今處處有之，以茅山、嵩山者爲佳。春生苗，青色無椏。莖作蒿幹狀，青赤色，長三二尺以來。夏開花，紫碧色，亦似刺薊花，或有黄白色者。入伏後結子，至秋而苗枯。根似薑而旁有細根，皮黑，心黄白色，中有膏液紫色。其根乾濕並通用。陶隱居言术有二種，則爾雅所謂枹薊，即白术也。今白术生杭、越、舒、宣州高山崗上，葉葉相對，上有毛，方莖，莖端生花，淡紫碧紅數色，根作椏生。二月、三月、八月、九月采，暴乾用，以大塊紫花爲勝。古方所用术者，皆白术也。【宗

〔一〕术：原作「木」。今據本卷分目録改。
〔二〕上：原作「工」。今據證類卷六分目録改。
〔三〕爾雅：原闕二字。今據下文「集解」引「頌曰」補。

頌曰：蒼术長如大小指，肥實，皮色褐，其氣味辛烈，須米泔浸洗去皮用。白术粗促，色微褐，其氣亦微辛苦而不烈。古方及本經止言术，不分蒼、白二種，亦宜兩審。時珍曰：蒼术，山薊也，處處山中有之。苗高二三尺，其葉抱莖而生，梢間葉似棠梨葉，其腳下葉有三五叉，皆有鋸齒小刺。根如老薑之狀，蒼黑色，肉白有油膏。白术，枹薊也，吳越有之。人多取根栽蒔，一年即稠。嫩苗可茹，葉稍大而有毛。根如指大，狀如鼓槌，亦有大如拳者。彼人剖開暴乾，謂之削术，亦曰片术。陳自良言白而肥者是浙术，瘦而黃者是幕阜山所出，其力劣。昔人用术不分赤白。自宋以來，始言蒼术苦辛氣烈，白术苦甘氣和，各自施用，亦頗有理。並以秋采者佳，春采者虛軟易壞。嵇含南方草木狀云：藥有乞力伽，即术也。瀕海所產，一根有至數斤者，采餌尤良。嘉謨曰：浙术俗名雲頭术，種平壤，頗肥大，由糞力也，易潤油。歙术俗名狗頭术，雖瘦小，得土氣充也，甚燥白，勝于浙术。寧國、昌化、池州者，並同歙术，境相鄰也。

术　白术也。

【氣味】甘，溫，無毒。別錄曰：甘。權曰：甘辛。杲曰：味苦而甘，性溫，味厚氣薄，陽中陰也，可升可降。好古曰：入手太陽、少陰，足太陰、陽明、少陰、厥陰大經。之才曰：防風、地榆為之使。權曰：忌桃李、菘菜、雀肉、青魚。嘉謨曰：咀後人乳汁潤之，制其性也。脾病以陳壁土炒過，竊土氣以助脾也。

【主治】風寒濕痺，死肌痙疸，止汗除熱消食，作煎餌。久服輕身延年不飢。本經。主大風在身面

頌曰】蒼术長如大小指，肥實，皮色褐，其氣味辛烈，須米泔浸洗去皮用。白术粗促，色微褐，其氣亦微辛苦而不烈。古方及本經止言术，不分蒼、白二種，亦宜兩審。【時珍曰】蒼术，山薊也，處處山中有之。苗高二三尺，其葉抱莖而生，稍間葉似棠梨葉，其脚下葉有三五叉，皆有鋸齒小刺。根如老薑之狀，蒼黑色，肉白有油膏。白术，枹薊也，吴越有之。人多取根栽蒔，一年即稠。嫩苗可茹，葉稍大而有毛。根如指大，狀如鼓槌，亦有大如拳者。彼人剖開暴乾，謂之削术，亦曰片术。陳自明〔一〕言白而肥者，是浙术；瘦而黄者，是幕阜山所出，其力劣。昔人用术不分赤白。自宋以來，始言蒼术苦辛氣烈，白术苦甘氣和，各自施用，亦頗有理。並以秋采者佳，春采者虚軟易壞。嵇含南方草木狀云：藥有乞力伽，即术也。瀕海所産，一根有至數斤者，采餌尤良。【嘉謨〔二〕曰】浙术俗名雲頭术，種平壤，頗肥大，由糞力也，易潤油。歙术俗名狗頭术，雖瘦小，得土氣充也，甚燥白，勝于浙术，寧國、昌化、池州者，並同歙术，境相鄰也。

术。白术也。【氣味】甘，温，無毒。【别録曰】甘。【權曰】甘、辛。【杲曰】味苦而甘，性温，味厚氣薄，陽中陰也，可升可降。【好古曰】入手太陽、少陰，足太陰、陽明、少陰、厥陰六經。【之才曰】防風、地榆爲之使。【權曰】忌桃、李、菘菜、雀肉、青魚。【嘉謨曰】咀後人乳汁潤之，制其性也。脾病以陳壁土炒過，竊土氣以助脾也。【主治】風寒濕痺，死肌痙疸，止汗，除熱，消食。作煎餌久服，輕身延年不飢。本經。主大風在身面，

〔一〕明：原作「良」。下文出陳自明婦人良方卷首識别修製藥物法度。今據婦人良方原書改。
〔二〕謨：原作「謀」。今據卷一歷代諸家本草改。

風眩頭痛目淚出消痰水逐皮間風水結腫除心下急滿霍亂吐下不止利腰臍間血益津液暖胃消穀嗜食（別錄）治心腹脹滿腹中冷痛胃虛下利多年氣痢除寒熱止嘔逆（甄權）反胃利小便主五勞七傷補腰膝長肌肉治冷氣痃癖氣塊婦人冷癥瘕（大明）除濕益氣和中補陽消痰逐水生津止渴止瀉痢消足脛濕腫除胃中熱肌熱得枳實消痞滿氣分佐黃芩安胎清熱（元素）理胃益脾補肝風虛主舌本強食則嘔胃脘痛身體重心下急痛心下水痞衝脈為病逆氣裏急臍腹痛（好古）

【發明】（好古曰）本草無蒼白朮之名近世多用白朮治皮間風出汗消痰補胃和中利腰臍間血通水道上而皮毛中而心胃下而腰臍在氣主氣在血主血無汗則發有汗則止與黃蓍同功（元素曰）白朮除濕益燥和中補氣其用有九溫中一也去脾胃中濕二也除胃中熱三也強脾胃進飲食四也和胃生津液五也止肌熱六也四肢困倦嗜卧目不能開不思飲食七也止渴八也安胎九也凡中焦不受濕不能下利必須白朮以逐水益脾非白朮不能去濕非枳實不能消

風眩頭痛，目淚出，消痰水，逐皮間風水結腫，除心下急滿，霍亂吐下不止，利腰臍間血，益津液，暖胃消穀嗜食。別録。治心腹脹滿，腹中冷痛，胃虚下利，多年氣痢，除寒熱，止嘔逆。甄權。止〔一〕反胃，利小便，主五勞七傷，補腰膝，長肌肉，治冷氣，痃癖氣塊，婦人冷癥瘕。大明。除濕益氣，和中補陽，消痰逐水，生津止渴，止瀉痢，消足脛濕腫，除胃中熱、肌熱。得枳實，消痞滿氣分。佐黄芩，安胎清熱。元素。理胃益脾，補肝風虚。主舌本强，食則嘔，胃脘痛，身體重，心下急痛，心下水痞，衝脉爲病，逆氣裏急，臍腹痛。好古。

【發明】【好古曰】本草無蒼、白术之名。近世多用白术治皮間風，止〔二〕汗消痰，補胃和中，利腰臍間血，通水道。上而皮毛，中而心胃，下而腰臍，在氣主氣，在血主血，無汗則發，有汗則止，與黄耆同功。【元素曰】白术除濕益燥，和中補氣。其用有九：温中，一也；去脾胃中濕，二也；除胃中熱，三也；强脾胃，進飲食，四也；和胃生津液，五也；止肌熱，六也；治〔三〕四肢困倦，嗜卧，目不能開，不思飲食，七也；止渴，八也；安胎，九也。凡中焦不受，濕不能下利，必須白术以逐水益脾。非白术不能去濕，非枳實不能消

〔一〕止：原脱。今據證類卷六术補。
〔二〕止：原作「出」。今據湯液本草卷中白术改。
〔三〕治：原脱。今據本草發揮卷一白术引潔古云補。

痞，故枳术丸以之為君。機曰：脾惡濕，濕勝則氣不得施化，津何由生？故曰膀胱者津液之府，氣化則能出焉。用白术以除其濕，則氣得周流，而津液生矣。

附方舊七新二十四。

枳术丸 消痞強胃，久服令人食自不停也。白术一兩，黃壁土炒過，去土，枳實麩炒去麩一兩，為末，荷葉包飯燒熟，搗和丸梧子大。每服五十丸，白湯下。氣滯加橘皮一兩，有火加黃連一兩，有痰加半夏一兩，有寒加乾薑五錢，木香三錢，有食加神麴、麥蘖各五錢。絜古家珍

枳术湯 心下堅大如盤，邊如旋盃，水飲所作。寒氣不足，則手足厥逆，腹滿脅鳴相逐，陽氣不通即水冷，陰氣不通即骨疼，陽前通則惡寒，陰前通則痺不仁，陰陽相得，其氣乃行，大氣一轉，其氣乃散，實則失氣，虛則遺尿，名曰氣分，宜此主之。白术一兩，枳實七個，水五升，煮三升，分三服，腹中軟即散。仲景金匱玉函

白术膏 服食滋補，止久泄痢。上好白术十斤，切片，入瓷鍋內，水淹過二寸，文武火煎至一半，傾汁入器內，以渣再煎，如此三次，乃取前後汁同熬成膏，入器中一夜，傾去上面清水，收之。每服二三匙，蜜湯調下。千金良方

參术膏 治一切脾胃虛損，益元氣。白术一斤，人參四兩，切片，以流水十五九浸一夜，桑柴文武火煎取濃汁熬膏，入煉蜜收之。每以白湯點服。集簡方

胸膈煩悶 白术末，水服方寸匕。千金方

心下有水 白术三兩，澤瀉五兩，水三升，煎一升半，分三服。梅師方

五飲酒癖 一留飲，水停心下；二癖飲

痞，故枳朮丸以之爲君。【機曰】脾惡濕，濕勝則氣不得施化，津何由生？故曰「膀胱者，津液之府，氣化則能出焉」。用白朮以除其濕，則氣得周流而津液生矣。

【附方】舊七，新二十四。枳朮丸。消痞强胃，久服令人食自不停也。白朮一兩，黄壁土炒〔一〕過，去土，枳實麩炒去麩一兩，爲末，荷葉包飯燒熟，搗和丸梧子大。每服五十丸，白湯下。氣滯加橘皮一兩。有火加黄連一兩。有痰加半夏一兩。有寒加乾薑五錢，木香三錢。有食加神麴、麥蘖各五錢。潔古家珍。枳朮湯。心下堅，大如盤，邊如旋盃，水飲所作。寒氣不足，則手足厥逆，腹滿脅鳴相逐。陽氣不通即身〔二〕冷，陰氣不通即骨疼。陽前通則惡寒，陰前通則痺不仁。陰陽相得，其氣乃行。大氣一轉，其氣乃散。實則失氣，虚則遺尿，名曰氣分，宜此主之。白朮一兩，枳實七個，水五升，煮三升，分三服。腹〔三〕中軟即散。仲景金匱玉函。白朮膏。服食滋補，止久泄痢。上好白朮十斤，切片，入瓦鍋内，水淹過二寸，文武火煎至一半，傾汁入器内，以渣再煎，如此三次。乃取前後汁同熬成膏，入器中一夜，傾去上面清水，收之。每服二三匙，蜜湯〔四〕調下。千金良方。參朮膏。治一切脾胃虚損，益元氣。白朮一斤，人參四兩，切片，以流水十五碗〔五〕浸一夜，桑柴文武火煎取濃汁熬膏，入煉蜜收之，每以白湯點服。集簡方。胸膈煩悶。白朮末，水服方寸匕。千金方。心下有水。白朮三兩，澤瀉五兩，水三升，煎一升半，分三服。梅師方。五飲酒癖。一留飲，水停心下；二癖飲，

〔一〕炒：原作「妙」。今從江西本改。
〔二〕身：原作「水」。今據金匱卷中水氣病脉證并治改。
〔三〕腹：原作「胸」。今據改同上。
〔四〕湯：原作「易」。今從江西本改。
〔五〕碗：原作「丸」。今從改同上。

水在兩脅下，三痰飲水在胃中，四溢飲水在五臟間，五流飲水在腸間，皆由飲食冒寒或飲茶過多致此。倍术丸：用白术一斤，乾薑炮、桂心各半斤，為末，蜜丸梧子大。每溫水服二三十丸。惠民和劑局方

四肢腫滿：白术三兩，㕮咀。每服半兩，水一盞半，大棗三枚，煎九分，溫服，日三四服，不拘時候。本事方

中風口噤：不知人事。白术四兩，酒三升，煑取一升，頓服。千金方

產後中寒：遍身冷直，口噤，不識人。白术一兩，澤瀉一兩，生薑五錢，水一升，煎服○寶

頭忽眩運：經久不瘥，四體漸羸，飲食無味，好食黃土。用术三斤，麴三斤，擣篩，酒和丸梧子大。每飲服二十丸，日三服。忌菘菜、桃、李、青魚。外臺秘要

濕氣作痛：白术切片，煎汁熬膏，白湯點服。集簡方

中濕骨痛：术一兩，酒三盞，煎一盞，頓服。不飲酒，以水煎之。三因良方

婦人肌熱：血虛者。吃力伽散：用白术、白伏苓、白芍藥各一兩，甘草半兩，為散，薑棗煎服。王燾外臺秘要

小兒蒸熱：脾虛羸瘦，不能飲食。方同上。

風瘙癮疹：白术為末，酒服方寸匕，日二服。千金方

面多䵟䵳：雀卵色。苦酒漬术，日日拭之，極效。肘後方

自汗不止：白术末，飲服方寸匕，日二服。千金方

脾虛盜汗：白术四兩，切片，以一兩同牡蠣炒，一兩同石斛炒，一兩同麥麩炒，揀术為末。每服三錢，食遠粟米湯下，日三服。丹溪方

老小虛汗：白术五錢，小麥一撮，水煑乾，去麥為末，用黃耆湯下一錢。全幼心鑑

產後嘔逆：別無他疾者。白术一兩二

水在兩脅下；三痰飲，水在胃中；四溢飲，水在五臟間；五流飲，水在腸間。皆由飲食冒寒，或飲茶過多致此。倍术丸：用白术一斤，乾薑炮、桂心各半斤，爲末，蜜丸梧子大，每温水服二三十丸。惠民〔一〕和劑局方。**四肢腫滿。**白术三兩，㕮咀，每服半兩，水一琖半，大棗三枚，煎九分，温服，日三四服，不拘時候。本事方。**中風口噤，**不知人事。白术四兩，酒三升，煮取一升，頓服。千金方。**産後中寒。**遍身冷直，口噤，不識人。白术一兩，澤瀉一兩，生薑五錢，水一升，煎服。○産〔二〕寶。**頭忽眩運，**經久〔三〕不瘥，四體漸羸，飲食無味，好食黄土。用术三斤，麴三斤，擣篩，酒和丸梧子大。每飲服二十丸，日三服。忌菘菜、桃、李、青魚。外臺秘要。**濕氣作痛。**白术切片，煎汁熬膏，白湯點服。集簡方。**中濕骨痛。**术一兩，酒叁盞，煎一盞〔四〕，頓服。不飲酒，以水煎之。三因良方。**婦人肌熱**血虚者。吃力伽散：用白术、白伏苓、白芍藥各一兩，甘草半兩，爲散，薑、棗煎服。王燾外臺秘要。**小兒蒸熱，**脾虚羸瘦，不能飲食。方同上。**風瘙癮疹。**白术爲末，酒服方寸匕，日二服。千金方。**面多䵟䵳，**雀卵色。苦酒漬术，日日拭之，極效。肘後方。**自汗不止。**白术末，飲服方寸匕，日二服。千金方。**脾虚盗汗。**白术四兩，切片，以一兩同黄耆炒〔五〕，一兩同牡蠣炒，一兩同石斛炒，一兩同麥麩炒〔六〕，揀术爲末。每服三錢，食遠粟米湯下，日三服。丹溪方。**老小虚汗。**白术五錢，小麥一撮，水煮乾，去麥爲末，用黄耆湯下一錢。全幼心鑑。**産後嘔逆，**別無他疾者。白术一兩二

〔一〕民：原作「氏」。今據卷一引據古今醫家書目改。
〔二〕産：原闕一字。今據證類卷六术之附方補。
〔三〕久：原作「夕」。今據證類卷六术改。
〔四〕一盞：此後原衍「一盞」二字。今據三因方卷二中濕治法删。
〔五〕一兩同黄耆炒：原脱。今據丹溪心法卷三盗汗補。
〔六〕炒：原脱。今據補同上。

錢生薑一兩五錢酒水各二升煎一升分三服婦人良方

脾虛脹滿脾氣不和冷氣客于中壅遏不通是爲脹滿寬中丸用白朮二兩橘皮四兩為末酒糊丸梧子大每食前木香湯送下三十丸效指迷方

脾虛瀉白朮五錢白芍藥一兩冬月用肉豆蔻煨為末米飯丸梧子大每米飲下五十丸日二丹溪心法

濕瀉暑瀉白朮車前子等分炒為末白湯下二三錢簡便方

久瀉滑腸白朮炒伏苓各一兩糯米炒二兩為末棗肉拌食或丸服之簡便方

老小滑瀉白朮半斤黃土炒過山藥四兩炒為末飯丸量人大小米湯服或加人參三錢○瀕湖集簡方

老人常瀉白朮二兩黃土拌蒸焙乾去土蒼朮五錢泔浸炒伏苓一兩為末米糊丸梧子大每米湯下七八十丸簡便方

小兒久瀉脾虛米穀不化不進飲食溫白丸用白朮炒二錢半半夏麴二錢半丁香半錢為末薑汁麪糊丸黍米大每米飲隨大小服之全幼心鑑

瀉血萎黃腸風痔漏脫肛瀉血面色萎黃積年不瘥者白朮一斤黃土炒過研末乾地黃半斤飯上蒸熟搗和乾則入少酒丸梧子大每服十五丸米飲下日三服普濟方

孕婦束胎白朮枳殼麩炒等分為末燒飯丸梧子大入月一日每食前溫水下三十丸胎瘦則易產也保命集

牙齒日長漸至難食名髓溢病白朮煎湯漱服取效即愈也張銳雞峯備急良方

錢，生薑一兩五錢，酒水各二升，煎一升，分三服。婦人良方。**脾虛脹滿**。脾氣不和，冷氣客于中，壅遏不通，是爲脹滿。寬中丸：用白术二兩，橘皮四兩，爲末，酒糊丸梧子大，每食前木香湯送下三十丸，效。指迷方。**脾虛洩瀉**。白术五錢，白芍藥一兩，冬月用肉豆蔻煨，爲末，米飯丸梧子大。每米飲下五十丸，日二。丹溪心法。**濕瀉暑瀉**。白术、車前子等分，炒，爲末，白湯下二三錢。簡便方。**久瀉滑腸**。白术炒、伏苓各一兩，糯米炒二兩，爲末，棗肉拌食，或丸服之。簡便方。**老小滑瀉**。白术半斤黄土炒過，山藥四兩炒，爲末，飯丸。量人大小，米湯服。或加人參三錢。○瀕湖集簡方。**老人常瀉**。白术二兩，黄土拌蒸，焙乾去土，蒼术五錢，泔浸炒，伏苓一兩，爲末，米糊丸梧子大，每米湯下七八十丸。簡便方。**小兒久瀉**。脾虛，米穀不化，不進飲食。温白丸：用白术炒二錢半，半夏麴二錢半，丁香半錢，爲末，薑汁麪糊丸黍米大，每米飲隨大小服之。全幼心鑑。**瀉血萎黄**。腸風痔漏，脱肛瀉血，面色萎黄，積年不瘥者。白术一斤，黄土炒過，研末，乾地黄半斤，飯上蒸熟，搗和，乾則入少酒，丸梧子大。每服十五丸，米飲下，日三服。普濟方。**孕婦束胎**。白术、枳殼麩炒等分，爲末，燒飯丸梧子大。入月一日，每食前温水三十丸，胎瘦則易産也。保命集。**牙齒日長**，漸至難食，名髓溢病。白术煎湯，漱服取效，即愈也。張鋭雞峰備急良方。

○蒼朮釋名赤朮別錄 山精抱朴 仙朮綱目 山薊時珍曰異術言朮者長生辟穀致神仙故有山精仙朮之號朮有赤白二種主治雖近而性味止發不同本草不分蒼白亦未可據今將本經并別錄甄權大明四家所說功用參攷分別各自附方庶使用者有所依憑

修治大明曰用朮以米泔浸一宿入藥宗奭曰蒼朮辛烈須米泔浸洗再換泔浸二日去上粗皮用時珍曰蒼朮性燥故以糯米泔浸去其油切片焙乾用亦有用脂麻同炒以制其燥者

氣味苦溫無毒別錄曰甘權曰甘辛時珍曰白朮甘而微苦性溫而和赤朮甘而辛烈性溫而燥陰中陽也可升可降入足太陰陽明手太陰陽明太陽之經○忌同白朮

主治風寒濕痺死肌痙疸作煎餌久服輕身延年不飢本經主頭痛消痰水逐皮間風水結腫除心下急滿及霍亂吐下不止暖胃消穀嗜食別錄 除惡氣弭災沴弘景 主大風㾓痹心腹脹痛水腫脹滿除寒熱止嘔逆下泄冷痢甄權 治筋骨軟弱痃癖氣塊婦人冷氣癥瘕山嵐瘴氣溫疾大明 明目暖水臟劉完素

蒼朮。【釋名】赤朮別録、山精抱朴、仙朮綱目、山薊。【時珍曰】異術言「朮者，山之精也，服之令人長生辟穀，致神仙」，故有山精、仙朮之號。朮有赤、白二種，主治雖近，而性味止發不同。本草不分蒼、白，亦未可據。今將本經并別録、甄權、大明四家所説功用，參攷分别，各自附方，庶使用者有所依憑。

【修治】【大明曰】用朮以米泔浸一宿，入藥。【宗奭曰】蒼朮辛烈，須米泔浸洗，再换泔浸二日，去上粗皮用。【時珍曰】蒼朮性燥，故以糯米泔浸去其油，切片焙乾用。亦有用脂麻同炒，以制其燥者。

【氣味】苦、温，無毒。【别録曰】甘。【權曰】甘、辛。【時珍曰】白朮甘而微苦，性温而和。赤朮甘而辛烈，性温而燥，陰中陽也，可升可降，入足太陰、陽明，手太陰、陽明、太陽之經。○忌同白朮。

【主治】風寒濕痺，死肌痙疸。作煎餌，久服輕身延年不飢。本經。主頭痛，消痰水，逐皮間風水結腫，除心下急滿及霍亂吐下不止，暖胃消穀嗜食。别録。除惡氣，弭灾沴。弘景。主大風㾓痺，心腹脹痛，水腫脹滿，除寒熱，止嘔逆，下泄冷痢。甄權。治筋骨軟弱，痃癖氣塊，婦人冷氣癥瘕，山嵐瘴氣温疾。大明。明目，暖水臟。劉完素。除〔一〕

〔一〕除：原字漫漶。今從江西本補正。

濕發汗，健胃安脾，治痿要藥。李杲。散風益氣，總解諸鬱。震亨。治濕痰留飲，或挾瘀血成窠囊，及脾濕下流，濁瀝帶下，滑瀉腸風。時珍。

【發明】宗奭曰：蒼朮氣味辛烈，白朮微辛苦而不烈。古方及本經止言朮，未分蒼、白。只緣陶隱居言朮有兩稱，自此人多貴白者，往往將蒼朮置而不用。如古方平胃散之類，蒼朮爲最要藥，功效尤速。殊不詳本草原無白朮之名。嵇康曰：聞道人遺言，餌朮、黃精，令人久壽。亦無白字。用宜兩審。杲曰：本草但言朮，不分蒼、白。而蒼朮別有雄壯上行之氣，能除濕，下安太陰，使邪氣不傳入脾也。以其經泔浸火炒，故能出汗，與白朮止汗特異，用者不可以此代彼。蓋有止發之殊，其餘主治則同。元素曰：蒼朮與白朮主治同，但比白朮氣重而體沈。若除上濕發汗，功最大；若補中焦，除脾胃濕，力少不如白朮。又腹中窄狹者，須用之。震亨曰：蒼朮治濕，上中下皆有可用。又能總解諸鬱。痰、火、濕、食、氣、血六鬱，皆因傳化失常，不得升降，病在中焦，故藥必兼升降。將欲升之，必先降之；將欲降之，必先升之。故蒼朮爲足陽明經藥，氣味辛烈，強胃強脾，發穀之氣，能經入諸經，疏洩陽明之濕，通行斂澀；香附乃陰中快氣之藥，下氣最速。一升一降，故鬱散而平。楊士瀛曰：脾精不禁，小便漏濁淋不止，腰背酸疼，宜用蒼朮以斂脾精，精生于穀故也。○弘景曰：白朮少膏，可作丸散；赤朮多膏，可作煎

濕發汗，建胃安脾，治痿要藥。李杲。散風益氣，總解諸鬱。震亨。治濕痰留飲，或挾瘀血成窠囊，及脾濕下流，濁瀝帶下，滑瀉腸風。時珍。

【發明】【宗奭曰】蒼术氣味辛烈，白术微辛苦而不烈。古方及本經止言术，未分蒼、白。只緣陶隱居言术有兩種，自此人多貴白者，往往將蒼术置而不用。如古方平胃散之類，蒼术爲最要藥，功效尤速。殊不詳本草原無白术之名。嵇康曰：聞道人遺言，餌术、黄精，令人久壽。亦無白字，用宜兩審。【杲曰】本草但言术，不分蒼、白。而蒼术别有雄壯上行之氣，能除濕，下安太陰，使邪氣不傳入脾也。以其經泔浸火炒，故能出汗，與白术止汗特異，用者不可以此代彼。蓋有止發之殊〔一〕，其餘主治則同。【元素曰】蒼术與白术主治同，但比白术氣重而體沈，若除上濕發汗，功最大。若補中焦，除脾胃濕，力少不如白术。腹中窄狹者，須用之。【震亨曰】蒼术治濕，上中下皆有可用。又能總解諸鬱。痰、火、濕、食、氣、血六鬱，皆因傳化失常，不得升降。病在中焦，故藥必兼升降。將欲升之，必先降之；將欲降之，必先升之。故蒼术〔二〕爲足陽明經藥，氣味辛烈，强胃强脾，發穀之氣，能徑入諸經，疏洩陽明之濕，通行斂濇。香附乃陰中快氣之藥，下氣最速。一升一降，故鬱散而平。【楊士瀛曰】脾精不禁，小便漏，濁淋不止，腰背酸疼，宜用蒼术以斂脾精，精生于穀故也。

○【弘景曰】白术少膏，可作丸散；赤术多膏，可作煎

〔一〕殊：原字缺損。張本作「殊」，字形近似。本草發揮卷一蒼术引「東垣云」作「異」。義同，姑從張本補正。

〔二〕术：此後原有二字闕。今從江西本删。

用首劉涓子挼取其精而丸之名守中金丸可作長生(頌曰)
服食多單餌术或合白伏苓或合石菖蒲並擣末旦日水服
晚再進久久彌佳斵取生术去土水浸再三煎如飴糖酒調
飲之更善今茅山所造术煎是此法也陶隱居言取其精丸
之今乃是膏煎恐非真也(頌曰)梁庾肩吾荅陶隱居賚术
煎啓云緑葉抽條紫花標色百邪外禦六府內充山精見書
華神在録木榮火謝盡採擷之難啓旦移申窮淋漉之劑又
謝术蒸啓云味重金漿芳踰玉液足使坐致延生伏深銘感
又葛洪抱朴子內篇云南陽文氏漢末逃難壺山中飢困欲
死有人教之食术遂不飢數十年乃還鄉里顏色更少氣力
轉勝故术一名山精神農藥經所謂欲長生常服山精是也
(時珍曰)按吐納經云紫微夫人术序云吾察草木之勝速益
于己者並不及术之多驗也可以長生久視遠而更靈山林
隱逸得服术者五嶽比肩又神仙傳云陳子皇得餌术要方
其妻姜氏得疲病服之自愈顏色氣力如二十時也時珍謹
案已上諸說皆似蒼术不獨白术今服食家亦呼蒼术為仙术
故皆列於蒼术之後又張仲景辟一切惡氣用赤术同猪蹄
甲燒烟陶隱居亦言术能除惡氣弭災沴故今病疫及歲旦
人家往往燒蒼术以辟邪氣類編載越民高氏妻病恍惚譫
語亡夫之鬼憑之其家燒蒼术烟鬼遽求去夷堅志載江西
一士人為女妖所染其鬼將別曰君為陰氣所浸必當暴泄
但多服平胃散為良中有蒼术能去邪也許叔微本事方云
微患飲癖三十年始因少年夜坐寫文左向伏几是以飲食
多墜左邊中夜必飲酒數盃又向左臥壯時不覺三五年後

用。昔劉涓子挼取其精而丸之，名守中金丸，可以〔一〕長生。【頌曰】服食多單餌术，或合白伏苓，或合石菖蒲，並擣末，旦〔二〕日水服，晚再進，久久彌佳。斷取生术，去土水浸，再三煎如飴糖，酒調飲之，更善。今茅山所造术煎，是此法也。陶隱居言取其精丸之，今乃是膏煎，恐非真也。【慎微曰】梁庾肩吾荅陶隱居賚术煎啓云：緑葉抽條，紫花標色。百邪外禦，六府内充。山精見書，華神在録。木榮火謝，盡采擷之難。啓旦移申，窮淋漉之劑。又謝术蒸啓云：味重金漿，芳踰玉液。足使坐致延生，伏深銘感。又葛洪抱朴子内篇云：南陽文氏，漢末逃難壺山中，飢困欲死。有人教之食术，遂不飢。數十年乃還鄉里，顔色更少，氣力轉勝。故术一名山精，神農藥經所謂「欲長生，常服山精」是也。【時珍曰】按吐納經云：紫微夫人术序云：吾察草木之勝速益于己者，並不及术之多驗也。可以長生久視，遠而更靈。山林隱逸得服术者，五嶽比肩。又神仙傳云：陳子皇得餌术要方，其妻姜氏得疲病，服之自愈，顔色氣力如二十時也。時珍謹案：上諸説，皆似蒼术，不獨白术。今服食家亦呼蒼术爲仙术，故皆列於蒼术之後。又張仲景辟一切惡氣，用赤术同猪蹄甲燒烟。陶隱居亦言术能除惡氣，弭灾沴。故今病疫及歲旦，人家往往燒蒼术以辟邪氣。類編載越民高氏妻病恍惚譫語，亡夫之鬼憑之。其家燒蒼术烟，鬼遽求去。夷堅志載江西一士人，爲女妖所染。其鬼將别曰：君爲陰氣所浸，必當暴泄，但多服平胃散爲良，中有蒼术能去邪也。許叔微本事方云：微患飲癖〔三〕三十年。始因少年夜坐寫文，左向伏几，是以飲食多墜左邊。中夜必飲酒數盃，又向左卧。壯時不覺，三五年後，

〔一〕以：原作「作」。今據證類卷六术改。

〔二〕旦：原作「但」。今據改同上。

〔三〕癖：原作「辟」。今據本事方卷三風痰停飲痰癖咳嗽改。

覺酒止從左下有声脅痛食減嘈雜飲酒半盃即止十数日必嘔酸水數升暑月止右邊有汗左邊絶無遍訪名醫及海上方間或中病止得月餘復作其補如天雄附子礬石輩利如牽牛甘遂大戟備嘗之矣自揣必有癖囊如水之有科臼不盈科不行但清者可行而濁者停滯無路以決之故積至五七日必嘔而去脾土惡濕而水則流濕莫若燥脾以去濕崇土以填科臼乃悉屏諸藥只以蒼朮一斤去皮切片為末油麻半兩水二錢研濾汁大棗五十枚煑去皮核搗和丸梧子大每日空腹溫服五十丸增至一二百丸忌桃李雀肉服三月而疾除自此常服不嘔不痛胷膈寛利飲啖如故暑月汗亦周身燈下能書細字皆朮之力也初服時必覺微燥以山梔子末沸湯點服解之久服亦自不燥矣

附方 舊三新三十

服朮法 烏髭髮駐顏色壯筋骨明耳目除風氣潤肌膚久服令人輕健蒼朮不計多少米泔水浸三日逐日換水取出刮去黑皮切片暴乾慢火炒黃細擣為末每一斤用蒸過白伏苓末半斤煉蜜和丸梧子大空心卧時熱水下十五丸别用朮末六兩甘草末一兩拌和作湯點之吞丸尤妙忌桃李雀蛤及三白諸血　經驗方

蒼朮膏 鄧才筆峯雜興方除風濕健脾胃變白駐顏補虛損大有功效蒼朮新者刮去皮薄切米泔水浸二日一日一換取出以井華水浸過二寸春秋五日夏三日冬七日漉出以生絹袋盛之放在一半原水中揉洗津液出紐乾將渣又搗爛袋盛于一半原水中揉至汁盡為度將汁入大砂鍋中慢火熬成膏每一斤入白蜜四兩熬二炷香每膏一斤

覺酒止從左下有聲，脅痛食減嘈雜，飲酒半盃即止。十數日，必嘔酸水數升。暑月止右邊有汗，左邊絶無。遍訪名醫及海上方，間或中病，止得月餘復作。其補如天雄、附子、礬石輩，利如牽牛、甘遂、大戟，備嘗之矣。自揣必有澼囊，如水之有科臼，不盈科不行。但清者可行，而濁者停滯，無路以決之，故積至五七日必嘔而去。脾土惡濕，而水則流濕，莫若燥脾以去濕，崇土以填科臼。乃悉屏諸藥，只以蒼朮一斤，去皮切片爲末，油麻半兩，水二盞[一]，研濾汁，大棗五十枚，煮去皮核，搗和丸梧子大。每日空腹温服五十丸，增至一二百丸。忌桃、李、雀肉。服三月而疾除。自此常服，不嘔不痛，胸膈寬利，飲啖如故，暑月汗亦周身，燈下能書細字，皆朮之力也。初服時必覺微燥，以山梔子末沸湯點服解之，久服亦自不燥矣。

【附方】舊三，新三十。服朮法。烏髭髮，駐顔色，壯筋骨，明耳目，除風氣，潤肌膚，久服令人輕健。蒼朮不計多少，米泔水浸三日，逐日换水，取出刮去黑皮，切片暴乾，慢火炒黄，細擣爲末。每一斤，用蒸過白伏苓末半斤，煉蜜和丸梧子大，空心卧時熱水下十五丸。别用朮末六兩，甘草末一兩，拌和作湯點之，吞丸尤妙。忌桃、李、雀、蛤及三白、諸血。經驗方。蒼朮膏。鄧才筆峰雜興方：除風濕，健脾胃，變白駐顔，補虚損，大有功效。蒼朮新者，刮去皮，薄切，米泔水浸二日，一日一换，取出，以井華水浸過二寸，春、秋五日，夏三日，冬七日，漉出，以生絹袋盛之，放在一半原水中，揉洗津液出，紐乾。將渣又搗爛，袋盛于一半原水中，揉至汁盡爲度。將汁入大砂鍋中，慢火熬成膏。每一斤，入白蜜四兩，熬二炷香。每膏一斤，

[一] 盞：原作「錢」。今據本事方卷三風痰停飲痰癖咳嗽改。

入水澄白伏苓末半斤攪勻穠收每服三匙侵早臨卧各一服以温酒送下忌醋及酸物乖李雀蛤菘菜魚等物○吳球活人心統蒼术膏治脾經濕氣少食足腫無力傷食酒色過度勞逸有傷骨熱用鮮白蒼术二十斤浸刮去粗皮晒切以米泔浸一宿取出同溪水一石大砂鍋慢火煎半乾去渣再入石南葉三斤刷去紅衣楮實子一斤川當歸半斤甘草四兩切同煎黄色濾去滓再煎如稀粥乃入白蜜三斤熬成膏每服三五錢空心好酒調服

蒼术丸薩謙齋瑞竹堂方云清上實下兼治內外障眼茅山蒼术洗刮淨一斤分作四分用酒醋糯泔童尿各浸三日一日一換取出洗搗晒焙以黑脂麻同炒香共為末酒煮麪糊丸梧子大每空心白湯下五十丸○李仲南永類方八制蒼术丸疏風順氣養腎治腰脚濕氣痺痛蒼术一斤洗刮淨分作四分用酒醋米泔鹽水各浸三日晒乾又分作四分用川椒紅茴香補骨脂黑牽牛各一兩同炒香揀去不用只取术研末醋糊丸梧子大每服五十丸空心鹽酒送下五十歲後加沉香末一兩

蒼术散治風濕常服壯筋骨明目蒼术一斤粟米泔浸過竹刀刮去皮半斤以無灰酒浸半斤以童子小便浸春五夏三秋七冬十日取出淨地上掘一坑炭火煅赤去炭將浸藥酒傾入坑内却放术在中以瓦器蓋定泥封一宿取出為末每服一錢空心溫酒或鹽湯下○萬表積善堂方六制蒼术散治下元虛損偏墜莖痛茅山蒼术淨刮六斤分作六分一斤倉米泔浸二日炒一斤酒浸二日炒一斤青鹽半斤炒黄去鹽一斤小茴香四兩炒黄去茴一斤大茴香四兩炒

入水澄白伏苓末半斤，攪匀瓶收。每服三匙，侵早、臨卧各一服，以温酒送下。忌醋及酸物、桃、李、雀、蛤、菘菜、青〔一〕魚等物。○吴球活人心統蒼术膏：治脾經濕氣，少食，足腫無力，傷食，酒色過度，勞逸有傷，骨熱。用鮮白蒼术二十斤，浸刮去粗皮，晒切，以米泔浸一宿，取出，同溪水一石，大砂鍋慢火煎半乾，去渣。再入石南葉三斤，刷去紅衣，楮實子一斤，川當歸半斤，甘草四兩，切，同煎黄色，濾去滓，再煎如稀粥，乃入白蜜三斤，熬成膏。每服三五錢，空心好酒調服。**蒼术丸**。薩謙齋瑞竹堂方云：清上實下，兼治内外障眼。茅山蒼术洗刮净一斤，分作四分，用酒、醋、糯泔、童尿各浸三日，一日一换，取出，洗搗晒焙，以黑脂麻同炒香，共爲末，酒煮麪糊丸梧子大，每空心白湯下五十丸。○李仲南永類方八制蒼术丸：疏風順氣養腎，治腰脚濕氣痺痛。蒼术一斤，洗刮净，分作四分，用酒、醋、米泔、鹽水各浸三日，晒乾。又分作四分，用川椒紅、茴香、補骨脂、黑牽牛各一兩，同炒香，揀去不用，只取术研末，醋糊丸梧子大。每服五十丸，空心鹽酒送下。五十歲後，加沉香末一兩。**蒼术散**。治風濕，常服壯筋骨，明目。蒼术一斤，粟米泔浸過，竹刀刮去皮。半斤以無灰酒浸，半斤以童子小便浸，春五、夏三、秋七、冬十日，取出。净地上掘一坑，炭火煅赤，去炭，將浸藥酒傾入坑内，却放术在中，以瓦器盖定，泥封一宿，取出爲末。每服一錢，空心温酒或鹽湯下。○萬表積善堂方六制蒼术散：治下元虚損，偏墜莖痛。茅山蒼术净刮六斤，分作六分。一斤，倉米泔浸二日，炒；一斤，酒浸二日，炒；一斤，青鹽半斤炒黄，去鹽；一斤，小茴香四兩炒黄，去茴；一斤，大茴香四兩炒

〔一〕青：原作「首」。今據證類卷六术引藥性論改。

黃去白一斤用冬青子汁浸二日炒取术為末每服三錢空心溫酒下固真丹瑞竹堂方固真丹燥濕養脾助胃固真茅山蒼术刮淨一斤分作四分一分青鹽一兩炒一分川椒一兩炒一分川楝子一兩炒一分小茴香破故紙各一兩炒並揀术研末酒煮麪糊丸梧子大每空心米飲下五十丸〇乾坤生意平補固真丹治元臟久虛遺精白濁婦人赤白帶下崩漏金州蒼术刮淨一斤分作四分一分川椒一兩炒一分破故紙一兩炒一分茴香食鹽各一兩炒一分川楝肉一兩炒取淨术為末入白茯苓末二兩酒洗當歸末二兩酒煮麪糊丸梧子大每空心鹽酒下五十丸固元丹治元臟久虛遺精白濁五淋及小腸膀胱疝氣婦人赤白帶下血崩便血等疾以小便頻數為效好蒼术刮淨一斤分作四分一分小茴香食鹽各一兩同炒一分川椒補骨脂各一兩同炒一分川烏頭川楝子肉各一兩同炒一分醇醋老酒各半升同煮乾焙連同炒藥通為末用酒煮糊丸梧子大每服五十丸男以溫酒女以醋湯空心下此高司法方也王璆百一選方少陽丹蒼术米泔浸半日刮皮晒乾為末一斤地骨皮溫水洗淨去心晒研一斤熟桑椹二十斤入瓷盆揉爛絹袋壓汁和末如糊傾入盤內日晒夜露采日精月華待乾研末煉蜜和丸赤小豆大每服二十丸無灰酒下日三服一年變髮返黑三年面如童子劉松石保壽堂方交感丹補虛損固精氣烏髭髮此鐵甕城申先生方也久服令人有子茅山蒼术刮淨一斤分作四分用酒醋米泔鹽湯各浸七日晒研川椒紅小茴香各四兩炒研

黄，去茴，一斤，用桑椹子汁浸二日，炒。取术爲末，每服三錢，空心温酒下。固真丹。瑞竹堂方固真丹：燥濕養脾，助胃固真。茅山蒼术刮净一斤，分作四分。一分青鹽一兩炒，一分川椒一兩炒，一分川楝子一兩炒，一分小茴香、破故紙各一兩炒。並揀术研末，酒煮麪糊丸梧子大，每空心米飲下五十丸。○乾坤生意平補固真丹：治元臟久虚，遺精白濁，婦人赤白帶下，崩漏。金州蒼术刮净一斤，分作四分。一分川椒一兩炒，一分破故紙一兩炒，一分茴香、食鹽各一兩炒，一分川楝肉一兩炒。取净术爲末，入白伏苓末二兩，酒洗當歸末二兩，酒煮麪糊丸梧子大，每空心鹽酒下五十丸。固元丹。治元臟久虚，遺精白濁，五淋及小腸膀胱疝氣，婦人赤白帶下，血崩，便血等疾，以小便頻數爲效。好蒼术刮净一斤，分作四分。一分小茴香、食鹽各一兩同炒，一分川椒、補骨脂各一兩同炒，一分川烏頭、川楝子肉各一兩同炒，一分用醇醋、老酒各半升，同煮乾，焙，連同炒藥通爲末，用酒煮糊丸梧子大。每服五十丸，男以温酒，女以醋湯，空心下。此高司法方也。王璆百一選方。少陽丹。蒼术米泔浸半日，刮皮晒乾爲末一斤，地骨皮温水洗净，去心晒研一斤，熟桑椹二十斤，入瓷盆揉爛，絹袋壓汁，和末如糊，傾入盤内，日晒夜露，采日精月華，待乾研末，煉蜜和丸赤小豆大。每服二十丸，無灰酒下，日三服。一年變髮返黑，三年面如童子。劉松石保壽堂方。交感丹。補虚損，固精氣，烏髭髮，此鐵甕城申先生方也，久服令人有子。茅山蒼术刮净一斤，分作四分，用酒、醋、米泔、鹽湯各浸七日，晒研，川椒紅、小茴香各四兩，炒研，

稉米粥和丸梧子大每服四十丸空心溫酒下聖濟總錄

交加丸升水降火除百病蒼朮刮淨一斤分作四分一分米泔浸炒一分鹽水浸炒一分川椒炒一分破故紙炒黃蘗皮刮淨一斤分作四分一分酒炒一分童尿浸炒一分小茴香炒一分生用揀去各藥只取朮蘗為末煉蜜丸梧子大每服六十丸空心鹽湯下鄧才筆峯雜興方

坎離丸滋陰降火開胃進食強筋骨去溼熱白蒼朮刮淨一斤分作四分一分川椒一兩炒一分破故紙一兩炒一分五味子一兩炒一分川芎藭一兩炒只取朮研末川蘗皮四斤分作四分一斤酥炙一斤人乳汁炙一斤童尿炙一斤米泔炙各十二次研末和勻煉蜜丸梧子大每服三十丸早用酒午用茶晚用白湯下積善堂方

不老丹補脾益腎服之七十亦無白髮茅山蒼朮刮淨米泔浸軟切片四斤一斤酒浸焙一斤醋浸焙一斤鹽四兩炒一斤椒四兩炒赤何首烏各二斤泔浸竹刀刮切以黑豆紅棗各五升同蒸至豆爛曝乾地骨皮去骨一斤各取淨末以桑椹汁和成劑鋪盆內汁高三指日晒夜露取日月精華待乾以石臼搗末煉蜜和丸梧子大每空心酒服一百丸此皇甫敬之方也王海藏醫壘元戎

靈芝丸治脾腎氣虛添補精髓通利耳目蒼朮一斤米泔水浸春夏五日秋冬七日逐日換水竹刀刮皮切晒石臼為末棗肉蒸和丸梧子大每服三五十丸棗湯空心服奇效良方

補脾滋腎生精強骨真仙方也蒼朮去皮五斤為末米泔水漂澄取底用脂麻二升半去殼研爛絹袋濾去渣澄漿拌朮曝乾每服三錢

陳米糊和丸梧子大。每服四十丸，空心温酒下。聖濟總録。交加丸。升水降火，除百病。蒼术刮净一斤，分作四分，一分米泔浸炒，一分鹽水浸炒，一分川椒炒，一分破故紙炒。黄蘗皮刮净一斤，分作四分，一分酒炒，一分童尿浸炒，一分小茴香炒，一分生用。揀去各藥，只取术、蘗爲末，煉蜜丸梧子大。每服六十丸，空心鹽湯下。鄧才筆峰雜興方。坎離丸。滋陰降火，開胃進食，强筋骨，去濕熱。白蒼术刮净一斤，分作四分，一分川椒一兩炒，一分破故紙一兩炒，一分五味子一兩炒，一分川芎藭一兩炒，只取术研末。川蘗皮四斤，分作四分，一斤酥炙，一斤人乳汁炙，一斤童尿炙，一斤米泔炙，各十二次，研末。和勻，煉蜜丸梧子大。每服三十丸，早用酒，午用茶，晚用白湯下。積善堂方。不老丹。補脾益腎，服之七十亦無白髮。茅山蒼术刮净，米泔浸軟，切片四斤，一斤酒浸焙，一斤醋浸焙，一斤鹽四兩炒，一斤椒四兩炒。赤、白〔一〕何首烏各二斤，泔浸，竹刀刮切，以黑豆、紅棗各五升，同蒸至豆爛，曝乾。地骨皮去骨一斤。各取净末，以桑椹汁和成劑，鋪盆内，汁高三指，日晒夜露，取日月精華，待乾，以石臼擣末，煉蜜和丸梧子大。每空心酒服一百丸。此皇甫敬之方也。王海藏醫壘元戎。靈芝丸。治脾腎氣虚，添補精髓，通利耳目。蒼术一斤，米泔水浸，春、夏五日，秋、冬七日，逐日换水，竹刀刮皮切晒，石臼爲末，棗肉蒸，和丸梧子大。每服三五十丸，棗湯空心服。奇效良方。補脾滋腎。生精强骨，真仙方也。蒼术去皮五斤，爲末，米泔水漂，澄取底用。脂麻二升半，去殼研爛，絹袋濾去渣，澄漿拌术，暴乾。每服三錢，

〔一〕白：原脱。今據醫壘元戎卷五不老丹例補。

米湯或酒空心調服　孫氏集效方

面黃食少　男婦面無血色，食少嗜臥。蒼朮一斤，熟地黃半斤，乾薑炮各一兩，春秋七錢，夏五錢，為末，糊丸梧子大，每溫水下五十丸。濟生拔萃方

小兒癖疾　蒼朮四兩為末，羊肝一具，竹刀批開，撒朮末，線縛，入砂銅鍋煮熟，搗作丸服。生生編

食生米　男子婦人因食生熟物留滯腸胃，遂至生蟲，久則好食生米，否則終日不樂，至憔悴萎黃，不思飲食，以害其生。用蒼朮米泔水浸一夜，剉焙為末，蒸餅丸梧子大，每服五十丸，食前米飲下，日三服。益昌伶人劉清嘯，一娼名曰花翠，年逾笄，病此。惠民局監趙尹以此治之，兩旬而愈。蓋生米留滯腸胃，受濕則穀不磨而成此疾。蒼朮能去濕暖胃消穀也。楊氏家藏經驗方

腹中虛冷　不能飲食，食輒不消，羸弱生病。朮二斤，麴一斤，炒為末，蜜丸梧子大，每服三十丸，米湯下，日三服。大冷加乾薑三兩，腹痛加當歸三兩，羸弱加甘草二兩。肘後方

脾濕水瀉　注下，困弱無力，水穀不化，腹痛甚者。蒼朮二兩，芍藥一兩，黃芩半兩，淡桂二錢，每服一兩，水一盞半，煎一盞，溫服。脉弦頭微痛，去芍藥，加防風二兩。保命集

暑月暴瀉　壯脾溫胃，飲食所傷。麴朮丸：用神麴炒，蒼朮米泔浸一夜焙，等分為末，糊丸梧子大，每服三五十丸，米飲下。和劑局方

飧瀉久痢　椒朮丸：用蒼朮二兩，川椒一兩，為末，醋糊丸梧子大，每服二十丸，食前溫水下。惡痢久者加桂。保命集

脾濕下血　蒼朮二兩，地榆一兩，分作二服，水二盞，煎一盞，食前溫服。久痢虛滑，以此下桃花丸。保命集

腸

米湯或酒空心調服。孫氏集效方。面黄食少。男婦面無血色，食少嗜卧。蒼术一斤，熟地黄半斤，乾薑炮，冬〔一〕一兩，春、秋七錢，夏五錢，爲末，糊丸梧子大，每温水下五十丸。濟生拔萃方。小兒癖疾。蒼术四兩，爲末，羊肝一具，竹刀批開，撒术末線縛，入砂鍋煮熟，搗作丸服。生生編。好〔二〕食生米。男子、婦人因食生熟物留滯腸胃，遂至生蟲，久則好食生米，否則終日不樂，至憔悴萎黄，不思飲食，以害其生。用蒼术米泔水浸一夜，剉焙爲末，蒸餅丸梧子大。每服五十丸，食前米飲下，日三服。益昌伶人劉清嘯，一娼名曰花翠，年逾笄病此。惠民局監趙尹以此治之，兩旬而愈。蓋生米留滯，腸胃受濕，則穀不磨而成此疾，蒼术能去濕暖胃消穀也。楊氏家藏經驗方。腹中虚冷，不能飲食，食輒不消，羸弱生病。术二斤，麴一斤，炒爲末，蜜丸梧子大。每服三十丸，米湯下，日三服。大冷加乾薑三兩，腹痛加當歸三兩，羸弱加甘草二兩。肘後方。脾濕水瀉注下，困弱無力，水穀不化，腹痛甚者。蒼术二兩，白芍藥一兩，黄芩半兩，淡桂二錢，每服一兩，水一盞半，煎一盞，温服。脉弦頭微痛，去芍藥，加防風二兩。保命集。暑月暴瀉。壯脾温胃，飲食所傷。麴术丸：用神麴炒，蒼术米泔浸一夜，焙，等分爲末，糊丸梧子大。每服三五十丸，米飲下。和劑局方。飧瀉久痢。椒术丸：用蒼术二兩，川椒一兩，爲末，醋糊丸梧子大。每服二十丸，食前温水下。惡痢久者，加桂。保命集。脾濕下血。蒼术二兩，地榆一兩，分作二服，水二盞，煎一盞，食前温服。久痢虚滑，以此下桃花丸。保命集。腸

〔一〕冬：原作「各」。今據濟生拔萃卷八潔古家珍雜方改。
〔二〕好：原脱。今據普濟方卷一百七十四米癥引家藏經驗方補。

風下血蒼术不拘多少以皂角挼濃汁浸一宿煮乾焙研為末麪糊丸如梧子大每服五十丸空心米飲下日三服婦人良方

濕氣身痛蒼术泔浸切水煎取濃汁熬膏白湯點服簡便方

補虛明目健骨和血蒼术泔浸四兩熟地黄焙二兩為末酒糊丸梧子大每温酒下三五十丸日三服普濟方

青盲雀目聖惠方用蒼术四兩泔浸一夜切焙研末每服三錢猪肝二兩批開摻藥在内扎定入粟米一合水一碗砂鍋煮熟熏眼臨卧食肝飲汁不拘大人小兒皆治○又方不計時月久近用蒼术二兩泔浸焙搗為末每服一錢以好羊子肝一斤竹刀切破摻藥在内麻扎以粟米泔煮熟待冷食之以愈為度

眼目昏濇蒼术半斤泔浸七日去皮切焙木賊各二兩為末每服一錢茶酒任下聖惠方

嬰兒目濇不開或出血蒼术二錢入猪膽中扎煮將藥氣熏眼後更嚼取汁與服妙幼幼新書

風牙腫痛蒼术盐水浸過燒存性研末揩牙去風熱普濟方

臍蟲怪病腹中如鐵石臍中水出旋變作蟲行遶身匝痒難忍撥掃不盡用蒼术濃煎湯浴之仍以蒼术末入麝香少許水調服夏子益奇疾方

苗主治作飲甚香去水弘景 亦止自汗

狗脊本經中品

風下血。蒼术不拘多少，以皂角挼濃汁浸一宿，煮乾，焙，研爲末，麪糊丸如梧子大。每服五十丸，空心米飲下，日三服。婦人良方。

濕氣身痛。蒼术泔浸切，水煎，取濃汁熬膏，白湯點服。簡便方。補虚明目，健骨和血。蒼术泔浸四兩，熟地黄焙二兩，爲末，酒糊丸梧子大。每温酒下三五十丸，日三服。普濟方。青盲雀目。聖惠方用蒼术四兩，泔浸一夜，切焙研末。每服三錢，猪肝二兩，批開摻藥在内，扎定，入粟米一合，水一碗，砂鍋煮熟，熏眼，臨卧食肝飲汁，不拘大人、小兒皆治。○又方：不計時月久近。用蒼术二兩，泔浸，焙，擣爲末，每服一錢，以好羊子肝一斤，竹刀切破，摻藥在内，麻扎，以粟米泔煮熟，待冷食之，以愈爲度。眼目昏濇。蒼术半斤，泔浸七日，去皮切焙，蛤粉〔一〕、木賊各二兩，爲末。每服一錢，茶酒任下。聖惠方。嬰兒目濇不開，或出血。蒼术二錢，入猪膽中扎煮。將藥氣熏眼後，更嚼取汁與服，妙。幼幼新書。風牙腫痛。蒼术鹽水浸過，燒存性，研末揩牙，去風熱。普濟方。臍蟲怪病。腹中如鐵石，臍中水出，旋變作蟲行，遶身匝痒難忍，撥掃不盡。用蒼术濃煎湯浴之。仍以蒼术末，入麝香少許，水調服。夏子益奇疾方。

狗脊本經中品

苗。【主治】作飲甚香，去水。弘景。亦止自汗。

〔一〕蛤粉：原脱。今據聖濟總録卷一百六目澀痛之「大效光明散」補。

釋名 強膂（別錄） 扶筋（別錄） 百枝（本經） 狗青（吳普） 恭曰此藥苗似貫衆根長多岐狀如狗之脊骨而肉作青綠色故以名之時珍曰強膂扶筋以功名也別錄又名扶蓋乃扶筋之誤本經狗脊一名百枝別錄萆薢一名赤節而吳普本草謂百枝為萆薢赤節為狗脊皆似誤也

集解 〔別錄〕曰狗脊生常山川谷二月八月采根暴乾普曰狗脊如萆薢莖節如竹有刺葉圓赤根黃白亦如竹根毛有刺岐伯經云莖無節葉端圓青赤皮白有赤脈弘景曰今山野處處有之與菝葜相似而小異其莖葉小肥其節踈其莖大直上有刺葉圓有赤脈根凹凸巃嵸如羊角強細者是〔頌〕曰今太行山淄溫眉州亦有之苗尖細碎青色高一尺以来無花其莖葉似貫衆而細其根黑色長三四寸多岐似狗之脊骨大有兩指許其肉青綠色春秋采根暴乾今方亦有用金毛者陶氏所說乃有刺萆薢非狗脊也今江左俗猶用之〔斅〕曰凡使狗脊勿用透山形根形狀一般只是入頂苦不可餌也〔時珍〕曰狗脊有二種一種根黑色如狗脊骨一種有金黃毛亦狗形皆可入藥其莖細而葉花兩兩對生正似大葉蕨比貫衆葉有齒面背皆光其根大如拇指有硬黑鬚簇之吳普陶弘景所說根苗皆是菝葜蘇恭蘇頌所說即真狗脊也按張揖廣雅云菝葜狗脊也張華博物志云菝葜與萆薢相亂一名狗脊觀此則昔人以菝葜為狗脊相承之誤久矣然菝葜萆薢狗脊三者形狀雖殊而功用亦不甚相遠

【釋名】强膂別録、扶筋別録、百枝本經、狗青吴普。【恭曰】此藥苗似貫衆，根長多歧，狀如狗之脊骨，而肉作青緑色，故以名之。【時珍曰】强膂、扶筋，以功名也。别録又名扶蓋，乃扶筋之誤。本經狗脊一名百枝，别録萆〔一〕薢一名赤節，而吴普本草謂百枝爲萆薢，赤節爲狗脊，皆似誤也。

【集解】【别録曰】狗脊生常山川谷，二月、八月采根，暴乾。【普曰】狗脊如萆薢，莖節如竹有刺，葉圓赤，根黄白，亦如竹根，毛有刺。岐伯經云：莖無節，葉端圓、青赤，皮白有赤脉。【弘景曰】今山野處處有之，與菝葜相似而小異。其莖葉小肥，其節疏，其莖大直，上有刺，葉圓有赤脉，根凸凹巃嵸如羊角强細者是。【頌曰】今太行山、淄、温、眉州亦有之。苗尖細碎青色，高一尺以來，無花，其莖葉似貫衆而細。其根黑色，長三四寸，多歧，似狗之脊骨，大有兩指許。其肉青緑色。春秋采根暴乾。今方亦有用金毛者。陶氏所説乃有刺萆薢，非狗脊也，今江左俗猶用之。【斅曰】凡使狗脊，勿用透山藤〔二〕根，形狀一般，只是入頂苦，不可餌也。【時珍曰】狗脊有二種：一種根黑色如狗脊骨，一種有金黄毛如狗形，皆可入藥。其莖細而葉花兩兩對生，正似大葉蕨，比貫衆葉有齒，面背皆光。其根大如拇指，有硬黑鬚簇之。吴普、陶弘景所説根苗皆是菝葜；蘇恭、蘇頌所説即真狗脊也。按張揖廣雅云：菝葜，狗脊也。張華博物志云：菝葜與萆薢相亂，一名狗脊。觀此則昔人以菝葜爲狗脊，相承之誤久矣。然菝葜、萆薢、狗脊三者，形狀雖殊，而功用亦不甚相遠。

〔一〕萆：原字簡省似「草」。然據下文「集解」所載，當作「萆」，今據改。本條内下同徑改。
〔二〕藤：原作「形」。今據證類卷六狗脊改。

根修治斅曰凡修事大燎去鬚細剉了酒浸一夜蒸之從巳至申取出晒乾用時珍曰今人惟剉炒去毛鬚用

氣味苦平無毒別錄曰甘微溫普曰神農苦桐君黃帝岐伯雷公扁鵲甘無毒李當之小溫權曰苦辛微熱之才曰萆薢為之使惡敗醬莎草

主治腰背強關機緩急周痺寒濕膝痛頗利老人本經療失溺不節男女腳弱腰痛風邪淋露少氣目闇堅脊利俛仰女子傷中關節重別錄男子女人毒風軟腳腎氣虛弱續筋骨補益男子甄權強肝腎健骨治風虛時珍

附方新四

男子諸風四寶丹用金毛狗脊鹽泥固濟煅紅去毛蘇木萆薢川烏頭生用等分為末米醋和丸梧子大每服二十丸溫酒鹽湯下普濟方

室女白帶衝任虛寒鹿茸丸用金毛狗脊燎去毛白斂各一兩鹿茸酒蒸焙二兩為末用艾煎醋汁打糯米糊丸梧子大每服五十丸空心溫酒下濟生方

固精強骨金毛狗脊遠志肉白伏神當歸身等分為末煉蜜丸梧子大每酒服五十丸集簡方

病後足腫但節食以養胃氣外用狗脊煎湯漬洗吳綬蘊要

貫衆本經下品

根。【修治】【𩿪曰】凡修事，火燎去鬚，細剉了，酒浸一夜，蒸之，從巳至申，取出晒乾用。【時珍曰】今人惟剉炒去毛鬚用。

【氣味】苦，平，無毒。【别録曰】甘，微温。【普曰】神農：苦。桐君、黄帝、岐伯、雷公、扁鵲：甘，無毒。李當之：小温。【權曰】苦、辛，微熱。【之才曰】萆薢爲之使，惡敗醬、莎草。【主治】腰背强，關機緩急，周痹，寒濕膝痛。頗利老人。本經。療失溺不節，男女脚弱腰痛，風邪淋露，少氣目闇，堅脊，利俛仰，女子傷中，關節重。别録。男子女人毒風軟脚，腎氣虚弱，續筋骨，補益男子。甄權。强肝腎，健骨，治風虚。時珍。

【附方】新四。男子諸風。四寶丹：用金毛狗脊，鹽泥固濟，煅紅去毛，蘇木、萆薢、川烏頭生用等分，爲末，米醋和丸梧子大。每服二十丸，温酒、鹽湯下。普濟方。室女白帶，衝任虚寒。鹿茸丸：用金毛狗脊燎去毛、白斂各一兩，鹿茸酒蒸焙二兩，爲末，用艾煎醋汁打糯米糊，丸梧子大。每服五十丸，空心温酒下。濟生方。固精强骨。金毛狗脊、遠志肉、白伏神、當歸身等分，爲末，煉蜜丸梧子大。每酒服五十丸。集簡方。病後足腫。但節食以養胃氣，外用狗脊煎湯漬洗。吴綬蘊要。

貫衆本經下品

【釋名】貫節本經貫渠本經百頭本經虎卷扁府本經又名草鴟頭別錄黑狗脊綱目鳳
尾草圖經時珍曰此草葉莖如鳳尾其根一本而衆枝貫之故草名鳳尾根名貫衆貫節貫渠渠者魁也吳普本草
作貫中俗作貫仲管仲者皆謬稱也爾雅云濼音灼貫衆此也別錄一名伯萍一名藥藻皆字訛也金星草一名鳳尾
草與此同名宜互考之弘景曰近道皆有之葉如大蕨其根形色毛芒全似老鴟頭故呼為草鴟頭

【集解】別錄曰貫衆生玄山山谷及冤句少室山二月八月采根陰乾普曰葉青黃色兩兩相對莖有黑毛叢生冬夏
不死四月花白七月實黑聚相連卷旁生三月八月采根五月采葉保昇曰苗似狗脊狀如雉尾根直多枝皮黑肉赤曲
者名草鴟頭所在山谷陰處則有之頌曰今陝西河東州郡及荊襄間多有之而少有花者春生苗赤葉大如蕨莖幹三
稜葉綠色似雞翎又名鳳尾草其根紫黑色形如大瓜下有黑鬚毛又似老鴟郭璞注爾雅云葉員銳莖毛黑布地冬
不死廣雅謂之貫節是矣時珍曰多生山陰近水處數根叢生一根數莖莖大如箸其涎滑其葉兩兩對生如狗脊之葉
而無鋸齒青黃色面深背淺其根曲而有尖嘴黑鬚叢族亦似狗脊根而大狀如伏鴟

根【氣味】苦微寒有毒之才曰雚菌赤小豆為之使伏石鍾乳【主治】腹中邪熱氣
諸毒殺三蟲本經去寸白破癥瘕除頭風止金瘡別錄為末水服

【釋名】貫節本經、貫渠本經、百頭本經、又名虎卷、扁府〔一〕。草鴟頭別録、黑狗脊綱目、鳳尾草圖經。【時珍曰】此草葉莖如鳳尾，其根一本而衆枝貫之。故草名鳳尾，根名貫衆、貫節、貫渠。渠者，魁也。吴普本草作貫中，俗作貫仲、管仲者，皆謬稱也。爾雅云：濼，音灼。貫衆，即此也。別録一名伯萍，一名藥〔二〕藻，皆字訛也。金星草，一名鳳尾草，與此同名，宜互考之。【弘景曰】近道皆有之。葉如大蕨。其根形色毛芒，全似老鴟頭，故呼爲草鴟頭。

【集解】【別録曰】貫衆生玄山山谷及冤句少室山，二月、八月采根，陰乾。【普曰】葉青黄色，兩兩相對。莖有黑毛叢生，冬夏不死。四月花白，七月實黑，聚相連卷旁生。三月、八月采根，五月采葉。【保昇曰】苗似狗脊，狀如雉尾，根直多枝，皮黑肉赤，曲者名草鴟頭，所在山谷陰處則有之。【頌曰】今陝西、河東州郡及荆、襄間多有之，而少有花者。春生苗，赤。葉大如蕨。莖幹三稜，葉緑色似雞翎，又名鳳尾草。其根紫黑色，形如大瓜，下有〔三〕黑鬚毛，又似老鴟。郭璞注爾雅云：葉員鋭，莖毛黑，布地，冬不死。廣雅謂之「貫節」是矣。【時珍曰】多生山陰近水處。數根叢生，一根數莖，莖大如筯，其涎滑。其葉兩兩對生，如狗脊之葉而無鋸齒，青黄色，面深背淺。其根曲而有尖觜，黑鬚叢族，亦似狗脊根而大，狀如伏鴟。

根。【氣味】苦，微寒，有毒。【之才曰】藋菌、赤小豆爲之使，伏石鍾乳。【主治】腹中邪熱氣，諸毒，殺三蟲。本經。去寸白，破癥瘕，除頭風，止金瘡。別録。爲末，水服

〔一〕府：政和證類（元刊）卷十貫衆作「苻」。千金翼卷三貫衆作「符」。
〔二〕藥：千金翼、大觀證類等同此。政和證類（元刊）卷十貫衆作「樂」。
〔三〕有：此下原衍「一」字。今據證類卷十貫衆刪。

一錢止鼻血有效蘇頌治下血崩中帶下產後血氣脹痛斑疹毒漆毒骨哽解豬病時珍

【發明】時珍曰貫衆大治婦人血氣根汁能制三黃化五金伏鍾乳結砂制汞且能解毒軟堅王海藏治夏月豆出不快快斑散用之云貫衆有毒而能解腹中邪熱之毒病因內感而發之於外者多效非古法之分經也又黃山谷煮豆帖言荒年以黑豆一升挼淨入貫衆一斤剉如骰子大同以水煮文火斟酌至豆熟取出日乾覆令展盡餘汁簸去貫衆每日空心啗豆五七粒能食百草木枝葉有味可飽又王璆百一選方言滁州蔣教授因食鯉魚玉蟬羹為肋肉所哽乞藥皆不效或令以貫衆濃煎汁一盞分三服連進至夜一咯而出亦可為末水服一錢觀此可知其軟堅之功不但治血治瘡而已也

【附方】新一十五

鼻衄不止貫衆根末水服一錢普濟方

諸般下血腸風酒痢血痔鼠痔下血黑狗脊黃者不用須內肉赤色者即本草貫衆也去皮毛剉焙為末每服二錢空心米飲下或醋糊丸梧子大每米飲下三四十丸或燒存性出火毒為末入麝香少許米飲服二錢普濟方

女人血崩貫衆半兩煎酒服之立止集簡方

產後亡血過多心腹徹痛者用貫衆狀如刺蝟者一個全用不剉只揉去毛及花萼以好醋蘸濕慢

一錢，止鼻血有效。蘇頌。治下血崩中滯下，産後血氣脹痛，斑疹毒，漆毒，骨哽。解豬病。時珍。

【發明】【時珍曰】貫衆大治婦人血氣，根汁能制三黄，化五金，伏鍾乳，結砂制汞，且能解毒軟堅。王海藏治夏月豆出不快，快斑散用之。云貫衆有毒，而能解腹中邪熱之毒，病因内感而發之於外者多效，非古法之分經也。又黄山谷煮豆帖言，荒年以黑豆一升挼净，入貫衆一斤，剉如骰子大，同以水煮，文火斟酌至豆熟，取出日乾，覆令展盡餘汁，簸去貫衆，每日空心啗豆五七粒，能食百草木枝葉，有味可飽。又王璆百一選方言，滁州蔣教授因食鯉魚玉蟬羹，爲肋肉所哽，凡藥皆不效。或令以貫衆濃煎汁一盞，分三服，連進至夜，一咯而出。亦可爲末，水服一錢。觀此可知其軟堅之功，不但治血治瘡而已也。

【附方】新一十五。鼻衄不止。貫衆根末，水服一錢。普濟方。諸般下血。腸風、酒痢、血痔、鼠痔下血。黑狗脊，黄者不用，須内肉赤色者，即本草貫衆也。去皮毛，剉焙爲末。每服二錢，空心米飲下。或醋糊丸梧子大，每米飲下三四十丸。或燒存性，出火毒爲末，入麝香少許，米飲服二錢。普濟方。女人血崩。貫衆半兩，煎酒服之，立止。集簡方。産後亡血過多，心腹徹痛者。用貫衆狀如刺猬者一個，全用不剉，只揉去毛及花萼，以好醋蘸濕，慢火炙令香熱候冷為末米飲空心每服二錢甚效婦人良方赤白帶下年深諸藥不能療者用上方治之亦驗名獨聖湯方同上年深欬嗽出膿血貫衆蘇方木等分每服三錢水一盞生薑三片煎服日二服○久欬漸成勞瘵鳳尾草為末用魚鮓蘸食之聖惠方豆瘡不快快斑散用貫衆赤芍藥各一錢升麻甘草各五分入淡竹葉三片水一盞半煎七分溫服王海藏方頭瘡白禿貫衆白芷為末油調塗之○又方貫衆燒末油調塗聖惠方漆瘡作癢油調貫衆末塗之千金方雞魚骨哽貫衆縮砂甘草等分為粗末綿包少許含之嚥汁久則隨痰自出普濟方解輕粉毒齒縫出血臭腫貫衆黃連各半兩煎水入冰片少許時時漱之○陸氏積德堂方血痢不止鳳尾草根即貫衆五錢煎酒服陳解元吉言所傳集簡方便毒腫痛貫衆酒服二錢良多能鄙事

花【主治】惡瘡令人洩別錄

巴戟天本經上品

【釋名】不凋草日華三蔓草唐本時珍曰名義殊不可曉

【集解】別錄曰巴戟天生巴郡及下邳山谷二月八月采根陰乾弘景曰今亦用建平宜都者根狀如牡丹而細外赤

火炙令香熟，候冷爲末，米飲空心每服二錢，甚效。婦人良方。**赤白帶下**，年深，諸藥不能疗者。用上方治之亦驗，名獨聖湯。方同上。**年深欬嗽**，出膿血。貫衆、蘇方木等分，每服三錢，水一盞，生薑三片，煎服，日二服。○久欬，漸成勞瘵。鳳尾草爲末，用魚鮓蘸食之。聖惠方。**豆瘡不快**。快斑散：用貫衆、赤芍藥各一錢，升麻、甘草各五分，入淡竹葉三片，水一盞半，煎七分，温服。王海藏方。**頭瘡白禿**。貫衆、白芷爲末，油調塗之。○又方：貫衆燒末，油調塗。聖惠方。**漆瘡作癢**。油調貫衆末塗之。千金方。**雞魚骨哽**。貫衆、縮砂、甘草等分，爲粗末，綿包少許，含之嚥汁，久則隨痰自出。普濟方。**解輕粉毒**。齒縫出血，臭腫。貫衆、黃連各半兩，煎水，入冰片少許，時時漱之。○陸氏積德堂方。**血痢不止**。鳳尾草根，即貫衆，五錢，煎酒服。陳解元吉言所傳。集簡〔一〕方。**便毒腫痛**。貫衆，酒服二錢，良。多能鄙事。

花。【主治】惡瘡，令人洩。別録。

巴戟天本經上品

【釋名】不凋草日華、三蔓草。【時珍曰】名義殊不可曉。

【集解】【別録曰】巴戟天生巴郡及下邳山谷，二月、八月采根，陰乾。【弘景曰】今亦用建平、宜都者，根狀如牡丹而細，外赤

〔一〕簡：原作「間」。今據卷一引據古今醫家書目改。

內黑，用之打去心。弘景曰：其苗俗名三蔓草。葉似茗，經冬不枯。根如連珠，宿根青色，嫩根白紫，用之亦同，以連珠多肉厚者為勝。大明曰：紫色如小念珠，有小孔子，堅硬難擣。宗奭曰：巴戟天本有心，乾縮時偶自落，或抽去，故中心或空，非自有小孔也。今人欲要中間紫色，則多偽以大豆汁沃之，不可不察。頌曰：今江淮、河東州郡亦有，但不及蜀州者佳。多生山林內。內地生者，葉似麥門冬而厚大，至秋結實。今方家多以紫色為良。蜀人云都無紫色者。采時或用黑豆同煮，欲其色紫，殊失氣味，尤宜辨之。又有一種山葎根，正似巴戟，但色白。土人采得，以醋水煮之，乃以雜巴戟，莫能辨也。但擊破視之，中紫而鮮潔者，偽也；其中雖紫，又有微白，糝有粉色，而理小暗者，真也。真巴戟嫩時亦白，乾時亦煮治使紫，力劣弱耳。

根【修治】斅曰：凡使須用枸杞子湯浸一宿，待稍軟漉出，再酒浸一伏時，漉出，同菊花熬焦黃，去菊花，以布拭乾用。時珍曰：今法惟以酒浸一宿，剉焙入藥。若急用，只以溫水浸軟去心也。

【氣味】辛、甘，微溫，無毒。大明曰：苦。之才曰：覆盆子為之使，惡雷丸、丹參、朝生。

【主治】大風邪氣，陰痿不起，強筋骨，安五臟，補中增志益氣。本經。療頭面遊風，小腹及陰中相引痛，補五勞，益精，利男子。別錄。治男子夜夢鬼交精泄，強陰下氣，治風癩。甄權。治一切風，療水脹。日華。治腳氣，去

内黑，用之打去心。【恭曰】其苗俗名三蔓草。葉似茗，經冬不枯。根如連珠，宿根青色，嫩根白紫，用之亦同，以連珠多、肉厚者爲勝。

【大明曰】紫色如小念珠，有小孔子，堅硬難擣。【宗奭曰】巴戟天本有心，乾縮時偶自落，或抽去，故中心或空，非自有小孔也。今人欲要中間紫色，則多僞以大豆汁沃之，不可不察。【頌曰】今江、淮、河東州郡亦有，但不及蜀州者佳，多生山林内。内地生者，葉似麥門冬而厚大，至秋結實。今方家多以紫色爲良。蜀人云：都無紫色者。采時或用黑豆同煮，欲其色紫，殊失氣味，尤宜辨之。又有一種山葎根，正似巴戟，但色白。土人采得，以醋水煮之，乃以雜巴戟，莫能辨也。但擊破視之，中紫而鮮潔者，僞也。其中雖紫，又有微白，糝有粉色而理小暗者，真也。真巴戟嫩時亦白，乾時亦煮治使紫，力劣弱耳。

根。【修治】【斅曰】凡使須用枸杞子湯浸一宿，待稍軟漉出，再酒浸一伏時，漉出，同菊花熬焦黄，去菊花，以布拭乾用。【時珍曰】今法：惟以酒浸一宿，剉焙入藥。若急用，只以温水浸軟去心也。

【氣味】辛、甘，微温，無毒。【大明曰】苦。【之才曰】覆盆子爲之使，惡雷丸、丹參、朝生。【主治】大風邪氣，陰痿不起，强筋骨，安五臟，補中增志益氣。本經。療頭面遊風，小腹及陰中相引痛，補五勞，益精，利男子。别録。治男子夜夢鬼交精洩，强陰下氣，治風癩。甄權。治一切風，療水脹。日華。治脚氣，去

以疾補血海出仙經（時珍）

【發明】（頌曰）巴戟天腎經血分藥也（權曰）病人虛損加而用之（宗奭曰）有人嗜酒日須五七杯後患脚氣甚危或教以巴戟半兩糯米同炒米微轉色去米不用大黃一兩剉炒同為末熟蜜丸温水服五七十丸仍禁酒遂愈

【附録】巴棘（別録曰）味苦有毒主惡疥瘡出蟲生高地葉白有刺根連數十枚一名女木

遠志（本經上品）

【釋名】苗名小草（本經）細草（本經）棘菀（本經）葽繞（本經）（時珍曰）此草服之能益智強志故有遠志之稱世說載謝安云處則為遠志出則為小草記事珠謂之醒心杖

【集解】（別録曰）遠志生太山及冤句川谷四月采根葉陰乾（弘景曰）冤句屬兗州濟陰郡今此藥猶從彭城北蘭陵來用之去心取皮一斤止得三兩爾亦入仙方用小草狀似麻黃而青（志曰）莖葉似大青而小比之麻黃陶不識也（禹錫曰）按爾雅云葽繞棘菀郭璞注云今遠志也似麻黃赤華葉銳而黃其上謂之小草（頌曰）今河陝洛西州郡亦有之根形如蒿根黃色苗似麻黃而青又如畢豆葉亦有似大青而小者三月開白花根長及一尺泗州出者花紅根葉俱大於他處商州出者根又黑色俗傳夷門出者最佳四月采根晒乾古方通用遠志小草今醫但用遠志稀用小草（時珍曰）遠志有

風〔一〕疾，補血海。時珍。出仙經。

【發明】【好古曰】巴戟天，腎經血分藥也。【權曰】病人虛損，加而用之。【宗奭曰】有人嗜酒，日須五七盃。後患脚氣甚危，或教以巴戟半兩，糯米同炒，米微轉色，去米不用，大黄一兩，剉炒，同爲末，熟蜜丸，温水服五七十丸，仍禁酒，遂愈。

【附録】巴棘。【别録曰】味苦，有毒。主惡疥瘡出蟲。生高地，葉白有刺，根連數十枚。一名女木。

遠志本經上品

【釋名】苗名小草本經、細草本經、棘菀本經、葽繞本經。【時珍曰】此草服之能益智强志，故有遠志之稱。世説載謝安云〔二〕：「處則爲遠志，出則爲小草。」記事珠謂之醒心杖。

【集解】【别録曰】遠志生太山及寃句川谷，四月采根、葉，陰乾。【弘景曰】寃句屬兖州濟陰郡，今此藥猶從彭城北蘭陵來。用之去心取皮，一斤止得三兩爾。亦入仙方用。小草狀似麻黄而青。【志曰】莖葉似大青而小。比之麻黄，陶不識也。【禹錫曰】按爾雅云：葽繞，棘菀。郭璞注云：今遠志也。似麻黄，赤華，葉鋭而黄。其上謂之小草。【頌曰】今河、陝、洛西州郡亦有之。根形如蒿根，黄色。苗似麻黄而青，又如畢豆。葉亦有似大青而小者。三月開白花。根長及一尺。泗州出者花紅，根葉俱大於他處。商州出者根又黑色。俗傳夷門出者最佳。四月采根，晒乾。古方通用遠志、小草。今醫但用遠志，稀用小草。【時珍曰】遠志有

〔一〕風：原作「以」。今從錢本改。
〔二〕謝安云：據世説新語卷下，此語乃郝隆所言，非謝安之語。

大葉小葉二種。陶弘景所説者小葉也，馬志所説者大葉也。大葉者花紅。

根修治（斅曰）凡使須去心，否則令人煩悶。仍用甘草湯浸一宿，暴乾或焙乾用。

氣味苦温無毒（之才曰）遠志、小草得伏苓、冬葵子、龍骨良。畏珍珠、藜蘆、蜚蠊、齊蛤。（弘景曰）藥無齊蛤，恐是百合也。（禹錫曰）是蠐螬也。（恭曰）藥錄下卷有齊蛤，陶說非也。

主治欬逆傷中，補不足，除邪氣，利九竅，益智慧，耳目聰明，不忘，强志倍力。久服輕身不老（本經）。利丈夫，定心氣，止驚悸，益精，去心下膈氣，皮膚中熱，面目黃（別錄）。殺天雄、附子、烏頭毒，煎汁飲之（之才）。治健忘，安魂魄，令人不迷，堅壯陽道（甄權）。長肌肉，助筋骨，婦人血噤失音，小兒客忤（日華）。腎積奔豚（好古）。治一切癰疽（時珍）。

葉主治益精補陰氣，止虛損夢洩（別錄）。

發明（好古曰）遠志，腎經氣分藥也。（時珍曰）遠志入足少陰腎經，非心經藥也。其功專於强志益精，治善忘。蓋精與志，皆腎經之所藏也。腎精不足，則志氣衰，不能上通于心，故迷惑善忘。靈樞經云：腎藏精，精舍志。腎盛怒而不止則傷志，志

大葉、小葉二種。陶弘景所説者小葉也，馬志所説者大葉也，大葉者花紅。

根。【修治】【斅曰】凡使須去心，否則令人煩悶。仍用甘草湯浸一宿，暴乾或焙乾用。

【氣味】苦，温，無毒。【之才曰】遠志、小草，得伏苓、冬葵子、龍骨良。畏珍珠、藜蘆、蜚蠊、齊蛤。【弘景曰】藥無齊蛤，恐是百合也。【權曰】是蠐螬也。【恭曰】藥録下卷有齊蛤，陶説非也。【主治】欬逆傷中，補不足，除邪氣，利九竅，益智慧，耳目聰明，不忘，强志倍力。久服輕身不老。本經。利丈夫，定心氣，止驚悸，益精，去心下膈氣，皮膚中熱，面目黄。别録。殺天雄、附子、烏頭毒，煎汁飲之。之才。治健忘，安魂魄，令人不迷，堅壯〔一〕陽道。甄權。長肌肉，助筋骨，婦人血噤失音，小兒客忤。日華。腎積奔豚。好古。治一切癰疽。時珍。

葉。【主治】益精補陰氣，止虚損夢洩。别録。

【發明】【好古曰】遠志，腎經氣分藥也。【時珍曰】遠志入足少陰腎經，非心經藥也。其功專於强志益精，治善忘。蓋精與志皆腎經之所藏也。腎精不足則志氣衰，不能上通于心，故迷惑善忘。靈樞經云：腎藏精，精舍志。腎盛怒而不止則傷志，志

〔一〕壯：原作「狀」。今據證類卷六遠志改。

傷則喜忘其前言，腰脊不可以俛仰屈伸，毛悴色夭。又云：人
之善忘者，上氣不足，下氣有餘，腸胃實而心肺虛，虛則營衛
留於下，久之不以時上，故善忘也。陳言三因方遠志酒治癰
疽，云有奇功，蓋亦補腎之力爾。葛洪抱朴子云：陵陽子仲服
遠志二十年，有子三十
七人，能坐在立亡也。

【附方】舊三，新四。

心孔惛塞 多忘善誤。丁酉日密自至市買遠志，著巾角中，還為末服之，勿令人知。肘后方

胸痺心痛 逆氣膈中，飲食不下。小草丸：用小草、桂心、乾薑、細辛、蜀椒出汗各三兩，附子二分炮，六物搗下篩，蜜和丸梧子大。先食米汁下三丸，日三服。不知，稍增，以知為度。忌豬肉、冷水、生蔥、菜。范汪東陽方

喉痺作痛 遠志肉為末，吹之，涎出為度。直指方

腦風頭痛不可忍 遠志末㗜鼻。宣明方

吹乳腫痛 遠志焙研，酒服二錢，以滓傅之。袖珍方

一切癰疽 遠志酒：治一切癰疽發背癤毒，惡候侵大。有死血陰毒在中則不痛，傅之即痛；有憂怒等氣積怒攻則痛不可忍，傅之即不痛；或蘊熱在內，熱逼人手不可近，傅之即清涼；或氣虛冷，潰而不斂，傅之即斂。此本韓大夫宅用以救人方，極驗。若七情內鬱，不問虛實寒熱，治之皆愈。用遠志不以多少，米泔浸洗，搥去心，為末。每服三錢，溫酒一盞調，澄少頃，飲其清，以滓傅患處。三因方

小便赤濁 遠志甘草水煮半斤，茯神、益智仁各二兩，為末，酒糊丸梧子大。每空心棗湯下五十丸。普濟

傷則喜忘其前言，腰脊不可以俛仰屈伸，毛悴色夭。又云：人之善忘者，上氣不足，下氣有餘，腸胃實而心肺虛，虛則營衛留於下，久之不以時上，故善忘也。陳言三因方遠志酒治癰疽，云有奇功，盖亦補腎之力爾。葛洪抱朴子云：陵陽子仲服遠志二十年，有子三十七人，能坐在立亡也。

【附方】舊三，新四。**心孔惛塞，**多忘善誤。丁酉日密自至市買遠志，着巾角中，還，爲末服之，勿令人知。肘後方。**胸痺心痛。**逆氣膈中，飲食不下。小草丸：用小草、桂心、乾薑、細辛、蜀椒出汗各三分〔一〕，附子二分炮，六物擣下篩，蜜和丸梧子大。先食米汁下三丸，日三服，不知稍增，以知爲度。忌猪肉、冷水、生葱菜。范汪東陽方。**喉痺作痛。**遠志肉爲末，吹之，涎出爲度。直指方。**腦風頭痛**不可忍。遠志末嗅鼻。宣明方。**吹乳腫痛。**遠志焙，研，酒服二錢，以滓傅之。袖珍方。**一切癰疽。**遠志酒：治一切癰疽發背癤毒，惡候侵大。有死血陰毒在中則不痛，傅之即痛。有憂怒等氣積怒攻則痛不可忍，傅之即不痛。或蘊熱在內，熱逼人手不可近，傅之即清涼。或氣虛冷，潰而不斂，傅之即斂。此本韓大夫宅用以救人方，極驗。若七情内鬱，不問虛實寒熱，治之皆愈。用遠志不以多少，米泔浸洗，搥去心，爲末。每服三錢，温酒一盞調，澄少頃，飲其清，以滓傅患處。三因方。**小便赤濁。**遠志，甘草水煮半斤，伏神、益智仁各二兩，爲末，酒糊丸梧子大，每空心棗湯下五十丸。普濟。

〔一〕分：原作「两」。今據證類卷六遠志改。

百脉根唐本草

【集解】恭曰出肅州巴西葉似苜蓿花黃根如遠志二月八月采根日乾時珍曰按唐書作栢脉根肅州歲貢之千金外臺大方中亦時用之今不復聞此或者名稱又不同也

根【氣味】苦微寒無毒【主治】下氣止渴去熱除虛勞補不足酒浸或水煮丸散兼用唐本

淫羊藿本經中品

【釋名】仙靈脾唐本 放杖草日華 棄杖草日華 千兩金日華 乾雞筋日華 黃連祖日華 三枝九葉草圖經 剛前本經【弘景曰】服之使人好為陰陽西川北部有淫羊一日百遍合盖食此藿所致故名淫羊藿【時珍曰】豆葉曰藿此葉似之故亦名藿仙靈脾千兩金放杖剛前皆言其功力也雞筋黃連祖皆因其根形也柳子厚文作仙靈毗人曉門毗此物補下於理尤通

【集解】【別錄曰】淫羊藿生上郡陽山山谷【恭曰】所在皆有葉形似小豆而圓薄莖細亦堅俗名仙靈脾是也【頌曰】江東陝西泰山漢中湖湘間皆有之莖如粟稈葉青似杏葉上有刺根紫色有鬚四月開白花亦有紫花者碎小獨頭子五月

百脉根唐本草

【集解】【恭曰】出肅州、巴西。葉〔一〕似苜蓿，花黄，根如遠志。二月、八月采根，日乾。【時珍曰】按唐書作柏脉根，肅州歲貢之。千金、外臺大方中亦時用之。今不復聞此，或者名稱又不同也。

根。【氣味】苦，微寒，無毒。【主治】下氣，止渴去熱，除虚勞，補不足。酒浸或水煮，丸散兼用。唐本。

淫羊藿本經中品

【釋名】仙靈脾唐本、放杖草日華、棄杖草日華、千兩金日華、乾雞筋日華、黄連祖日華、三枝九葉草圖經、剛前本經。【弘景曰】服之使人好爲陰陽。西川北部有淫羊，一日百遍合，盖食此藿所致，故名淫羊藿。【時珍曰】豆葉曰藿，此葉似之，故亦名藿。仙靈脾、千兩金、放杖、剛前，皆言其功力也。雞筋、黄連祖，皆因其根形也。柳子厚文作仙靈毗，人臍曰毗，此物補下，於理尤通。

【集解】【别録曰】淫羊藿生上郡陽山山谷。【恭曰】所在皆有。葉形似小豆而圓薄，莖細亦堅，俗名仙靈脾是也。【頌曰】江東、陝西、泰山、漢中、湖、湘間皆有之。莖如粟稈，葉青似杏，葉上有刺，根紫色有鬚。四月開白花，亦有紫花者，碎小獨頭子。五月

〔一〕葉：原作「藥」。今據證類卷九百脉根改。

采藥烱乾淵湘出者葉如小豆枝莖緊細經冬不凋根似黄連闗中呼為三枝九葉草苗高一二尺許根葉俱堪用蜀本草言生處不聞水聲者良時珍曰生大山中一根數莖莖粗如線高一二尺一莖三椏一椏三葉葉長二三寸如杏葉及豆藿面光背淡甚薄而細齒有微刺

根葉

修治 斅曰凡使時呼仙靈脾以夾刀夾去葉四畔花枝每一斤用羊脂四兩拌炒待脂盡為度

氣味辛寒無毒 普曰神農雷公辛李當之小寒權曰甘平可單用保昇曰性溫時珍曰甘香微辛溫之才曰薯蕷紫芝為之使得酒良

主治陰痿絕傷莖中痛利小便益氣力強志堅筋骨消瘰癧赤癰下部有瘡洗出蟲丈夫久服令人無子 本經 機曰無子字誤當作有子 丈夫絕陽無子女人絕陰無子老人昏耄中年健忘一切冷風勞氣筋骨攣急四肢不仁補腰膝強心力 大明

發明 時珍曰淫羊藿味甘氣香性溫不寒能益精氣乃手足陽明三焦命門藥也真陽不足者宜之

附方 舊三新五

仙靈脾酒 益丈夫興陽理腰膝冷用淫羊藿一斤酒一斗浸三日逐時飲之 食醫心鏡

采葉，晒乾。湖、湘出者，葉如小豆，枝莖緊細，經冬不凋，根似黄連。關中呼爲三枝九葉草。苗高一二尺許，根葉俱堪用。蜀本草言：生處不聞水聲者良。【時珍曰】生大山中。一根數莖，莖粗如線，高一二尺。一莖三椏，一椏〔一〕三葉。葉長二三寸，如杏葉及豆藿，面光背淡，甚薄而細齒，有微刺。

根葉。【修治】【斅曰】凡使時呼仙靈脾，以夾刀夾去葉四畔花枝，每一斤用羊脂四兩拌炒。待脂盡爲度。

【氣味】辛，寒，無毒。【普曰】神農、雷公：辛。李當之：小寒。【權曰】甘，平。可單用。【保昇曰】性温。【時珍曰】甘、香、微辛，温。【之才曰】薯蕷、紫芝爲之使，得酒良。【主治】陰痿絶傷，莖中痛，利小便，益氣力，强志。本經。堅筋骨，消瘰癧赤癰，下部有瘡，洗出蟲。丈夫久服，令人無子。别録。【機曰】「無子」字誤，當作「有子」。丈夫絶陽無子，女人絶陰無子，老人昏耄，中年健忘，一切冷風勞氣，筋骨攣急，四肢不仁，補腰膝，强心力。大明。

【發明】【時珍曰】淫羊藿味甘氣香，性温不寒，能益精氣，乃手足陽明、三焦、命門藥也，真陽不足者宜之。

【附方】舊三，新五。**仙靈脾酒**。益丈夫，興陽，理腰膝冷。用淫〔二〕羊藿一斤，酒一斗，浸三日，逐時飲之。食醫心鏡。

〔一〕椏：原闕一字。今從江西本補。
〔二〕淫：原作「浮」。今據證類卷八淫羊藿改。

也未知

偏風不遂皮膚不仁宜服仙靈脾酒仙靈脾一斤細判生絹袋盛于不津器中用無灰酒二斗浸之重封春夏三日秋冬五日後每日暖飲常令醺然不得大醉酒盡再合無不效驗合時切忌雞犬婦人見聖惠方

三焦欬嗽腹滿不飲食氣不順仙靈脾覆盆子五味子炒各一兩為末煉蜜丸梧子大每薑茶下二十丸聖濟錄

目昏生翳仙靈脾生王瓜即小栝樓紅色者等分為末每服一錢茶下日二服聖濟總錄

病後青盲日近者可治仙靈脾一兩淡豆豉一百粒水一盞半煎一盞頓服即瘳百一選方

小兒雀目仙靈脾根晚蠶蛾各半兩炙甘草射干各二錢半為末用羊子肝一枚切開摻藥二錢紮定以黑豆一合米泔一盞煮熟分二次食以汁送之普濟方

痘疹入目仙靈脾威靈仙等分為末每服五分米湯下痘疹便覽

牙齒虛痛仙靈脾為粗末煎湯頻漱大效奇效方

仙茅宋開寶

釋名獨茅開寶茅爪子開寶婆羅門參珣曰其葉似茅久服輕身故名仙茅梵音呼為河輸乾陀頌曰其根獨生始因西域婆羅門僧獻方於唐玄宗故今江南呼為婆羅門參言其功補如人參也

集解頌曰仙茅生西域葉似茅其根粗細有節或如筆管有節文理黃色多涎自武城來蜀中諸州皆有之

偏風不遂，皮膚不仁，宜服仙靈脾酒。仙靈脾一斤，細剉，生絹袋盛，于不津〔一〕器中，用無灰酒二斗浸之，重封，春夏三日、秋冬五日後，每日暖飲，常令醺然，不得大醉，酒盡再合，無不效驗。合時切忌雞犬婦人見。聖惠方。三焦欬嗽，腹滿，不飲食，氣不順。仙靈脾、覆盆子、五味子炒各一兩，爲末，煉蜜丸梧子大，每薑茶下二十丸。聖濟録。目昏生翳。仙靈脾，生王瓜即小栝樓紅色者，等分，爲末。每服一錢，茶下，日二服。聖濟總録。病後青盲。日近者可治。仙靈脾一兩，淡豆豉一百粒，水一盌半，煎一盌，頓服即瘳。百一選方。小兒雀目。仙靈脾根、晚蠶蛾各半兩，炙甘草、射干各二錢半，爲末。用羊子肝一枚，切開摻藥二錢，紮定，以黑豆一合，米泔一盞，煮熟，分二次食，以汁送之。普濟方。痘疹入目。仙靈脾、威靈仙等分，爲末。每服五分，米湯下。痘疹便覽。牙齒虚痛。仙靈脾爲粗末，煎湯頻漱，大效。奇效方。

仙茅宋開寶

【釋名】獨茅開寶、茅爪子開寶、婆羅門參。【珣曰】其葉似茅，久服輕身，故名仙茅。梵音呼爲阿輸乹陁〔二〕。【頌曰】其根獨生。始因西域婆罗门僧獻方於唐玄宗，故今江南呼爲婆羅門參，言其功補如人參也。

【集解】【珣曰】仙茅生西域，葉似茅，其根粗細有筋〔三〕，或如筆管，有節文理，黄色多涎〔四〕。自武城〔五〕來，蜀中諸州亦皆有之。【頌曰〔六〕】

〔一〕津：原作「聿」。今據聖惠方卷二十一治偏風諸方改。
〔二〕阿輸乹陁：原作「河輪勒陁」。今據證類卷十一仙茅改。
〔三〕筋：原作「節」。今據改同上。
〔四〕涎：原作「延」。今據改同上。
〔五〕城：原作「成」。今據改同上。
〔六〕頌曰：原爲两字闕。今據補同上。

分大庾嶺蜀川江湖兩浙諸州亦有之葉青如茅而軟且澤
闊面有縱文又似初生棕櫚秧高尺許至冬盡枯春初乃生
三月有花如梔子花黃色不結實其根獨莖而直大如小指
下有短細肉根相附外皮稍粗褐色內肉黃白色二月八月
采根暴乾用衡山出者花碧五月結黑子時珍曰蘇頌所說
詳盡得之但四五月中抽莖四五寸開小花深黃色六出不
似梔子處處大山中有之人惟取梅嶺
者用而會典成都歲貢仙茅二十一斤

根修治斅曰采得以清水洗刮去皮於槐砧上用銅刀切豆
許大以生稀布袋盛於烏豆水中浸一宿取出用酒
拌濕蒸之從巳至亥取出暴乾勿犯鐵器及牛乳斑人鬢髮
大明曰彭祖單服法以竹刀刮切糯米泔浸去赤汁出毒後
无妨損

氣味辛溫有毒珣曰甘微溫有小毒又曰辛平宣而復補無大毒有小熱小毒主治心腹冷
氣不能食腰脚風冷攣痺不能行丈夫虛勞老人失溺無子
益陽道久服通神強記助筋骨益肌膚長精神明目開寶治一
切風氣補暖腰脚清安五臟久服輕身益顏色丈夫五勞七
傷明耳目填骨髓李珣開胃消食下氣益房事不倦大明

今大庾嶺、蜀川、江湖、兩浙諸州亦有之。葉青如茅而軟，且略闊，面有縱文。又似初生椶櫚秧，高尺許。至冬盡枯，春初乃生。三月有花如梔子花，黃色，不結實。其根獨莖而直，大如小指，下有短細肉根相附，外皮稍粗褐色，内肉黃白色。二月、八月采根，暴乾用。衡山出者花碧，五月結黑子。【時珍曰】蘇頌所説詳盡得之。但四五月中抽莖四五寸，開小花深黄色六出，不似巵子。處處大山中有之，人惟取梅嶺者用，而會典成都歲貢仙茅二十一斤。

根。【修治】【斆曰】采得以清水洗，刮去皮，於槐砧上用銅刀切豆許大，以生稀布袋盛，於烏豆水中浸一宿，取出用酒拌〔一〕濕蒸之，從巳至亥，取出暴乾。勿犯鐵器及牛乳，斑人鬢鬚。【大明曰】彭祖單服法：以竹刀刮切，糯米泔浸去赤汁，出毒後無妨損。

【氣味】辛，温，有毒。【珣曰】甘，微温，有小毒。又曰：辛，平，宣而復補，無大毒，有小熱、小毒。【主治】心腹冷氣不能食，腰脚風冷攣痺不能行，丈夫虚勞，老人失溺，無子，益陽道。久服通神强記，助筋骨，益肌膚，長精神，明目。開寶。治一切風氣，補暖腰脚，清安五臟。久服輕身，益顏色。丈夫五勞七傷，明耳目，填骨髓。李珣。開胃，消食下氣，益房事，不倦。大明。

〔一〕拌：原作「拃」。今據證類卷十一仙茅改。

發明頌曰：五代唐筠州刺史王顏著續傳信方，因國書編錄西域婆羅門僧服仙茅方，當時盛行。云五勞七傷，明目益筋力，宣而復補。云十斤乳石不及一斤仙茅，表其功力也。本西域道人所傳。開元元年婆羅門僧進此藥，明皇服之有效。當時禁方不傳。天寶之亂，方書流散，上都僧不空三藏始得此方，傳與司徒李勉、尚書路嗣恭、給事齊杭、僕射張建封服之，皆得力。路公久服金石無效，得此藥，其益百倍。齊給事守晉雲日，少氣力，風疹繼作，服之遂愈。八九月采得，竹刀刮去黑皮，切如豆粒，米泔浸兩宿，陰乾搗篩，熟蜜丸梧子大。每旦空心酒飲任便下二十丸。忌鐵器，禁食牛乳及黑牛肉，大減藥力。機曰：五臺山有仙茅，患大風者服之多瘥。時珍曰：按許真君書云：仙茅久服長生。其味甘能養肉，辛能養節，苦能養氣，鹹能養骨，滑能養膚，酸能養筋，宜和苦酒服之，必效也。又范成大虞衡志云：廣西英州多仙茅，其羊食之，舉體悉化為筋，不復有血肉，食之補人，名乳羊。沈括筆談云：夏文莊公稟賦異於人，但睡則身冷如逝者，既覺須令人溫之，良久乃能動。常服仙茅、鍾乳、硫黃，莫知紀極。觀此則仙茅蓋亦性熱，補三焦命門之藥也。惟陽弱精寒，稟賦素怯者宜之。若體壯相火熾盛者服之，反能動火。按張杲醫說云：一人中仙茅毒，舌脹出口，漸大與肩齊。因以小刀剺之，隨破隨合，剺至百數，始有血一點出，曰可救矣。煮大黃、朴硝與服，以藥摻之，應時消縮。此皆火盛性淫之人，過服之害也。弘治間，東海張弼梅嶺仙茅詩，有使君昨日纔持去，今日人來乞墓銘之句。皆不知服食之理，惟藉藥縱慾以速其生者，於仙茅何尤？

【發明】【頌曰】五代唐筠州刺史王顔著續傳信方，因國書編録西域婆羅門僧服仙茅方，當時盛行。云五勞七傷，明目益筋力，宣而復補。云十斤乳石不及一斤仙茅，表其功力也。本西域道人所傳。開元元年婆羅門僧〔一〕進此藥，明皇服之有效，當時禁方不傳。天寶之亂，方書流散，上都僧不空三藏始得此方，傳與司徒李勉、尚書路嗣恭〔二〕、給事齊杭、僕射張建封服之，皆得力。路公久服金石無效，得此藥，其益百倍。齊給事守縉〔三〕雲日，少氣力，風疹繼作，服之遂愈。八九月采得，竹刀刮去黑皮，切如豆粒，米泔浸兩宿，陰乾擣篩，熟蜜丸梧子大，每旦空心酒飲任便下二十丸。忌鐵器，禁食牛乳及黑牛肉，大減〔四〕藥力。【機曰】五臺山有仙茅，患大風者，服之多瘥。

【時珍曰】按許真君書云：仙茅久服長生。其味〔五〕甘能養肉，辛能養節，苦能養氣，鹹能養骨，滑能養膚，酸能養筋，宜和苦酒服之，必效也。又范成大虞衡志云：廣西英州多仙茅，其羊食之，舉體悉化爲筋，不復有血肉，食之補人，名乳羊。沈括筆談云：夏文莊公禀賦異於人，但睡則身冷如逝者，既覺須令人温之，良久乃能動。常服仙茅、鍾乳、硫黄，莫知紀極。觀此則仙茅盖亦性熱，補三焦命門之藥也，惟陽弱精寒、禀賦素怯者宜之。若體壯相火熾盛者服之，反能動火。按張杲〔六〕醫説云：一人中仙茅毒，舌脹出口，漸大與肩齊。因〔七〕以小刀剺之，隨破隨合，剺至百數，始有血一點出，曰可救矣。煮大黄、朴硝與服，以藥摻之，應時消縮。此皆火盛性淫之人過服之害也。弘治間，東海張弼梅嶺仙茅詩有「使君昨日纔持去，今日人來乞墓銘」之句。皆不〔八〕知服食之理，惟藉藥縱恣以速其生者，於仙茅何尤。

〔一〕僧：原作「曾」。今據證類卷十一仙茅改。
〔二〕恭：原作「供」。今據改同上。
〔三〕縉：原作「晉」。今據改同上。
〔四〕減：原作「咸」。今據改同上。
〔五〕味：原作「朱」。今從江西本改。
〔六〕杲：原作「果」。今據卷一引據古今醫家書目改。
〔七〕因：原作「口」。今據醫説卷六中仙茅附子毒改。
〔八〕不：前後原皆有一字闕。今從江西本删。

附方二新 仙茅丸壯筋骨益精神明目黑髭鬚仙茅二斤糯米泔浸五日去赤水夏月浸三日銅刀刮剉陰乾取一斤蒼朮二斤米泔浸五日刮皮焙乾取一斤枸杞子一斤車前子十二兩白伏苓去皮茴香炒柏子仁去殼各八兩生地黃焙熟地黃焙各四兩為末酒煮糊丸如梧子大每服五十丸食前溫酒下日二服聖濟總錄 定喘下氣補心腎神秘散用白仙茅半兩米泔浸三宿晒炒團參二錢半阿膠一兩半炒雞膍胵一兩燒為末每服二錢糯米飲空心下日二三因方

玄參 本經中品

釋名 黑參綱目 玄臺吳普 重臺本經 鹿腸吳普 正馬別錄 逐馬藥性 馥草開寶 野脂麻綱目 鬼藏吳普 時珍曰玄黑色也別錄一名端一名鹹多未詳弘景曰其莖微似人參故得參名志曰合香家用之故俗呼馥草

集解 別錄曰玄參生河間川谷及冤句三月四月采暴乾 普曰生冤句山陽二月生苗其葉有毛四四相值似芍藥黑莖莖方高四五尺葉亦生枝間四月實黑 弘景曰今出近道處處有之莖似人參而長大根甚黑亦微香道家時用亦以合香 恭曰玄參根苗並臭莖亦不似人參未見合香 志曰其莖方大高四五尺紫赤色而有細毛葉如掌大而尖長

【附方】新二。仙茅丸。壯筋骨，益精神，明目，黑髭鬚。仙茅二斤，糯米泔浸五日，去赤水，夏月浸三日，銅刀刮剉陰乾，取一斤；蒼术二斤，米泔浸五日，刮皮焙乾，取一斤；枸杞子一斤；車前子十二兩；白伏苓去皮，茴香炒，柏子仁去殼，各八兩；生地黃焙，熟地黃焙，各四兩；爲末，酒煮糊丸如梧子大。每服五十丸，食前温酒下，日二服。聖濟總録。定喘下氣，補心腎。神秘散：用白仙茅半兩，米泔浸三宿，晒炒；團參二錢半；阿膠一兩半，炒；雞膍胵一兩，燒；爲末。每服二錢，糯米飲空心下，日二。三因方。

玄參本經中品

【釋名】黑參綱目、玄臺吴普、重臺本經、鹿腸吴普、正馬别録、逐馬藥性、馥草開寶、野脂麻綱目、鬼藏吴普。

【時珍曰】玄，黑色也。别録一名端，一名咸，多未詳。【弘景曰】其莖微似人參，故得參名。【志曰】合香家用之，故俗呼馥草。

【集解】【别録曰】玄參生河間川谷及寃句，三月、四月采根〔一〕，暴乾。【普曰】生寃句山陽。二月生苗，其葉有毛，四四相值，似芍藥。黑莖，莖方，高四五尺。葉亦生枝間。四月實黑。【弘景曰】今出近道，處處有之。莖似人參而長大，根甚黑，亦微香。道家時用，亦以合香。【恭曰】玄參根苗並臭，莖亦不似人參，未見合香。【志曰】其莖方大，高四五尺，紫赤色而有細毛。葉如掌大而尖長。

〔一〕根：原作「乾」。今據證類卷八玄參改。

根生青白乾即紫黑新者潤膩陶云莖似人參蘇言根苗並臭似未深識〔頌曰〕二月生苗葉似脂麻對生又如槐柳而尖長有鋸齒細莖青紫色七月開花青碧色八月結子黑色又有白花者莖方大紫赤色而有細毛有節若竹者高五六尺其根一根五七枚三月八月采暴乾或云蒸過日乾〔時珍曰〕今用玄參正如蘇頌所說其根有腥氣故蘇恭以為臭也宿根多地蠶食之故其中空花有紫白二種

根〔修治〕〔斅曰〕凡采得後須用蒲草重重相隔入甑蒸兩伏時晒乾用勿犯銅器餌之噎人喉喪人目

〔氣味〕苦微寒無毒〔別錄曰〕鹹〔普曰〕神農桐君黃帝雷公苦無毒岐伯寒〔元素曰〕足少陰腎經君藥也治本經須用之〔之才曰〕惡黃耆乾薑大棗山茱萸反藜蘆

〔主治〕腹中寒熱積聚女子產乳餘疾補腎氣令人明目〔本經〕主暴中風傷寒身熱支滿狂邪忽忽不知人溫瘧洒洒血瘕下寒血除胸中氣下水止煩渴散頸下核癰腫心腹痛堅癥定五臟久服補虛明目強陰益精〔別錄〕熱風頭痛傷寒勞復治暴結熱散瘤瘻瘰癧〔甄權〕治遊風補勞損心驚煩躁骨蒸傳尸邪氣止健忘消腫毒〔大明〕滋陰降火解

根生青白，乾即紫黑，新者潤膩。陶云莖似人參，蘇言根苗並臭，似未深識。【頌曰】二月生苗。葉似脂麻對生，又如槐柳而尖長有鋸齒，細莖青紫色，七月開花青碧色，八月結子黑色。又有白花者，莖方大，紫赤色而有細毛，有節若竹者，高五六尺。其根一根五七枚，三月、八月采，暴乾。或云蒸過日乾。【時珍曰】今用玄參，正如蘇頌所説。其根有腥氣，故蘇恭以爲臭也。宿根多地蠶食之，故其中空。花有紫白二種。

根。【修治】【斅曰】凡采得後，須用蒲草重重相隔，入甑蒸兩伏時，晒乾用。勿犯銅器，餌之噎人喉，喪人目。

【氣味】苦，微寒，無毒。【别録曰】鹹。【普曰】神農、桐君、黄帝、雷公：苦，無毒。岐伯：寒。【元素曰】足少陰腎經君藥也，治本經須用。【之才曰】惡黄耆、乾薑、大棗、山茱萸，反藜蘆。【主治】腹中寒熱積聚，女子産乳餘疾，補腎氣，令人明目。本經。主暴中風傷寒，身熱支滿，狂邪忽忽不知人，温瘧洒洒，血瘕，下寒血，除胸中氣，下水，止煩渴，散頸下核，癰腫，心腹痛，堅癥。定五臟，久服補虚明目，强陰益精。别録。熱風頭痛，傷寒勞復。治暴結熱，散瘤瘻瘰癧。甄權。治遊風，補勞損，心驚煩躁，骨蒸傳尸邪氣。止健忘，消腫毒。大明。滋陰降火，解

斑毒，利咽喉，通小便血滯。時珍

【發明】元素曰：玄參乃樞機之劑，管領諸氣上下，清肅而不濁，風藥中多用之。故活人書治傷寒陽毒，汗下後毒不散及心下懊憹，煩不得眠，心神顛倒欲絕者，俱用玄參。以此論之，治胸中氤氳之氣，無根之火，當以玄參為聖劑也。時珍曰：腎水受傷，真陰失守，孤陽無根，發為火病，法宜壯水以制火，故玄參與地黃同功。其消瘰癧亦是散火，劉守真言結核是火病。

【附方】舊二，新七。

諸毒鼠瘻：玄參漬酒，日日飲之。開寶本草。

年久瘰癧：生玄參搗敷之，日二易之。廣利方。

赤脈貫瞳：玄參為末，以米泔煮豬肝，日日蘸食之。濟急仙方。

發斑咽痛：玄參升麻湯：用玄參、升麻、甘草各半兩，水三盞，煎一盞半，溫服。南陽活人書。

急喉痺風：不拘大人小兒。玄參、鼠粘子半生半炒各一兩，為末，新水服一盞，立瘥。聖惠方。

鼻中生瘡：玄參末塗之，或以水浸軟塞之。衛生易簡方。

三焦積熱：玄參、黃連、大黃各一兩，為末，煉蜜丸梧子大，每服三四十丸，白湯下。小兒丸粟米大。丹溪方。

小腸疝氣：黑參㕮咀炒，為丸，每服一錢半，空心酒服，出汗即效。孫天仁集效方。

燒香治癆：經驗方：用玄參一斤，甘松六兩，為末，煉蜜一斤和勻，入瓶中封閉，地中埋過十日取出，更用灰末六兩，煉蜜六兩，同和入瓶，更窨五

斑毒，利咽喉，通小便血滯。時珍。

【發明】【元素曰】玄參乃樞機之劑，管領諸氣上下，清肅而不濁，風藥中多用之。故活人書治傷寒陽毒，汗下後毒不散，及心下懊憹，煩不得眠，心神顛倒欲絶者，俱用玄參。以此論之，治胸中氤氳之氣，無根之火，當以玄參爲聖劑也。【時珍曰】腎水受傷，真陰失守，孤陽無根，發爲火病，法宜壯水以制火，故玄參與地黄同功。其消瘰癧亦是散火，劉守真言結核是火病。

【附方】舊二，新七。諸毒鼠瘻。玄參漬酒，日日飲之。開寶本草。年久瘰癧。生玄參擣傅之，日二易之。○廣利方。

赤脉貫瞳。玄參爲末，以米泔煮猪肝，日日蘸食之。濟急仙方。發斑咽痛。玄參升麻湯：用玄參、升麻、甘草各半兩，水三盞，煎一盞半，温服。南陽活人書。急喉痺風。不拘大人小兒。玄參、鼠粘子半生半炒，各一兩，爲末，新水服一盞，立瘥。聖惠方。

鼻中生瘡。玄參末塗之。或以水浸軟塞之。衛生易簡方。三焦積熱。玄參、黄連、大黄各一兩，爲末，煉蜜丸梧子大。每服三四十丸，白湯下。小兒丸粟米大。丹溪方。小腸疝氣。黑參㕮咀，炒，爲丸。每服一錢半，空心酒服，出汗即效。孫天仁集效方。

燒香治癆。經驗方用玄參一斤，甘松六兩，爲末，煉蜜一斤和勻，入瓶中封閉，地中埋罯十日取出。更用灰末六兩，煉蜜六兩，同和入瓶，更罯五月取出燒之，常令聞香，疾自愈。○頌曰：初入甑中，封固煮一伏時，破甑取鴨入釜，別以甑盛埋地中，晉過用亦可熏衣。

地榆（本經中品）

【校正】併入別錄有名未用酸赭。

【釋名】玉豉、酸赭。弘景曰：其葉似榆而長，初生布地，故名。其花子紫黑色如豉，故又名玉豉。時珍曰：按外丹方言地榆一名酸赭，其味酸、其色赭故也。今蘄州俚人呼地榆為酸赭，又訛赭為棗，則地榆、酸赭為一物甚明，其主治之功亦同，因併別錄有名未用酸赭為一云。

【集解】別錄曰：地榆生桐柏及冤句山谷，二月、八月采根暴乾。又曰：酸赭生昌陽山，采無時。頌曰：今處處平原川澤皆有之。宿根三月內生苗，初生布地，獨莖直上，高三四尺，對分出葉。葉似榆葉而稍狹，細長似鋸齒狀，青色。七月開花如椹子，紫黑色。根外黑裏紅，似柳根。弘景曰：其根亦入釀酒。道方燒作灰能爛石，故煮石方用之。其葉山人乏茗時采作飲亦好，又可煠茹。

根【氣味】苦，微寒，無毒。別錄曰：甘、酸。權曰：苦，平。元素曰：氣微寒，味微苦，氣味俱薄，其體沉而降，陰中陽也，專主下焦血。杲曰：味苦、酸，性微寒，沉也，陰也。之才曰：得髮良。惡麥門冬。伏丹砂、雄黃、硫黃。

【主治】婦人乳產痓痛七傷，帶下五漏，止痛止汗，除惡肉，療金瘡（本經）。止膿血

日取出。燒之，常令聞香，疾自愈。○頌曰：初入瓶中封固，煮一伏時，破瓶取擣入蜜，别以瓶盛，埋地中罯過用。亦可熏衣。

地榆本經中品

【校正】併入别録有名未用酸赭。

【釋名】玉豉、酸赭。【弘景曰】其葉似榆而長，初生布地，故名。其花子紫黑色如豉，故又名玉豉。【時珍曰】按外丹方言地榆一名酸赭，其味酸、其色赭故也。今蘄州俚人呼地榆爲酸赭，又訛赭爲棗，則地榆、酸赭爲一物甚明，其主治之功亦同，因併别録有名未用酸赭爲一云。

【集解】【别録曰】地榆生桐柏[一]及冤句山谷，二月、八月采根，暴乾。又曰：酸赭生昌陽山，采無時。【頌曰】今處處平原川澤皆有之。宿根三月内生苗，初生布地，獨莖直上，高三四尺，對分出葉。葉似榆葉而稍狹，細長似鋸齒狀，青色。七月開花如椹子，紫黑色。根外黑裏紅，似柳根。【弘景曰】其根亦入釀酒。道方燒作灰，能爛石，故煮石方用之。其葉山人乏茗時，采作飲亦好，又可煠茹。

根。【氣味】苦，微寒，無毒。【别録曰】甘、酸。【權曰】苦，平。【元素曰】氣微寒，味微苦，氣味俱薄，其體沉而降，陰中陽也，專主下焦血。【杲曰】味苦、酸，性微寒，沉也，陰也。【之才曰】得髪良，惡麥門冬，伏丹砂、雄黄、硫黄。【主治】婦人乳産痓痛，七傷，帶下五漏，止痛止汗，除惡肉，療金瘡。本經。止膿血，

〔一〕柏：原作「伯」。今據證類卷九地榆改。

諸瘻惡瘡熱瘡，補絕傷，產後內塞，可作金瘡膏，消酒，除渴，明目別錄。止冷熱痢疳痢，極效開寶。止吐血鼻衄，腸風，月經不止，血崩，產前後諸血疾，并水瀉大明。治膽氣不足李杲。汁釀酒治風痹，補腦。擣汁塗虎犬蛇蟲傷時珍。

酸赭味酸，主內漏，止血不足別錄。

發明 頌曰古者斷下多用之炳曰同樗皮治赤白痢宗奭曰其性沉寒入下焦若熱血痢則可用若虛寒人及水瀉白痢即未可輕使時珍曰地榆除下焦熱治大小便血證止血取上截切片炒用其稍則能行血不可不知楊士瀛云諸瘡痛者加地榆癢者加黃芩

附方舊八新六

男女吐血 地榆三兩，米醋一升，煮十餘沸，去滓，食前稍熱服一合聖惠方。

婦人漏下 赤白不止，令人黃瘦。方同上。

血痢不止 地榆晒研，每服二錢，摻在羊血上炙熟食之，以捻頭煎湯送下。一方以地榆煮汁似飲，每服三合聖濟。

赤白下痢 骨立者。地榆一斤，水三升，煮一升半，去滓，再煎如稠餳，絞濾，空腹服三合，日再服崔元亮海上方。

久病腸風 痛癢不止。地榆五錢，蒼朮一兩，水二鍾，煎一鍾，空心服，日一服活法機要。

○下血不止 二十年者。取地榆、鼠尾草各二兩，水二升，煮一升，頓服。若不斷，以水漬屋

諸瘻惡瘡熱瘡，補絶傷，産後内塞，可作金瘡膏，消酒，除渴，明目。別録。止冷熱痢、疳痢，極效。開寶。止吐血鼻衄腸風，月經不止，血崩，産前後諸血疾，并水瀉。大明。治膽氣不足。李杲。汁釀酒治風痹，補腦。擣汁塗虎犬蛇蟲傷。時珍。酸赭：味酸。主内漏，止血不足。別録。

【發明】【頌曰】古者斷下多用之。【炳曰】同樗皮治赤白痢。【宗奭曰】其性沉寒，入下焦。若熱血痢則可用。若虚寒人及水瀉白痢，即未可輕使。【時珍曰】地榆除下焦熱，治大小便血證。止血取上截切片炒用。其稍則能行血，不可不知。楊士瀛云：諸瘡，痛者加地榆，癢者加黄芩。

【附方】舊八，新六。男女吐血。地榆三兩，米醋一升，煮十餘沸，去滓，食前稍熱服一合。聖惠方。婦人漏下，赤白不止，令人黄瘦。方同上。血痢不止。地榆晒研，每服二錢，摻在羊血上，炙熟食之，以捻頭煎湯送下。一方：以地榆煮汁似飲〔一〕，每服三合。聖濟。赤白下痢骨立者。地榆一斤，水三升，煮一升半，去滓，再煎如稠餳，絞濾，空腹服三合，日再服。崔元亮海上方。久病腸風，痛痒不止。地榆五錢，蒼术一兩，水二鍾，煎一鍾，空心服，日一服。○活法機〔二〕要。下血不止二十年者。取地榆、鼠尾草各二兩，水二升，煮一升，頓服。若不斷，以水漬屋

〔一〕煮汁似飲：此方實出普濟方卷二百十二血痢，原作「煮令似飴糖」。
〔二〕機：原作「幾」。今據卷一引據古今醫家書目改。

塵飲一小盃投之。肘後方

結陰下血腹痛不已。地榆四兩，炙甘草三兩，每服五錢，水一盞，入縮砂四七枚，煎一盞半，分二服。宣明方

小兒疳痢地榆煮汁，熬如飴糖，與服便已。肘後方

毒蛇螫人新地榆根擣汁飲，兼以漬瘡。肘後方

虎犬咬傷地榆煮汁飲，并為末傅之，亦可為末，白湯服，日三，忌酒。梅師方

代指腫痛地榆煮汁漬之，半日愈。千金方

小兒濕瘡地榆煮濃汁，日洗二次。千金方

小兒面瘡焮赤腫痛。地榆八兩，水一斗，煎五升，溫洗之。衛生總微方

煑白石法七月七日取地榆根，不拘多少，陰乾百日，燒為灰，復取生者，與灰合擣萬下，灰三分，生末一分，合之。若石二三斗，以水浸過三寸，以藥入水攪之，煑至石爛可食乃已。臞仙神隱書

葉主治作飲代茶，甚解熱。蘇恭

丹參本經上品

釋名赤參別錄　山參日華　郄蟬草本經　木羊乳吳普　逐馬弘景　奔馬草時珍

曰：五參五色配五臟。故人參入脾曰黃參，沙參入肺曰白參，玄參入腎曰黑參，牡蒙入肝曰紫參，丹參入心曰赤參，其苦參則右腎命門之藥也。古人捨紫參而稱苦參，未達此義爾。

頌曰：丹參治風軟腳，可逐奔馬，故名奔馬草，曾用有效。

塵，飲一小盃投之。肘後方。**結陰下血**，腹痛不已。地榆四兩，炙甘草三兩，每服五錢，水一盞，入縮砂四七枚，煎一盞半，分二服。宣明方。**小兒疳痢**。地榆煮汁，熬如飴糖，與服便已。肘後方。**毒蛇螫人**。新地榆根擣汁飲，兼以漬瘡。肘後方。**虎犬咬**〔一〕**傷**。地榆煮汁飲，并爲末傅之。亦可爲末，白湯服，日三。忌酒。梅師方。**代指腫痛**。地榆煮汁漬之，半日愈。千金翼〔二〕。**小兒濕瘡**。地榆煮濃汁，日洗二次。千金方。**小兒面瘡**，焮赤腫痛。地榆八兩，水一斗，煎五升，温洗之。衛生總微方。**煮白石法**。七月七日取地榆根，不拘多少，陰乾，百日燒爲灰。復取生者，與灰合擣萬下。灰三分，生末一分，合之。若石二三斗，以水浸過三寸，以藥入水攪之，煮至石爛可食乃已。臞仙神隱書。

葉。【主治】作飲代茶，甚解熱。蘇恭。

丹參本經上品

【釋名】赤參別録、山參日華、郄蟬草本經、木羊乳吴普、逐馬弘景、奔馬草。【時珍曰】五參五色配五臟。故人參入脾曰黄參，沙參入肺曰白參，玄參入腎曰黑參，牡蒙入肝曰紫參，丹參入心曰赤參，其苦參則右腎命門之藥也。古人捨紫參而稱苦參，未達此義爾。【炳曰】丹參治風軟脚，可逐奔〔三〕馬，故名奔馬草，曾用實有效。

〔一〕咬：原作「吠」。今據證類卷九地榆改。
〔二〕翼：原作「方」。今據改同上。
〔三〕奔：原闕一字。今據證類卷七丹參補。

集解別錄曰丹參生桐柏川谷及太山五月采根暴乾弘景曰此桐柏在義陽是淮水發源之山非江東臨海之桐柏也今近道處處有之莖方有毛紫花時人呼為逐馬普曰莖葉小房如荏有毛根赤色四月開紫花二月五月采根陰乾頌曰今陝西河東州郡及隨州皆有之二月生苗高一尺許莖方有稜青色葉相對如薄荷而有毛三月至九月開花成穗紅紫色似蘇花根赤色大者如指長尺餘一苗數根恭曰冬采者良夏采者虛惡時珍曰處處山中有之一枝五葉葉如野蘇而尖青色皺毛小花成穗如蛾形中有細子其根皮丹而肉紫

根氣味苦微寒無毒普曰神農桐君黃帝雷公苦無毒岐伯鹹李當之大寒弘景曰久服多眼赤故應性熱今云微寒恐謬也權曰平之才曰畏鹹水反藜蘆主治心腹邪氣腸鳴幽幽如走水寒熱積聚破癥除瘕止煩滿益氣本經養血去心腹痛疾結氣腰脊強腳痺除風邪留熱久服利人別錄漬酒飲療風痺足軟弘景主中惡及百邪鬼魅腹痛氣作聲音鳴吼能定精甄權養神定志通利關脈治冷熱勞骨節疼痛四肢不遂頭痛赤眼熱溫狂悶破宿血生新血安生胎落死胎止血崩帶下調婦

【集解】【别録曰】丹參生桐柏川谷〔一〕及太山，五月采根，暴乾。【弘景曰】此桐柏在義陽，是淮水發源之山，非江東臨海之桐柏〔二〕也。今近道處處有之。莖方有毛，紫花，時人呼爲逐馬。【普曰】莖葉小房〔三〕如荏有毛，根赤色，四月開紫花，二月、五月采根，陰乾。【頌曰】今陝西、河東州郡及隨州皆有之。二月生苗，高一尺許。莖方有稜，青色。葉相對，如薄荷而有毛。三月至九月開花成穗，紅紫色，似蘇花。根赤色，大者如指，長尺餘，一苗數根。【恭曰】冬采者良，夏采者虚惡。【時珍曰】處處山中有之。一枝五葉，葉如野蘇而尖，青色皺毛。小花成穗如蛾形，中有細子。其根皮丹而肉紫。

根。【氣味】苦，微寒，無毒。【普曰】神農、桐君、黄帝、雷公：苦，無毒。岐伯：鹹。李當之：大寒。【弘景曰】久服多眼赤，故應性熱，今云微寒，恐謬也。【權曰】平。【之才曰】畏鹹水，反藜蘆。【主治】心腹邪氣，腸鳴幽幽如走水，寒熱積聚，破癥除瘕，止煩滿，益氣。本經。養血，去心腹痛〔四〕疾結氣，腰脊强，脚痺，除風邪留熱。久服利人。别録。漬酒飲，療風痺足軟。弘景。主中惡及百邪鬼魅，腹痛氣作聲音鳴吼，能定精。甄權。養神定志，通利關脉，治冷熱勞，骨節疼痛，四肢不遂，頭痛赤眼，熱温狂悶，破宿血，生新血，安生胎，落死胎，止血崩帶下，調婦

〔一〕谷：原作「合」。今據證類卷七丹參改。
〔二〕柏：原作「相」。今據改同上。
〔三〕房：御覽卷九百九十一丹參引吴氏本草作「方」。
〔四〕痛：證類卷七丹參引别録作「痼」。

人經脈不勻，血邪心煩，惡瘡疥癬，癭贅腫毒丹毒，排膿止痛，生肌長肉。大明。活血，通心包絡，治疝痛。時珍。

【發明】時珍曰：丹參色赤味苦，氣平而降，陰中之陽也。入手少陰、厥陰之經，心與包絡血分藥也。按婦人明理論云：四物湯治婦人病，不問產前產後，經水多少，皆可通用。惟一味丹參散，主治與之相同。蓋丹參能破宿血，補新血，安生胎，落死胎，止崩中帶下，調經脈，此功大類當歸、地黃、芎藭、芍藥故也。

【附方】舊三，新四。

丹參散：治婦人經脈不調，或前或後，或多或少，產前胎不安，產後惡血不下，兼治冷熱勞，腰脊痛，骨節煩疼。用丹參洗淨，切曬為末。每服二錢，溫酒調下。婦人明理方。

落胎下血：丹參十二兩，酒五升，煮取三升，溫服一升，一日三服。亦可水煮。千金方。

寒疝腹痛：小腹陰中相引痛，白汗出，欲死。以丹參一兩為末，每服二錢，熱酒調下。聖惠方。

小兒身熱：汗出拘急，因中風起。用丹參半兩，鼠屎炒三十枚，為末。每服三錢，漿水下。聖濟總錄。

驚癇發熱：丹參摩膏：用丹參、雷丸各半兩，豬膏二兩，同煎七上七下，濾去滓盛之。每以摩兒身上，日三次。千金方。

婦人乳癰：丹參、白芷、芍藥各二兩，㕮咀，以醋淹一夜，豬脂半斤，微火煎成膏，去滓傅之。孟詵必效方。

熱油火灼：除痛生肌。丹參八兩剉，以水微調，取羊脂二斤，煎三上三下，以塗瘡上。肘後方。

人經脉不勻，血邪心煩，惡瘡疥癬，癭贅腫毒丹毒，排膿止痛，生肌長肉。大明。活血，通心包絡，治疝痛。時珍。

【發明】【時珍曰】丹參色赤味苦，氣平而降，陰中之陽也。入手少陰、厥陰之經，心與包絡血分藥也。按婦人明理論云：四物湯治婦人病，不問産前産後，經水多少，皆可通用。惟一味丹參散，主治與之相同。蓋丹參能破宿血，補新血，安生胎，落死胎，止崩中帶下，調經脉，其功大類當歸、地黄、芎藭、芍藥故也。

【附方】舊三，新四。**丹參散**。治婦人經脉不調，或前或後，或多或少，産前胎不安，産後惡血不下，兼治冷熱勞，腰脊痛，骨節煩疼。用丹參洗净，切晒爲末。每服二錢，温酒調下。婦人明理方。**落胎下血**。丹參十二兩，酒五升，煮取三升，温服一升，一日三服。亦可水煮。千金方。**寒疝腹痛**。小腹陰中相引痛，白汗出，欲死。以丹參一兩爲末。每服二錢，熱酒調下。聖惠方。**小兒身熱**，汗出拘急，因中風起。丹參半兩，鼠屎炒三十枚，爲末。每服三錢，漿水下。聖濟總録。**驚癇發熱**。丹參摩膏：用丹參、雷丸各半兩，猪膏二兩，同煎七上七下，濾去滓盛之。每以摩兒身上，日三次。千金方。**婦人乳癰**。丹參、白芷、芍藥各二兩，㕮咀，以醋淹一夜，猪脂半斤，微火煎成膏，去滓傅之。孟詵必效方。**熱油火灼**。除痛生肌。丹參八兩剉，以水微調，取羊脂二斤，煎三上三下，以塗瘡上。肘後方。

紫參 本經中品

【釋名】牡蒙本經 童腸別錄 馬行別錄 衆戎別錄 五鳥花綱目（時珍曰）紫參、王孫並有牡蒙之名古方所用牡蒙多是紫參也按錢起詩集云紫參幽芳也五葩連萼狀如飛禽羽舉故俗名五鳥花、

【集解】（別錄曰）紫參生河西及冤句山谷三月采根火炙使紫色（普曰）紫參一名牡蒙生河西或商山圓聚生根黃赤有文皮黑中紫五月花紫赤實黑大如豆（弘景曰）今方家皆呼為牡蒙用之亦少（恭曰）紫參葉似羊蹄紫花青穗其皮紫黑肉紅白肉淺皮深所在有之長安見用者出蒲州牡蒙乃王孫也葉似及已而大根長尺餘皮肉亦紫色根苗不相似（頌曰）今河中晉解齊及淮蜀州郡皆有之苗長一二尺莖青而細其葉青似槐葉亦有似羊蹄者五月開花白色似葱花亦有紅紫而似水葒者根淡紫黑色如地黃狀肉紅白色肉淺而皮深三月采根火炙紫色又云六月采晒乾用（時珍曰）紫參根乾紫黑色肉帶紅白狀如小紫草范子計然云紫參出三輔有三色以青赤色者為善、

【氣味】苦寒無毒（別錄曰）微寒（普曰）牡蒙神農黃帝苦李當之小寒（之才曰）畏辛夷

【主治】心腹積聚寒熱邪氣通九竅利大小便本經 療腸胃大熱唾血衄血腸中聚血癰腫諸瘡止渴益精別錄 治心腹堅脹散瘀血治

紫參本經中品

【釋名】牡蒙本經、童腸別録、馬行別録、衆戎別録、五鳥花綱目。【時珍曰】紫參、王孫，並有牡蒙之名。古方所用牡蒙多是紫參也。按錢起詩集云：紫參，幽芳也。五葩連萼，狀如飛禽羽舉，故俗名五鳥花。

【集解】【別録曰】紫參生河西及冤句山谷，三月采根，火炙使紫色。【普曰】紫參一名牡蒙，生河西或商山。圓聚生根，黄赤有文，皮黑中紫，五月花紫赤，實黑大如豆。【弘景曰】今方家皆呼爲牡蒙，用之亦少。【恭曰】紫參葉似羊蹄，紫花青穗。其根皮紫黑，肉紅白，肉淺皮深。所在有之。長安見用者，出蒲州。牡蒙乃王孫也，葉似及己而大，根長尺餘，皮肉亦紫色，根苗不相似。【頌曰】今河中、晉、解、齊及淮、蜀州郡皆有之。苗長一二尺，莖青而細。其葉青似槐葉，亦有似羊蹄者。五月開花白色，似葱花，亦有紅紫而似水葒者。根淡紫黑色，如地黄狀，肉紅白色，肉淺而皮深。三月采根，火炙紫色。又云：六月采，晒乾用。【時珍曰】紫參根乾紫黑色，肉帶紅白，狀如小紫草。范子計然云：紫參出三輔，有三色，以青赤色爲善。

根。【氣味】苦，寒，無毒。【別録曰】微寒。【普曰】牡蒙：神農、黄帝：苦。李當之：小寒。【之才曰】畏辛夷。【主治】心腹積聚，寒熱邪氣，通九竅，利大小便。本經。療腸胃大熱，唾血衄血，腸中聚血，癰腫諸瘡，止渴益精。別録。治心腹堅脹，散瘀血，治

婦人血閉不通甄權主狂瘧溫瘧鼽血汗出好古治血痢好古牡蒙治金瘡破血生肌肉止痛赤白痢補虛益氣除腳腫發陰陽蘇恭

發明時珍曰紫參色紫黑氣味俱厚陰也沉也入足厥陰之經肝臟血分藥也故治諸血病及寒熱瘧痢癰腫積塊之屬厥陰者古方治婦人腸覃病烏啄丸所用牡蒙即此物也唐蘇恭注王孫引陳延之小品方牡蒙所主之證正是紫參者王孫則止治風濕痹證不治血病故今移附于此

附方舊一新二

紫參湯治痢下紫參半斤水五升煎二升入甘草二兩煎取半升分三服張仲景金匱玉函

吐血不止紫參人參阿膠炒等分為末烏梅湯服一錢一方去人參加甘草以糯米湯服聖惠方

面上酒刺五參丸用紫參丹參人參苦參沙參各一兩為末胡桃仁杵和丸梧子大每服三十丸茶下普濟

王孫本經中品

校正併入拾遺旱藕

釋名牡蒙弘景黃孫別錄黃昏別錄旱藕普曰楚名王孫齊名長孫又名海孫吳名白功草又名蔓延時珍曰紫參一名牡蒙本部合歡一名黃昏皆與此名同物異

婦人血閉不通。甄權。主狂瘧瘟瘧，衄血汗〔一〕出。好古。治血痢。好古。牡蒙：治金瘡，破血，生肌肉，止痛，赤白痢，補虛益氣，除脚腫，發陰陽。蘇恭。

【發明】【時珍曰】紫參色紫黑，氣味俱厚，陰也，沉也。入足厥陰之經，肝臟血分藥也。故治諸血病及寒熱瘧痢、癰腫積塊之屬厥陰者。古方治婦人腸覃病烏啄〔二〕丸所用牡蒙，即此物也。唐蘇恭註王孫引陳延之小品方牡蒙所主之證，正是紫參。若王孫則止治風濕痺證，不治血病。故今移附于此。

【附方】舊一，新二。紫參湯。治痢下。紫參半斤，水五升，煎二升，入甘草二兩，煎取半升，分三服。張仲景金匱玉函。吐血不止。紫參、人參、阿膠炒，等分爲末，烏梅湯服一錢。一方去人參，加甘草，以糯米湯服。聖惠方。面上酒刺。五參丸：用紫參、丹參、人參、苦參、沙參各一兩，爲末，胡桃仁杵和丸梧子大。每服三十丸，茶下。普濟。

王孫本經中品

【校正】併入拾遺旱藕。

【釋名】牡蒙弘景、黄孫別録、黄昏別録、旱藕。【普曰】楚名王孫。齊名長孫，又名海孫。吴名白功草，又名蔓延。【時珍曰】紫參一名牡蒙，木部合歡一名黄昏，皆與此名同物異。

〔一〕汗：原作「汁」。今從張本改。
〔二〕啄：三因方卷十八婦人女子衆病論証治法有治腸覃之「烏喙丸」，内有牡蒙。故此「啄」當作「喙」。

〔集解〕〔别録曰〕王孫生海西川谷及汝南城郭垣下。〔普曰〕蔓延赤文，莖延相當。〔弘景曰〕今方家皆呼爲黄昏，云牡蒙，人少識者。〔恭曰〕按陳延之小品方述本草牡蒙，一名王孫，徐之才藥對有牡蒙，無王孫，此則一物明矣。牡蒙葉似及己而大，根長尺餘，皮肉皆紫色。〔藏器曰〕旱藕生太行山中，狀如藕。〔時珍曰〕王孫葉生顛頂，似紫河車葉。按神農及吳普本草紫參一名牡蒙，陶弘景亦曰今方家呼紫參爲牡蒙，其王孫並無牡蒙之名，而陶氏于王孫下乃云又名牡蒙，且無形狀，唐蘇恭始以紫參、牡蒙爲一物，謂紫參葉似羊蹄，王孫葉似及己，何古方所用牡蒙皆爲紫參，後人所用牡蒙乃王孫，非紫參也，不可不辨。唐玄宗時隱民姜撫上言：終南山有旱藕，餌之延年，狀類葛粉。帝取作湯餅，賜大臣。右驍騎將軍甘守誠曰：旱藕者，牡蒙也，方家久不用，撫易名以神之爾。據此牡蒙乃王孫也。蓋紫參止治血證積聚瘧痢，而王孫主五臟邪氣痺痛，療百病之文，自可推也。蘇恭引小品方牡蒙所主之證，乃紫參，非王孫，故今移附紫參之下。

根〔氣味〕苦，平，無毒。〔普曰〕神農、雷公：苦，無毒。黄帝：甘。〔藏器曰〕旱藕：甘，平，無毒。〔主治〕五臟邪氣，寒濕痺，四肢疼酸，膝冷痛。本經 療百病，益氣。别録 旱藕：主長生不飢，黑毛髮。藏器

紫草 本經中品

【集解】【別録曰】王孫生海西川谷，及汝南城郭垣下。【普曰】蔓延赤文，莖葉〔一〕相當。【弘景曰】今方家皆呼爲黄昏，云牡蒙，市人少識者。【恭曰】按陳延之小品方，述本草牡蒙一名王孫。徐之才藥對有牡蒙無王孫。此則一物明矣。牡蒙葉似及己而大，根長尺餘，皮肉皆紫色。【藏器曰】旱藕生太行山中，狀如藕。【時珍曰】王孫葉生顛頂，似紫河車葉。按神農及吴普本草，紫參一名牡蒙。陶弘景亦曰，今方家呼紫參爲牡蒙。其王孫並無牡蒙之名，而陶氏于王孫下乃云，又名牡蒙，且無形狀。唐蘇恭始以紫參、牡蒙爲二物，謂紫參葉似羊蹄，王孫葉似及己。但古方所用牡蒙皆爲紫參，後人所用牡蒙乃王孫，非紫參也。不可不辨。唐玄宗時，隱民姜撫上言：終南山有旱藕，餌之延年，狀類葛粉。帝取作湯餅，賜大臣。右驍騎將軍甘守誠曰：旱藕者，牡蒙也，方家久不用，撫易名以神之爾。據此牡蒙乃王孫也。蓋紫參止治血證積聚瘧痢，而王孫主五臟邪氣痺痛療百病之文，自可推也。蘇恭引小品方牡蒙所主之證，乃紫參，非王孫，故今移附「紫參」之下。

根。【氣味】苦，平，無毒。【普曰】神農、雷公：苦，無毒。黄帝：甘。【藏器曰】旱藕：甘，平，無毒。【主治】五臟邪氣，寒濕痺，四肢疼酸，膝冷痛。本經。療百病，益氣。别録。旱藕：主長生不飢，黑毛髮。藏器

紫草 本經中品

〔一〕莖葉：原作「整延」。今據御覽卷九百九十三藥部引吴氏本草經黄孫改。

〔釋名〕紫丹（別録）紫芙（音襖）茈䓞（廣雅○音紫戾）藐（爾雅○音邈）地血（吳普）鴉銜草（時珍）
〔時珍曰〕此草花紫根紫可以染紫故名爾雅作茈草徭人呼為鴉銜草
〔集解〕〔別録曰〕紫草生碭山山谷及楚地三月采根陰乾〔弘景
曰〕今出襄陽多從南陽新野来彼人種之即是今染紫
者方藥都不復用博物志云平氏陽山紫草特好魏國者染
色殊黑北年東山亦種之色小淺於北者〔恭曰〕所在皆有人
家或種之苗似蘭香莖赤節青二月開花紫白色結實白色
秋月熟〔時珍曰〕種紫草三月逐壟下子九月子熟時刈草春
社前後采根陰乾其根頭有白毛如茸未花時采則根色鮮
明花過時采則根色黯惡采時以石壓扁曝乾收時忌人溺
及驢馬糞并烟
氣皆令草黄色
○根〔修治〕〔斅曰〕凡使每一斤用蠟二兩溶水拌蒸
之待水乾取去頭并兩畔髭細剉用
〔氣味〕苦寒無毒〔權曰〕甘平〔元素曰〕苦温〔時珍曰〕甘鹹寒入手足厥陰經〔主治〕心腹邪氣
五疸補中益氣利九竅（本經）通水道療腫脹滿痛以合膏療小
兒瘡及面皶（別録）治惡瘡𤻲癬（甄權）治斑疹痘毒活血涼血利大
腸（時珍）

【釋名】紫丹別録、紫芺音襖、茈莀廣雅音紫戾、藐爾雅音邈、地血吴普、鴉銜草。【時珍曰】此草花紫根紫，可以染紫，故名。爾雅作茈草。徭獞人呼爲鴉銜草。

【集解】【别録曰】紫草生碭山山谷及楚地，三月采根，陰乾。【弘景曰】今出襄陽，多從南陽新野來，彼人種之，即是今染紫者，方藥都不復用。博物志云：平氏陽山紫草特好，魏國者染色殊黑。比年東山亦種之，色小淺於北者。【恭曰】所在皆有，人家或種之。苗似蘭香，莖赤節青，二月開花紫白色，結實白色，秋月熟。【時珍曰】種紫草，三月逐壟下子，九月子熟時刈草，春社前後采根陰乾，其根頭有白毛如茸。未花時采則根色鮮明，花過時采則根色黯惡。采時以石壓扁曝乾。收時忌人溺及驢馬糞并烟氣，皆令草黄色。

根。【修治】【斅曰】凡使，每一斤用蠟二兩溶水拌蒸之，待水乾，取去頭并兩畔髭，細剉用。

【氣味】苦，寒，無毒。【權曰】甘，平。【元素曰】苦，温。【時珍曰】甘、鹹，寒。入手、足厥陰經。【主治】心腹邪氣，五疸，補中益氣，利九竅。本經。通水道，療腹〔一〕腫脹滿痛。以合膏，療小兒瘡及面皻。别録。治惡瘡瘑癬。甄權。治斑疹痘毒，活血凉血，利大腸。時珍〔二〕。

〔一〕腹：原脱。今據證類卷八紫草補。
〔二〕珍：底本經描補，餘金陵諸本原闕一字。今從江西本補。

發明 頌曰紫草古方稀用今醫家多用治傷寒時疾發瘡疹不
出者以此作藥使其發出韋宙獨行方治豌豆瘡煮
紫草湯飲後人相承用之其效尤速時珍曰紫草味甘鹹而
氣寒入心包絡及肝經血分其功長於涼血活血利大小腸
故痘疹欲出未出血熱毒盛大便閉澁者宜用之已出而紫
黑便閉者亦可用若已出而紅活及白陷大便利者切宜忌
之故楊士瀛直指方云紫草治痘能導大便使發出亦輕得
木香白朮佐之尤為有益又曾世榮活幼心書云紫草性寒
小兒脾氣實者猶可用脾氣虛者反能作瀉古方惟用茸取
其初得陽氣以類觸類所以用發痘瘡今人不達此理一槩
用之非矣

附方 舊三新六 **消解痘毒** 紫草一錢陳皮五分葱白三寸新汲水煎服 直指方 **嬰童疹痘**
三四日隱隱將出未出色赤便閉者紫草二兩剉以百沸湯
一盞泡封勿泄氣待溫時服半合則瘡雖出亦輕大便利者
勿用煎服亦可 **痘毒黑疔** 紫草三錢雄黃一錢為末以胭脂汁調銀簪挑破點之極妙 集簡
方 經驗後方
癰疽便閉 紫草瓜蔞實等分新水煎服 直指方 **小兒白禿** 紫草煎汁塗之 聖惠方
小便卒淋 紫草一兩為散每食前用井華水服二錢 千金翼 **產後淋瀝** 方同上 產寶 **惡蟲咬**
人 紫草煎油塗之 聖惠方 **火黃身熱** 午後却涼身有赤點或黑點者不可治宜烙手足心背心百會下廉

【發明】【頌曰】紫草古方稀用。今醫家多用治傷寒時疾，發瘡疹不出者，以此作藥，使其發出。韋宙獨行方治豌豆瘡，煮紫草湯飲，後人相承用之，其效尤速。【時珍曰】紫草味甘鹹而氣寒，入心包絡及肝經血分。其功長於涼血活血，利大小腸。故痘疹欲出未出，血熱毒盛，大便閉濇者，宜用之。已出而紫黑便閉者，亦可用。若已出而紅活，及白陷大便利者，切宜忌之。故楊士瀛直指方云：紫草治痘，能導大便，使發出亦輕。得木香、白术佐之，尤爲有益。又曾世榮活幼心書云：紫草性寒，小兒脾氣實者猶可用，脾氣虚者反能作瀉。古方惟用茸，取其初得陽氣，以類觸類，所以用發痘瘡。今人不達此理，一概用之，非矣。

【附方】舊三，新六。**消解痘毒**。紫草一錢，陳皮五分，葱白三寸，新汲水煎服。直指方。**嬰童疹痘**三四日，隱隱將出未出，色赤便閉者。紫草二兩剉，以百沸[一]湯一盞泡，封勿泄氣，待温時服半合，則瘡雖出亦輕。大便利者勿用。煎服亦可。經驗後方。**痘毒黑疔**。紫草三錢，雄黄一錢，爲末，以胭脂汁調，銀簪挑破，點之極妙。集簡方。**癰疽便閉**。紫草、瓜蔞實等分，新水煎服。直指方。**小兒白禿**。紫草煎汁塗之。聖惠方。**小便卒淋**。紫草一兩，爲散，每食前用井華水服二錢。千金翼。**産後淋瀝**。方同上。産寶。**惡蟲咬人**。紫草煎油塗之。聖惠方。**火黄身熱**，午後却涼，身有赤點或黑點者，不可治。宜烙手足心、背心、百會、下廉，

〔一〕沸：原作「弗」。今據證類卷八紫草改。

内服紫草湯紫草兵藍一兩木香黄連一兩水煎服 三十六黄方

白頭翁 本經下品

【釋名】野丈人本經 胡王使者本經 柰何草別錄 弘景曰處處有之近根處有白茸狀似白頭老翁故以為名 時珍曰丈人胡使柰何皆狀老翁之意

【集解】別錄曰白頭翁生高山山谷及田野四月采 恭曰其葉似芍藥而大抽一莖莖頭一花紫色似木槿花實大者如雞子白毛寸餘皆披下似纛頭正似白頭老翁故名焉陶言近根有白茸似不識也太常所貯蔓生者乃是女萎其白頭翁根似續斷而扁 保昇曰所在有之有細毛不滑澤花蕊黄二月采花四月采實八月采根皆日乾 頌曰處處有之正月生苗作叢生狀似白微而柔細稍長葉生莖頭如杏葉上有細白毛而不滑澤近根有白茸根紫色深如蔓菁其苗有風則靜無風而搖與赤箭獨活同也陶註未述莖葉蘇註言葉似芍藥實如雞子白毛寸餘者皆誤矣 宗奭曰白頭翁生河南洛陽界其新安山野中屢嘗見之正如蘇恭所說至今本處山中及人賣白頭翁丸言服之壽考又失古人命名之義陶氏所說失於不審宜其排叱也 机曰寇宗奭以蘇恭為是蘇頌以陶說為是大抵此物用根命名取象當准蘇頌圖經而恭說恐別是一物也

内服紫草湯。紫草、吴藍各〔一〕一兩，木香、黄〔二〕連各一兩，水煎服。三十六黄方。

白頭翁本經下品

【釋名】野丈人本經、胡王使者本經、奈〔三〕何草别録。【弘景曰】處處有之。近根處有白茸，狀似白頭老翁，故以爲名。

【時珍曰】丈人、胡使、奈何，皆狀老翁之意。

【集解】【别録曰】白頭翁生高山山谷及田野，四月采。【恭曰】其葉似芍藥而大，抽一莖。莖頭一花，紫色，似木槿花。實大者如雞子，白毛寸餘，皆披下似纛頭，正似白頭老翁，故名焉。陶言近根有白茸，似不識也。太常所貯蔓生者，乃是女萎。其白頭翁根似續斷而扁。【保昇曰】所在有之。有細毛，不滑澤，花蕊黄。二月采花，四月采實，八月采根，皆日乾。【頌曰】處處有之。正月生苗，作叢生，狀似白薇而柔細稍長。葉生莖頭，如杏葉，上有細白毛而不滑澤，近根有白茸。根紫色，深如蔓菁。其苗有風則静，無風而摇，與赤箭、獨活同也。陶註未述莖葉，蘇註言葉似芍藥，實如雞子，白毛寸餘者，皆誤矣。【宗奭曰】白頭翁生河南洛陽界，其新安山野中屢嘗見之，正如蘇恭所説。至今本處山中〔四〕人賣白頭翁丸，言服之壽考，又失〔五〕古人命名之義。陶氏所説，失於不審，宜其排叱也。【機曰】寇宗奭以蘇恭爲是，蘇頌以陶説爲是。大抵此物用根，命名取象，當准蘇頌圖經，而恭説恐别是一物也。

〔一〕各：原脱。今據聖劑總録卷六十一三十六黄補。下一「各」字同，不另注。

〔二〕黄：此下原衍一「黄」字。今據删同上。

〔三〕奈：原作「柰」。今據證類卷十一白頭翁改。

〔四〕中：此前原衍一「及」字。今據删同上。

〔五〕失：原作「夫」。今據本草衍義卷十二白頭翁改。

根【氣味】苦，温，無毒。〔別録曰有毒　吳綬曰苦辛寒　甄權曰甘苦有小毒　豚實為之使　大明曰得酒良　花子莖葉同〕

【主治】温瘧狂易寒熱，癥瘕積聚，癭氣，逐血止腹痛，療金瘡。〔本經〕鼻衂。〔別録〕止毒痢。〔弘景〕赤痢腹痛，齒痛，百節骨痛，項下瘤癧。〔甄權〕一切風氣，暖腰膝，明目消贅。〔大明〕

【發明】〔頌曰〕俗醫合補下藥甚驗，亦衍人。〔杲曰〕氣厚味薄，可升可降，陰中陽也。張仲景治熱痢下重，用白頭翁湯主之。蓋腎欲堅，急食苦以堅之。痢則下焦虛，故以純苦之劑堅之。男子陰疝偏墜，小兒頭禿羶腥，鼻衄無此不效，毒痢有此獲功。〔吳綬曰〕熱毒下痢紫血鮮血者宜之。

【附方】舊二新二。

白頭翁湯：治熱痢下重。用白頭翁二兩，黃連、黃蘗、秦皮各三兩，水七升，煮二升，每服一升，不愈更服。婦人產後痢虛極者，加甘草、阿膠各二兩。〔仲景金匱玉函方〕

下痢咽腫：春夏病此，宜用白頭翁、黃連各一兩，木香二兩，水五升，煎一升半，分三服。〔聖惠方〕

陰癩偏腫：白頭翁根生者，不限多少，搗傅患處，一宿當作瘡，二十日愈。〔外臺秘要〕

外痔腫痛：白頭翁草，一名野丈人，以根搗塗之，逐血止痛。〔衛生易簡方〕

小兒禿瘡：白頭翁根搗傅，一宿作瘡，半月愈。〔肘後方〕

根。【氣味】苦，温，無毒。【别録曰】有毒。【吴綬曰】苦、辛，寒。【權曰】甘、苦，有小毒。豚實爲之使。【大明曰】得酒良。花、子、莖、葉同。【主治】温瘧，狂猲寒熱，癥瘕積聚，癭氣，逐血，止腹〔一〕痛，療金瘡。本經。鼻衄。别録。止毒痢。弘景。赤痢腹痛，齒痛，百節骨痛，項下瘤癧。甄權。一切風氣，暖腰膝，明目消贅。大明。

【發明】【頌曰】俗醫合補下藥甚驗，亦衝人。【杲曰】氣厚味薄，可升可降，陰中陽也。張仲景治熱痢下重，用白頭翁湯主之。蓋腎欲堅，急食苦以堅之。痢則下焦虚，故以純苦之劑堅之。男子陰疝偏墜，小兒頭禿膻腥，鼻衄，無此不效，毒痢有此獲功。【吴綬曰】熱毒下痢、紫血鮮血者宜之。

【附方】舊二，新三。白頭翁湯。治熱痢下重。用白頭翁二兩，黄連、黄蘗、秦皮各三兩，水七升，煮二升，每服一升，不愈更服。婦人産後痢虚極者，加甘草、阿膠各二兩。仲景金匱玉函方。下痢咽腫。春夏病此，宜用白頭翁、黄連各一兩，青木〔二〕香二兩，水五升，煎一升半，分三服。聖惠方。陰㿗偏腫。白頭翁根生者，不限多少，搗傅腫處。一宿當作瘡，二十日愈。外臺秘要。外痔腫痛。白頭翁草，一名野丈人，以根搗塗之，逐血止痛。衛生易簡方。小兒禿瘡。白頭翁根搗傅，一宿作瘡，半月愈。肘後方。

〔一〕腹：證類卷十一白頭翁所載本經文無此字。
〔二〕青木香：原作「木香」。此方實出普濟方卷一百四十九時氣熱毒攻咽喉「青木香湯」，今據改。

花主治瘧疾寒熱白秃頭瘡（時珍）

白及（本經下品）

【校正】（併入別録白給）

【釋名】連及草（本經）甘根（本經）白給（時珍曰）其根白色連及而生故曰白及其味苦而曰甘根反言也吳普作白根其根有白亦通金光明經謂之罔達羅喝悉多又別録有名未用白給即白及也性味功用皆同係重出今併為一

【集解】（別録曰）白及生北山川谷及冤句及越山又曰白給生山谷葉如藜蘆根白相連九月采（普曰）莖葉如生薑藜蘆十月花直上紫赤色根白連二月八月九月采（弘景曰）近道處處有之葉似杜若根形似菱米節間有毛方用亦稀可以作糊（保昇曰）今出申州葉似初生栟櫚及藜蘆三四月抽出一臺開紫花七月實熟黃黑色冬凋根似菱有三角白色角頭生芽八月采根用（頌曰）今江淮河陝漢黔諸州皆有之生石山上春生苗長一尺許葉似栟櫚兩指大青色夏開紫花二月七月采根（時珍曰）韓保昇所說形狀正是但一科止抽一莖開花長寸許紅紫色中心如舌其根如菱米有臍如鳧茈之臍又如扁扁螺旋紋性難乾

【根】【氣味】苦平無毒（別録曰）辛微寒白給辛平無毒（普曰）神農苦黃帝辛李當之大寒雷公辛無毒大明

花。【主治】瘧疾寒熱，白秃頭瘡。時珍。

白及本經下品

【校正】併入別録白給。

【釋名】連及草本經、甘根本經、白給。【時珍曰】其根白色，連及而生，故曰白及。其味苦，而曰甘根，反言也。吴普作白根，其根有白，亦通。金光明經謂之罔〔一〕達羅喝悉多。又別録有名未用白給即白及也，性味功用皆同，係重出，今併爲一。

【集解】【別録曰】白及生北山川谷及冤句及越山。又曰：白給生山谷，葉如藜蘆，根白相連，九月采。【普曰】莖葉如生薑、藜蘆，十月花，直上，紫赤色，根白連，二月、八月、九月采。【弘景曰】近道處處有之。葉似杜若，根形似菱米，節間有毛。方用亦稀，可以作糊。【保昇曰】今出申州。葉似初生椶苗葉及藜蘆。三四月抽出一臺，開紫花。七月實熟，黄黑色。冬凋。根似菱，有三角，白色，角頭生芽。八月采根用。【頌曰】今江、淮、河、陝、漢、黔諸州皆有之，生石山上。春生苗，長一尺許。葉似栟櫚，兩指大，青色。夏開紫花。二月、七月采根。【時珍曰】韓保昇所説形狀正是，但一科止抽一莖。開花長寸許，紅紫色，中心如舌。其根如菱米，有臍，如鳧茈之臍，又如扁扁螺旋紋。性難乾。

根。【氣味】苦，平，無毒。【別録曰】辛，微寒。白給：辛，平，無毒。【普曰】神農：苦。黄帝：辛。李當之：大寒。雷公：辛，無毒。【大明

〔一〕罔：金光明最勝王經卷七大辯才天女品第十五譯作「因」。

【權】曰甘辛【杲】曰苦甘微寒性濇陽中之陰也【之才】曰紫石英為之使惡理石畏李核杏仁反烏頭【主治】癰腫惡

瘡敗疽傷陰死肌胃中邪氣賊風鬼擊痱緩不收本經除白癬

疥蟲結熱不消陰下痿面上皯皰令人肌滑甄權止驚邪血邪

血痢癇疾風痺赤眼癥結溫熱瘧疾發背瘰癧腸風痔瘻撲

損刀箭瘡湯火瘡生肌止痛大明止肺血李杲

白給主伏蟲白癬腫痛別錄

【發明】【恭曰】山野人患手足皸拆者嚼以塗之有效為其性粘

也【頌曰】今醫家治金瘡不瘥及癰疽方多用之【震亨曰】

凡吐血不止宜加白及【時珍曰】白及性濇而收得秋金之令

故能入肺止血生肌治瘡也按洪邁夷堅志云台州獄吏憫

一大囚囚感之因言吾七次犯死罪遭訊拷肺皆損傷至于

嘔血人傳一方只用白及為末米飲日服其效如神後其囚

凌遲劊者剖其胸見肺間竅穴數十處皆白及填補色猶不

變也洪貫之聞其說赴任洋州一卒忽苦咯血甚危用此救

之一日即止也摘玄云試血法吐在水碗內浮者肺血也沉

者肝血也半浮半沉者心血也各隨所見以羊肺羊肝羊心

煮熟蘸白及末日日食之

曰】甘、辛。【杲曰】苦、甘，微寒，性濇，陽中之陰也。【之才曰】紫石英爲之使，惡理石，畏李核、杏仁，反烏頭。【主治】癰腫，惡瘡敗疽，傷陰死肌，胃中邪氣，賊風鬼擊，痱緩不收。本經。除白癬疥蟲。結熱不消，陰下痿，面上皯皰，令人肌滑。甄權。止驚邪血邪，血痢，癇疾，風痺，赤眼，癥結，温熱瘧疾，發背瘰癧，腸風痔瘻，撲損，刀箭瘡，湯火瘡，生肌止痛。大明。止肺血。李杲。

白給。主伏蟲，白癬腫痛。別録。

【發明】【恭曰】山野人患手足皸拆者，嚼以塗之有效。爲其性粘也。【頌曰】今醫家治金瘡不瘥及癰疽方多用之。【震亨曰】凡吐血不止，宜加白及。【時珍曰】白及性濇而收，得秋金之令，故能入肺止血，生肌治瘡也。按洪邁夷堅志云：台州獄吏憫一大囚，因感之。因言：吾七次犯死罪，遭訊拷，肺皆損傷，至于嘔血。人傳一方，只用白及爲末，米飲日服，其效如神。後其囚凌遲，劊者剖其胸，見肺間竅穴數十處，皆白及填補，色猶不變也。洪貫之聞其説，赴任洋州，一卒忽苦咯血甚危，用此救之，一日即止也。摘玄云：試血法，吐在水盌内，浮者肺血也，沉者肝血也，半浮半沉者心血也。各隨所見，以羊肺、羊肝、羊心煮熟，蘸白及末，日日食之。

【附方】舊一，新八。

鼻衄不止　津調白及末塗山根上，仍以水服一錢，立止。經驗方

心氣疼痛　白及、石榴皮各二錢，為末，煉蜜丸黄豆大。每服三丸，艾醋湯下。生生編

重舌鵞口　白及末，乳汁調塗足心。聖惠方

婦人陰脫　白及、川烏頭等分，為末，絹裹一錢，納陰中，入三寸，腹內熱即止，日用一次。廣濟方

疔瘡腫毒　白及末半錢，以水澄之，去水，攤於厚紙上貼之。袖珍方

打跌骨折　酒調白及末二錢服，其功不減自然銅、古銖錢也。永類方

刀斧傷損　白及、石膏煆等分，為末，摻之，亦可收口。濟急方

手足皸裂　白及末水調塞之，勿犯水。濟急方

湯火傷灼　白及末油調傅之。趙真人方

三七　綱目

【釋名】山漆綱目　金不換　時珍曰：彼人言其葉左三右四，故名三七，蓋恐不然。或云本名山漆，謂其能合金瘡，如漆粘物也，此說近之。金不換，貴重之稱也。

【集解】時珍曰：生廣西南丹諸州番峒深山中，采根暴乾，黄黑色，團結者，狀畧似白及；長者如老乾地黄，有節。味微甘而苦，頗似人參之味。或云：試法，以末摻豬血中，血化為水者乃真。近傳一種草，春生苗，夏高三四尺，葉似菊艾而勁厚，有岐尖，莖有赤稜，夏秋開黄花，蕊如金絲，盤紐可愛，而氣不香，花乾則絮如苦蕒絮。根葉味甘，治金瘡折傷出血，及上下

【附方】舊一，新八。**鼻衄不止**。津調白及末，塗山根上，仍以水服一錢，立止。經驗方。**心氣疼痛**。白及、石榴皮各二錢，爲末，煉蜜丸黄豆大。每服三丸，艾醋湯下。生生編。**重舌鵝口**。白及末，乳汁調塗足心。聖惠方。**婦人陰脱**。白及、川烏頭等分，爲末，絹裹一錢納陰中，入三寸，腹内熱即止，日用一次。廣濟方。**疔瘡腫毒**。白及末半錢，以水澄之，去水，攤於厚紙上貼之。袖珍方。**打跌骨折**。酒調白及末二錢服，其功不減自然銅、古銖錢也。永類方。**刀斧傷損**。白及、石膏煅，等分爲末。摻之，亦可收口。濟急方。**手足皸裂**。白及末水調塞之，勿犯水。濟急方。**湯火傷灼**。白及末油調傅之。趙真人方。

三七綱目

【釋名】山漆綱目、金不换。【時珍曰】彼人言其葉左三右四，故名三七，蓋恐不然。或云本名山漆，謂其能合金瘡，如漆粘物也，此説近之。金不换，貴重之稱也。

【集解】【時珍曰】生廣西南丹諸州番峒深山中，采根暴乾，黄黑色，團結者，狀略似白及，長者如老乾地黄，有節。味微甘而苦，頗似人參之味。或云：試法，以末摻猪血中，血化爲水者乃真。近傳一種草，春生苗，夏高三四尺。葉似菊艾而勁厚，有歧尖。莖有赤稜。夏秋開黄花，蕊如金絲，盤紐可愛，而氣不香，花乾則吐[一]絮如苦蕒絮。根葉味甘，治金瘡折傷出血及上下

〔一〕吐：原闕一字。今從錢本補。

血病甚 云是三七而根大如牛蒡根與南中來者不類恐是劉寄奴之屬甚易繁衍

根【氣味】甘微苦温無毒【主治】止血散血定痛金刃箭傷跌撲杖瘡血出不止者嚼爛塗或為末摻之其血即止亦主吐血衄血下血血痢崩中經水不止產後惡血不下血運血痛赤目癰腫虎咬蛇傷諸病時珍

【發明】時珍曰此藥近時始出南人軍中用為金瘡要藥云有奇功又云凡杖撲傷損瘀血淋漓者隨即嚼爛罨之即止青腫者即消散若受杖時先服一二錢則血不衝心杖後尤宜服之產後服亦良大抵此藥氣温味甘微苦乃陽明厥陰血分之藥故能治一切血病與騏驎竭紫鉚相同

【附方】新八

吐血衄血 山漆一錢自嚼米湯送下或以五分加入八核湯 瀕湖集簡方

赤痢血痢 三七三錢研末米泔水調服即愈 同上

大腸下血 三七研末同淡白酒調一二錢服三服可愈加五分入四物湯亦可 同上

婦人血崩 方同上

產後血多 山漆研末米湯服一錢 同上

男婦赤眼 十分重者以山漆根磨汁塗四圍甚妙 同上

無名癰腫 疼痛不止山漆磨米醋調塗即散已破者

血病甚效。云是三七，而根大如牛蒡根，與南中來者不類，恐是劉寄奴之屬，甚易繁衍。

根。【氣味】甘，微苦，温，無毒。【主治】止血散血定痛，金刃箭傷、跌撲杖瘡血出不止者，嚼爛塗，或爲末摻之，其血即止。亦主吐血衄血，下血血痢，崩中，經水不止，産後惡血不下，血運血痛，赤目癰腫，虎咬蛇傷諸病。時珍。

【發明】【時珍曰】此藥近時始出，南人軍中用爲金瘡要藥，云有奇功。又云：凡杖撲傷損淤血淋漓者，隨即嚼爛，罨之即止，青腫者即消散。若受杖時，先服一二錢，則血不衝心。杖後尤宜服之，産後服亦良。大抵此藥氣温、味甘微苦，乃陽明、厥陰血分之藥，故能治一切血病，與騏驎竭、紫鉚相同。

【附方】新八。吐血衄血。山漆一錢，自嚼，米湯送下。或以五分，加入八核湯。瀕湖集簡方。赤痢血痢。三七三錢，研末，米泔水調服，即愈。同上。大腸下血。三七研末，同淡白酒調一二錢服，三服可愈。加五分入四物湯亦可。同上。婦人血崩。方同上。産後血多。山漆研末，米湯服一錢。同上。男婦赤眼十分重者。以山漆根磨汁塗四圍，甚妙。同上。無名癰腫。疼痛不止，山漆磨米醋調塗即散。已破者，

研末乾塗虎咬蛇傷山漆研末米飲服三錢仍嚼塗之並同上

葉【主治】折傷跌撲出血傅之即止青腫經夜即散餘功同根時珍

研末乾塗。虎咬蛇傷。山漆研末，米飲服三錢，仍嚼塗之。並同上。

葉。【主治】折傷跌撲出血，傅之即止，青腫經夜即散，餘功同根。時珍。

本草綱目草部目録第十三卷

草之二　山草類下三十九種

黄連本經　胡黄連開寶　黄芩本經　秦艽本經
柴胡本經　前胡本經　防風本經　獨活羌活本經
土當歸綱目　都管草圖經　升麻本經　苦參本經
白鮮本經　延胡索開寶　貝母本經　山慈姑嘉祐
石蒜圖經　水仙會編　白茅本經　地筋別録即菅茅
芒拾遺　龍膽本經　細辛本經　杜衡本經木細辛附
及已別録　鬼督郵唐本　徐長卿本經　白微本經
白前別録　草犀拾遺　釵子股海藥　吉利草綱目
朱砂根綱目　辟虺雷拾遺　錦地羅綱目　紫金牛圖經
拳參圖經　鐵線草圖經　金絲草綱目

本草綱目草部目録第十三卷

草之二　山草類下三十九種

黄連本經　胡黄連開寶　黄芩本經　秦艽本經
柴〔一〕胡本經　前胡本經〔二〕　防風本經　獨活羌活〔三〕本經
土當歸綱目　都管草圖經　升麻本經　苦參本經
白鮮本經　延胡索開寶　貝母本經　山慈姑嘉祐
石蒜圖經　水仙會編　白茅本經　地筋別録○即菅茅
芒拾遺　龍膽本經　細辛本經　杜衡本經〔四〕○木細辛附
及己別録　鬼督郵唐本　徐長卿本經　白微本經
白前別録　草犀拾遺　釵子股海藥　吉利草綱目
朱砂根綱目　辟虺雷拾遺〔五〕　錦地羅綱目　紫金牛圖經
拳參圖經　鐵線草圖經　金絲草綱目

右附方舊七十一，新二百一十四。〔六〕

〔一〕柴：本卷正文本藥正名作「茈」。
〔二〕本經：本卷正文本藥正名作「別録」。
〔三〕獨活羌活：本卷正文本藥正名作「獨活」，「羌活」爲別名。
〔四〕本經：本卷正文本藥正名作「別録」。
〔五〕拾遺：本卷正文本藥正名作「唐本」。
〔六〕右附方舊七十一新二百一十四：原脱。今從江西本補，與各卷通例合。

草部

草之二　山草類下三十九種

黃連（本經上品）

【釋名】王連（本經）支連（藥性）○時珍曰：其根連珠而色黃，故名。

【集解】別錄曰：黃連生巫陽川谷及蜀郡太山之陽，二月八月采根陰乾。弘景曰：巫陽在建平。今西間者色淺而虛，不及東陽、新安諸縣最勝，臨海諸縣者不佳。用之當布裹挼去毛，令如連珠。保昇曰：苗似茶，叢生，一莖生三葉，高尺許，凌冬不凋，花黃色。江左者節高若連珠，蜀都者節下不連珠。今秦地及杭州、柳州者佳。頌曰：今江、湖、荊、夔州郡亦有，而以宣城九節堅重相擊有聲者為勝，施、黔者次之，東陽、歙州、處州者又次之。苗高一尺以來，葉似甘菊，四月開花黃色，六月結實似芹子，色亦黃。江左者根黃，其苗經冬不凋，葉如小雉尾草，正月開花作細穗，淡白微黃色。六七月根緊，始堪采。恭曰：蜀道者粗大，味極濃苦，療渴為最；江東者節如連珠，療痢大善。澧州者更勝。時珍曰：黃連，漢末李當之本草惟取蜀郡黃肥而堅者為善。唐時以澧州者為勝。今雖吳、蜀皆有，惟以雅州、眉州者為良。藥物之興廢不同如此。大抵有二種：一種根粗無毛有珠，如鷹雞爪形而堅實，色深黃；一種無珠多毛而中虛，黃色稍淡。各有所宜。

本草綱目草部第十三卷

草之二　山草類下三十九種

黄連本經上品

【釋名】王連本經、支連藥性。○【時珍曰】其根連珠而色黄，故名。

【集解】【别録曰】黄連生巫陽川谷及蜀郡太山之陽〔一〕，二月、八月采根。【弘景曰】巫陽在建平。今西間者色淺而虚，不及東陽、新安諸縣最勝。臨海諸縣者不佳。用之當布裹〔二〕挼去毛，令如連珠。【保昇曰】苗似茶，叢生，一莖生三葉，高尺許，凌冬不凋，花黄色。江左者，節高若連珠。蜀都者，節下不連珠。今秦地及杭州、柳州者佳。【頌曰】今江、湖、荆、夔州郡亦有，而以宣城九節堅重、相擊〔三〕有聲者爲勝，施、黔者次之，東陽、歙州、處州者又次之。苗高一尺以來，葉似甘菊，四月開花黄色，六月結實似芹子，色亦黄。江左者根若〔四〕連珠，其苗經冬不凋，葉如小雉尾草，正月開花作細穗，淡白微黄色。六七月根緊，始堪采。【恭曰】蜀道者粗大，味極濃苦，療渴爲最。江東者節如連珠，療痢大善。澧州者更勝。【時珍曰】黄連，漢末李當之本草惟取蜀郡黄肥而堅者爲善，唐時以澧州者爲勝。今雖吴、蜀皆有，惟以雅州、眉州者爲良。藥物之興廢不同如此。大抵有二種：一種根粗無毛有珠，如鷹雞爪形而堅實，色深黄；一種無珠多毛而中虚，黄色稍淡。各有所宜。

〔一〕之陽：證類卷七黄連載别録文無此二字。
〔二〕裹：原脱。今據證類卷七黄連補。
〔三〕擊：原作「擎」。今據改同上。
〔四〕若：原作「黄」。今據改同上。

根

【修治】斅曰：凡使以布拭去肉毛，用漿水浸二伏時，漉出，於柳木火上焙乾用。時珍曰：五臟六腑皆有火，平則治，動則病，故有君火相火之說，其實一氣而已。黃連入手少陰心經，為治火之主藥：治本臟之火，則生用之；治肝膽之實火，則以豬膽汁浸炒；治肝膽之虛火，則以醋浸炒；治上焦之火，則以酒炒；治中焦之火，則以薑汁炒；治下焦之火，則以鹽水或朴硝炒；治氣分濕熱之火，則以茱萸湯浸炒；治血分塊中伏火，則以乾漆水炒；治食積之火，則以黃土炒。諸法不獨為之引導，蓋辛熱能制其苦寒，鹹寒能制其燥性，在用者詳酌之。

【氣味】苦，寒，無毒。別錄曰：微寒。普曰：神農、岐伯、黃帝、雷公：苦，無毒；李當之：小寒。之才曰：黃芩、龍骨、理石為之使，惡菊花、玄參、白鮮皮、芫花、白殭蠶，畏款冬、牛膝，勝烏頭，解巴豆毒。權曰：忌豬肉，惡冷水。斅曰：服此藥至十兩，不得食豬肉；若服至三年，一生不得食也。時珍曰：道書言服黃連犯豬肉令人泄瀉，而方家有豬肚黃連丸、豬臟黃連丸，豈只忌肉而不忌臟腑乎？

【主治】熱氣，目痛眥傷泣出，明目，腸澼腹痛下痢，婦人陰中腫痛。久服令人不忘。本經

主五臟冷熱，久下泄澼膿血，止消渴大驚，除水，利骨，調胃厚腸，益膽，療口瘡。別錄

治五勞七傷，益氣，止心腹痛，驚悸煩躁，潤心肺，長肉止血，天行熱疾，止盜

根【修治】【斅曰】凡使以布拭去肉毛，用漿水浸二伏時，漉出，于柳木火上焙乾用。【時珍曰】五臟六腑皆有火，平則治，動則病，故有君火相火之説，其實一氣而已。黄連入手少陰心經，爲治火之主藥。治本臟之火則生用之。治肝膽之實火則以豬膽汁浸炒，治肝膽之虚火則以醋浸炒。治上焦之火則以酒炒，治中焦之火則以薑汁炒，治下焦之火則以鹽水或朴硝炒。治氣分濕熱之火則以茱萸湯浸炒。治血分塊中伏火則以乾漆水炒。治食積之火則以黄土炒。諸法不獨爲之引導，蓋辛熱能制其苦寒，鹹寒能制其燥性，在用者詳酌之。

【氣味】苦，寒，無毒。【別録曰】微寒。【普曰】神農、岐伯、黄帝、雷公：苦，無毒。李當之：小寒。【之才曰】黄芩、龍骨、理石爲之使，惡菊花、玄參、白鮮皮、芫花、白殭蠶，畏款冬、牛膝，勝烏頭，解巴豆毒。【權曰】忌豬肉，惡冷水。【斅曰】服此藥至十兩，不得食豬肉。若服至三年，一生不得食也。【時珍曰】道書言服黄連犯豬肉令人泄瀉，而方家有豬肚黄連丸、豬臟黄連丸，豈只忌肉而不忌臟腑乎？【主治】熱氣目痛，眥傷泣出。明目，腸澼、腹痛下痢，婦人陰中腫痛。久服令人不忘。本經。主五臟冷熱，久下洩澼膿血，止消渴大驚，除水，利骨，調胃，厚腸，益膽，療口瘡。別録。

治五勞七傷，益氣，止心腹痛，驚悸煩躁，潤心肺，長肉止血，天行熱疾，止盜汗幷瘡疥猪肚蒸爲丸治小兒疳氣殺蟲大明羸瘦氣急藏器治鬱熱在中煩躁惡心兀兀欲吐心下痞滿元素主心病逆而盛心積伏梁好古去心竅惡血解服藥過劑煩悶及巴豆輕粉毒時珍

發明元素曰黃連性寒味苦氣味俱厚可升可降陰中陽也入手少陰經其用有六瀉心臟火一也去中焦濕熱二也諸瘡必用三也去風濕四也赤眼暴發五也止中部見血六也張仲景治九種心下痞五等瀉心湯皆用之成無己曰苦入心寒勝熱黃連大黃之苦寒以導心下之虛熱蚘得甘則動得苦則安黃連黃蘗之苦以安蚘也好古曰黃連苦燥苦入心火就燥瀉心者其實瀉脾也實則瀉其子也震亨曰黃連去中焦濕熱而瀉心火若脾胃氣虛不能轉運者則以伏苓黃芩代之以猪膽汁拌炒佐以龍膽草則大瀉肝膽之火下痢胃口熱噤口者用黃連人參煎湯終日呷之如吐再強飲但得一呷下咽便好劉完素曰古方以黃連爲治痢之最蓋治痢惟宜辛苦寒藥辛能發散開通鬱結苦能燥濕寒能勝熱使氣宣平而已諸苦寒藥多泄惟黃連黃蘗性冷而燥能降火去濕而止瀉痢故治痢以之爲君宗奭曰今人多用黃連治痢蓋執以苦燥之義下俚但見腸虛滲泄微似有血便即用之又不顧寒熱多少惟欲盡劑由是多致危困若

汗并瘡疥。豬肚蒸爲丸，治小兒疳氣，殺蟲。大明。羸瘦氣急。藏器。治鬱熱在中，煩躁惡心，兀兀欲吐，心下痞滿。元素。主心病逆而盛，心積伏梁。好古。去心竅惡血，解服藥過劑煩悶及巴豆、輕粉毒。時珍。

【發明】【元素曰】黄連性寒味苦，氣味俱厚，可升可降，陰中陽也，入手少陰經。其用有六：瀉心臟火一也，去中焦濕熱二也，諸瘡必用三也，去風濕四也，赤眼暴發五也，止中部見血六也。張仲景治九種心下痞，五等瀉心湯，皆用之。【成無己曰】苦入心，寒勝熱，黄連、大黄之苦寒，以導心下之虚熱。蚘得甘則動，得苦則安，黄連、黄蘗之苦，以安蚘也。【好古曰】黄連苦燥，苦入心，火就燥。瀉心者其實瀉脾也，實則瀉其子也。【震亨曰】黄連去中焦濕熱而瀉心火，若脾胃氣虚，不能轉運者，則以伏苓、黄芩代之。以豬膽汁拌炒，佐以龍膽草，則大瀉肝膽之火。下痢胃口熱禁口者，用黄連、人參煎湯，終日呷之。如吐再强飲，但得一呷下咽便好。【劉完素曰】古方以黄連爲治痢之最。蓋治痢惟宜辛苦寒藥，辛能發散，開通鬱結。苦能燥濕，寒能勝熱，使氣宣平而已。諸苦寒藥多泄，惟黄連、黄蘗性冷而燥，能降火去濕而止瀉痢，故治痢以之爲君。【宗奭曰】今人多用黄連治痢，蓋執以苦燥之義。下俚但見腸虚滲泄，微似有血，便即用之，又不顧寒熱多少，惟欲盡劑，由是多致危困。若氣實初病熱多血痢服之便止不必盡劑虛而冷者慎勿輕用杲曰諸痛癢瘡瘍皆屬心火凡諸瘡宜以黃連當歸為君甘草黃芩為佐凡眼暴發赤腫痛不可忍者宜黃連當歸以酒浸煎之宿食不消心下痞滿者須用黃連枳實頌曰黃連治目方多而羊肝丸尤奇異今醫家洗眼以黃連當歸芍藥等分用雪水或甜水煎湯熱洗之冷即再溫甚益眼目但是風毒赤目花翳用之無不神效蓋眼目之病皆是血脈凝滯使然故以行血藥合黃連治之血得熱則行故乘熱洗也懋曰火分之病黃連為主不但瀉心火而與芩檗諸苦藥列稱者比也凡目疾人以人乳浸蒸或點或服之生用為君佐以官桂少許煎百沸入蜜空心服之能使心腎交於頃刻入五苓滑石大治夢遺以黃土薑汁酒蜜四炒為君以使君子為臣白芍藥酒煮為佐廣木香為使治小兒五疳以茱萸炒者加木香等分生大黃倍之水丸治五痢此皆得制方之法也時珍曰黃連治目及痢為要藥古方治痢香連丸用黃連木香薑連散用乾薑黃連變通丸用黃連茱萸薑黃散用黃連生薑治消渴用酒蒸黃連治伏暑用酒煮黃連治下血用黃連大蒜治肝火用黃連茱萸治口瘡用黃連細辛皆是一冷一熱一陰一陽寒因熱用熱因寒用君臣相佐陰陽相濟最得制方之妙所以有成功而無偏勝之害也○弘景曰俗方多用黃連治痢及渴道方服食長生慎微曰劉宋王微黃連讚云黃連味苦左右相因斷涼滌暑闡命輕身縉雲昔御飛蹕上旻不行而至吾聞其人又梁江淹黃連頌云黃連上草丹砂之次禦孽辟妖長靈久視驂龍行天馴馬匝地鴻飛

氣實初病，熱多血痢，服之便止，不必盡劑。虛而冷者，慎勿輕用。【杲〔一〕曰】諸痛痒瘡瘍，皆屬心火。凡諸瘡宜以黄連、當歸爲君，甘草、黄芩爲佐。凡眼暴發赤腫，痛不可忍者，宜黄連、當歸以酒浸煎之。宿食不消，心下痞滿者，須用黄連、枳實。【頌曰】黄連治目方多，而羊肝丸尤奇異。今醫家洗眼，以黄連、當歸、芍藥等分，用雪水或甜水煎湯熱洗之，冷即再温，甚益眼目。但是風毒赤目花翳，用之無不神效。蓋眼目之病，皆是血脉凝滯使然，故以行血藥合黄連治之。血得熱則行，故乘熱洗也。【韓𢘻曰】火分之病，黄連爲主，不但瀉心火，而與芩、蘗諸苦藥例〔二〕稱者比也〔三〕。目疾人，以人乳浸蒸，或點或服之。生用爲君，佐以官桂少許，煎百沸，入蜜空心服之，能使心腎交於頃刻。入五苓、滑石，大治夢遺。以黄土、薑汁、酒、蜜四炒爲君，以使君子爲臣，白芍藥酒煮爲佐，廣木香爲使，治小兒五疳。以茱萸炒者，加木香等分，生大黄倍之，水丸，治五痢。此皆得制方之法也。【時珍曰】黄連治目及痢爲要藥。古方治痢，香連丸用黄連、木香，薑連散用乾薑、黄連，變通丸用黄連、茱萸，薑黄散用黄連、生薑。治消渴，用酒蒸黄連。治伏暑，用酒煮黄連。治下血，用黄連、大蒜。治肝火，用黄連、茱萸。治口瘡，用黄連、細辛。皆是一冷一熱，一陰一陽，寒因熱用，熱因寒用，君臣相佐，陰陽相濟，最得制方之妙，所以有成功而無偏勝之害也。○【弘景曰】俗方多用黄連治痢及渴，道方服食長生。【慎微曰】劉宋王微黄連讚云：黄連味苦，左右相因。斷凉滌暑，闡命輕身。縉雲昔御，飛蹕上旻。不行而至，吾聞其人。又梁江淹黄連頌云：黄連上草，丹砂之次。禦孽辟妖，長靈久視。驂龍行天，馴馬匝地。鴻飛

〔一〕杲：原作「果」。今從江西本改。
〔二〕例：原作「列」。今據韓氏醫通卷下藥性裁成章改。
〔三〕也：下原衍一「比」字。今據删同上。

以譏順道則利。時珍曰：本經、別錄並無黃連久服長生之說，惟陶弘景言道方久服長生。神仙傳載封君達、黑穴公並服黃連五十年得仙。竊謂黃連大苦大寒之藥，用之降火燥濕，中病即當止。豈可久服，使肅殺之令常行，而伐其生發沖和之氣乎？素問載岐伯言：五味入胃，各歸所喜攻。久而增氣，物化之常也。氣增而久，夭之由也。王冰注云：酸入肝為溫，苦入心為熱，辛入肺為清，鹹入腎為寒，甘入脾為至陰而四氣兼之，皆增其味而益其氣，故各從本臟之氣為用。所以久服黃連、苦參反熱，從火化也。餘味皆然。久則臟氣偏勝，即有偏絕，則有暴夭之道。是以絕粒服餌之人不暴亡者，無五味偏助也。又秦觀與喬希聖論黃連書云：聞公以眼疾餌黃連，至十數兩猶不已，殆不可也。醫經有久服黃連、苦參反熱之說。此雖大寒，其味至苦，入胃則先歸於心，久而不已，心火偏勝則熱，乃其理也。況眼疾本於肝熱，肝與心為子母，心火也，肝亦火也，腎孤臟也，人患一水不勝二火，豈可久服苦藥，使心有所偏勝，是以火救火，其可乎？秦公此書，蓋因王公之說而推詳之也。我明

荊端王素多火病，醫令服金花丸，乃芩、連、梔、蘗四味，餌至數年，其火愈熾，遂至內障喪明。觀此則寒苦之藥，不但使人不能長生，久則氣增偏勝，速夭之由矣。當以素問之言為法，陶氏道書之說，皆謬談也。楊士瀛云：黃連能去心竅惡血。

附方　舊二十二，新四十。

心經實熱　瀉心湯：用黃連七錢，水一盞半，煎一盞，食遠溫服。小兒減之。和劑

以儀，順道則利。【時珍曰】本經、別録並無黄連久服長生之説，惟陶弘景言道方久服長生。神仙傳載封君達、黑穴公，並服黄連五十年得仙。竊謂黄連大苦大寒之藥，用之降火燥濕，中病即當止。豈可久服，使肅殺之令常行，而伐其生發冲和之氣乎？素問載岐伯言：五味入胃，各歸所喜攻。久而增氣，物化之常也。氣增而久，夭之由也。王冰註云：酸入肝爲温，苦入心爲熱，辛入肺爲清，鹹入腎爲寒，甘入脾爲至陰而四氣兼之，皆增其味而益其氣，故各從本臟之氣爲用。所以久服黄連、苦參反熱，從火化也。餘味皆然。久則臟氣偏勝，即有偏絶，則有暴夭之道。是以絶粒服餌之人不暴亡者，無五味偏助也。又秦觀與喬希聖論黄連書云：「聞公以眼疾餌黄連，至十數兩猶不已，殆不可也。醫經有久服黄連、苦參反熱之説。此雖大寒，其味至苦，入胃則先歸於心，久而不已，心火偏勝則熱，乃其理也。況眼疾本於肝熱，肝與心爲子母。心火也，肝亦火也，腎孤臟也，人患一水不勝二火。豈可久服苦藥，使心有所偏勝，是以火救火，其可乎？」秦公此書，蓋因王公之説而推詳之也。我明荆端王素多火病，醫令服金花丸，乃芩、連、巵、蘗四味，餌至數年，其火愈熾，遂至内障喪明。觀此則寒苦之藥，不但使人不能長生，久則氣增偏勝，速夭之由矣。當以素問之言爲法，陶氏道書之説，皆謬談也。楊士瀛云：黄連能去心竅惡血。

【附方】舊二十二，新四十。心經實熱。瀉心湯：用黄連七錢，水一琖半，煎一琖，食遠温服。小兒減之。和劑

局方

卒熱心痛黄連八錢㕮咀水煎熱服　外臺秘要

肝火為痛黄連薑汁炒為末粥糊丸梧子大每服三十丸白湯下○左金丸用黄連六兩茱萸一兩同炒為末神麴糊丸梧子大每服三四十丸白湯下　丹溪方

伏暑發熱作渴嘔惡及赤白痢消渴腸風酒毒泄瀉諸病並宜酒煮黄龍丸主之川黄連一斤切以好酒二升半煮乾焙研糊丸梧子大每服五十丸熟水下日三服　和劑局方

陽毒發狂奔走不定宜黄連寒水石等分為末每服三錢濃煎甘草湯下　易簡方

骨節積熱漸漸黄瘦黄連四分切以童子小便五大合浸經宿微煎三四沸去滓分作二服　廣利方

小兒疳熱流注遍身瘡蝕或潮熱肚脹作渴猪肚黄連丸用猪肚一箇洗淨宣黄連五兩切碎水和納入肚中縫定放在五升粳米上蒸爛石臼搗千杵或入少飯同杵丸綠豆大每服二十丸米飲下仍服調血清心之藥佐之　蓋小兒之病不出于疳則出于熱常須識此　直指方

三消骨蒸黄連末以冬瓜自然汁浸一夜曬乾又浸如此七次為末以冬瓜汁和丸梧子大每服三四十丸大麥湯下尋常渴只一服見效　易簡方

消渴尿多肘後方用黄連末蜜丸梧子大每服三十丸白湯下○寳鑑用黄連半斤酒一升浸重湯內煑一伏時取曬為末水丸梧子大每服五十丸溫水下○崔氏治消渴小便滑數如油黄連五兩栝樓根五兩為末生地黄汁丸梧子大每牛乳下五十丸日二服忌冷水猪肉○總錄用黄連末入猪肚內蒸爛搗丸如梧子大飯飲下

濕

局方。卒熱心痛。黄連八錢，㕮咀，水煎熱服。外臺秘要。肝火爲痛。黄連薑汁炒，爲末，粥糊梧子大。每服三十丸，白湯下。○左金丸：用黄連六兩，茱萸一兩，同炒，爲末，神麴糊丸梧子大。每服三四十丸，白湯下。丹溪方。伏暑發熱，作渴嘔惡，及赤白痢，消渴，腸風酒毒，泄瀉諸病，並宜酒煮黄龍丸主之。川黄連一斤切，以好酒二升半，煮乾焙研，糊丸梧子大。每服五十丸，熟水下，日三服。和劑局方。陽毒發狂，奔走不定。宣黄連、寒水石等分，爲末。每服三錢，濃煎甘草湯下。易簡方。骨節積熱，漸漸黄瘦。黄連四分切，以童子小便五大合浸經宿，微煎三四沸，去滓，分作二服。廣利方。小兒疳熱。流注遍身瘡蝕，或潮熱，肚脹作渴，豬肚黄連丸。用豬肚一箇洗净，宣黄連五兩，切碎水和，納入肚中縫定，放在五升粳米上蒸爛，石臼搗千杵，或入少飯同杵，丸緑豆大。每服二十丸，米飲下。仍服調血清心之藥佐之。蓋小兒之病，不出于疳，則出于熱，常須識此。直指方。三消骨蒸。黄連末，以冬瓜自然汁浸一夜，晒乾又浸，如此七次，爲末，以冬瓜汁和丸梧子大。每服三四十丸，大麥湯下。尋常渴，只一服見效。易簡方。消渴尿多。肘後方用黄連末，蜜丸梧子大。每服三十丸，白湯下。○寶鑑用黄連半斤，酒一升浸，重湯内煮一伏時，取晒，爲末，水丸梧子大。每服五十丸，温水下。○崔氏治消渴，小便滑數如油。黄連五兩，栝樓根五兩，爲末，生地黄汁丸梧子大。每牛乳下五十丸，日二服。忌冷水、豬肉。○總録用黄連末，入豬肚内[一]蒸爛，搗丸梧子大，飯飲下。濕

〔一〕内：原作「肉」。今據聖濟總録卷五十九消中改。

熱水病黃連末蜜丸梧子大每服二丸至四五丸飲下日三四服范汪方

破傷風病黃連五錢酒一盞煎七分入黃蠟三錢溶化熱服之高文虎蓼花洲閑錄

小便白淫因心腎氣不足思想無窮所致黃連白茯苓等分為末酒糊丸梧子大每服三十丸煎補骨脂湯下日三服普濟方

熱毒血痢宣黃連一兩水二升煎取半升露一宿空腹熱服少臥將息一二日即止千金方

赤痢久下累治不瘥黃連一兩雞子白和為餅炙紫為末以漿水三升慢火煎成膏每服半合溫米飲下一方只以雞子白和丸服勝金方

熱毒赤痢黃連二兩切瓦焙令焦當歸一兩焙為末入麝香少許每服二錢陳米飲下佛智和尚在閩以此濟人本事方

赤白久痢並無寒熱只日久不止用黃連四十九箇鹽梅七箇入新瓶內燒煙盡熱研每服二錢鹽米湯下楊子建護命方

赤白暴痢如鵞鴨肝者痛不可忍用黃連黃芩各一兩水二升煎一升分三次熱服經驗方

冷熱諸痢胡洽九盞湯治下痢不問冷熱赤白穀滯休息久下悉主之黃連長三寸三十枚重一兩半龍骨如棊子大四枚重一兩大附子一枚乾薑一兩半膠一兩半細切以水五合着銅器中去火三寸煎沸便取下坐土上沸止又上水五合如此九上九下納諸藥入水內再煎沸輒取下沸止又上九上九下度可得一升頻服即止圖經本草

下痢腹痛赤白痢下令人下部疼重故名重下日夜數十行臍腹絞痛以黃連一升酒五升煮取一升半分再服當

熱水病。黄連末，蜜丸梧子大。每服二丸至四五丸，飲下，日三四服。范汪方。破傷風病。黄連五錢，酒二盞，煎七分，入黄蠟三錢，溶化熱服之。高文虎蓼花洲閑録。小便白淫。因心腎氣不足，思想無窮所致。黄連、白伏苓等分，爲末，酒糊丸梧子大。每服三十丸，煎補骨脂湯下，日三服。普濟方。熱毒血痢。宣黄連一兩，水二升，煮取半升，露一宿，空腹熱服，少卧將息，一二日即止。千金方。赤痢久下，累治不瘥。黄連一兩，雞子白和爲餅，炙紫爲末，以漿水三升，慢火煎成膏。每服半合，温米飲下。一方只以鷄子白和丸服。勝金方。熱毒赤痢。黄連二兩切，瓦焙令焦，當歸一兩焙，爲末，入麝香少許。每服二錢，陳米飲下。佛智和尚在閩，以此濟人。本事方。赤白久痢。並無寒熱，只日久不止。用黄連四十九箇〔一〕，鹽梅七箇，入新瓶内燒烟盡，熱研。每服二錢，鹽米湯下。楊子建護命方。赤白暴痢，如鵝鴨肝者，痛不可忍。用黄連、黄芩各一兩，水二升，煎一升，分三次熱服。經驗方。冷熱諸痢，胡洽九盞湯：治下痢，不問冷熱赤白，穀滯休息久下，悉主之。黄連長三寸三十枚，重一兩半，龍骨如棋子大四枚，重一兩，大附子一枚，乾薑一兩半，膠一兩半，細切。以水五合着銅器中，去火三寸，煎沸便取下，坐土上，沸止，又上水五合，如此九上九下。納諸藥入水内，再煎沸，輒取下，沸止又上，九上九下，度可得一升，頓服即止。圖經本草。下痢腹痛。赤白痢下，令人下部疼重，故名重下，日夜數十行，臍腹絞痛。以黄連一升，酒五升，煮取一升半，分再服，當

〔一〕箇：今本普濟方卷二百十一泄痢門作「枝」，義長。

上絞痛也肘後方

治痢香連丸 李絳兵部手集治赤白諸痢裏急後重腹痛用宣黃連青木香等分擣篩白蜜丸梧子大每服二三十丸空腹飲下日再服其效如神久冷者以煨蒜擣和丸之不拘大人嬰孺皆效○易簡方黃連茱萸炒過四兩木香麪煨一兩粟米飯丸○錢仲陽香連丸治小兒冷熱痢加煨熟訶子肉○又治小兒瀉痢加煨熟肉豆蔻○又治小兒氣虛瀉痢腹痛加白附子尖○劉河間治久痢加龍骨○朱丹溪治禁口痢加石蓮肉○王氏治痢渴加烏梅肉以阿膠化和為丸

五疳八痢 四治黃連丸用連珠宣連一斤分作四分一分用酒浸炒一分用自然薑汁炒一分用吳茱萸湯浸炒一分用益智仁同炒去益智研末白芍藥酒煮切當四兩使君子仁炒四兩廣木香二兩為末蒸餅和丸綠豆大每服三十丸米飲食前下日三服忌豬肉冷水　韓氏醫通

傷寒下痢 不能食者黃連一升烏梅二十枚去核炙燥為末蠟一棊子大蜜一升合煎和丸梧子大一服二十丸日三服○又方黃連二兩熟艾如鴨子大一團水三升煮取一升頻服立止　北肘後方

氣痢後重 裏急或下泄杜壬方薑連散用宣連一兩乾薑半兩各為末收每用連一錢薑半錢和勻空心溫酒下或米飲下神妙○濟生方秘傳香連丸用黃連四兩木香二兩生薑四兩以薑鋪砂鍋底次鋪連上鋪香新汲水三盌煮焙研醋調蒼米糊為丸如常日服五次

小兒下痢 赤白多時體弱不堪以宣連用水濃煎和蜜日服五六次　子母秘錄

諸痢脾泄 臟毒下血雅州黃連

止絞痛也。肘後方。**治痢香連丸**。李絳兵部手集治赤白諸痢，裏急後重，腹痛。用宣黄連、青木香等分，擣篩，白蜜丸梧子大。每服二三十丸，空腹飲下，日再服，其效如神。久冷者，以煨蒜擣和丸之。不拘大人嬰孺皆效。○易簡方：黄連茱萸炒過四兩，木香麪煨一兩，粟米飯丸。○錢仲陽香連丸：治小兒冷熱痢，加煨熟訶子肉。○又治小兒瀉痢，加煨熟肉豆蔻。○又治小兒氣虚瀉痢腹痛，加白附子尖。○劉河間治久痢，加龍骨。○朱丹溪治禁口痢，加石蓮肉。○王氏治痢渴，加烏梅肉，以阿膠化和爲丸。**五痔八痢**。四治黄連丸：用連珠黄連一斤，分作四分，一分用酒浸炒，一分用自然薑汁炒，一分用吴茱萸湯浸炒，一分用益智仁同炒，去益智，研末。白芍藥酒煮切焙四兩，使君子仁焙四兩，廣木香二兩，爲末。蒸餅和丸緑豆大。每服三十丸，米飲食前下，日三服。忌豬肉冷水。韓氏醫通。**傷寒下痢**不能食者。黄連一升，烏梅二十枚去核，炙燥爲末，蠟一棋子大，蜜一升，合煎，和丸梧子大。一服二十丸，日三服。○又方：黄連二兩，熟艾如鴨子大一團，水三升，煮取一升，頓服立止。並肘後方。**氣痢後重**，裏急或下泄。杜壬方薑連散：用宣連一兩，乾薑半兩，各爲末，收。每用連一錢，薑半錢，和匀，空心温酒下，或米飲下，神妙。○濟生方秘傳香連丸：用黄連四兩，木香二兩，生薑四兩，以薑鋪砂鍋底，次鋪連，上鋪香，新汲水三盌，煮焙研，醋調倉〔一〕米糊爲丸，如常，日服五次。**小兒下痢**，赤白多時，體弱不堪。以宣連用水濃煎，和蜜，日服五六次。子母秘録。**諸痢脾泄**，臟毒下血。雅州黄連

〔一〕倉：原作「蒼」。今據濟生方大便門痢疾論治改。

半斤去毛切洗肥豬大腸內縶定入砂鍋中以水酒煮爛取連焙研末搗腸和丸梧子大每服百丸米湯下極效直指方

濕痢腸風 百一選方變通丸治赤白下痢日夜無度及腸風下血用川黃連去毛吳茱萸湯泡過各二兩同炒香揀出各為末以粟米飯和丸梧子大各收每服三十丸赤痢甘草湯下黃連丸白痢乾薑湯下茱萸丸赤白痢各用十五丸米湯下此乃浙西河山純老方救人甚效○局方戊己丸治脾胃受濕下痢腹痛米穀不化用二味加白芍藥同炒研蒸餅和丸服

積熱下血 聚金丸治腸胃積熱或因酒毒下血腹痛作渴脈弦數黃連四兩分作四分一分生用一分切炒一分炮切一分水浸晒研末條黃芩一兩防風一兩為末麵糊丸梧子大每服五十丸米泔浸枳殼水食前送下冬月加酒蒸大黃一兩楊氏家藏方

臟毒下血 黃連為末獨頭蒜煨研和丸梧子大每空心陳米飲下四十丸濟生方

酒痔下血 黃連酒浸煮熟為末酒糊丸梧子大每服三四十丸白湯下一方用自然薑汁浸焙炒醫學集成

雞冠痔疾 黃連末傅之加赤小豆末尤良斗門方

痔病秘結 用此寬腸黃連枳殼等分為末糊丸梧子大每服五十丸空心米飲下醫方大成

痢痔脫肛 冷水調黃連末塗之良經驗良方

脾積食泄 川黃連二兩為末大蒜搗和丸梧子大每服五十丸白湯下活人心統

水泄脾泄 神聖香黃散宣連一兩生薑四兩同以文火炒至薑脆各自揀出為末水泄用薑末脾泄用連末每服二錢空心白

半斤，去毛切，裝肥豬大腸内，紮定，入砂鍋中，以水酒煮爛，取連焙，研末，搗腸和丸梧子大。每服百丸，米湯下，極效。直指方。**濕痢腸風**。百一選方變通丸：治赤白下痢，日夜無度，及腸風下血。用川黄連去毛，吴茱萸湯泡過，各二兩，同炒香，揀出各爲末，以粟米飯和丸梧子大，各收。每服三十丸，赤痢甘草湯下黄連丸，白痢薑湯下茱萸丸，赤白痢各用十五丸，米湯下。此乃浙西何〔一〕山純老方，救人甚效。○局方戊己丸：治脾胃受濕，下痢腹痛，米穀不化。用二味加白芍藥，同炒研，蒸餅和丸服。**積熱下血**。聚金丸治腸胃積熱，或因酒毒下血，腹痛作渴，脉弦數。黄連四兩，分作四分。一分生用，一分切炒，一分炮切，一分水浸晒研末。條黄芩一兩，防風一兩，爲末，麪糊丸如梧子大。每服五十丸，米泔浸枳殼水，食前送下。冬月加酒蒸大黄一兩。楊氏家藏方。**臟毒下血**。黄連爲末，獨頭蒜煨研，和丸梧子大，每空心陳米飲下四十丸。濟生方。**酒痔下血**。黄連酒浸，煮熟爲末，酒糊丸梧子大。每服三四十丸，白湯下。一方用自然薑汁浸焙炒。醫學集成。**雞冠痔疾**。黄連末傅之。加赤小豆末尤良。斗門方。**痔病秘結**。用此寬腸。黄連、枳殼等分，爲末，糊丸梧子大。每服五十丸，空心米飲下。醫方大成。**痢痔脱肛**。冷水調黄連末塗之，良。經驗良方。**脾積食泄**。川黄連二兩，爲末，大蒜搗和丸梧子大。每服五十丸，白湯下。活人心統。**水泄脾泄**。神聖香黄散：宣連一兩，生薑四兩，同以文火炒至薑脆，各自揀出爲末。水泄用薑末，脾泄用連末，每服二錢，空心白

〔一〕何：原作「河」。今據百一選方卷六痢疾改。

湯下甚者不過二服亦治痢疾博濟方

吐血不止黃連一兩搗散每服一盞水七分入豉二十粒煎至五分去滓溫服大人小兒皆治簡要濟衆方

眼目諸病勝金黃連丸用宣連不限多少搥碎以新汲水一大盌浸六十日綿濾取汁入原盌內重湯上熬之不住攪之候乾即穿地坑子可深一尺以瓦鋪底將熟艾四兩坐在瓦上以火然之以藥盌覆上四畔泥封開孔出烟盡取刮下丸小豆大每甜竹葉湯下十丸劉禹錫傳信方羊肝丸治男女肝經不足風熱上攻頭目昏暗羞明及障翳青盲用黃連末一兩羊子肝一具去膜爛和丸梧子大每食後暖漿水吞十四丸連作五劑瘥昔崔承元活一死囚囚後病死一旦崔病內障逾年半夜獨坐聞階除悉窣之聲問之答曰是昔蒙活之囚今故報恩遂告以此方而沒崔服之不數日眼復明因傳於世

暴赤眼痛宣黃連剉以雞子清浸置地下一夜次早濾過雞羽蘸滴目內○又方苦竹兩頭留節一頭開小孔入黃連片在內油紙封浸井中一夜次早服竹節內水加片腦少許外洗之○海上方用黃連冬青葉煎湯洗之○選奇方用黃連乾薑杏仁等分為末綿包浸湯閉目乘熱淋洗之

小兒赤眼水調黃連末貼足心甚妙全幼心鑑

爛弦風眼黃連十文槐花輕粉少許為末男兒乳汁和之飯上蒸過帛裹熨眼上三四次即效屢試有驗仁存方

目卒癢痛乳汁浸黃連頻點眥中抱朴子云治目中百病外臺秘要

淚出不止黃連浸濃汁漬拭之肘後方

牙痛惡熱黃連

湯下。甚者不過二服。亦治痢疾。博濟方。**吐血不止。**黄連一兩，搗散。每服一錢〔一〕，水七分，入豉二十粒，煎至五分，去滓温服。大人、小兒皆治。簡要濟衆方。**眼目諸病。**勝金黄連丸：用宣連不限多少，槌碎，以新汲水一大盌，浸六十日，綿濾取汁，入原盌内，重湯上熬之，不住攪之，候乾。即穿地坑子可深一尺，以瓦鋪底，將熟艾四兩坐在瓦上，以火然之。以藥盌覆上，四畔泥封，開孔出烟盡，取刮下，丸小豆大，每甜竹葉湯下十丸。○劉禹錫傳信方羊肝丸：治男女肝經不足，風熱上攻，頭目昏暗羞明，及障瞖青盲。用黄連末一兩，羊子肝一具，去膜，擂爛和丸梧子大。每食後暖漿水吞十四丸，連作五劑瘥。昔崔承元活一死囚，囚後病死。一旦崔病内障逾年，半夜獨坐，聞堦除悉窣之聲，問之。答曰：是昔蒙活之囚，今故報恩。遂告以此方而没。崔服之，不數月，眼復明。因傳於世。**暴赤眼痛。**宣黄連剉，以雞子清浸，置地下一夜，次早濾過，雞羽蘸滴目内。○又方：苦竹兩頭留節，一頭開小孔，入黄連片在内，油紙封，浸井中一夜。次早服竹節内水，加片腦少許，外洗之。○海上方用黄連、冬青葉煎湯洗之。○選奇方用黄連、乾薑、杏仁等分，爲末，綿包浸湯，閉目乘熱淋洗之。**小兒赤眼。**水調黄連末，貼足心，甚妙。全幼心鑑。**爛弦風眼。**黄連十文，槐花、輕粉少許，爲末，男兒乳汁和之，飯上蒸過，帛裹，熨眼上，三四次即效，屢試有驗。仁存方。**目卒痒痛。**乳汁浸黄連，頻點眥中。抱朴子云：治目中百病。外臺秘要。**淚出不止。**黄連浸濃汁漬拭之。肘後方。**牙痛惡熱。**黄連

〔一〕錢：原作「盞」。今據證類卷七黄連改。

末摻之○止李樓奇方口舌生瘡肘後用黃連煎酒時含呷之○赴筵散用黃連乾薑等分為末摻之小兒口疳黃連蘆薈等分為末每蜜湯服五分走馬疳入蟾灰等分青黛減半麝香少許簡便方小兒鼻䘌鼻下兩道赤色有疳以米泔洗淨用黃連末傅之日三四次張傑子母秘錄小兒月蝕生於耳後黃連末傅之同上小兒食土取好黃土煎黃連汁搜之晒乾與食姚和衆童子秘訣預解胎毒小兒初生以黃連煎湯浴之不生瘡及丹毒○又方未出聲時以黃連煎汁灌一匙令終身不出斑已出聲者灌之斑雖發亦輕此祖方也王海藏湯液本草腹中鬼哭黃連煎濃汁母常呷之熊氏補遺因驚胎動出血取黃連末酒服方寸匕日三服子母秘錄妊娠子煩口乾不得臥黃連末每服一錢粥飲下或酒蒸黃連丸亦妙○婦人良方癰疽腫毒已潰未潰皆可用黃連檳榔等分為末以雞子清調搽之王氏簡易方中巴豆毒下利不止黃連乾薑等分為末水服方寸匕肘後方

○

胡黃連宋開寶

【釋名】割孤露澤時珍曰其性味功用似黃連故名割孤露澤胡語也

【集解】恭曰胡黃連出波斯國生海畔陸地苗若夏枯草根頭似烏嘴折之內似鸜鵒眼者良八月上旬采之須日今

末摻之，立止。李樓奇方。**口舌生瘡**。肘後用黃連煎酒，時含呷之。○赴筵散：用黃連、乾薑等分，爲末摻之。**小兒口疳**。黃連、蘆薈等分，爲末，每蜜湯服五分。走馬疳，入蟾灰等分，青黛減半，麝香少許。簡便方。**小兒鼻䘌**。鼻下兩道赤色，有疳。以米泔洗净，用黃連末傅之，日三四次。張傑子母秘録。**小兒月蝕**。生於耳後。黃連末傅之。同上。**小兒食土**。取好黃土，煎黃連汁搜之，晒乾與食。姚和衆童子秘訣。**預解胎毒**。小兒初生，以黃連煎湯浴之，不生瘡及丹毒。○又方：未出聲時，以黃連煎汁灌一匙，令終身不出斑。已出聲者灌之，斑雖發亦輕。此祖方也。王海藏湯液本草。**腹中兒〔一〕哭**。黃連煎濃汁，母常呷之。熊氏補遺。**因驚胎動**出血。取黃連末酒服方寸匕，日三服。子母秘録。**妊娠子煩**，口乾不得卧。黃連末每服一錢，粥飲下。或酒蒸黃連丸亦妙。○婦人良方。**癰疽腫毒**。已潰未潰皆可用。黃連、檳榔等分，爲末，以雞子清調搽之。王氏簡易方〔二〕。**中巴豆毒**，下利不止。黃連、乾薑等分，爲末，水服方寸匕。肘後方。

胡黃連 宋開寶

【釋名】割孤露澤。【時珍曰】其性味功用似黃連。故名。割孤露澤，胡語也。

【集解】【恭曰】胡黃連出波斯國，生海畔陸地。苗若夏枯草，根頭似鳥嘴，折之内似鸜鵒眼者良。八月上旬采之。【頌曰】今

〔一〕兒：原作「鬼」。今據婦人良方補遺卷十五妊娠腹内鐘鳴方「熊附」改。

〔二〕王氏簡易方：書名似爲王碩易簡方之誤。然易簡方并無本條所出方。

南海及秦隴間亦有之初生似蘆乾則似楊柳枯枝心
黑外黃不拘時月收采折之塵出如煙者乃為真也

根【氣味】苦平無毒權曰大寒惡菊花玄參白鮮皮
解巴豆毒忌豬肉令人漏精

【主治】補肝膽明目治骨蒸勞熱三消五心煩熱婦人胎蒸虛驚冷熱泄痢五痔厚腸胃益顏色浸人乳汁點目甚良蘇恭治久痢成疳小兒驚癇寒熱不下食霍亂下痢傷寒欬嗽溫瘧理腰腎去陰汗開寶去果子積震亨

【附方】舊二新十二傷寒勞復身熱大小便赤如血色用胡黃連一
兩山梔子二兩去殼入蜜半兩拌和炒令微焦為末用豬膽汁和丸梧子大每服十丸用生薑二
片烏梅一箇童子小便三合浸半日去滓食後暖小便令溫吞之臥時再服甚效
蘇頌圖經本草小兒潮熱往來盜汗用南番胡黃連柴
胡等分為末煉蜜丸芡子大每服一丸至五丸安器中以酒少許化開更入水
五分重湯煑二三十沸和滓服孫兆秘寶方小兒疳熱肚脹潮熱髮焦不可用大黃黃芩傷胃之藥恐生別證以胡
黃連五錢靈脂一兩為末雄豬膽汁和丸綠豆大米飲服每服一二十丸
全幼心鑑肥熱疳疾胡黃連丸用胡黃連黃連各半兩朱
砂二錢半為末入豬膽內扎定以杖

南海及秦隴間亦有之。初生似蘆，乾則似楊柳枯枝，心黑外黄，不拘時月收采。【承曰[一]】折之塵出如煙者乃爲真也。

根。【氣味】苦，平，無毒。【恭曰】大寒。惡菊花、玄參、白鮮皮，解巴豆毒。忌豬肉，令人漏精。

【主治】補肝膽，明目，治骨蒸勞熱，三消，五心煩熱，婦人胎蒸，虚驚，冷熱洩痢，五痔。厚腸胃，益顔色。浸人乳汁，點目甚良。蘇恭。治久痢成疳，小兒驚癇，寒熱不下食，霍亂下痢，傷寒欬嗽，温瘧，理腰腎，去陰汗。開寶。去果子積。震亨。

【附方】舊二，新一十三。傷寒勞復。身熱，大小便赤如血色。用胡黄連一兩，山卮子二兩，去殼，入蜜半兩，拌和，炒令微焦爲末，用豬膽汁和丸梧子大。每服十丸，用生薑二片，烏梅一箇，童子小便三合，浸半日去滓，食後暖小便令温吞之，卧時再服，甚效。蘇頌圖經本草。小兒潮熱，往來盜汗。用南番胡黄連、柴胡等分，爲末。煉蜜丸芡子大。每服一丸至五丸，安器中，以酒少許化開，更入水五分，重湯煮二三十沸，和滓服。孫兆秘寶方。小兒疳熱。肚脹潮熱髮焦，不可用大黄、黄芩傷胃之藥，恐生別證。以胡黄連五錢，靈脂一兩，爲末，雄豬膽汁和丸緑豆大。米飲服，每服一二十丸。全幼心鑑。肥熱疳疾。胡黄連丸：用胡黄連、黄連各半兩，朱砂二錢半，爲末，入豬膽内扎定，以杖

[一] 承曰：原脱。今據證類卷九胡黄連之末「別说云」，參綱目體例補此出處。

十斤，銚懸於砂鍋內，漿水煮一炊久，取出研爛，入蘆薈、麝香各一分，飯和丸麻子大。每服五七丸至一二十丸，米飲下。錢乙小兒方訣

五心煩熱：胡黃連末，米飲服一錢。易簡方

小兒疳瀉：冷熱不調。胡黃連半兩，綿薑一兩炮，為末。每服半錢，甘草節湯下。衛生總微論

小兒自汗：盜汗潮熱往來。胡黃連、柴胡等分，為末，蜜丸芡子大。每用一二丸，水化開，入酒少許，重湯煮一二十沸，溫服。保幼大全

小兒黃疸：胡黃連、川黃連各一兩，為末，用黃瓜一箇，去瓤留蓋，入藥在內合定，麪裹煨熟，去麪，搗丸綠豆大。每量大小溫水下。總微論

吐血衄血：胡黃連、生地黃等分，為末，豬膽汁丸梧子大。臥時茅花湯下五十丸。普濟方

血痢不止：胡黃連、烏梅肉、竈下土等分，為末。臘茶清下。普濟方

熱痢腹痛：胡黃連末，飯丸梧子大。每米湯下三十丸。鮮于樞鉤玄

嬰兒赤目：茶調胡黃連末，塗手足心，即愈。濟急仙方

癰疽瘡腫：已潰未潰皆可用之。胡黃連、穿山甲燒存性等分，為末，以茶或雞子清調塗。簡易方

痔瘡疼腫：不可忍者。胡黃連末，鵝膽汁調搽之。孫氏集效方

怪病血餘：方見木部伏苓下。

黃芩 本經中品

【釋名】腐腸本經　空腸別錄　內虛別錄　妬婦吳普　經芩別錄　黃文別錄　印頭吳普

子釣懸於砂鍋内，漿水煮一炊久，取出研爛，入蘆薈、射香各一分，飯和丸麻子大。每服五七丸至一二十丸，米飲下。錢乙小兒方訣。五心煩熱。胡黃連末，米飲服一錢。易簡方。小兒疳瀉，冷熱不調。胡黃連半兩，綿薑一兩炮，爲末。每服半錢，甘草節湯下。衛生總微論。小兒自汗盜汗，潮熱往來。胡黃連、柴胡等分，爲末，蜜丸芡子大。每用一二丸，水化開，入酒少許，重湯煮一二十沸，温服。保幼大全。小兒黃疸。胡黃連、川黃連各一兩，爲末，用黃瓜一箇，去瓤留蓋，入藥在内合定，麪裹煨熟，去麪，搗丸緑豆大，每量大小温水下。總微論。吐血衄血。胡黃連、生地黃等分，爲末，豬膽汁丸梧子大，卧時茅花湯下五十丸。普濟方。血痢不止。胡黃連、烏梅肉、竈下土等分，爲末，臘茶清下。普濟方。熱痢腹痛。胡黃連末，飯丸梧子大。每米湯下三十丸。鮮于樞鉤玄。嬰兒赤目。茶調胡黃連末，塗手足心，即愈。濟急仙方。癰疽瘡腫。已潰未潰皆可用之。胡黃連、穿山甲燒存性，等分爲末，以茶或雞子清調塗。簡易方。痔瘡疼腫不可忍者。胡黃連末，鵝膽汁調搽之。孫氏集效方。血餘怪病〔一〕。方見木部「伏苓」下。

黃芩本經中品

【釋名】腐腸本經、空腸別録、内虚別録、妬婦吴普、經芩別録、黃文別録、印頭吴普、

〔一〕血餘怪病：原作「怪病血餘」。今據卷三十七伏苓乙正。

苦督郵〔記事〕內實者名子芩〔弘景〕條芩〔綱目〕𤝞尾芩〔唐本〕鼠尾芩〔弘景曰〕圓者名子芩，破者名宿芩，其腹中皆爛，故名腐腸。〔時珍曰〕芩說文作莶，謂其色黄也。或云芩者黔也，黔乃黄黑之色也。宿芩乃舊根，多中空，外黄内黑，即今所謂片芩，故又有腐腸、妒婦諸名。妒婦心黯，故以比之。子芩乃新根，多内實，即今所謂條芩。或云西芩多中空而色黔，北芩多内實而深黄。

集解〔別錄曰〕黄芩生秭歸川谷及宛句，三月三日采根陰乾。〔弘景曰〕秭歸屬建平郡。今第一出彭城，鬱州亦有之。惟深色堅實者好。俗方多用，道家不須。〔恭曰〕今出宜州、鄜州、涇州者佳，兗州大實亦好，名𤝞尾芩。〔頌曰〕今川蜀、河東、陝西近郡皆有之。苗長尺餘，莖幹粗如筯，葉從地四面作叢生，類紫草，高一尺許，亦有獨莖者，葉細長青色，兩兩相對，六月開紫花，根如知母粗細，長四五寸，二月、八月采根暴乾。吳普本草云：二月生赤黄葉，兩兩四四相值，其莖空中，或方圓，高三四尺，四月花紫紅赤，五月實黑根黄，二月至九月采，與今所說有小異也。

根

氣味苦平無毒〔別錄曰〕大寒。〔普曰〕神農、桐君、雷公：苦，無毒。李當之：小温。〔杲曰〕可升可降，陰也。〔好古曰〕氣寒，味微苦而甘，陰中微陽，入手太陰血分。〔元素曰〕氣涼，味苦甘，氣厚味薄，浮而升，陽中陰也。入手少陽、陽明經。酒炒則上行。〔之才曰〕山茱萸、龍骨為之使，惡葱實，畏丹砂、牡丹、藜蘆。得厚朴、黄連，止腹痛。得五味子、牡蠣，令人有子。得黄芪、白歛、

苦督郵記事。內實者名子芩弘景、條芩綱目、𤠯尾芩唐本、鼠尾芩。【弘景曰】圓者名子芩，破者名宿芩，其腹中皆爛，故名腐腸。【時珍曰】芩，説文作「莶」，謂其色黄也。或云芩者黔也，黔乃黄黑之色也。宿芩乃舊根，多中空，外黄内黑，即今所謂片芩，故又有腐腸、妬婦諸名。妬婦心黯，故以比之。子芩乃新根，多内實，即今所謂條芩。或云西芩多中空而色黔，北芩多内實而深黄。

【集解】【别録曰】黄芩生秭歸川谷及宛句，三月三日采根，陰乾。【弘景曰】秭歸屬建平郡。今第一出彭城，鬱州亦有之。惟深色堅實者好。俗方多用，道家不須。【恭曰】今出宜州、鄜州、涇州者佳。兖州大實亦好，名𤠯尾芩。【頌曰】今川蜀、河東、陝西近郡皆有之。苗長尺餘，莖榦粗如筯，葉從地四面作叢生，類紫草，高一尺許，亦有獨莖者，葉細長青色，兩兩相對，六月開紫花，根如知母粗細，長四五寸，二月、八月采根，暴乾。吴普本草云：二月生赤黄葉，兩兩四四相值。其莖空中，或方圓，高三四尺。四月花紫紅赤。五月實黑根黄。二月至九月采。與今所説有小異也。

根。【氣味】苦，平，無毒。【别録曰】大寒。【普曰】神農、桐君、雷公：苦，無毒。李當之：小温。【杲曰】可升可降，陰也。【好古曰】氣寒，味微苦而甘，陰中微陽，入手太陰血分。【元素曰】氣凉，味苦、甘，氣厚味薄，浮而升，陽中陰也，入手少陽、陽明經。酒炒則上行。【之才曰】山茱萸、龍骨爲之使，惡葱實，畏丹砂、牡丹、藜蘆。得厚朴、黄連，止腹痛。得五味子、牡蠣，令人有子。得黄耆、白歛、赤小豆，療鼠瘻。時珍曰：得酒上行，得猪膽汁除肝膽火，得柴胡退寒熱，得芍藥治下痢，得桑白皮瀉肺火，得白术安胎。

【主治】諸熱黃疸，腸澼洩痢，逐水，下血閉，惡瘡疽蝕火瘍。本經療痰熱，胃中熱，小腹絞痛，消穀，利小腸，女子血閉淋露下血，小兒腹痛。別錄治熱毒骨蒸，寒熱往來，腸胃不利，破擁氣，治五淋，令人宣暢，去關節煩悶，解熱渴。甄權下氣，主天行熱疾，丁瘡排膿，治乳癰發背。大明涼心，治肺中濕熱，瀉肺火上逆，療上熱，目中腫赤，瘀血壅盛，上部積血，補膀胱寒水，安胎，養陰退陽。元素治風熱濕熱頭痛，奔豚熱痛，火欬肺痿喉腥，諸失血。時珍

【發明】元素曰：黃芩之中枯而飄者，瀉肺火，利氣，消痰，除風熱，清肌表之熱；細實而堅者，瀉大腸火，養陰退陽，補膀胱寒水。其化源高下之分，與枳實、枳殼同例。元素曰：黃芩之用有九：瀉肺熱，一也；上焦皮膚風熱風濕，二也；去諸熱，三也；利胸中氣，四也；消痰膈，五也；除脾經諸濕，六也；夏月須用，七也；婦人産後養陰退陽，八也；安胎，九也。酒炒上行，主上部積血，非此不能除。下痢膿血，腹痛後重，身熱久不能止者，與芍藥、甘草同用之。凡諸瘡痛不可忍者，宜芩、連苦寒之藥，詳上下

赤小豆，療鼠瘻。【時珍曰】得酒，上行。得豬膽汁，除肝膽火。得柴胡，退寒熱。得芍藥，治下痢。得桑白皮，瀉肺火。得白术，安胎。

【主治】諸熱黄疸，腸澼洩痢，逐水，下血閉，惡瘡疽蝕，火瘍。本經。療痰熱，胃中熱，小腹絞痛，消穀，利小腸，女子血閉，淋露下血，小兒腹痛。别録。治熱毒骨蒸，寒熱往來，腸胃不利，破擁氣，治五淋，令人宣暢，去關節煩悶，解熱渴。甄權。下氣，主天行熱疾，丁瘡排膿，治乳癰發背。大明。凉心，治肺中濕熱，瀉肺火上逆，療上熱，目中腫赤，瘀血壅盛，上部積血，補膀胱寒水，安胎，養陰退陽。元素。治風熱濕熱頭痛，奔豚熱痛，火欬肺痿喉腥，諸失血。時珍。

【發明】【杲曰】黄芩之中枯而飄者，瀉肺火，利氣消痰，除風熱，清肌表之熱；細實而堅者，瀉大腸火，養陰退陽，補膀胱寒水，滋其化源。高下之分與枳實、枳殼同例。【元素曰】黄芩之用有九：瀉肺一也，上焦皮膚風熱風濕二也，去諸熱三也，利胸中氣四也，消痰膈五也，除脾經諸濕六也，夏月須用七也，婦人産後養陰退陽八也，安胎九也。酒炒上行，主上部積血，非此不能除。下痢膿血，腹痛後重，身熱久不能止者，與芍藥、甘草同用之。凡諸瘡痛不可忍者，宜芩、連苦寒之藥，詳上下

分身梢及引經藥用之震亨曰黄芩降痰假其降火也凡去
上焦濕熱須以酒洗過用片芩瀉肺火須用桑白皮佐之若
肺虛者多用則傷肺必先以天門冬保定肺氣而後用之黄
芩白术乃安胎聖藥俗以黄芩為寒而不敢用蓋不知胎孕
宜清熱涼血血不妄行乃能養胎黄芩乃上中二焦藥能降
火下行白术能補脾也羅天益曰肺主氣熱傷氣故身體麻
木又五臭入肺為腥故黄芩之苦寒能瀉火補氣而利肺治
喉中腥臭頌曰張仲景治傷寒心下痞滿瀉心湯凡四方皆
用黄芩以其主諸熱利小腸故也又太陽病下之利不止喘
而汗出者有葛根黄芩黄連湯及主妊娠安胎散亦多用之
時珍曰潔古張氏言黄芩瀉肺火治脾濕東垣李氏言片芩
治肺火條芩治大腸火丹溪朱氏言黄芩治上中二焦火而
張仲景治少陽證小柴胡湯太陽少陽合病下利黄芩湯少
陽證下後心下滿而不痛瀉心湯並用之成無己言黄芩苦
而入心泄痞熱是黄芩能入手少陰陽明手足太陰少陽六
經矣蓋黄芩氣寒味苦色黄帶綠苦入心寒勝熱瀉心火治
脾之濕熱一則金不受刑一則胃火不流入肺即所以救肺
也肺虛不宜者苦寒傷脾胃損其母也少陽之證寒熱胸脇
痞滿默默不欲飲食心煩嘔或渴或否或小便不利雖曰病
在半表半裏而胸脇痞滿實兼心肺上焦之邪心煩喜嘔默
默不欲飲食又兼脾胃中焦之證故用黄芩以治手足少陽
相火黄芩亦少陽本經藥也成無己註傷寒論但云柴胡黄
芩之苦以發傳邪之熱芍藥黄芩之苦以堅斂腸胃之氣殊
昧其治火之妙楊士瀛直指方云柴胡退熱不及黄芩蓋亦

分身稍及引經藥用之。【震亨曰】黄芩降痰，假其降火也。凡去上焦濕熱，須以酒洗過用。片芩瀉肺火，須用桑白皮佐之。若肺虚者，多用則傷肺，必先以天門冬保定肺氣而後用之。黄芩、白术乃安胎聖藥，俗以黄芩爲寒而不敢用，蓋不知胎孕宜清熱凉血。血不妄行，乃能養胎。黄芩乃上中二焦藥，能降火下行，白术能補脾也。【羅天益曰】肺主氣，熱傷氣，故身體麻木。又五臭入肺爲腥，故黄芩之苦寒，能瀉火補氣而利肺，治喉中腥臭。【頌曰】張仲景治傷寒心下痞滿瀉心湯，凡四方皆用黄芩，以其主諸熱、利小腸故也。又太陽病下之利不止，喘而汗出者，有葛根黄芩黄連湯，及主妊娠安胎散，亦多用之。【時珍曰】潔古張氏言黄芩瀉肺火，治脾濕；東垣李氏言片芩治肺火，條芩治大腸火；丹溪朱氏言黄芩治上中二焦火。而張仲景治少陽證小柴胡湯，太陽少陽合病下利黄芩湯，少陽證下後心下滿而不痛瀉心湯，並用之。成無己言黄芩苦而入心，泄痞熱。是黄芩能入手少陰陽明、手足太陰少陽六經矣。蓋黄芩氣寒味苦，色黄帶緑，苦入心，寒勝熱，瀉心火，治脾之濕熱，一則金不受刑，一則胃火不流入肺，即所以救肺也。肺虚不宜者，苦寒傷脾胃，損其母也。少陽之證，寒熱，胸脇痞滿，默默不欲飲食，心煩嘔，或渴或否，或小便不利。雖曰病在半表半裏，而胸脇痞滿，實兼心肺上焦之邪。心煩喜嘔，默默不欲飲食，又兼脾胃中焦之證。故用黄芩以治手足少陽相火，黄芩亦少陽本經藥也。成無己注傷寒論，但云柴胡、黄芩之苦，以發傳邪之熱，芍藥、黄芩之苦，以堅斂腸胃之氣，殊昧其治火之妙。楊士瀛直指方云：柴胡退熱，不及黄芩。蓋亦

不知柴胡之退熱乃苦以發之散火之標也黃芩之退熱乃
寒能勝熱折火之本也仲景又云少陽證腹中痛者去黃芩
加芍藥心下悸小便不利者去黃芩加茯苓似與別錄治少
腹絞痛利小腸之文不合成氏言黃芩寒中苦能堅腎故去
之蓋亦不然至此當以意逆之辨以脈證可也若因飲寒受
寒腹中痛及飲水心下悸小便不利而脈不數者是裏無熱
證則黃芩不可用也若熱厥腹痛肺熱而小便不利者黃芩
其可不用乎故善觀書者先求之理毋徒泥其文昔有人素
多酒慾病少腹絞痛不可忍小便如淋諸藥不效偶用黃芩
木通甘草三味煎服遂止王海藏言有人因虛服附子藥多
病小便閟服芩連藥而愈此皆熱厥之痛也學者其可拘乎
予年二十時因感冒欬嗽既久且犯戒遂病骨蒸發熱膚如
火燎每日吐痰碗許暑月煩渴寢食幾廢六脈浮洪遍服柴
胡麥門冬荊瀝諸藥月餘益劇皆以為必死矣先君偶思李
東垣治肺熱如火燎煩躁引飲而晝盛者氣分熱也宜一味
黃芩湯以瀉肺經氣分之火遂按方用片芩一兩水二鍾煎
一鍾頓服次日身熱盡退而痰嗽皆愈藥
中肯綮如鼓應桴醫中之妙有如此哉

附方 舊三新一十四

三黃丸 孫思邈千金方云巴郡太守奏加減三黃丸療男子五勞七傷消渴不生肌肉婦人帶下手足寒熱瀉五臟火春三月黃芩四兩大黃三兩黃連四兩夏三月黃芩六兩大黃一兩黃連七兩秋三月黃芩六兩大黃三兩黃連三兩冬三月黃芩三兩大黃五兩黃連二兩三物隨時合擣下篩蜜丸烏豆大米飲每服五丸日

不知柴胡之退熱，乃苦以發之，散火之標也；黄芩之退熱，乃寒能勝熱，折火之本也。仲景又云：少陽證腹中痛者，去黄芩，加芍藥。心下悸，小便不利者，去黄芩，加伏苓。似與别録治「少腹絞痛」、「利小腸」之文不合。成氏言黄芩寒中，苦能堅腎，故去之，蓋亦不然。至此當以意逆之，辨以脉證可也。若因飲寒受寒，腹中痛，及飲水心下悸，小便不利，而脉不數者，是裏無熱證，則黄芩不可用也。若熱厥腹痛，肺熱而小便不利者，黄芩其可不用乎？故善觀書者，先求之理，毋徒泥其文。昔有人素多酒慾，病少腹絞痛不可忍，小便如淋，諸藥不效。偶用黄芩、木通、甘草三味煎服，遂止。王海藏言有人因虚服附子藥多，病小便閟，服芩、連藥而愈。此皆熱厥之痛也，學者其可拘乎？予年二十時，因感冒欬嗽既久，且犯戒，遂病骨蒸發熱，膚如火燎，每日吐痰盌許。暑月煩渴，寢食幾廢，六脉浮洪。遍服柴胡、麥門冬、荆瀝諸藥，月餘益劇，皆以爲必死矣。先君偶思李東垣治肺熱如火燎，煩躁引飲而晝盛者，氣分熱也。宜一味黄芩湯，以瀉肺經氣分之火。遂按方用片芩一兩，水二鍾，煎一鍾，頓服。次日身熱盡退，而痰嗽皆愈。藥中肯綮〔一〕，如鼓應枹。醫中之妙，有如此哉。

【附方】舊三，新一十四。

三黄丸。孫思邈千金方云：巴郡太守奏，加減三黄丸療男子五勞七傷，消渴，不生肌肉，婦人帶下，手足寒熱，瀉五臟火。春三月，黄芩四兩，大黄三兩，黄連四兩；夏三月，黄芩六兩，大黄一兩，黄連七兩；秋三月，黄芩六兩，大黄三兩，黄連三兩；冬三月，黄芩三兩，大黄五兩，黄連二兩。三物隨時合擣下篩，蜜丸烏豆大。米飲每服五丸，日

〔一〕綮：原作「胥」。據文義，此當爲「綮」字形誤，今從張本改。

三不知增至七丸服一月病愈父服老及奔馬人用有驗禁食豬肉圖經本草三補丸治上焦積熱瀉五臟

火黃芩黃連黃蘗等分為末蒸餅丸梧子大每白湯下二三十丸丹溪纂要肺中有火清金丸用片芩炒為

末水丸梧子大每服二三十丸白湯下同上膚熱如燎方見發明下小兒驚啼黃芩人參等分

為末每服一字水飲下普濟方肝熱生翳不拘大人小兒黃芩一兩淡豉三兩為末每服三錢以熟豬肝

裹喫溫湯送下日二服忌酒麪衛生家寶方少陽頭痛亦治太陽頭痛不拘偏正小清空膏用片黃芩酒浸

透曬乾為末每服一錢茶酒任下東垣蘭室秘藏眉眶作痛風熱有痰黃芩酒浸白芷等分為末每服二錢

茶下潔古家珍吐血衄血或發或止積熱所致黃芩一兩去中心黑朽者為末每服三錢水一盞煎六分

和滓溫服聖惠方吐衄下血黃芩三兩水三升煎一升半每溫服一盞亦治婦人漏下血龐安時卒病論

血淋熱痛黃芩一兩水煎熱服千金方經水不斷芩心丸治婦人四十九歲已後天癸當住每月

郤行或過多不止用條芩心二兩米醋浸七日炙乾又浸如此七次為末醋糊丸梧子大每服七十丸空心溫酒下日二

次瑞竹堂方崩中下血黃芩為細末每服一錢霹靂酒下以秤錘燒赤淬酒中也許學士云崩中多用止血

及補血藥此方乃治陽乘於陰所謂天暑地熱經水沸溢者也本事方安胎清熱條芩白术等分炒為末米

三。不知，增至七丸。服一月病愈，久服走及奔馬，人用有驗。禁食豬肉。圖經本草。**三補丸**。治上焦積熱，瀉五臟火。黄芩、黄連、黄蘗等分，爲末，蒸餅丸梧子大，每白湯下二三十丸。丹溪纂要。**肺中有火**。清金丸：用片芩炒爲末，水丸梧子大。每服二三十丸，白湯下。同上。**膚熱如燎**。方見「發明」下。**小兒驚啼**。黄芩、人參等分，爲末。每服一字，水飲下。普濟方。**肝熱生翳**，不拘大人小兒。黄芩一兩，淡豉三兩，爲末。每服三錢，以熟豬肝裹喫，温湯送下，日二服。忌酒麪。衛生家寶方。**少陽頭痛**。亦治太陽頭痛，不拘偏正。小清空膏：用片黄芩酒浸透，晒乾爲末。每服一錢，茶酒任下。東垣蘭室秘藏。**眉眶作痛**，風熱有痰。黄芩酒浸、白芷等分，爲末。每服二錢，茶下。潔古家珍。**吐血衄血**。或發或止，積熱所致。黄芩一兩，去中心黑朽者，爲末。每服三錢，水一盞，煎六分，和滓温服。聖惠方。**吐衄下血**。黄芩三兩，水三升，煎一升半，每温服一琖。亦治婦人漏下血。龐安時總〔一〕病論。**血淋熱痛**。黄芩一兩，水煎熱服。千金方〔二〕。**經水不斷**。芩心丸：治婦人四十九歲已後，天癸當住，每月却行，或過多不止。用條芩心二兩，米醋浸七日，炙乾又浸，如此七次，爲末，醋糊丸梧子大。每服七十丸，空心温酒下，日二次。瑞竹堂方。**崩中下血**。黄芩爲細末，每服一錢，霹靂酒下。以秤錘燒赤，淬酒中也。許學士云：崩中多用止血及補血藥。此方乃治陽乘於陰，所謂天暑地熱，經水沸溢者也。本事方。**安胎清熱**。條芩、白术等分，炒爲末，米

〔一〕總：原作「卒」。今據卷一引據古今醫家書目改。

〔二〕千金方：考此方原出千金翼方卷十九淋病，故當脱「翼」字。

飲和丸梧子大每服五十丸白湯下或加神麴丘氏妊娠調理以四物去地黄加白术黄芩為末常服甚良丹溪纂要

産後血渴飲水不止黄芩麥門冬等分水煎温服無時楊氏家藏方**灸瘡血出**一人灸火至五壯血出不止如尿手冷欲絶以酒炒黄芩二錢為末酒服即止李樓怪證奇方**老小火丹**黄芩末水調塗之梅師方

子【主治】腸澼膿血別録

秦艽

音交○本經中品

【釋名】**秦糺**唐本**秦爪**蕭炳恭曰秦艽俗作秦膠本名秦糺與糺同時珍曰秦艽出秦中以根作羅紋交糾者佳故名秦艽秦糺

【集解】別録曰秦艽生飛烏山谷二月八月采根暴乾弘景曰今出甘松龍洞蠶陵以根作羅紋相交長大黄白色者為佳中多衶土用宜破去恭曰今出涇州鄜州岐州者良頌曰今河陝州郡多有之其根土黄色而相交糾長一尺以來粗細不等枝幹高五六寸葉婆娑連莖梗俱青色如萵苣葉六月中開花紫色似葛花當月結子每於春秋采根陰乾

根【修治】斅曰秦艽須於腳文處認取左文列為秦治疾右文列為艽即發腳氣凡用秦以布拭去黄白毛乃用還

飲和丸梧子大。每服五十丸，白湯下。或加神麴。凡妊娠調理，以四物去地黄，加白术、黄芩爲末，常服甚良。丹溪纂要。**産後血渴**，飲水不止。黄芩、麥門冬等分，水煎温服，無時。楊氏家藏方。**灸瘡血出**。一人灸火至五壯，血出不止如尿，手冷欲絶。以酒炒黄芩二錢爲末，酒服即止。李樓怪證奇方。**老小火丹**。黄芩末，水調塗之。梅師方。

子。【主治】腸澼膿血。别録。

秦艽 音交○本經中品

【釋名】秦糺唐本、秦爪蕭炳。○【恭曰】秦艽俗作秦膠，本名秦糺，與糾[一]同。【時珍曰】秦艽出秦中，以根作羅紋交糾者佳，故名秦艽、秦糺。

【集解】【别録曰】秦艽生飛鳥山谷，二月八月采根，暴乾。【弘景曰】今出甘松、龍洞、蠶陵，以根作羅紋相交，長大黄白色者爲佳。中多銜[二]土，用宜破去。【恭曰】今出涇州、鄜州、岐州者良。【頌曰】今河、陜州郡多有之。其根土黄色而相交糾，長一尺以來，粗細不等。枝幹高五六寸。葉婆娑，連莖梗俱青色，如萵苣葉。六月中開花紫色，似葛花，當月結子。每於春秋采根，陰乾。

根。【修治】【斆曰】秦艽須於脚文處認取。左文列爲秦，治疾；右文列爲艽，即發脚氣。凡用秦，以布拭去黄白毛，乃用還

〔一〕糾：原作「糾」。今據證類卷八秦艽改。本藥條下同此誤徑改，不注。
〔二〕銜：原作「冲」。今據改同上。

元湯浸一宿日乾用。時珍曰：秦艽但以左文者為良，分秦與艽為二名，謬矣。

【氣味】苦，平，無毒。別錄曰：辛，微溫。大明曰：苦，冷。元素曰：氣微溫，味苦辛，陰中微陽，可升可降，入手陽明經。之才曰：菖蒲為之使，畏牛乳。

【主治】寒熱邪氣，寒濕風痺，肢節痛，下水，利小便。本經 療風無問久新，通身攣急。別錄 傳尸骨蒸，治疳及時氣。大明 牛乳點服，利大小便，療酒黃、黃疸，解酒毒，去頭風。甄權 除陽明風濕，及手足不遂，口噤牙痛口瘡，腸風瀉血，養血榮筋。元素 泄熱益膽氣。好古 治胃熱，虛勞發熱。時珍

【發明】時珍曰：秦艽，手足陽明經藥也，兼入肝膽，故手足不遂，黃疸煩渴之病須之，取其去陽明之濕熱也。陽明有濕，則身體酸疼煩熱，有熱則日晡潮熱骨蒸。所以聖惠方治急勞煩熱，身體酸疼，用秦艽、柴胡一兩，甘草五錢，為末，每服三錢，白湯調下。治小兒骨蒸潮熱，減食瘦弱，用秦艽、炙甘草各一兩，每用一二錢，水煎服之。錢乙加薄荷葉五錢。

【附方】舊五，新六。

五種黃疸 崔元亮海上方云：凡黃有數種：傷酒發黃，誤食鼠糞亦作黃，因勞發黃，多痰涕，目有赤脈，益憔悴，或面赤惡心者是也。用秦艽一大兩，剉作兩帖，每帖用酒半升，浸絞取汁，空腹服，或利便止。就中飲酒

元湯浸一宿，日乾用。【時珍曰】秦艽但以左文者爲良，分秦與艽爲二名，謬矣。

【氣味】苦，平，無毒。【别録曰】辛，微温。【大明曰】苦，冷。【元素曰】氣微温，味苦、辛，陰中微陽，可升可降，入手陽明經。【之才曰】菖蒲爲之使，畏牛乳。【主治】寒熱邪氣，寒濕風痺，肢節痛，下水，利小便。本經。療風，無問久新，通身攣急。别録。傳尸骨蒸，治疳及時氣。大明。牛乳點服，利大小便，療酒黄黄疸，解酒毒，去頭風。甄權。除陽明風濕，及手足不遂，口噤，牙痛口瘡，腸風瀉血，養血榮筋。元素。泄熱益膽氣。好古。治胃熱，虚勞發熱。時珍。

【發明】【時珍曰】秦艽，手足陽明經藥也，兼入肝膽，故手足不遂，黄疸煩渴之病須之，取其去陽明之濕熱也。陽明有濕，則身體酸疼煩熱；有熱，則日晡潮熱骨蒸。所以聖惠方治急勞煩熱，身體酸疼，用秦艽、柴胡各〔一〕一兩，甘草五錢，爲末，每服三錢，白湯調下。治小兒骨蒸潮熱，減食瘦弱，用秦艽、炙甘草各一兩，每用一二錢，水煎服之。錢乙加薄荷葉五錢。

【附方】舊五，新六。五種黄疸。崔元亮海上方云：凡黄有數種。傷酒發黄，誤食鼠糞亦作黄。因勞發黄，多痰涕，目有赤脉，益憔悴，或面赤惡心者是也。用秦艽一大兩，剉作兩帖。每帖用酒半升，浸絞取汁，空腹服，或利便止。就中飲酒

〔一〕各：原脱。今據聖濟總録卷八十七急勞補。

人易治萎用得力。貞元廣利方治黃疸內外皆黃，小便赤，心煩口乾者，以秦艽三兩，牛乳一大升，煮取七合，分溫再服。此方出於許仁則。又孫真人方加芒硝六錢。

暴瀉引飲　秦艽二兩，甘草炙半兩。每服三錢，水煎服。聖惠方

傷寒煩渴　心神躁熱。用秦艽一兩，牛乳一大盞，煎六分，分作二服。太平聖惠方

急勞煩熱　方見發明下。

小兒骨蒸　同上。

小便艱難　或轉胞，腹滿悶，不急療殺人。用秦艽一兩，水一盞，煎六分，分作二服。○又方加冬葵子等分，為末，酒服一匕。聖惠方

胎動不安　秦艽、甘草炙、鹿角膠炒各半兩，為末。每服三錢，水一大盞，糯米五十粒，煎服。○又方秦艽、阿膠炒、艾葉等分，如上煎服。聖惠方

發背初起　疑似者，便以秦艽、牛乳煎服，得快利三五行，即愈。崔元亮海上集驗方

瘡口不合　一切皆治。秦艽為末摻之。直指方

茈胡　本經上品

【釋名】**地薰**本經　**芸蒿**別錄　**山菜**吳普　**茹草**吳普　○恭曰：茈是古柴字。上林賦云茈薑，及爾雅云茈草，並作此茈字。此草根紫色，今太常用茈胡是也。又以木代系，相承呼為柴胡。且檢諸本草無名此者。時珍曰：茈字有柴、紫二音。茈薑、茈草之茈皆音紫，茈胡之茈音柴。茈胡生山中，嫩則可茹，老則采而為柴，故苗有芸蒿、山菜、茹草之名，而根名柴胡也。蘇恭之說殊欠明。古本張仲景傷寒論尚作茈字也。

人易治，屢用得力。○貞元廣利方治黄病内外皆黄，小便赤，心煩口乾者。以秦艽三兩，牛乳一大升，煮取七合，分温再服。此方出於許仁則。又孫真人方加芒硝六錢。**暴瀉引飲**。秦艽二兩，甘草炙半兩。每服三錢，水煎服。聖惠方。**傷寒煩渴**，心神躁熱。用秦艽一兩，牛乳一大盞，煎六分，分作二服。太平聖惠方。**急勞煩熱**。方見「發明」下。**小兒骨蒸**。同上。**小便艱難**，或轉胞，腹滿悶，不急療，殺人。用秦艽一兩，水一〔一〕盞，煎六分，分作二服。○又方：加冬葵子等分，爲末，酒服一匕。聖惠方。**胎動不安**。秦艽、甘草炙、鹿角膠炒，各半兩，爲末。每服三錢，水一大盞，糯米五十粒，煎服。○又方：秦艽、阿膠炒、艾葉等分，如上煎服。聖惠方。**發背初起**疑似者。便以秦艽、牛乳煎服，得快利三五行，即愈。崔元亮海上集驗方。**瘡口不合**。一切皆治。秦艽爲末摻之。直指方。

茈胡本經上品

【釋名】地薰本經、芸蒿別録、山菜吳普、茹草吳普。○【恭曰】茈是古柴字。上林賦云「茈薑」及爾雅云「茈草」，並作此「茈」字。此草根紫色，今太常用茈胡是也。又以木代，系相承呼爲柴胡。且檢諸本草無名此者。【時珍曰】茈字有柴、紫二音。茈薑、茈草之茈皆音紫，茈胡之茈音柴。茈胡生山中，嫩則可茹，老則采而爲柴，故苗有芸蒿、山菜、茹草之名，而根名柴胡也。蘇恭之説殊欠明。古本張仲景傷寒論尚作茈字也。

〔一〕一：底本原闕一字。餘金陵諸本清晰作「一」，今據補。

【集解】別録曰茈胡葉名芸蒿辛香可食生弘農川谷及冤句二月八月采根暴乾弘景曰今出近道狀如前胡而強博物志云芸蒿葉似邪蒿春秋有白蒻長四五寸香美所食長安及河内並有之恭曰傷寒大小柴胡湯為痰氣之要若以芸蒿根為之大謬矣頌曰今關陝江湖間近道皆有之以銀州者為勝二月生苗甚香莖青紫堅硬微有細線葉似竹葉而稍緊小亦有似斜蒿者亦有似麥門冬葉而短者七月開黄花根淡赤色似前胡而強生丹州者結青子與他處者不類其根似蘆頭有赤毛如鼠尾獨窠長者好斅曰茈胡出在平州平縣即今銀州銀縣也西畔生處多有白鶴綠鶴于此飛翔是茈胡香直上雲間若有過往聞者皆氣爽也承曰柴胡以銀夏者最良根如鼠尾長一二尺香味甚佳今圖經所載俗不識其真市人以同華者代之然亦勝於他處者蓋銀夏地方多沙同華亦沙苑所出也機曰解散用北柴胡虛熱用海陽軟柴胡為良時珍曰銀州即今延安府神木縣五原城是其廢蹟所產柴胡長尺餘而微白且軟不易得也北地所產者亦如前胡而軟今人謂之北柴胡是也入藥亦良南土所產者不似前胡正如蒿根強硬不堪使用其苗有如韭葉者竹葉者以竹葉者為勝其如邪蒿者最下也按夏小正月令云仲春芸始生倉頡解詁云芸蒿也似邪蒿可食亦柴胡之類入藥不甚良故蘇恭以為非柴胡云近時有一種根似桔梗沙參白色而大市人以偽充銀柴胡殊無氣味不可不殀

【集解】【別録曰】茈胡葉名芸蒿，辛香可食，生弘農川谷及冤句，二月、八月采根，暴乾。【弘景曰】今出近道，狀如前胡而强。博物志云：芸蒿葉似邪蒿，春秋有白蒻，長四五寸，香美可食，長安及河内並有之。【恭曰】傷寒大小柴胡湯，爲痰氣之要。若以芸蒿根爲之，大謬矣。【頌曰】今關陝、江湖間近道皆有之，以銀州者爲勝。二月生苗甚香。莖青紫堅硬，微有細線。葉似竹葉而稍緊小，亦有似斜蒿者，亦有似麥門冬葉而短者。七月開黄花。根淡赤色，似前胡而强。生丹州者結青子，與他處者不類。其根似蘆頭，有赤毛如鼠尾，獨窠長者好。【斅曰】茈胡出在平州平縣，即今銀州銀縣也。西畔生處，多有白鶴、緑鶴于此飛翔，是茈胡香直上雲間，若有過往聞者，皆氣爽也。【承曰】柴胡以銀夏者最良，根如鼠尾，長一二尺，香味甚佳。今圖經所載，俗不識其真，市人以同、華者代之，然亦勝於他處者。蓋銀夏地方多沙，同、華亦沙苑所出也。【機曰】解散用北柴胡，虚熱用海陽軟柴胡爲良。【時珍曰】銀州即今延安府神木縣，五原城是其廢蹟。所産柴胡長尺餘而微白且軟，不易得也。北地所産者，亦如前胡而軟，今人謂之北柴胡是也，入藥亦良。南土所産者，不似前胡，正如蒿根，强硬不堪使用。其苗有如韭葉者、竹葉者，以竹葉者爲勝。其如邪蒿者最下也。按夏小正月令云：仲春芸始生。倉頡解詁云：芸，蒿也。似邪蒿，可食。亦柴胡之類，入藥不甚良，故蘇恭以爲非柴胡云。近時有一種，根似桔梗、沙參，白色而大，市人以僞充銀柴胡，殊無氣味，不可不辨。

根【修治】（敫曰：凡采得銀州柴胡，去鬚及頭，用銀刀削去赤薄皮少許，以粗布拭淨，剉用。勿令犯火，立便無效也。）

【氣味】苦，平，無毒。（別錄曰：微寒。普曰：神農、岐伯、雷公：苦，無毒。大明曰：甘。元素曰：氣味俱輕，陽也，升也，少陽經藥。引胃氣上升，苦寒以發散表熱。杲曰：升也，陰中之陽。手足少陽厥陰四經引經藥也。在臟主血，在經主氣。欲上升則用根，以酒浸；欲中及下降，則用梢。之才曰：半夏為之使。惡皁莢，畏女菀、藜蘆。時珍曰：行手足少陽，以黃芩為佐；行手足厥陰，以黃連為佐。）

【主治】心腹腸胃中結氣，飲食積聚，寒熱邪氣，推陳致新。久服輕身明目益精。（本經）除傷寒心下煩熱，諸痰熱結實，胸中邪氣，五臟間遊氣，大腸停積水脹，及濕痺拘攣。亦可作浴湯。（別錄）治熱勞骨節煩疼，熱氣肩背疼痛，勞乏羸瘦，下氣消食，宣暢氣血，主時疾內外熱不解，單煑服之良。（甄權）補五勞七傷，除煩止驚，益氣力，消痰止嗽，潤心肺，添精髓，健忘。（大明）除虛勞，散肌熱，去早晨潮熱，寒熱往來，膽癉，婦人產前產後諸熱，心下痞，胸脇痛。（元素）治陽氣下陷，平肝膽三焦包絡相火，及頭痛

根。【修治】【斅曰】凡采得銀州柴胡，去鬚及頭，用銀刀削去赤薄皮少許，以粗布拭浄，剉用。勿令犯火，立便無效也。

【氣味】苦，平，無毒。【别録曰】微寒。【普曰】神農、岐伯、雷公：苦，無毒。【大明曰】甘。【元素曰】氣味俱輕，陽也，升也，少陽經藥，引胃氣上升。苦寒以發散表熱。【杲曰】升也，陰中之陽，手足少陽、厥陰四經引經藥也。在臟主血，在經主氣。欲上升則用根，以酒浸。欲中及下降則用稍。【之才曰】半夏爲之使，惡皂莢，畏女菀、藜蘆。【時珍曰】行手足少陽，以黄芩爲佐；行手足厥陰，以黄連爲佐。

【主治】心腹腸胃中結氣，飲食積聚，寒熱邪氣，推陳致新。久服輕身，明目益精。本經。除傷寒心下煩熱，諸痰熱結實，胸中邪氣，五臟間遊氣，大腸停積，水脹及濕痺拘攣，亦可作浴湯。别録。治熱勞骨節煩疼，熱氣肩背疼痛，勞乏羸瘦，下氣消食，宣暢氣血，主時疾内外熱不解，單煮服之良。甄權。補五勞七傷，除煩止驚，益氣力，消痰止嗽，潤心肺，添精髓，健忘。大明。除虚勞，散肌熱，去早辰潮熱，寒熱往來，膽癉，婦人産前産後諸熱，心下痞，胸脇痛。元素。治陽氣下陷，平肝膽三焦包絡相火，及頭痛

眩運目昏赤痛障翳耳聾鳴諸瘧及肥氣寒熱婦人熱入血
室經水不調小兒痘疹餘熱五疳羸熱時珍

【發明】之才曰茈胡得桔梗大黃石膏麻子仁甘草桂以水一
斗煮取四升入消石三方寸匕療傷寒寒熱頭痛心下
煩滿頌曰張仲景治傷寒有大小柴胡及柴胡加龍骨柴胡
加芒消等湯故後人治寒熱此為最要之藥杲曰能引清氣
而行陽道傷寒外諸有熱則加之無熱則不加也又能引胃
氣上行升騰而行春令者宜加之又凡諸瘧以柴胡為君隨
所發時所在經分佐以引經之藥十二經瘡疽中須用柴胡
以散諸經血結氣聚功與連翹同也好古曰柴胡能去臟腑
內外俱乏既能引清氣上行而順陽道又入足少陽在經主
氣在臟主血前行則惡熱卻退則惡寒惟氣之微寒味之薄
者故能行經若佐以三稜廣茂巴豆之類則能消堅積是主
血也婦人經水適來適斷傷寒雜病易老俱用小柴胡湯加
以四物之類并秦艽牡丹皮輩為調經之劑又言婦人產後
血熱必用之藥也宗奭曰柴胡本經並無一字治勞今人治
勞方中鮮有不用者嗚呼凡此誤世甚多嘗原病勞有一種
真臟虛損復受邪熱因虛而致勞故曰勞者牢也當須斟酌
用之如經驗方中治勞熱青蒿煎之用柴胡正合宜爾服之
無不效熱去即須急止若或無熱得此愈甚雖至死人亦不
怨目擊甚多日華子又謂補五勞七傷藥性論亦謂治勞乏
羸瘦若此等病苟無實熱醫者執而用之不死何待注釋本

眩運，目昏赤痛障翳，耳聾鳴，諸瘧，及肥氣寒熱，婦人熱入血室，經水不調，小兒痘疹餘熱，五疳羸熱。時珍。

【發明】【之才曰】茈胡得桔梗、大黄、石膏、麻子仁、甘草、桂，以水一斗，煮取四升，入消石三方寸匕，療傷寒寒熱頭痛，心下煩滿。【頌曰】張仲景治傷寒，有大小柴胡，及柴胡加龍骨、柴胡加芒消等湯，故後人治寒熱，此爲最要之藥。【杲曰】能引清氣而行陽道，傷寒外，諸有熱則加之，無熱則不加也。又能引胃氣上行，升騰而行春令者宜加之。又凡諸瘧，以柴胡爲君，隨所發時所在經分，佐以引經之藥。十二經瘡疽中，須用柴胡以散諸經血結氣聚，功與連翹同也。【好古曰】柴胡能去臟腑内外俱乏，既能引清氣上行而順陽道，又入足少陽。在經主氣，在臟主血。前行則惡熱，却退則惡寒，惟氣之微寒，味之薄者，故能行經。若佐以三稜、廣茂、巴豆之類，則能消堅積，是主血也。婦人經水適來適斷，傷寒雜病，易老俱用小柴胡湯，加以四物之類，并秦艽、牡丹皮輩，爲調經之劑。又言婦人產後血熱必用之藥也。【宗奭曰】柴胡，本經並無一字治勞，今人治勞方中鮮有不用者。嗚呼！凡此誤世甚多。嘗原病勞，有一種其臟虚損，復受邪熱，因虚而致勞，故曰勞者牢也，當須斟酌用之。如經驗方中治勞熱青蒿煎之用柴胡，正合宜爾，服之無不效，熱去即須急止。若或無熱，得此愈甚，雖至死，人亦不怨，目擊甚多。日華子又謂補五勞七傷，藥性論亦謂治勞乏羸瘦。若此等病，苟無實熱，醫者執而用之，不死何待？注釋本草一字亦不可忽，蓋萬世之後所誤無窮，可不謹哉。如張仲景治寒熱往來如瘧狀用柴胡湯，正合其宜也。時珍曰：勞有五勞，病在五臟。若勞在肝膽心及包絡有熱，或少陽經寒熱者，則柴胡乃手足厥陰少陽必用之藥；勞在脾胃有熱，或陽氣下陷，則柴胡乃引清氣退熱必用之藥；惟勞在肺腎者不用可爾。然東垣李氏言諸有熱者宜加之，無熱則不加。又言諸經之瘧，皆以柴胡為君；十二經瘡疽，須用柴胡以散結聚。則是肺瘧腎瘧，十二經之瘡有熱者，皆可用之矣。但要用者精思病原，加減佐使可也。如寇氏不分臟腑經絡有熱無熱，乃謂柴胡不治勞乏，一槩擯斥，殊非通論。如和劑局方治上下諸血龍腦雞蘇丸，用銀柴胡浸汁熬膏之法，則世人知此意者鮮矣。按龐元英談藪云：張知閣久病瘧，熱時如火，年餘骨立。醫用茸附諸藥，熱益甚。召醫官孫琳診之。琳投小柴胡湯一帖，熱減十之九，三服脫然。琳曰：此名勞瘧，熱從髓出，加以剛劑，氣血愈虧，安得不瘦？蓋熱有在皮膚、在臟腑、在骨髓，非柴胡不可。若得銀柴胡，只須一服；南方者力減，故三服乃效也。觀此則得用藥之妙的矣。寇氏之說，可盡憑乎？

附方 舊一新五

傷寒餘熱 傷寒之後，邪入經絡，體瘦肌熱，推陳致新，解利傷寒時氣伏暑，倉卒並治，不論長幼。柴胡四兩，甘草一兩，每用三錢，水一盞煎服。許學士本事方。

小兒骨熱 十五歲以下，遍身如火，日漸黃瘦，盜汗，欬嗽煩渴。柴胡四兩，丹砂三兩，為末，豬膽汁拌和，飯上蒸熟，丸綠豆大。每服一丸，桃仁烏梅湯下，日三服。聖

草，一字亦不可忽。蓋萬世之後，所誤無窮，可不謹哉？如張仲景治寒熱往來如瘧狀，用柴胡湯，正合其宜也。【時珍曰】勞有五勞，病在五臟。若勞在肝、膽、心及包絡有熱，或少陽經寒熱者，則柴胡乃手足厥陰、少陽必用之藥。勞在脾胃有熱，或陽氣下陷，則柴胡乃引清氣、退熱必用之藥。惟勞在肺、腎者，不用可爾。然東垣李氏言諸有熱者宜加之，無熱則不加。又言諸經之瘧，皆以柴胡爲君。十二經瘡疽，須用柴胡以散結聚。則是肺瘧、腎瘧，十二經之瘡，有熱者皆可用之矣。但要用者精思病原，加減佐使可也。寇氏不分臟腑經絡有熱無熱，乃謂柴胡不治勞乏，一概擯斥，殊非通論。如和劑局方治上下諸血，龍腦雞蘇丸，用銀柴胡浸汁熬膏之法，則世人知此意者鮮矣。按龐元英談藪云：張知閤久病瘧，熱時如火，年餘骨立。醫用茸、附諸藥，熱益甚。召醫官孫琳胗之。琳投小柴胡湯一帖，熱減十之九，三服脱然。琳曰：此名勞瘧，熱從髓出，加以剛劑，氣血愈虧，安得不瘦？蓋熱有在皮膚、在臟腑、在骨髓，非柴胡不可。若得銀柴胡，只須一服；南方者力減，故三服乃效也。觀此則得用藥之妙的矣。寇氏之説，可盡憑乎。

【附方】舊一，新五。傷寒餘熱。傷寒之後，邪入經絡，體瘦肌熱，推陳致新，解利傷寒時氣伏暑，倉卒並治，不論長幼。柴胡四兩，甘草一兩，每服三錢，水一盞煎服。許學士本事方。小兒骨熱。十五歲以下，遍身如火，日漸黄瘦，盜汗欬嗽煩渴。柴胡四兩，丹砂三兩，爲末，豶豬膽汁拌和，飯上蒸熟，丸緑豆大。每服一丸，桃仁、烏梅湯下，日三服。聖

濟總録

虚勞發熱柴胡人參等分每服三錢薑棗同水煎服澹寮方

濕熱黄疸柴胡一兩甘草二錢半作一劑以水一盞白茅根一握煎至七分任意時時服盡孫尚藥秘寶方

眼目昏暗柴胡六銖决明子十八銖治篩人乳汁和傅目上久久夜見五色千金方

積熱下痢柴胡黄芩等分半酒半水煎七分浸冷空心服之濟急方

苗主治卒聾搗汁頻滴之千金

前胡別録中品

釋名時珍曰按孫愐唐韻作湔胡名義未解

集解別録曰前胡二月八月采根暴乾弘景曰近道皆有生下濕地出吳興者為勝根似柴胡而柔軟為療殆欲同之本經上品有茈胡而無此晚來醫乃用之大明曰越衢婺睦等處者皆好七八月采之外黑裏白頌曰今陝西梁漢江淮荊襄州郡及相州孟州皆有之春生苗青白色似斜蒿初出時有白芽長三四寸味甚香美又以芸蒿七月內開白花與葱花相類八月結實根青紫色今鄜延將來者大與柴胡相似但柴胡赤色而脆前胡黄而柔軟為不同爾一說今諸方所用前胡皆不同汴京北地者色黄白枯脆絕無氣味江東乃有三四種一種類當歸皮斑黑肌黄而脂潤氣味濃烈

濟總録。虚勞發熱。柴胡、人參等分，每服三錢，薑、棗同水煎服。澹寮方。濕熱黄疸。柴胡一兩，甘草二錢半，作一劑，以水一盌，白茅根一握，煎至七分，任意時時服，一日〔一〕盡。孫尚藥秘寶方。眼目昏暗。柴胡六銖，決明子十八銖，治篩，人乳汁和，傅目上，久久夜見五色。千金方。積熱下痢。柴胡、黄芩等分，半酒半水煎七分，浸冷，空心服之。濟急方。

苗。【主治】卒聾，擣汁頻滴之。千金。

前胡 別録中品

【釋名】【時珍曰】按孫愐唐韻作湔胡，名義未解。

【集解】【別録曰】前胡二月、八月采根，暴乾。【弘景曰】近道皆有，生下濕地，出吳興者爲勝。根似柴胡而柔軟，爲療殆微同之，本經上品有茈胡而無此，晚來醫乃用之。【大明曰】越、衢、婺、睦等處者皆好，七八月采之，外黑裏白。【頌曰】今陝西、梁漢、江淮、荆襄州郡及相州、孟州皆有之。春生苗，青白色，似斜蒿。初出時有白茅，長三四寸，味甚香美，又似芸蒿。七月内開白花，與葱花相類。八月結實。根青紫色。今鄜、延將來者，大與柴胡相似。但柴胡赤色而脆，前胡黄而柔軟，爲不同爾。一説今諸方所用前胡皆不同。汴京北地者，色黄白枯脆，絶無氣味。江東乃有三四種：一種類當歸，皮斑黑，肌黄而脂潤，氣味濃烈。

〔一〕一日：原脱。今據證類卷六茈胡補。

一種色理黃白似人參而細短香味都微一種如草烏頭膚赤而堅有兩三岐為一本食之亦戟人咽喉中破以薑汁漬擣服之甚下膈解痰實然皆非真前胡也今最上者出吳中又壽春生者皆類柴胡而大氣芳烈味亦濃苦療痰下氣最勝諸道者斅曰凡使勿用野蒿根緑真似前胡只是味粗酸若誤用之令人反胃不受食若是前胡味甘微苦也時珍曰前胡有數種惟以苗高一二尺色似斜蒿葉如野菊而細瘦嫩時可食秋月開黲白花類蛇牀子花其根皮黑肉白有香氣為真大抵北地者為勝故方書稱北前胡云

根

【修治】斅曰凡修事先用刀刮去蒼黑皮并髭土了細剉以甜竹瀝浸令潤日中曬乾用

【氣味】苦微寒無毒權曰甘辛平之才曰半夏為之使惡皂莢畏藜蘆

【主治】痰滿胸脇中痞心腹結氣風頭痛去痰下氣治傷寒寒熱推陳致新明目益精別錄能去熱實及時氣內外俱熱單煑服之甄權治一切氣破癥結開胃下食通五臟主霍亂轉筋骨節煩悶反胃嘔逆氣喘欬嗽安胎小兒一切疳氣大明清肺熱化痰熱散風邪時珍

一種色理黄白，似人參而細短，香味都微。一種如草烏頭，膚赤而堅，有兩三歧爲一本，食之亦戟人咽喉，中破以薑汁漬，擣服之，甚下膈解痰實。然皆非真前胡也。今最上者出吴中。又壽春生者，皆類柴胡而大，氣芳烈，味亦濃苦，療痰下氣，最勝諸道者。【斅曰】凡使勿用野蒿根，緣〔一〕真似前胡，只是味粗酸。若誤用之，令人反胃不受食。若是前胡，味甘微苦也。【時珍曰】前胡有數種，惟以苗高一二尺，色似斜蒿，葉如野菊而細瘦，嫩時可食，秋月開黪白花，類蛇牀子花，其根皮黑肉白，有香氣爲真。大抵北地者爲勝，故方書稱北前胡云。

根。【修治】【斅曰】修事先用刀刮去蒼黑皮并髭土了，細剉，以甜竹瀝浸令潤，日中曬乾用。

【氣味】苦，微寒，無毒。【權曰】甘、辛、平。【之才曰】半夏爲之使，惡皂莢，畏藜蘆。

【主治】痰滿，胸脇中痞，心腹結氣，風頭痛，去痰下氣，治傷寒寒熱，推陳致新，明目益精。别録。能去熱實，及時氣内外俱熱，單煮服之。甄權。治一切氣，破癥結，開胃下食，通五臟，主霍亂轉筋，骨節煩悶，反胃嘔逆，氣喘欬嗽，安胎，小兒一切疳氣。大明。清肺熱，化痰熱，散風邪。時珍。

〔一〕緣：原作「緑」。今據證類卷八前胡改。

發明 時珍曰：前胡味甘辛，氣微平，陽中之陰，降也。乃手足太陰陽明之藥，與柴胡純陽上升入少陽厥陰者不同也。其功長于下氣，故能治痰熱喘嗽、痞膈嘔逆諸疾，氣下則火降，痰亦降矣。所以有推陳致新之績，為痰氣要藥。陶弘景言其與柴胡同功，非矣。治證雖同，而所入所主則異。

附方 舊一。

小兒夜啼 前胡搗篩，蜜丸小豆大。日服一丸，熟水下，至五六丸，以瘥為度。普濟方。

防風 本經上品

釋名 銅芸本經 回芸吳普 回草別錄 屏風別錄 蕳根別錄 百枝別錄 百蜚吳普

時珍曰：防者，禦也。其功療風最要，故名。屏風者，防風隱語也。曰芸，曰茴，曰蕳，其花如茴香，其氣如芸蒿、蕳蘭也。

集解 別錄曰：防風生沙苑川澤及邯鄲、琅邪、上蔡。二月、十月采根，暴乾。普曰：正月生葉細圓，青黑黄白。五月黄花，六月結實黑色。弘景曰：郡縣無名沙苑。今第一出彭城蘭陵，即近琅邪者。鬱州百市亦有之。次出襄州、義陽縣界，亦可用。惟以實而脂潤，頭節堅如蚯蚓頭者為好。恭曰：今出齊州龍山最善，淄州、兗州、青州者亦佳。葉似牡蒿、附子苗等。沙苑在同州南，亦出防風，輕虛不如東道者。陶云無沙苑，誤矣。頌曰：今汴東、淮浙州郡皆有之。莖葉俱青綠色，莖深而葉淡，似青蒿而短小。初時嫩紫紅色，江東宋亳人采作菜茹，極爽口。五月開細白花，中心攢聚作大房，似蒔蘿花。實似胡荽子而大。

【發明】【時珍曰】前胡味甘、辛，氣微平，陽中之陰，降也。乃手足太陰、陽明之藥，與柴胡純陽上升，入少陽、厥陰者不同也。其功長于下氣，故能治痰熱喘嗽、痞膈嘔逆諸疾，氣下則火降，痰亦降矣。所以有推陳致新之績，爲痰氣要藥。陶弘景言其與柴胡同功，非矣。治證雖同，而所入所主則異。

【附方】舊一。小兒夜啼。前胡擣篩，蜜丸小豆大。日服一丸，熟水下，至五六丸，以瘥爲度。普濟方。

防風本經上品

【釋名】銅芸本經、回芸吴普、回草別録、屏風別録、蔄根別録、百枝別録、百蜚吴普。【時珍曰】防者，禦也。其功療風最要，故名。屏風者，防風隱語也。曰芸、曰茴、曰蔄者，其花如茴香，其氣如芸蒿、蔄蘭也。

【集解】【別録曰】防風生沙苑川澤及邯鄲、琅琊、上蔡，二月、十月采根，暴乾。【普曰】正月生葉細圓，青黑黄白。五月黄花。六月結實黑色。【弘景曰】郡縣無名「沙苑」。今第一出彭城蘭陵，即近琅琊者。鬱州百市亦有之。次出襄陽〔一〕、義陽縣界，亦可用。惟以實而脂潤，頭節堅如蚯蚓頭者爲好。【恭曰】今出齊州龍山最善，淄州、兖州、青州者亦佳。葉似牡蒿、附子苗等。沙苑在同州南，亦出防風，輕虚不如東道者。陶云「無沙苑」，誤矣。【頌曰】今汴東、淮、浙州郡皆有之。莖葉俱青緑色，莖深而葉淡，似青蒿而短小。春初時嫩紫紅色，江東宋、亳人采作菜茹，極爽口。五月開細白花，中心攢聚作大房，似蒔蘿花。實似胡荽子而大。

〔一〕陽：原作「州」。今據證類卷七防風改。

根土黄色，與蜀葵根相類。二月、十月采之。關中生者，三月、六月采之。然輕虛不及齊州者良。又有石防風，出河中府，根如蒿根而黄，葉青花白，五月開花，六月采根暴乾，亦療頭風眩痛。時珍曰：江淮所産多是石防風，生于山石之間。二月采嫩苗作菜，辛甘而香，呼為珊瑚菜。其根粗醜，其子亦可種。吳綬云：凡使以黄色而潤者為佳，白者多沙條，不堪。

【氣味】甘，温，無毒。別録曰：辛，無毒。叉頭者令人發狂，叉尾者發痼疾。普曰：神農、黄帝、岐伯、桐君、雷公、扁鵲：甘，無毒。李當之：小寒。元素曰：味辛而甘，氣温，氣味俱薄，浮而升，陽也。手足太陽經之本藥。好古曰：又行足陽明、太陰二經，為肝經氣分藥。杲曰：防風能制黄芪，黄芪得防風其功愈大，乃相畏而相使者也。之才曰：得葱白能行周身，得澤瀉、藁本療風，得當歸、芍藥、陽起石、禹餘糧療婦人子臟風。畏萆薢，殺附子毒，惡藜蘆、白斂、乾薑、芫花。

【主治】大風頭眩痛，惡風風邪，目盲無所見，風行周身，骨節疼痛。久服輕身。本經。煩滿脇痛，風頭面去來，四肢攣急，字乳金瘡內痙。別録。治三十六般風，男子一切勞劣，補中益神，風赤眼，止冷淚及癱瘓，通利五臟關脈，五勞七傷，羸損盜汗，心煩體重，能安神定志，匀氣脈。大明。治上焦風邪，瀉肺實，散頭目中滯氣

根土黄色，與蜀葵根相類，二月、十月采之。關中生者，三月、六月采之，然輕虛不及齊州者良。又有石防風，出河中府，根如蒿根而黄，葉青花白，五月開花，六月采根暴乾，亦療頭風脹痛。【時珍曰】江淮所産多是石防風，生于山石之間。二月采嫩苗作菜，辛甘而香，呼爲珊瑚菜。其根粗醜，其子亦可種。吴綬云：凡使以黄色而潤者爲佳，白者多沙條，不堪。

【氣味】甘，温，無毒。【别録曰】辛，無毒。叉頭者令人發狂，叉尾者發人痼疾。【普曰】神農、黄帝、岐伯、桐君、雷公、扁鵲：甘，無毒。李當之：小寒。【元素曰】味辛而甘，氣温，氣味俱薄，浮而升，陽也。手足太陽經之本藥。【好古曰】又行足陽明、太陰二經，爲肝經氣分藥。【杲曰】防風能制〔一〕黄耆，黄耆得防風其功愈大，乃相畏而相使者也。【之才曰】得葱白能行周身，得澤瀉、藁本療風，得當歸、芍藥、陽起石、禹餘粮療婦人子臟風。畏萆薢，殺附子毒，惡藜蘆、白歛、乾薑、芫花。

【主治】大風，頭眩痛，惡風，風邪目盲無所見，風行周身，骨節疼痛。久服輕身。本經。煩滿脇痛，風頭面去來，四肢攣急，字乳金瘡内痓〔二〕。别録。治三十六般風，男子一切勞劣，補中益神，風赤眼，止冷淚及癱瘓，通利五臟關脉，五勞七傷，羸損盜汗，心煩體重，能安神定志，匀氣脉。大明。治上焦風邪，瀉肺實，散頭目中滯氣，

〔一〕制：原作「致」。今據湯液本草卷中防風改。
〔二〕痓：原作「痙」。今據證類卷七防風改。

經絡中留濕，主上部見血。元素。搜肝氣。好古。

葉　主治中風熱汗出。別錄。弘景曰：江東一種防風，其嫩苗云動風，與此文相反，豈別是一物耶。

花　主治四肢拘急，行履不得，經脉虛羸，骨節間痛，心腹痛。甄權。

子　主治療風更優，調食之。蘇恭。

發明　元素曰：防風治風通用，身半已上風邪用身，身半已下風邪用梢，治風去濕之仙藥也，風能勝濕故爾。能瀉肺實，誤服瀉人上焦元氣。杲曰：防風治一身盡痛，乃卒伍卑賤之職，隨所引而至，乃風藥中潤劑也。若補脾胃，非此引用不能行。凡脊痛項強，不可回顧，腰似折，項似拔者，乃手足太陽證，正當用防風。凡瘡在胸膈已上，雖無手足太陽證，亦當用之，為能散結，去上部風。病人身體拘倦者，風也。諸瘡見此證亦須用之。錢仲陽瀉黃散中倍用防風者，乃於土中瀉木也。

附方　舊二，新九。

自汗不止　防風去蘆為末，每服二錢，浮麥煎湯服。朱氏集驗方：防風用麩炒，豬皮煎湯下。

睡中盜汗　防風二兩，芎藭一兩，人參半兩，為末。每服三錢，臨臥飲下。易簡方。

消風順氣　老人大腸秘澀。防風、枳殼麩炒一兩，甘草半兩，為末。每食前白湯服二錢。簡便方。

偏正頭風　防風、白芷等分，為末，煉蜜丸彈子大。每嚼一丸，茶清下。普濟方。

破傷中風　牙關緊急。天南星、防風等分，為末。每服二三匙，童子小

經絡中留濕，主上部見血。元素。搜肝氣。好古。

葉。【主治】中風，熱汗出。別録。【頌曰】江東一種防風，茹其嫩苗，云動風，與此文相反，豈別是一物耶？

花。【主治】四肢拘急，行履不得，經脉虛羸，骨節間痛，心腹痛。甄權。

子。【主治】療風更優，調食之。蘇恭。

【發明】【元素曰】防風，治風通用，身半已上風邪用身，身半已下風邪用稍，治風去濕之仙藥也，風能勝濕故爾。能瀉肺實，誤服瀉人上焦元氣。【杲曰】防風治一身盡痛，乃卒伍卑賤之職，隨所引而至，乃風藥中潤劑也。若補脾胃，非此引用不能行。凡脊痛項强，不可回顧，腰似折，項似拔者，乃手足太陽證，正當用防風。凡瘡在胸膈已上，雖無手足太陽證，亦當用之，爲能散結，去上部風。病人身體拘倦者，風也，諸瘡見此證亦須用之。錢仲陽瀉黄散中倍用防風者，乃於土中瀉木也。

【附方】舊二，新九。自汗不止。防風去蘆，爲末，每服二錢，浮麥煎湯服。朱氏集驗方：防風用麸炒，豬皮煎湯下。睡中盗汗。防風二兩，芎藭一兩，人參半兩，爲末。每服三錢，臨卧飲下。易簡方。消風順氣。老人大腸秘澀，防風、枳殼麸炒一兩，甘草半兩，爲末，每食前白湯服二錢。簡便方。偏正頭風。防風、白芷等分，爲末，煉蜜丸彈子大。每嚼一丸，茶清下。普濟方。破傷中風。牙關緊急，天南星、防風等分，爲末。每服二三匙，童子小便五升，煎至四升，分二服。即止也。經驗後方。小兒解顱：防風、白及、柏子仁等分，為末，以乳汁調塗，一日一換。養生主論。婦人崩中：獨聖散：用防風去蘆頭，炙赤為末。每服一錢，以麪糊酒調下，更以麪糊酒投之。此藥累經效驗。一方加炒黑蒲黃等分。經驗方。解烏頭毒：附子、天雄毒，並用防風煎汁飲之。千金方。解芫花毒：同上。解野菌毒：同上。解諸藥毒：已死，只要心間溫暖者，乃是熱物犯之，只用防風一味，擂冷水灌之。萬氏積善堂方。

獨活（本經上品）

【釋名】羌活（本經）　羌青（本經）　獨搖草（別錄）　護羌使者（本經）　胡王使者（吳普）　長生草（別錄）

〔弘景曰〕一莖直上，不為風搖，故曰獨活。〔別錄曰〕此草得風不搖，無風自動，故名獨搖草。〔大明曰〕獨活是羌活母也。〔時珍曰〕獨活以羌中來者為良，故有羌活、胡王使者諸名，乃一物二種也。正如川芎、撫芎，白朮、蒼朮之義，入用微有不同。後人以為二物者，非矣。

【集解】〔別錄曰〕獨活生雍州川谷或隴西南安。二月、八月采根暴乾。〔弘景曰〕此州郡縣並是羌地。羌活形細而多節，軟潤，氣息極猛烈。出益州北部、西川者為獨活，色微白，形虛大，為用亦相似而小不如。至易蛀，宜密器藏之。〔頌曰〕獨活、羌活

五升，煎至四升，分二服，即止也。經驗後方。小兒解顱。防風、白及、柏子仁等分，爲末。以乳汁調塗，一日一换。養生主論。婦人崩中。獨聖散：用防風去蘆頭，炙赤爲末。每服一錢，以麪糊酒調下，更以麪糊酒投之，此藥累經效驗。一方加炒黑蒲黄等分。經驗後〔一〕方。解烏頭毒，附子、天〔二〕雄毒。並用防風煎汁飲之。千金方。解芫花毒。同上。解野菌毒。同上。解諸藥毒。已死，只要心間温暖者，乃是熱物犯之，只用防風一味，擂冷水灌之。○萬氏積善堂方。

獨活本經上品

【釋名】羌活本經、羌青本經、獨摇草别録、護羌使者本經、胡王使者吴普、長生草。【弘景曰】一莖直上，不爲風摇，故曰獨活。【别録曰】此草得風不摇，無風自動，故名獨摇草。【大明曰】獨活，是羌活母也。【時珍曰】獨活以羌中來者爲良，故有羌活、胡王使者諸名，乃一物二種也。正如川芎、撫芎、白术、蒼术之義，入用微有不同，後人以爲二物者，非矣。

【集解】【别録曰】獨活生雍州川谷，或隴西南安〔三〕，二月、八月采根，暴乾。【弘景曰】此州郡縣並是羌地。羌活形細而多節軟潤，氣息極猛烈。出益州北部西川者爲獨活，色微白，形虚大，爲用亦相似而小不如。至易蛀，宜密器藏之。【頌曰】獨活、羌活

〔一〕後：原脱。今據證類卷七防風補。
〔二〕天：原作「人」。今從錢本改。
〔三〕安：原作「要」。今據證類卷六獨活改。

今出蜀漢者佳春生苗葉如青麻六月開花作叢或黃或紫結實時葉黃者是夾石上所生葉青者是土脈中所生本經云二物同一類今人以紫色而節密者為羌活黃色而作塊者為獨活而陶隱居言獨活色微白形虛大為用與羌活相似今蜀中乃有大獨活類桔梗而大氣味亦不與羌活相類用之微寒而少效今又有獨活亦自蜀中來類羌活微黃而極大收時寸解乾之氣味亦芳烈小類羌活又有槐葉氣者今京下多用之極效驗意此為真者而市人或擇羌活之大者為獨活殊未為當大抵此物有兩種西川者黃色香如蜜隴西者紫色秦隴人呼為山前獨活古方但用獨活今方既用獨活而又用羌活茲為謬矣機曰本經獨活一名羌活本非二物後人見其形色氣味不同故為異論然物多不齊一種之中自有不同仲景治少陰所用獨活必緊實者東垣治太陽所用羌活必輕虛者正如黃芩取枯飄者名片芩治太陰條實者名子芩治陽明之義同也況古方但用獨活無羌活今方則別不知有兩用耶抑未之考耶時珍曰獨活羌活乃一類二種以中國者為獨活西羌者為羌活蘇頌所說頗明按王貺易簡方云羌活須用紫色有蠶頭鞭節者獨活是極大羌活有臼如鬼眼者尋常皆以老宿前胡為獨活者非矣近時江淮山中出一種土當歸長近尺許白肉黑皮氣亦芬香如白芷氣人亦謂之水白芷用充獨活解散亦或用之不可不辨

根【修治】斅曰采得細剉以淫羊藿拌挹二日曝乾去藿用免煩人心時珍曰此乃服食家治法尋常去皮或焙用

今出蜀漢者佳。春生苗葉如青麻。六月開花作叢，或黃或紫。結實時葉黃者，是夾石上所生；葉青者，是土脉中所生。本經云二物同一類。今人以紫色而節密者爲羌活，黃色而作塊者爲獨活。而陶隱居言獨活色微白，形虚大，用與羌活相似。今蜀中乃有大獨活，類桔梗而大，氣味亦不與羌活相類，用之微寒而少效。今又有獨活，亦自蜀中來，類羌活，微黃而極大，收時寸解乾之，氣味亦芳烈，小類羌活。又有槐葉氣者，今京下多用之，極效驗，意此爲真者。而市人或擇羌活之大者爲獨活，殊未爲當。大抵此物有兩種。西蜀者，黃色，香如蜜。隴西者，紫色，秦隴人呼爲山前獨活。古方但用獨活，今方既用獨活而又用羌活，兹爲謬矣。【機曰】本經獨活一名羌活，本非二物。後人見其形色氣味不同，故爲異論。然物多不齊，一種之中自有不同。仲景治少陰所用獨活，必緊實者；東垣治太陽所用羌活，必輕虚者。正如黄芩取枯飄者名片芩治太陰，條實者名子芩治陽明之義同也。况古方但用獨活無羌活，今方俱用，不知病宜兩用耶？抑未之考耶？【時珍曰】獨活、羌活乃一類二種，以中國者爲獨活，西羌者爲羌活，蘇頌所説頗明。按王貺易簡方〔一〕云：羌活須用紫色有蠶頭鞭節者。獨活是極大〔二〕羌活有臼如鬼眼者，尋常皆以老宿前胡爲獨活者，非矣。近時江淮山中出一種土當歸，長近尺許，白肉黑皮，氣亦芬香，如白芷氣，人亦謂之水白芷，用充獨活，解散亦或用之，不可不辨。

根。【修治】【斅曰】采得細剉，以淫羊藿拌裛〔三〕二日，暴乾去藿用，免煩人心。【時珍曰】此乃服食家治法，尋常去皮或焙用

〔一〕易簡方：引文非出王碩易簡方，乃化裁自王貺全生指迷方卷二風食，故「易簡」當爲「指迷」之誤。
〔二〕大：原作「人」。今據指迷方卷二風食「獨活湯」改。
〔三〕裛：原作「挹」。今據證類卷六獨活改。

爾【氣味】苦甘平無毒別錄曰微溫權曰苦辛元素曰獨活微溫甘苦辛氣味俱薄浮而升陽也足少陰行經氣分之藥羌活性溫辛苦氣味俱薄浮而升陽也手足太陽行經風藥並入足厥陰少陰經氣分之才曰豚實為之使弘景曰藥無豚實恐是蠡實也【主治】風寒所擊金瘡止痛奔豚癇痓女子疝瘕久服輕身耐老本經療諸賊風百節痛風無問久新別錄獨活治諸中風濕冷奔喘逆氣皮膚苦痒手足攣痛勞損風毒齒痛羌活治賊風失音不語多痒手足不遂口面喎斜遍身𤻮痹血癩甄權羌獨活治一切風并氣筋骨攣拳骨節酸疼頭旋目赤疼痛五勞七傷利五臟及伏梁水氣大明治風寒濕痹痠痛不仁諸風掉眩頸項難伸李杲去腎間風邪搜肝風瀉肝氣治項強腰脊痛好古散癰疽敗血元素

【發明】頌曰療風宜用獨活兼水宜用羌活劉完素曰獨活不搖風而治風浮萍不沉水而利水因其所勝而為制也張元素曰風能勝濕故羌活能治水濕獨活與細辛同用治少陰頭痛頭運目眩非此不能除羌活與川芎同用治太陽

爾。

【氣味】苦、甘，平，無毒。【别録曰】微温。【權曰】苦、辛。【元素曰】獨活微温，甘、苦、辛，氣味俱薄，浮而升，陽也，足少陰行經氣分之藥。羌活性温，辛、苦，氣味俱薄，浮而升，陽也，手足太陽行經風藥，並入足厥陰、少陰經氣分。【之才曰】豚實爲之使。【弘景曰】藥無豚實，恐是蠡實也。

【主治】風寒所擊，金瘡止痛，奔豚癇痓，女子疝瘕。久服輕身耐老。本經。療諸賊風，百節痛風，無問久新。别録。獨活：治諸中風濕冷，奔喘逆氣，皮膚苦痒，手足攣痛，勞損，風毒齒痛。羌活：治賊風失音不語，多痒，手足不遂，口面喎斜，遍身瘴，血癩。甄權。羌獨活：治一切風并氣，筋骨攣拳，骨節酸疼，頭旋目赤疼痛，五勞七傷，利五臟及伏梁水氣。大明。治風寒濕痺，酸痛不仁，諸風掉眩，頸項難伸。李杲。去腎間風邪，搜肝風，瀉肝氣，治項强腰脊痛。好古。散癰疽敗血。元素。

【發明】【恭曰】療風宜用獨活，兼水宜用羌活。【劉完素曰】獨活不摇風而治風，浮萍不沉水而利水，因其所勝而爲制也。【張元素曰】風能勝濕，故羌活能治水濕。獨活與細辛同用，治少陰頭痛。頭運目眩，非此不能除。羌活與川芎同用，治太陽、少陰頭痛透關利節治督脈為病脊強而厥好古曰羌活乃足太陽厥陰少陰藥與獨活不分二種後人因羌活氣雄獨活氣細故雄者治足太陽風濕相搏頭痛肢節痛一身盡痛者非此不能除乃却亂反正之主君藥也細者治足少陰伏風頭痛兩足濕痹不能動止者非此不能治而不治太陽之證時珍曰羌活獨活皆能逐風勝濕透關利節但氣有剛劣不同爾素問云從下上者引而去之二味苦辛而溫味之薄者陰中之陽故能引氣上升通達周身而散風勝濕按文系曰唐劉師貞之兄病風夢神人曰但取胡王使者浸酒服便愈師貞訪問皆不曉復夢其母曰胡王使者即羌活也求而用之兄疾遂愈嘉謨曰羌活本手足太陽表裏引經之藥又入足少陰厥陰名列君部之中非比柔懦之主小無不入大無不通故能散肌表八風之邪利周身百節之痛

附方舊七新七

中風口噤通身冷不知人獨活四兩好酒一升煎半升服千金方

中風不語獨活一兩酒二升煎一升大豆五合炒有聲以藥酒熱投盖之良久溫服三合未瘥再服陳延之小品方

熱風癱瘓常舉發者羌活二斤構子一升為末每酒服方寸匕日三服廣濟方

產後中風語澀四肢拘急羌活三兩為末每服五錢酒水各一盞煎減半服小品方

產後風虛獨活白鮮皮各三兩水三升煮二升分三服耐酒者入酒同煮小品方

產後腹痛羌活二兩煎酒服必效方

產腸脫出方同上

少陰頭痛，透關利節，治督脉爲病，脊强而厥。【好古曰】羌活乃足太陽、厥陰、少陰藥，與獨活不分二種。後人因羌活氣雄，獨活氣細。故雄者治足太陽風濕相搏，頭痛、肢節痛、一身盡痛者，非此不能除，乃却亂反正之主君藥也。細者治足少陰伏風，頭痛、兩足濕痺、不能動止者，非此不能治，而不治太陽之證。【時珍曰】羌活、獨活皆能逐風勝濕，透關利節，但氣有剛劣不同爾。素問云：從下上者，引而去之。二味苦辛而温，味之薄者，陰中之陽，故能引氣上升，通達周身而散風勝濕。按史[一]系曰：唐劉師貞之兄病風，夢神人曰，但取胡王使者浸酒服便愈。師貞訪問皆不曉。復夢其母曰：胡王使者，即羌活也。求而用之，兄疾遂愈。【嘉謨曰】羌活本手足太陽表裏引經之藥，又入足少陰、厥陰。名列君部之中，非比柔懦之主。小無不入，大無不通。故能散肌表八風之邪，利周身百節之痛。

【附方】舊七，新七。**中風口噤**，通身冷，不知人。獨活四兩，好酒一升，煎半升服。千金方。**中風不語**。獨活一兩，酒二升，煎一升，大豆五合，炒有聲，以藥酒熱投，蓋之良久，温服三合，未瘥再服。陳延之小品方[二]。**熱風癱瘓**常舉發者。羌活二斤，構子一升，爲末。每酒服方寸匕，日三服。廣濟方。**産後中風**，語澀，四肢拘急。羌活三兩，爲末。每服五錢，酒、水各一盞，煎減半服。小品方。**産後風虚**。獨活、白鮮皮各三兩，水三升，煮取一升半[三]，分三服。耐酒者入酒同煮。小品方。**産後腹痛**。羌活二兩，煎酒服。必效方。**産腸脱出**。方同上。

〔一〕史：原作「文」。今據御覽卷四百一十四人事部引史系「劉師貞」事改。
〔二〕小品方：據證類卷六獨活所引，此方出經驗後方。
〔三〕取一升半：原作「□升」。今據證類卷六獨活補正。

子母秘録妊娠浮腫羌活蘿蔔子同炒香只取羌活為末每服二錢温酒調下一日一服二日二服三日三服乃嘉隊簿張昌明所傳許學士本事方風水浮腫方同上歷節風痛獨活羌活松節等分用酒煮過每日空心飲一盃外臺秘要風牙腫痛肘後方用獨活煮酒熱漱之○文潞公藥準用獨活地黃各三兩為末每服三錢水一盞煎和滓溫服卧時再服喉閉口噤羌活三兩牛蒡子二兩水煎一鍾入白礬少許灌之取效聖濟錄睛垂至鼻人睛忽垂至鼻如黑角塞痛不可忍或時時大便血出痛名曰肝脹用羌活煎汁服數盞自愈夏子益奇疾方○太陽頭痛羌活防風紅豆等分為末嗃鼻玉機微義

玉當歸別錄

【集解】[illegible]

根氣味辛溫無毒主治除風和血煎酒服之閉拘手足同荊芥葱白煎湯淋洗之時珍○出衛生易簡方

都管草宋圖經

【集解】頌曰都管草生宜州田野根似羌活頭歲長一節苗高一尺許葉似土當歸有重臺二月八月采根陰乾施州

子母秘録。**妊娠浮腫**。羌活、蘿蔔子同炒香，只取羌活爲末。每服二錢，温酒調下，一日一服，二日二服，三日三服。乃嘉興主〔一〕簿張昌時〔二〕所傳。許學士本事方。**風水浮腫**。方同上。**歷節風痛**。獨活、羌活、松節等分，用酒煮過，每日空心飲一盃。外臺秘要。**風牙腫痛**。肘後方用獨活煮酒熱漱之。○文潞公藥準用獨活、地黄各三兩，爲末。每服三錢，水一盞煎，和滓温服，卧時再服。**喉閉口噤**。羌活三兩，牛蒡子二兩，水煎一鍾，入白礬少許，灌之取效。聖濟録。**睛垂至鼻**。人睛忽垂至鼻，如黑角色〔三〕，痛不可忍，或時時大便血出痛，名曰肝脹。用羌活煎汁，服數盞自愈。○夏子益奇疾方。**太陽頭痛**。羌活、防風、紅豆等分，爲末，㗜鼻。玉機微義。

土〔四〕當歸 綱目

【集解〔五〕】

根。【氣味】辛，温，無毒。【主治】除風和血，煎酒服之。閃拗手足，同荆芥、葱白煎湯淋洗之。時珍。○出衛生易簡方。

都管草 宋圖經

【集解】【頌曰】都管草生宜州田野，根似羌活，頭歲長一節，苗高一尺許，葉似土當歸，有重臺，二月、八月采根，陰乾。施州

〔一〕主：原脱。今據本事方卷四腫滿水氣蠱脹補。
〔二〕时：原作「明」。今據改同上。
〔三〕色：原作「塞」。今據傳信適用方卷下夏子益治奇疾方改。
〔四〕土：原作「玉」。今據本卷目録及衛生易簡方卷九折傷改。
〔五〕集解：内容原闕。

生皆作蔓又名香毬蔓長丈餘赤色秋結紅實四時皆有采其根服汁洗風毒瘡腫時珍曰按范成大桂海志云廣西出之一莖六葉

根氣味苦辛寒無毒主治風腫癰毒赤疵以醋摩塗之亦治咽喉腫痛切片含之立愈蘇頌解蜈蚣蛇毒時珍

升麻 本經上品

釋名周麻時珍曰其葉似麻其性上升故名按張揖廣雅及吳普本草並云升麻一名周升麻則周或指周地如今人呼川升麻之義今別錄作周麻非省文即脫誤也

集解別錄曰升麻生益州山谷二月八月采根日乾弘景曰舊出寧州者第一形細而黑極堅實今惟出益州好者細削皮青綠色謂之雞骨升麻北部亦有而形虛大黃色建平亦有而形大味薄不堪用人言是落新婦根不然也其形相似氣色非也落新婦亦解毒取葉挼作小兒浴湯主驚忤藏器曰落新婦今人多呼為小升麻功用同於升麻亦大小有殊也志曰升麻今嵩高出者色青功用不如蜀者頌曰今蜀漢陝西淮南州郡皆有之以蜀川者為勝春生苗高三尺以來葉似麻葉並青色四月五月著花似粟穗白色六月以後結實黑色根如蒿根紫黑色多鬚

生者作蔓，又名香毬。蔓長丈餘，赤色，秋結紅實，四時皆有，采其根枝，淋洗風毒瘡腫。【時珍曰】按范成大桂海志云：廣西出之，一莖六葉。

根。【氣味】苦、辛，寒，無毒。

【主治】風腫癰毒赤疣，以醋摩塗之。亦治咽喉腫痛，切片含之，立愈。蘇頌。解蜈蚣、蛇毒。時珍。

升麻本經上品

【釋名】周麻。【時珍曰】其葉似麻，其性上升，故名。按張揖廣雅及吴普本草並云，升麻一名周升麻。則「周」或指周地，如今人呼川升麻之義。今別録作周麻，非省文，即脱誤也。

【集解】【別録曰】升麻生益州山谷，二月、八月采根，日乾。【弘景曰】舊出寧州者第一，形細而黑，極堅實。今惟出益州，好者細削，皮青緑色，謂之雞骨升麻。北部亦有而形虚大，黄色。建平亦有而形大味薄，不堪用。人言是落新婦根，不然也。其形相似，氣色非也。落新婦亦解毒，取葉挼作小兒浴湯，主驚忤。【藏器曰】落新婦今人多呼爲小升麻，功用同於升麻，亦大小有殊也。【志曰】升麻，今嵩高出者色青，功用不如蜀者。【頌曰】今蜀漢、陝西、淮南州郡皆有之，以蜀川者爲勝。春生苗，高三尺以來。葉似麻葉，並青色。四月、五月着花，似粟穗，白色。六月以後結實，黑色。根如蒿根，紫黑色，多鬚。

根修治斅曰采得刮去粗皮用黃精自然汁浸一宿暴乾剉蒸再暴用時珍曰今人惟取裏白外黑而緊實者謂之鬼臉升麻去鬚及頭蘆剉用

氣味甘苦平微寒無毒元素曰性溫味辛微苦氣味俱薄浮而升陽也為足陽明太陰引經的藥得葱白白芷亦入手陽明太陰杲曰引葱白散手陽明風邪引石膏止陽明齒痛人參黃耆非此引之不能上行時珍曰升麻同柴胡引生發之氣上行同葛根能發陽明之汗

主治解百毒殺百精老物殃鬼辟瘟疫瘴氣邪氣蠱毒入口皆吐出中惡腹痛時氣毒癘頭痛寒熱風腫諸毒喉痛口瘡久服不夭輕身長年本經安魂定魄鬼附啼泣疳䘌遊風腫毒大明小兒驚癇熱壅不通療癰腫豌豆瘡水煎綿沾拭瘡上甄權治陽明頭痛補脾胃去皮膚風邪解肌肉間風熱療肺痿欬唾膿血能發浮汗元素牙根浮爛惡臭太陽鼽衄為瘡家聖藥好古消斑疹行瘀血治陽陷眩運胷脇虛痛久泄下痢後重遺濁帶下崩中血淋下血陰痿足

鬼臉升麻，去鬚及頭蘆，剉用。

根。【修治】【斆曰】采得刮去粗皮，用黄精自然汁浸一宿，暴乾，剉，蒸再暴用。【時珍曰】今人惟取裹白外黑而緊實者，謂之鬼臉升麻，去鬚及頭蘆，剉用。

【氣味】甘、苦，平、微寒，無毒。【元素曰】性温，味辛微苦，氣味俱薄，浮而升，陽也，爲足陽明、太陰引經的藥。得葱白、白芷，亦入手陽明、太陰。【杲曰】引葱白，散手陽明風邪。引石膏，止陽明齒痛。人參、黄耆，非此引之，不能上行。【時珍曰】升麻，同柴胡，引生發之氣上行；同葛根，能發陽明之汗。【主治】解百毒，殺百精老物殃鬼，辟瘟疫瘴氣、邪氣蠱毒，入口皆吐出，中惡腹痛，時氣毒癘，頭痛寒熱，風腫諸毒，喉痛口瘡。久服不夭，輕身長年。本經。安魂定魄，鬼附啼泣，疳䘌，遊風腫毒。大明。小兒驚癇，熱壅不通。療癰腫，豌豆瘡，水煎綿沾拭瘡上。甄權。治陽明頭痛，補脾胃，去皮膚風邪，解肌肉間風熱，療肺痿欬唾膿血，能發浮汗。元素。牙根浮爛惡臭，太陽鼽衄，爲瘡家聖藥。好古。消斑疹，行瘀血，治陽陷眩運，胸脇虚痛，久泄下痢，後重遺濁，帶下崩中，血淋下血，陰痿足

寒。時珍

【發明】元素曰：補脾胃藥，非此為引用不能取效，脾痺非此不
能除。其用有四：手足陽明引經，一也；升陽氣於至陰之
下，二也；去至高之上及皮膚風邪，三也；治陽明頭痛，四也。
杲曰：升麻發散陽明風邪，升胃中清氣，又引甘温之藥上升，以
補衛氣之散而實其表，故元氣不足者，用此於陰中升陽，又
緩帶脉之縮急。凡胃虛傷冷，鬱遏陽氣於脾土者，宜升麻、葛
根以升散其火鬱。好古曰：升麻葛根湯，乃陽明發散藥，若初
病太陽證便服之，發動其汗，必傳陽明，反成其害也。朱肱活
人書言瘀血入裏，吐血衄血者，犀角地黄湯，乃陽明經聖藥。
如無犀角，以升麻代之。二物性味相遠，何以代之？蓋以升麻
能引地黄及餘藥同入陽明也。時珍曰：升麻引陽明清氣上
行，柴胡引少陽清氣上行。此乃稟賦素弱、元氣虛餒及勞役
飢飽生冷內傷，脾胃引經最要藥也。升麻葛根湯乃發散陽
明風寒藥也。時珍用治陽氣鬱遏及元氣下陷諸病，時行赤
眼，每有殊效。神而明之，方可執泥乎？一人素飲酒，因寒月哭
母受寒，遂病寒中，食無薑蒜不能一啜。至夏酷暑，又多飲水，
兼懷怫鬱，因病右腰一點脹痛，牽引右脇，上至胸口，則必欲
卧。發則大便裏急後重，頻欲登圊，小便長而數，或吞酸，或吐
水，或作瀉，或陽痿，或厥逆，或得酒少止，或得熱稍止。但受寒
食寒，或勞役，或入房，或怒，或飢，即時舉發。一止則諸證泯然，
如無病人，甚則日發數次。服温脾勝濕、滋補消導諸藥，皆微
止隨發。時珍思之，此乃饑飽勞逸，內傷元氣，清陽陷遏，不能

寒。時珍。

【發明】【元素曰】補脾胃藥非此爲引用不能取效，脾痺非此不能除。其用有四：手足陽明引經一也，升陽氣於至陰之下二也，去至高之上及皮膚風邪三也，治陽明頭痛四也。【杲曰】升麻發散陽明風邪，升胃中清氣，又引甘温之藥上升，以補衛氣之散而實其表。故元氣不足者，用此於陰中升陽，又緩帶脉之縮急。此胃虚傷冷，鬱遏陽氣於脾土者，宜升麻、葛根以升散其火鬱。【好古曰】升麻葛根湯〔一〕乃陽明發散藥。若初病太陽證便服之，發動其汗，必傳陽明，反成其害也。朱肱活人書言瘀血入裏，吐血衄血者，犀角地黄湯乃陽明經聖藥。如無犀角，以升麻代之。二物性味相遠，何以代之？蓋以升麻能引地黄及餘藥同入陽明也。【時珍曰】升麻引陽明清氣上行，柴胡引少陽清氣上行。此乃稟賦素弱，元氣虚餒，及勞役饑飽生冷内傷，脾胃引經最要藥也。升麻葛根湯乃發散陽明風寒藥也。時珍用治陽氣鬱遏，及元氣下陷諸病，時行赤眼，每有殊效。神而明之，方可執泥乎？一人素飲酒，因寒月哭母受冷，遂病寒中，食無薑蒜，不能一啜〔二〕。至夏酷暑，又多飲水，兼懷怫鬱。因病右腰一點脹痛，牽引右脇，上至胸口，則必欲卧。發則大便裏急後重，頻欲登圊，小便長而數，或吞酸，或吐水，或作瀉，或陽痿，或厥逆，或得酒少止，或得熱稍止。但受寒食寒，或勞役，或入房，或怒，或饑，即時舉發。一止則諸證泯然，如〔三〕無病人，甚則日發數次。服温脾、勝濕、滋補、消導諸藥，皆微止隨發。時珍思之，此乃飢飽勞逸，内傷元氣，清陽陷遏，不能

〔一〕湯：此條乃湯液本草卷中升麻引「東垣云」之文，專論藥而不及方。故此「湯」字當衍。
〔二〕啜：原作「叕」。今從張本改。
〔三〕如：原字缺損。今從江西本補正。

上升所致也遂用升麻葛根湯合四君子湯加柴胡蒼朮黄耆煎服服後仍飲酒一二盃助之其藥入腹則覺清氣上行胸膈爽快手足和煖頭目精明神采迅發諸證如掃每發一服即止神驗無比若減升麻葛根或不飲酒則效便遲大抵人年五十以後其氣消者多長者少降者多升者少秋冬之令多而春夏之令少若禀受弱而有前諸證者並宜此藥活法治之素問云陰精所奉其人壽陽精所降其人夭千古之下窺其奥而闡其微者張潔古李東垣二人而已外此則著參同契悟真篇者旨與此同也又升麻能解痘毒惟初發熱時可用解毒痘已出後氣弱或泄瀉者亦可少用其升麻葛根湯則見斑後必不可用為其解散也本草以升麻為解毒吐蠱毒要藥蓋以其為陽明本經藥而性又上升故也按范石湖文集云李燾為雷州推官鞫獄得治蠱方毒在上用升麻吐之在腹用鬱金下之或合二物服之不吐則下此方活人甚多也

附方 舊五新六

服食丹砂 石泉公王方慶嶺南方云南方養生治病無過丹砂其方用升麻末三兩研鍊過丹砂一兩以蜜丸梧子大每日食後服三丸 蘇頌圖經本草

豌豆斑瘡 比歲有病天行發斑瘡頭面及身須臾周匝狀如火燒瘡皆戴白漿隨決隨生不治數日必死瘥後瘢黯彌歲方滅此惡毒之氣所為云晉元帝時此病自西北流起名虜瘡以蜜煎升麻時時食之并以水煮升麻綿沾拭洗之 葛洪肘後方

辟瘴明目 七物升麻

上升所致也。遂用升麻葛根湯合四君子湯，加柴胡、蒼朮、黄耆煎服，服後仍飲酒一二盃助之。其藥入腹，則覺清氣上行，胸膈爽快，手足和煖，頭目精明，神采迅發，諸證如掃。每發一服即止，神驗無比。若減升麻、葛根，或不飲酒，則效便遲。大抵人年五十以後，其氣消者多，長者少；降者多，升者少；秋冬之令多，而春夏之令少。若禀受弱而有前諸證者，並宜此藥活法治之。素問云：「陰精所奉其人壽，陽精所降其人夭。」千古之下，窺其奥而闡其微者，張潔古、李東垣二人而已。外此則著參同契、悟真篇者，旨與此同也。又升麻能解痘毒，惟初發熱時，可用解毒。痘已出後，氣弱或泄瀉者，亦可少用。其升麻葛根湯，則見斑後必不可用，爲其解散也。本草以升麻爲解毒、吐蠱毒要藥，蓋以其爲陽明本經藥。而性又上升故也。按范石湖文集云：李燾爲雷州〔一〕推官，鞫獄得治蠱方：毒在上用升麻吐之，在腹用鬱金下之，或合二物服之，不吐則下。此方活人甚多也。

【附方】舊五，新八。服食丹砂。石泉公王方慶嶺南方云：南方養生治病，無過丹砂。其方用升麻末三兩，研鍊過，光明砂一兩，以蜜丸梧子大，每日食後服三丸。蘇頌圖經本草。豌豆斑瘡。比歲有病天行發斑瘡，頭面及身須臾周匝，狀如火燒瘡，皆戴白漿，隨决隨生，不治數日必死。瘥後瘢黯，彌歲方減，此惡毒之氣所爲。云晉元帝時，此病自西北流起，名虜瘡。以蜜煎升麻，時時食之。并以水煮升麻，綿沾〔二〕拭洗之。葛洪肘後方。辟瘴明目。七物升麻

〔一〕雷州：宋史卷三百八十八李燾傳作「雅州」。
〔二〕沾：原作「沽」。今據肘後方卷二治傷寒時氣温病方改。

丸升麻、犀角、黄芩、朴硝、巵子、大黄各二兩，豉二升微熬，同搗末，蜜丸梧子大。覺四肢大熱，大便難，即服三十丸，取微利為度。若四肢小熱，只食後服二十丸。非但辟瘴，甚能明目。王方慶嶺南方

卒腫毒起　升麻磨醋頻塗之。肘後方

喉痺作痛　升麻片含嚥，或以半兩煎服取吐。直指方

胃熱齒痛　升麻煎湯熱漱嚥之，解毒。或加生地黄。直指方

口舌生瘡　升麻一兩，黄連三分，為末，綿裹含嚥。本事方

熱痱瘙痒　升麻煎湯飲，并洗之。千金方

小兒尿血　蜀升麻五分，水五合，煎一合服之。一歲兒一日一服。姚和衆至寶方

產後惡血　不盡，或經月半年，以升麻三兩，清酒五升，煮取二升，分半再服，當吐下惡物，極良。千金翼方

解莨菪毒　升麻煮汁多服之。外臺秘要

挑生蠱毒　野葛毒，并以升麻多煎頻飲之。直指方

射工溪毒　升麻、烏翣煎水服，以滓塗之。肘後方

苦參（本經中品）

【釋名】苦蘵（本經）、苦骨（綱目）、地槐（別錄）、水槐（本經）、菟槐（別錄）、驕槐（別錄）、野槐（綱目）、白莖（別錄）。又名岑莖、綠白、陵郎、虎麻。時珍曰：苦以味名，參以功名，槐以葉形名也。苦蘵與菜部苦蘵同名異物。

【集解】別錄曰：苦參生汝南山谷及田野。三月、八月、十月采根暴乾。弘景曰：近道處處有之。葉極似槐葉，花黄色，子作

丸：升麻、犀角、黄芩、朴硝、巵子、大黄各二兩，豉二升，微熬同擣末，蜜丸梧子大。覺四肢大熱，大便難，即服三十丸，取微利爲度。若四肢小熱，只食後服二十丸。非但辟瘴，甚能明目。王方慶嶺南方。**卒腫毒起**。升麻磨醋頻塗之。肘後方。**喉痺作痛**。升麻片含嚥。或以半兩煎服，取吐。直指方。**胃熱齒痛**。升麻煎湯，熱漱嚥之，解毒。或加生地黄。直指方。**口舌生瘡**。升麻乙兩，黄連三分，爲末，綿裹含嚥。本事方。**熱痱瘙痒**。升麻煎湯飲，并洗之。千金方。**小兒尿血**。蜀升麻五分，水五合，煎一合，服之。一歲兒一日一服。姚和衆至寶方。**産後惡血**不盡，或經月半年。以升麻三兩，清酒五升，煮取二升，分半再服。當吐下惡物，極良。千金翼方。**解莨菪毒**。升麻煮汁，多服之。外臺秘要。**挑生蠱毒**，野葛毒，並以升麻多煎，頻飲之。直指方。**射工溪毒**。升麻、烏翣煎水服，以滓塗之。肘後方。

苦參本經中品

【釋名】**苦蘵**本經、**苦骨**綱目、**地槐**别録、**水槐**本經、**菟槐**别録、**驕槐**别録、**野槐**綱目、**白莖**别録。又名岑莖、禄〔一〕白、陵郎、虎麻。【時珍曰】苦以味名，參以功名，槐以葉形名也。苦蘵與菜〔二〕部苦蘵同名異物。

【集解】【别録曰】苦參生汝南山谷及田野，三月、八月、十月采根，暴乾。【弘景曰】近道處處有之。葉極似槐葉，花黄色，子作

〔一〕禄：原作「緑」。今據證類卷六苦參改。
〔二〕菜：原作「葉」。今從江西本改。

英根味至苦惡【頌曰】其根黃色，長五七寸許，兩指粗細。三五莖並生，苗高三四尺以來。葉碎青色，極似槐葉，春生冬凋。其花黃白色，七月結實如小豆子。河北生者無花子。五月、六月、十月采根暴乾。【時珍曰】七八月結角如蘿蔔子，角内有子二三粒，如小豆而堅。

根

【修治】【斅曰】采根，用糯米濃泔汁浸一宿，其腥穢氣並浮在水面上，須重重淘過，即蒸之，從巳至申，取曬切用。

【氣味】苦，寒，無毒。【之才曰】玄參為之使，惡貝母、菟絲、漏蘆，反藜蘆。【時珍曰】伏汞，制雌黃、焰硝。

【主治】心腹結氣，癥瘕積聚，黃疸，溺有餘瀝，逐水，除癰腫，補中，明目止淚。本經　養肝膽氣，安五臟，平胃氣，令人嗜食輕身，定志益精，利九竅，除伏熱腸澼，止渴醒酒，小便黃赤，療惡瘡，下部䘌。別錄　漬酒飲，治疥殺蟲。弘景　治惡蟲脛酸。蘇恭　治熱毒風，皮肌煩躁生瘡，赤癩眉脫，除大熱嗜睡，治腹中冷痛，中惡腹痛。甄權　殺疳蟲。炒存性，米飲服，治腸風瀉血并熱痢。時珍

【發明】【元素曰】苦參味苦氣沉純陰，足少陰腎經君藥也。治本經須用，能逐濕。【頌曰】古今方用治風熱瘡疹最多。【宗奭

莢，根味至苦惡。【頌曰】其根黄色，長五七寸許，兩指粗細。三五莖並生，苗高三四尺以來。葉碎，青色，極似槐葉，春生冬凋。其花黄白色，七月結實如小豆子。河北生者無花子。五月、六月、十月采根，暴乾。【時珍曰】七八月結角如蘿蔔子，角内有子二三粒，如小豆而堅。

根。【修治】【斅曰】采根，用糯米濃泔汁浸一宿，其腥穢氣並浮在水面上，須重重淘過，即蒸之，從巳至申，取晒切用。

【氣味】苦，寒，無毒。【之才曰】玄參爲之使，惡貝母、兔絲、漏蘆，反藜蘆。【時珍曰】伏汞，制雌黄、焰硝。

【主治】心腹結氣，癥瘕積聚，黄疸，溺有餘瀝，逐水，除癰腫，補中，明目止淚。本經。養肝膽氣，安五臟，平胃氣，令人嗜食。輕身，定志益精，利九竅，除伏熱腸澼，止渴醒酒，小便黄赤，療惡瘡、下部䘌。别録。漬酒飲，治疥殺蟲。弘景。治惡蟲、脛酸。蘇恭。治熱毒風，皮肌煩躁生瘡，赤癩眉脱，除大熱嗜睡，治腹中冷痛，中惡腹痛。甄權。殺疳蟲。炒存性，米飲服，治腸風瀉血并熱痢。大明〔一〕。

【發明】【元素曰】苦參味苦，氣沉純陰，足少陰腎經君藥也。治本經須用，能逐濕。【頌曰】古今方用治風熱瘡疹最多。【宗奭

〔一〕大明：原作「時珍」。今據證類卷六苦參改。

曰沈存中筆談載其苦腰重久坐不能行有一將佐曰此乃病齒數年用苦參揩齒其氣味入齒傷腎所致也後有太常少卿舒昭亮亦用苦參揩齒歲久亦病腰自後悉不用之腰疾皆愈此皆方書不載者。震亨曰苦參能峻補陰氣或得之而致腰重者因其氣降而不升也非傷腎之謂也其治大風有功況風熱細疹乎。時珍曰子午乃少陰君火對化故苦參黃蘗之苦寒皆能補腎蓋取其苦燥濕寒除熱也熱生風濕生蟲故又能治風殺蟲惟腎水弱而相火勝者用之相宜若火衰精冷真元不足及年高之人不可用也素問云五味入胃各歸其所喜攻久而增氣物化之常也氣增而久夭之由也王冰註云入肝為溫入心為熱入肺為清入腎為寒入脾為至陰而兼四氣皆為增其味而益其氣各從本臟之氣故久服黃連苦參而反熱者此類也氣增不已則臟氣有偏勝偏勝則臟有偏絕故有暴夭是以藥不具五味不備四氣而久服之雖獲勝益久必暴夭但人疏忽不能精候耳張從正亦云凡藥皆毒也雖甘草苦參不可不謂之毒久服則五味各歸其臟必有偏勝氣增之患諸藥皆然學者當觸類而長之可也至於飲食亦然又按史記云太倉公淳于意醫齊大夫病齲齒灸左手陽明脈以苦參湯日漱三升出入其風五六日愈此亦取其去風氣濕熱殺蟲之義

附方 舊九新十九

熱病狂邪 不避水火欲殺人苦參末蜜丸梧子大每服十丸薄荷湯下亦可為末二錢水煎服千金方

傷寒結胸 天行病四五日結胸滿痛壯熱苦參一兩以醋三升煮取一升二合飲之取吐

曰】沈存中筆談載其苦腰重，久坐不能行。有一將佐曰：此乃病齒數年，用苦參揩齒，其氣味入齒傷腎所致也。後有太常少卿舒昭亮，亦用苦參揩齒，歲久亦病腰。自後悉不用之，腰疾皆愈。此皆方書不載者。【震亨曰】苦參能峻補陰氣，或得之而致腰重者，因其氣降而不升也，非傷腎之謂也。其治大風有功，况風熱細疹乎？【時珍曰】子午乃少陰君火對化，故苦參、黄蘗之苦寒皆能補腎，蓋取其苦燥濕、寒除熱也。熱生風，濕生蟲，故又能治風殺蟲。惟腎水弱而相火勝者，用之相宜。若火衰精冷，真元不足，及年高之人，不可用也。素問云：「五味入胃，各歸其所喜攻。久而增氣，物化之常也。氣增而久，夭之由也。」王冰註云：「入肝爲温，入心爲熱，入肺爲清，入腎爲寒，入脾爲至陰而兼四氣，皆爲增其味而益其氣，各從本臟之氣。故久服黄連、苦參而反熱者，此其類也。氣增不已，則臟氣有偏勝，偏勝則臟有偏絶，故有暴夭。是以藥不具五味，不備四氣，而久服之，雖且獲勝，久必暴夭。但人疏忽，不能精候爾。」張從正亦云：「凡藥皆毒也。雖甘草、苦參，不可不謂之毒。久服則五味各歸其臟，必有偏勝氣增之患。」諸藥皆然，學者當觸類而長之可也。至於飲食亦然。又按史記云：太倉公淳于意醫齊大夫病齲齒，灸左手陽明脉，以苦參湯日漱三升，出入五六日，其風〔一〕愈。此亦取其去風氣濕熱、殺蟲之義。

【附方】舊九，新一十九。**熱病狂邪**。不避水火，欲殺人。苦參末，蜜丸梧子大。每服十丸，薄荷湯下。亦可爲末，二錢，水煎服。千金方。**傷寒結胸**。天行病四五日，結胸滿痛壯熱。苦參一兩，以醋三升，煮取一升二合，飲之取吐

〔一〕五六日其風：原作「其風五六日」。今據史記卷一百五扁鵲倉公列傳乙正。

則愈天行毒病非苦參醋藥不解及溫覆取汗良外臺秘要**穀疸食勞**頭旋心怫鬱不安而發黃由失饑大食胃氣衝熏所致苦參三兩龍膽一合為末牛膽丸梧子大生大麥苗汁服五丸日三服肘後方**小兒身熱**苦參煎湯浴之良外臺秘要**毒熱足腫**作痛欲死者苦參煮酒漬之姚僧垣集驗方**夢遺食減**白色苦參三兩白朮五兩牡蠣粉四兩為末用雄豬肚一具洗淨砂罐煮爛石臼擣和藥乾則入汁丸小豆大每服四十丸米湯下日三服久服身肥食進而夢遺立止劉松石保壽堂方**小腹熱痛**青黑或赤色不能喘者苦參一兩醋一升半煎八合分二服張傑子母秘錄**中惡心痛**苦參三兩苦酒一升半煮取八合分二服肘後方**飲食中毒**魚肉菜等毒上方煎服取吐即愈梅師方**血痢不止**苦參炒焦為末水丸梧子大每服十五丸米飲下孫氏仁存堂方**大腸脫肛**苦參五倍子陳壁土等分煎湯洗之以木賊末傅之醫方摘要**妊娠尿難**方見貝母下**產後露風**四肢苦煩熱頭痛者與小柴胡頭不痛者用苦參二兩黃芩一兩生地黃四兩水八升煎二升分數服**齒縫出血**苦參一兩枯礬一錢為末日三揩之立驗普濟方**齲齒風痛**方見發明下**鼻瘡膿臭**有蟲也苦參枯礬一兩生地黃汁三合水二盞煎三合少少滴之普濟方**肺熱生瘡**遍身皆是用苦參末粟米飯丸梧子大每服五十丸空心米飲下御藥院方**遍**

即愈。天行毒病，非苦參、醋藥不解，及温覆取汗良。外臺秘要。**穀疸食勞**。頭旋，心怫鬱不安而發黄，由失饑大食，胃氣冲薰所致。苦參三兩，龍膽一合，爲末，牛膽丸梧子大。生大麥苗汁服五丸，日三服。肘後方。**小兒身熱**。苦參煎湯浴之良。外臺秘要。**毒熱足腫**，作痛欲脱者。苦參煮酒漬之。姚僧垣集驗方。**夢遺食減**。白色苦參三兩，白术五兩，牡蠣粉四兩，爲末。用雄豬肚一具，洗浄，砂罐煮爛，石臼擣和藥，乾則入汁，丸小豆大。每服四十丸，米湯下，日三服。久服身肥食進而夢遺立止。劉松石保壽堂方。**小腹熱痛**，青黑或赤色，不能喘者。苦參一兩，醋一升半，煎八合，分二服。張傑子母秘録。**中惡心痛**。苦參三兩，苦酒一升半，煮取八合，分二服。肘後方。**飲食中毒**。魚肉菜等毒，上方煎服，取吐即愈。梅師方。**血痢不止**。苦參炒焦爲末，水丸梧子大。每服十五丸，米飲下。孫氏仁存堂方。**大腸脱肛**。苦參、五倍子、陳壁土等分，煎湯洗之，以木賊末傅之。醫方摘要。**妊娠尿難**。方見「貝母」下。**産後露風**，四肢苦煩熱。頭痛者，與小柴胡。頭不痛者，用苦參二兩，黄芩一兩，生地黄四兩，水八升，煎二升，分數服。**齒縫出血**。苦參一兩，枯礬一錢，爲末，日三揩之，立驗。普濟方。**齲齒風痛**。方見「發明」下。**鼻瘡膿臭**，有蟲也。苦參、枯礬一兩，生地黄汁三合，水二盞，煎三合，少少滴之。普濟方。**肺熱生瘡**，遍身皆是。用苦參末，粟米飯丸梧子大。每服五十丸，空心米飲下。御藥院方。**遍**

身風瘮痒痛不可忍胸頸臍腹及近隱皆然者亦多涎痰夜不得睡用苦參末一兩皂角二兩水一升揉濾取汁石器熬成膏和末丸梧子大每服三十丸食後溫水服次日便愈寇宗奭衍義

大風癩疾 頌曰用苦參五兩切以好酒三斗漬三十日每飲一合日三服常服不絕若覺痺即瘥○張子和儒門事親用苦參末二兩以豬肚盛之縫合煮熟取出去藥先餓一日次早先飲新水一盞將豬肚食之如吐再食待一二時以肉湯調無憂散五七錢服取出大小蟲一二萬為效後以不蛀皂角一斤去皮子煮汁入苦參末調糊下何首烏末二兩防風末一兩半當歸末一兩芎藭末五錢人參末三錢丸梧子大每服三五十丸溫酒或茶下日三服仍用麻黃苦參荊芥煎水洗之○聖濟總錄苦參丸治大風癩及熱毒風瘡疥癬苦參九月末掘取去皮暴乾取粉一斤枳殼麩炒六兩為末蜜丸每溫酒下三十丸日二夜一服一方去枳殼

腎臟風毒 及心肺積熱皮膚生疥癩瘙痒時出黃水及大風手足壞爛一切風疾苦參三十一兩荊芥穗一十六兩為末水糊丸梧子大每服三十丸茶下　和劑局方

上下諸瘻 或在項或在下部用苦參五升苦酒一斗漬三四日服之以知為度　肘後方

鼠瘻惡瘡 苦參二斤露蜂房二兩麴二斤水二斗漬二宿去滓入黍米二升釀熟稍飲日三次　肘後方

下部漏瘡 苦參煎湯日日洗之　直指方

瘰癧結核 苦參四兩牛膝汁丸綠豆大每煖水下二十丸　張文仲備急方

湯火傷灼 苦參末油調傅之　衛

身風疹，癢[一]痛不可忍，胸頸臍腹及近隱皆然者，亦多涎痰，夜不得睡。用苦參末一兩，皂角二兩，水一升，揉濾取汁。石器熬成膏，和末丸梧子大。每服三十丸，食後温水服，次日便愈。寇宗奭衍義。大風癩疾。頌曰：用苦參五兩切，以好酒三斗漬三十日。每飲一合，日三服，常服不絶。若覺痺即瘥。○張子和儒門事親用苦參末二兩，以豬肚盛之，縫合煮熟，取出去藥。先餓一日，次早先飲新水一盞，將豬肚食之，如吐再食。待一二時，以肉湯調無憂散五七錢服，取出大小蟲一二萬爲效。後以不蛀皂角一斤，去皮子，煮汁，入苦參末調糊。下何首烏末二兩，防風末一兩半，當歸末一兩，芍藥末五錢，人參末三錢，丸梧子大。每服三五十丸，温酒或茶下，日三服。仍用麻黄、苦參、荆芥煎水洗之。○聖濟總録苦參丸：治大風癩及熱毒風瘡疥癬。苦參九月末掘取去皮暴乾，取粉一斤，枳殼麸炒六兩，爲末，蜜丸。每温酒下三十丸，日二夜一服。一方去枳殼。腎臟風毒，及心肺積熱，皮膚生疥癩，疼痒時出黄水，及大風手足壞爛，一切風疾。苦參三十一兩，荆芥穗一十六兩，爲末，水糊丸梧子大。每服三十丸，茶下。和劑局方。上下諸瘻，或在項，或在下部。用苦參五升，苦酒一斗，漬三四日服之，以知爲度。肘後方。鼠瘻惡瘡。苦參二斤，露蜂房二兩，麴二斤，水二斗，漬二宿，去滓，入黍米二升，釀熟，稍飲，日三次。肘後方。下部漏瘡。苦參煎湯，日日洗之。直指方。瘰癧結核。苦參四兩，牛膝汁丸緑豆大。每煖水下二十丸。張文仲備急方。湯火傷灼。苦參末油調傅之。衛生

[一] 癢：原作「痺」。今據衍義卷九苦參改。

訣鍼赤白帶下苦參二兩牡蠣粉一兩五錢為末以雄豬肚一個水三碗煮爛搗泥和丸梧子大每服百丸溫酒下　陸氏積德堂方

實十月收采【氣味】同根【主治】久服輕身不老明目餌如槐子法有驗蘇恭

白鮮音仙○本經中品

【釋名】白羶弘景白羊鮮弘景地羊鮮綱目金雀兒椒日華弘景曰俗呼為白羊鮮氣息正似羊羶故又名白羶時珍曰鮮者羊之氣也此草根白色作羊羶氣其子累累如椒故有諸名

【集解】別錄曰白鮮皮生上谷川谷及冤句四月五月采根陰乾弘景曰近道處處有以蜀中者為良恭曰其葉似茱萸高尺餘根皮白而心實花紫白色根宜二月采若四月五月采便虛惡矣頌曰今河中江寧府滁州潤州皆有之苗高尺餘莖青葉稍白如槐亦似茱萸四月開花淡紫色似小蜀葵花根似小蔓青皮黃白而心實山人采嫩苗為菜茹

根皮【氣味】苦寒無毒別錄曰鹹之才曰惡螵蛸桔梗茯苓萆薢【主治】頭風黃疸欬逆淋瀝女子陰中腫痛濕痺死肌不可屈伸起止行步本經療

寶鑑。赤白帶下：苦參二兩，牡蠣粉一兩五錢，爲末。以雄猪肚一箇，水三盌煮爛，搗泥和丸梧子大。每服百丸，温酒下。陸氏積德堂方。

實十月收采。【氣味】同根。【主治】久服輕身不老，明目。餌如槐子法，有驗。蘇恭。

白鮮音仙。○本經中品

【釋名】白羶弘景、白羊鮮弘景、地羊鮮圖經、金雀兒椒日華。【弘景曰】俗呼爲白羊鮮。氣息正似羊羶，故又名白羶。【時珍曰】鮮者，羊之氣也。此草根白色，作羊羶氣，其子纍纍如椒，故有諸名。

【集解】【別録曰】白鮮皮生上谷川谷及冤句，四月、五月采根，陰乾。【弘景曰】近道處處有，以蜀中者爲良。【恭曰】其葉似茱萸，苗〔一〕高尺餘，根皮白而心實，花紫白色。根宜二月采，若四月、五月采便虚惡矣。【頌曰】今河中、江寧府、滁州、潤州皆有之。苗高尺餘，莖青，葉稍白，如槐，亦似茱萸。四月開花淡紫色，似小蜀葵花。根似小蔓菁，皮黄白而心實。山人采嫩苗爲菜茹。

根皮。【氣味】苦，寒，無毒。【別録曰】鹹。【之才曰】惡螵蛸、桔梗、伏苓、萆〔二〕薢。【主治】頭風黄疸，欬逆淋瀝，女子陰中腫痛，濕痺死肌，不可屈伸起止行步。本經。療

〔一〕苗：原脱。今據證類卷八白鮮補。
〔二〕萆：原作「章」。今據改同上。

四肢不安，時行腹中大熱飲水，欲走大呼，小兒驚癇，婦人產後餘痛〔別錄〕。治一切熱毒風，惡風，風瘡疥癬赤爛，眉髮脫脆，皮肌急，壯熱惡寒，解熱黃、酒黃、急黃、穀黃、勞黃〔甄權〕。通關節，利九竅及血脉，通小腸水氣，天行時疾，頭痛眼疼。其花同功〔大明〕。治肺嗽〔蘇頌〕。

【發明】時珍曰：白鮮皮氣寒善行，味苦性燥，足太陰、陽明經去濕熱藥也。兼入手太陰、陽明，爲諸黃風痺要藥。世醫止施之瘡科，淺矣。

【附方】舊一，新一。鼠瘻已破，出膿血者。白鮮皮煮汁，服一升，當吐若鼠子也。肘後方。產後中風，人虛不可服他藥者。一物白鮮皮湯：用新汲水三升，煮取一升，溫服。陳延之小品方。

延胡索 宋開寶

【釋名】玄胡索。好古曰：本名玄胡索，避宋真宗諱，改玄爲延也。

【集解】藏器曰：延胡索生奚國，從安東來，根如半夏，色黃。時珍曰：奚乃東北夷也。今二茅山西上龍洞種之。每年寒露後栽，立春後生苗，葉如竹葉樣，三月長三寸高，根叢生如芋卵樣，立夏掘起。

四肢不安，時行腹中大熱飲水，欲走大呼，小兒驚癇，婦人産後餘痛。別録。治一切熱毒風、惡風，風瘡疥癬赤爛，眉髮脱脆，皮肌急，壯熱惡寒，解熱黄、酒黄、急黄、穀黄、勞黄。甄權。通關節，利九竅及血脉，通小腸水氣，天行時疾，頭痛眼疼。其花同功。大明。治肺嗽。蘇頌。

【發明】【時珍曰】白鮮皮氣寒善行，味苦性燥，足太陰、陽明經去濕熱藥也，兼入手太陰、陽明，爲諸黄風痺要藥。世醫止施之瘡科，淺矣。

【附方】舊一，新一。鼠瘻已破，出膿血者。白鮮皮煮汁，服一升，當吐若鼠子也。肘後方。産後中風，人虚不可服他藥者。一物白鮮皮湯，用新汲水三升，煮取一升，温服。陳延之小品方。

延胡索宋開寶

【釋名】玄胡索。【好古曰】本名玄胡索，避宋真宗諱，改玄爲延也。【集解】【藏器曰】延胡索生奚國，從安東來。根如半夏，色黄。【時珍曰】奚乃東北夷也。今二茅山西上龍洞種之。每年寒露後栽，立春後生苗，葉如竹葉樣，二月長三寸高，根叢生如芋卵樣，立夏掘起。

根【氣味】辛溫無毒。【珣曰】苦甘。【杲曰】甘辛溫，可升可降，陰中陽也。【好古曰】苦辛溫，純陽浮也。入手足太陰經。

【主治】破血，婦人月經不調，腹中結塊，崩中淋露，產後諸血病，血運，暴血衝上，因損下血。煮酒或酒磨服。開寶。除風治氣，暖腰膝，止暴腰痛，破癥癖，撲損瘀血，落胎。大明。治心氣小腹痛，有神。好古。散氣，治腎氣，通經絡。李珣。活血利氣，止痛，通小便。時珍。

【發明】【珣曰】主腎氣，及破產後惡露或兒枕。與三稜、鱉甲、大黃為散，甚良。蟲蛀成末者尤良。【時珍曰】玄胡索味苦微辛，氣溫，入手足太陰厥陰四經，能行血中氣滯，氣中血滯，故專治一身上下諸痛，用之中的，妙不可言。荊穆王妃胡氏，因食蕎麥麪著怒，遂病胃脘當心痛，不可忍。醫用吐下行氣化滯諸藥，皆入口即吐，不能奏功。大便三日不通。因思雷公炮炙論云：心痛欲死，速覓延胡。乃以玄胡索末三錢，溫酒調下，即納入，少頃大便行而痛遂止。又華老年五十餘，病下痢腹痛垂死，已備棺木。予用此藥三錢，米飲服之，痛即減十之五，調理而安。按方勺泊宅編云：一人病遍體作痛，殆不可忍。都下醫或云中風，或云中濕，或云腳氣，藥悉不效。周離亨言：是氣血凝滯所致。用玄胡索、當歸、桂心等分，為末，溫酒服三四錢，隨量頻進，以止為度，遂痛止。蓋玄胡索能活血化氣，第一品藥也。其後趙待制霆因導引失節，肢體拘攣，亦用此數服

根。【氣味】辛，温，無毒。【珣曰】苦、甘。【杲曰】甘、辛，温，可升可降，陰中陽也。【好古曰】苦、辛，温，純陽，浮也。入手、足太陰經。【主治】破血，婦人月經不調，腹中結塊，崩中淋露，産後諸血病，血運，暴血衝上，因損下血。煮酒或酒磨服。開寶。除風治氣，暖腰膝，止暴腰痛，破癥癖，撲損瘀血，落胎。大明。治心氣小腹痛，有神。好古。散氣，治腎氣，通經絡。李珣。活血利氣，止痛，通小便。時珍。

【發明】【珣曰】主腎氣及破産後惡露或兒枕。與三稜、鱉甲、大黄爲散甚良，蟲蛀成末者尤良。【時珍曰】玄胡索味苦微辛，氣温，入手足太陰、厥陰四經，能行血中氣滯，氣中血滯，故專治一身上下諸痛，用之中的，妙不可言。荆穆王妃胡氏，因食蕎麥麪着怒，遂病胃脘當心痛，不可忍。醫用吐下行氣化滯諸藥，皆入口即吐，不能奏功，大便三日不通。因思雷公炮炙論云：心痛欲死，速覓延胡。乃以玄胡索末三錢，温酒調下，即納入。少頃，大便行而痛遂止。又華老年五十餘，病下痢腹痛垂死，已備棺木。予用此藥三錢，米飲服之，痛即減十之五，調理而安。按方勺泊宅編云：一人病遍體作痛，殆不可忍。都下醫或云中風，或云中濕，或云脚氣，藥悉不效。周離亨言：是氣血凝滯所致。用玄胡索、當歸、桂心等分，爲末，温酒服三四錢，隨量頻進，以止爲度，遂痛止。蓋玄胡索能活血化氣，第一品藥也。其後趙待制霆因導引失節，肢體拘攣，亦用此數服

而愈

附方舊三新十二

老小欬嗽玄胡索一兩枯礬二錢半為末每服二錢軟餳一塊和含之仁存堂方

鼻出衄血玄胡索末綿裹塞耳內左衄塞右右衄塞左普濟方

小便尿血玄胡索一兩朴硝七錢半為末每服四錢水煎服活人書

小便不通捻頭散治小兒小便不通用延胡索川苦楝子等分為末每服半錢或一錢白湯滴油數點調下錢仲陽小兒直訣

膜外氣疼及氣塊延胡索不限多少為末豬胰一具切作塊子炙熟蘸末頻食之勝金方

熱厥心痛或發或止久不愈身熱足寒者用玄胡索去皮金鈴子肉等分為末每溫酒或白湯下二錢聖惠方

下痢腹痛方見發明下

婦女血氣腹中刺痛經候不調用玄胡索去皮醋炒當歸酒浸炒各一兩橘紅二兩為末酒煑米糊丸梧子大每服一百丸空心艾醋湯下濟生方

產後諸病凡產後穢污不盡腹滿及產後血運心頭硬或寒熱不禁或心悶手足煩熱氣力欲絕諸病並用延胡索炒研酒服二錢甚效聖惠方

小兒盤腸氣痛延胡索茴香等分炒研空心米飲量兒大小與服衛生易簡方

疝氣危急玄胡索鹽炒全蠍去毒生用等分為末每服半錢空心鹽酒下直指方

冷氣腰痛玄胡索當歸桂心[illegible]末方見發明下

肢體拘痛方同

偏正頭痛不可忍者玄胡

而愈。

【附方】舊三，新一十二。老小欬嗽。玄胡索一兩，枯礬二錢半，爲末。每服二錢，軟餳一塊和含之。仁存堂方。鼻出衄血。玄胡索末綿裹塞耳內，左衄塞右，右衄塞左。普濟方。小便尿血。玄胡索一兩，朴硝七錢半，爲末。每服四錢，水煎服。活人書。小便不通。捻頭散：治小兒小便不通。用延胡索、川苦楝子等分，爲末。每服半錢或一錢，白湯滴油數點調下。錢仲陽〔一〕小兒直訣。膜外氣疼及氣塊。延胡索不限多少，爲末，豬胰一具，切作塊子，炙熟蘸末，頻食之。勝金方。熱厥心痛，或發或止，久不愈，身熱足寒者。用玄胡索去皮，金鈴子肉等分，爲末，每温酒或白湯下二錢。聖惠方。下痢腹痛。方見「發明」下。婦女血氣，腹中刺痛，經候不調。用玄胡索去皮醋炒，當歸酒浸炒各一兩，橘紅二兩，爲末，酒煮米糊丸梧子大。每服一百丸，空心艾醋湯下。濟生方。產後諸病。凡產後穢污不盡，腹滿，及產後血運，心頭硬，或寒熱不禁，或心悶、手足煩熱、氣力欲絶諸病。並用延胡索炒研，酒服二錢，甚效。聖惠方。小兒盤腸氣痛。延胡索、茴香等分，炒研，空心米飲，量兒大小與服。衛生易簡方。疝氣危急。玄胡索鹽炒，全蠍去毒生用，等分爲末。每服半錢，空心鹽酒下。直指方。冷氣腰痛。玄胡索、當歸、桂心三味，方見「發明」下。肢體拘痛。方同上。偏正頭痛不可忍者。玄胡

〔一〕陽：原作「湯」。卷一引據古今醫家書目載「錢乙小兒直訣」，宋史卷四百六十二列傳第二百二十一載「錢乙字仲陽」，今據改。

棗七枚青黛二錢牙皂二莢去皮子為末水和丸如杏仁大每以水化一丸灌入病人鼻內嚏左右口咬銅錢一箇須臾涎出成盆而愈永類方

墜落車馬筋骨痛不止延胡索末豆淋酒服二錢日二服聖惠方

貝母本經中品

釋名 莔音萌爾雅 勤母別錄 苦菜別錄 苦花別錄 空草別錄 藥實弘景曰形似聚貝子故名貝母時珍曰詩云言采其莔即此一作蝱謂根狀如蝱也苦菜藥實與野苦蕒黃藥子同名

集解 別錄曰貝母生晉地十月采根暴乾恭曰其葉似大蒜四月蒜熟時采之良若十月苗枯根亦不佳也出潤州荊州襄州者最佳江南諸州亦有頌曰今河中江陵府郢壽隨鄭蔡潤滁州皆有之二月生苗莖細青色葉亦青似蕎麥葉隨苗出七月開花碧綠色形如鼓子花八月采根根有瓣子黃白色如聚貝子此有數種陸機詩疏云莔貝母也葉如栝樓而細小其子在根下如芋子正白四方連累相着有分解今近道出者正類此郭璞注爾雅言白花葉似韭此種罕復見之斆曰貝母中有獨顆團不作兩片無皺者號曰丹龍精不入藥用誤服令人筋脈永不收惟以黃精小藍汁服之解

根 **修治** 斆曰凡使先於柳木灰中炮黃擘去內口鼻中有米許大者心一顆後拌糯米於𨫼上同炒待米黃去米用

索七枚，青黛二錢，牙皂二箇去皮子，爲末，水和丸如杏仁大。每以水化一丸，灌入病人鼻内，隨左右，口咬銅錢一箇，當有涎出成盆而愈。永類方。墜落車馬，筋骨痛不止。延胡索末，豆淋酒服二錢，日二服。聖惠方。

貝母本經中品

【釋名】莔爾雅音萌、勤母別録、苦菜別録、苦花別録、空草別録、藥實。【弘景曰】形似聚貝子，故名貝母。【時珍曰】詩云「言采其莔」，即此。一作䖟，謂根狀如䖟也。苦菜、藥實，與野苦蕒、黄藥子同名。

【集解】【別録曰】貝母生晉地，十月采根，暴乾。【恭曰】其葉似大蒜。四月蒜熟時采之良。若十月苗枯，根亦不佳也。出潤州、荆州、襄州者最佳，江南諸州亦有。【頌曰】今河中、江陵府、郢、壽、隨、鄭、蔡、潤、滁州皆有之。二月生苗，莖細，青色。葉亦青，似蕎麥葉，隨苗出。七月開花，碧緑色，形如鼓子花。八月采根，根有瓣子，黄白色，如聚貝子。此有數種。陸機詩疏云：莔，貝母也。葉如栝樓而細小。其子在根下，如芋子，正白，四方連累相着，有分解。今近道出者正類此。郭璞注爾雅言「白花，葉似韭」，此種罕復見之。【斅曰】貝母中有獨顆團不作兩片無皺者，號曰丹龍精，不入藥用。誤服令人筋脉永不收，惟以黄精、小藍汁服之，立解。

根。【修治】【斅曰】凡使，先於柳木灰中炮黄，擘去内口鼻中有米許大者心一顆，後拌糯米於鏊上同炒。待米黄，去米用。

【氣味】辛，平，無毒。【別錄曰】苦，微寒。【權曰】味甘苦，不辛。【之才曰】厚朴、白微爲之使；惡桃花；畏秦艽、莽草、礜石；反烏頭。

【主治】傷寒煩熱，淋瀝邪氣，疝瘕，喉痺乳難，金瘡風痙。本經。療腹中結實，心下滿，洗洗惡風寒，目眩項直，欬嗽上氣，止煩熱渴，出汗，安五臟，利骨髓。別錄。服之不饑斷穀。弘景。消痰，潤心肺。末和沙糖丸含，止嗽。燒灰油調，傅人畜惡瘡，斂瘡口。大明。主胸脇逆氣，時疾黃疸。研末點目，去膚翳。以七枚作末酒服，治產難及胞衣不出。與連翹同服，主項下瘤癭疾。甄權。

【發明】【承曰】貝母能散心胸鬱結之氣，故詩云言采其蝱是也。作詩者本以不得志而言。今用治心中氣不快、多愁鬱者，殊有功，信矣。【好古曰】貝母乃肺經氣分藥也。仲景治寒實結胸外無熱證者，三物小陷胸湯主之，白散亦可。以其內有貝母也。成無己云：辛散而苦泄，桔梗、貝母之苦辛，用以下氣。【機曰】俗以半夏有毒，用貝母代之。夫貝母乃太陰肺經之藥，半夏乃太陰脾經、陽明胃經之藥，何可以代？若虛勞欬嗽、吐血咯血、肺痿肺癰、婦人乳癰癰疽及諸鬱之證，半夏乃禁忌，皆貝母爲向導，猶可代也。至於脾胃濕熱，涎化爲痰，久則生火，痰火上攻，昏憒僵仆蹇澀諸證，生死旦夕，亦豈貝母可代

【氣味】辛，平，無毒。【别録曰】苦，微寒。【恭曰】味甘、苦，不辛。【之才曰】厚朴、白微爲之使，惡桃花，畏秦艽、莽草、礜石，反烏頭。【主治】傷寒煩熱，淋瀝邪氣，疝瘕，喉痹，乳難，金瘡風痙。本經。療腹中結實，心下滿，洗洗惡風寒，目眩項直，欬嗽上氣，止煩熱渴，出汗，安五臟，利骨髓。别録。服之不饑斷穀。弘景。消痰，潤心肺。末和沙糖丸含，止嗽。燒灰油調，傅人畜惡瘡，歛瘡口。大明。主胸脇逆氣，時疾黄疸。研末點目，去膚瞖。以七枚作末酒服，治産難及胞衣不出。與連翹同服，主項下瘤癭疾。甄權。

【發明】【承曰】貝母能散心胸鬱結之氣，故詩云「言采其莔」是也。作詩者本以不得志而言，今用治心中氣不快、多愁鬱者，殊有功，信矣。【好古曰】貝母乃肺經氣分藥也。仲景治寒實結胸外無熱證者，三物小陷胸湯主之，白散亦可，以其内有貝母也。成無己云：辛散而苦泄，桔梗、貝母之苦辛，用以下氣。【機曰】俗以半夏有毒，用貝母代之。夫貝母乃太陰肺經之藥，半夏乃太陰脾經、陽明胃經之藥，何可以代？若虚勞欬嗽、吐血咯血、肺痿肺癰、婦人乳癰、癰疽及諸鬱之證，半夏乃禁忌，皆貝母爲向導，猶可代也。至於脾胃濕熱，涎化爲痰，久則生火。痰火上攻，昏憒僵仆蹇澁諸證，生死旦夕，亦豈貝母可代

頌曰貝母治惡瘡唐人記其事云江左嘗有商人左膊上有瘡如人面亦無他苦商人戲以酒滴口中其面亦赤以物食之亦能食食多則膊內肉脹起或不食則一臂痹焉有名醫教其歷試諸藥金石草木之類悉無所苦至貝母其瘡乃聚眉閉口商人喜因以小葦筒毀其口灌之數日成痂遂愈然不知何疾也本經言主金瘡此豈金瘡之類歟

附方新一十七

憂鬱不伸胸膈不寬貝母去心薑汁炒研薑汁麪糊丸每服七十丸征士鎖甲煎湯下集效方

化痰降氣止欬解鬱消食除脹有奇效用貝母去心一兩薑製厚朴半兩蜜丸梧子大每白湯下五十丸筆峯方○

小兒晬嗽百日內欬嗽痰壅貝母五錢甘草半生半炙二錢為末沙糖丸芡子大每米飲化下一丸全幼心鑑

孕婦欬嗽貝母去心麩炒黃為末沙糖拌丸芡子大每含嚥一丸神效救急易方

妊娠尿難飲食如故用貝母苦參當歸各四兩為末蜜丸小豆大每飲服三丸至十丸金匱要略

乳汁不下二母散貝母知母牡蠣粉等分為細末每豬蹄湯調服二錢此祖傳方也王海藏湯液本草

冷淚目昏貝母一枚胡椒七粒為末點之儒門事親方

目生弩肉肘後用貝母真丹等分為末日點○摘玄方用貝母丁香等分為末乳汁調點

吐血不止貝母炮研溫漿水服二錢聖惠方

衄血不止貝母炮研末漿水服二錢良久再服普濟方

小兒鵞口滿口白爛貝母去心為末半錢水五分蜜少許煎三沸繳淨抹之日

乎？【頌曰】貝母治惡瘡。唐人記其事云：江左嘗有商人，左膊上有瘡如人面，亦無他苦。商人戲以酒滴口中，其面赤色。以物食之，亦能食，多則膊内肉脹起。或不食，則一臂痺焉。有名醫教其歷試諸藥，金石草木之類，悉無所苦。至貝母，其瘡乃聚眉閉口〔一〕。商人喜，因以小葦筒毀其口灌之，數日成痂遂愈，然不知何疾也。本經言主金瘡，此豈金瘡之類與？

【附方】新一十七。**憂鬱不伸**，胸膈不寬。貝母去心，薑汁炒研，薑汁麪糊丸。每服七十丸，征士鎖甲煎湯下。集效方。**化痰降氣**，止欬解鬱，消食除脹，有奇效。用貝母去心一兩，薑制厚朴半兩，蜜丸梧子大，每白湯下五十丸。○筆峰方。**小兒晬嗽**。百日内欬嗽痰壅，貝母五錢，甘草半生半炙二錢，爲末，沙糖丸芡子大，每米飲化下一丸。全幼心鑑。**孕婦欬嗽**。貝母去心，麩炒黄爲末，沙糖拌丸芡子大。每含嚥一丸，神效。救急易方。**妊娠尿難**，飲食如故。用貝母、苦參、當歸各〔二〕四兩，爲末，蜜丸小豆大，每飲服三丸至十丸。金匱要略。**乳汁不下**。二母散：貝母、知母、牡蠣粉等分，爲細末，每豬蹄湯調服二錢，此祖傳方也。王海藏湯液本草。**冷淚目昏**。貝母一枚，胡椒七粒，爲末點之。儒門事親方。**目生弩肉**。肘後用貝母、真丹等分爲末，日點。○摘玄方用貝母、丁香等分爲末，乳汁調點。**吐血不止**。貝母炮，研，温漿水服二錢。聖惠方。**衄血不止**。貝母炮，研末，漿水服二錢，良久再服。普濟方。**小兒鵝口**，滿口白爛。貝母去心爲末，半錢，水五分，蜜少許，煎三沸，繳浄抹之，日

〔一〕口：原作「目」。今據證類卷八貝母改。
〔二〕各：原脱。今據金匱卷下婦人妊娠病脉證並治補。

四五度聖惠方○吹奶作痛貝母末吹鼻中大效危氏得效方○乳癰初腫貝母末酒服二錢仍令[redacted]吮之即通仁齋直指方便癰腫痛貝母白芷等分為末酒調服或酒煎服以滓貼之永類鈐方紫白癜斑貝母南星等分為末生薑帶汁擦之○德生堂方用貝母乾薑等分為末如澡豆入密室中浴擦得汗為妙○談埜翁方以生薑擦動醋磨貝母塗之○聖惠方用貝母百部等分為末自然薑汁調搽蜘蛛咬毒縛定咬處勿使毒行以貝母末酒服半兩至醉良久酒化為水自瘡口出水盡仍塞瘡口甚妙仁齋直指方蛇蠍咬傷方同上

山慈姑宋嘉祐

【釋名】金燈拾遺鬼燈檠綱目朱姑綱目鹿蹄草綱目無義草時珍曰根狀如水慈姑花狀如燈籠而朱色故有諸名段成式酉陽雜俎云金燈之花與葉不相見人惡種之謂之無義草又有試劍草亦名鹿蹄草與此同名見草之五

【集解】藏器曰山慈姑生山中濕地葉似車前根如慈姑大明曰零陵間有一種團慈姑根如小蒜所主略同時珍曰山慈姑處處有之冬月生葉如水仙花之葉而狹二月中抽一莖如箭簳高尺許莖端開花白色亦有紅色黃色者上有

四五度。○聖惠方。吹奶作痛。貝母末吹鼻中，大效。危氏得效方。乳癰初腫。貝母末，酒服二錢，仍令人〔一〕吮之，即通。仁齋直指方。便癰腫痛。貝母、白芷等分爲末，酒調服或酒煎服，以滓貼之。永類鈐方。紫白癜斑。貝母、南星等分爲末，生薑帶汁擦之。○德生堂方用貝母、乾薑等分爲末，如澡豆，入密室中浴擦，得汗爲妙。○談埜翁方以生薑擦動，醋磨貝母塗之。○聖惠方用貝母、百部等分爲末，自然薑汁調搽。蜘蛛咬毒。縛定咬處，勿使毒行。以貝母末酒服半兩，至醉。良久酒化爲水，自瘡口出。水盡，仍塞瘡口，甚妙。仁齋直指方。蛇蠍咬傷。方同上。

山慈姑 宋嘉祐

【釋名】金燈拾遺、鬼燈檠綱目、朱姑綱目、鹿蹄草綱目、無義草。【時珍曰】根狀如水慈姑，花狀如燈籠而朱色，故有諸名。段成式酉陽雜俎云：金燈之花與葉不相見，人惡種之，謂之無義草。又有試劍草，亦名鹿蹄草，與此同名，見後草之五。

【集解】【藏器曰】山慈姑生山中濕地，葉似車前，根如慈姑。【大明曰】零陵間有一種團慈姑，根如小蒜，所主略同。【時珍曰】山慈姑處處有之。冬月生葉，如水仙花之葉而狹。二月中抽〔二〕一莖如箭簳，高尺許。莖端開花白色，亦有紅色、黃色者，上有

〔一〕人：原爲墨丁。今從江西本補。
〔二〕抽：原字殘損類「枯」。今從張本改。

黑點其花乃衆花簇成一朵如絲紐成可愛三月結子有三稜四月初苗枯即掘取其根狀如慈姑及小蒜遲則苗腐難尋矣根苗與老鴉蒜極相類但老鴉根無毛慈姑有毛殼包裹為異爾用之去毛殼

根氣味甘微辛有小毒主治癰腫瘡瘻瘰癧結核等醋磨傅之亦剝人面皮除皯䵴藏器 主疔腫攻毒破皮解諸毒蠱毒蛇蟲狂犬傷時珍

附方新五 粉滓面䵟山慈姑根夜塗旦洗普濟方 牙齦腫痛紅燈籠枝根煎湯漱吐孫天仁集效方 癰疽疔腫惡瘡及黃疸慈姑連根同蒼耳草等分搗爛以好酒一鍾濾汁溫服或乾之為末每酒服三錢乾坤生意 風痰癇疾金燈花根似蒜者一箇以茶清研如泥日中時以茶調下即卧日中良久吐出絮子大物永不發如不吐以熱茶投之奇效良方 萬病解毒丸一名太乙紫金丹一名玉樞丹解諸毒療諸瘡利關節治百病起死回生不可盡述凡居家遠出行兵動衆不可無此山慈姑去皮洗極淨焙二兩川五倍子洗刮焙二兩千金子仁白者研紙壓去油一兩紅芽大戟去蘆洗焙一兩半麝香三錢以端午七夕重陽或天德月德黃道上吉日預先齋戒盛服精心治藥為末陳設拜禱乃重羅令勻用糯米濃飲和之木臼杵千下作一錢一錠病甚者連服取

黑點，其花乃衆花簇成一朵，如絲紐成，可愛。三月結子，有三稜，四月初苗枯，即掘取其根，狀如慈姑及小蒜，遲則苗腐難尋矣。根苗與老鴉蒜極相類，但老鴉根無毛，慈姑有毛殼包裹爲異爾。用之去毛殼。

根。【氣味】甘、微辛，有小毒。【主治】癰腫瘡瘻、瘰癧結核等，醋磨傅之。亦剥人面皮，除皯䵳。藏器。主疔腫，攻毒破皮，解諸毒蠱毒，蛇蟲狂犬傷。時珍。

【附方】新五。粉滓面皯。山慈姑根夜塗旦洗。普濟方。牙齦腫痛。紅燈籠枝根煎湯漱吐。孫天仁集效方。癰疽疔腫，惡瘡及黄疸。慈姑連根同蒼耳草等分，搗爛，以好酒一鍾，濾汁温服。或乾之爲末，每酒服三錢。乾坤生意。風痰癇疾。金燈花根似蒜者一箇，以茶清研如泥，日中時以茶調下，即卧日中，良久，吐出雞子大物，永不發。如不吐，以熱茶投之。奇效良方。萬病解毒丸。一名太乙紫金丹，一名玉樞丹。解諸毒，療諸瘡，利關節，治百病，起死回生，不可盡述。凡居家遠出，行兵動衆，不可無此。山慈姑去皮洗極净焙，二兩，川五倍子洗刮焙，二兩，千金子仁白者研，紙壓去油，一兩，紅芽大戟去蘆洗焙，一兩半，麝香三錢，以端午、七夕、重陽，或天德、月德黄道上吉日，預先齋戒盛服，精心治藥，爲末，陳設拜禱，乃重羅令匀，用糯米濃飲和之，木臼杵千下，作一錢一錠。病甚者連服，取利一二行用温粥補之凡一切飲食藥毒蠱毒瘴氣河豚土菌外牛馬等毒並用涼水磨服一錠或吐或利即愈癰疽發背疔腫楊梅等一切惡瘡風癉赤遊痔瘡並用涼水或酒磨塗日數次立消陰陽二毒傷寒狂亂瘟疫喉痺喉風並用冷水入薄荷汁數匙化下心氣痛并諸氣用淡酒化下泄瀉痢下霍亂絞腸沙用薄荷湯下中風中氣口緊眼歪五癲五癇鬼邪鬼胎筋攣骨痛並暖酒下自縊溺水鬼迷心頭温者冷水磨灌之傳尸勞瘵涼水化服取下惡物蟲積為妙久近瘧疾將發時東流水煎桃枝湯化服女人經閉紅花酒化服小兒驚風五疳五痢薄荷湯下頭風頭痛酒研貼兩太陽上諸腹鼓脹麥芽湯化下風蟲牙痛酒磨塗之亦吞少許打撲傷損松節煎酒下湯火傷毒蛇惡犬一切蟲傷並冷水磨塗仍服之王璆百一選方

葉主治瘡腫入蜜搗塗瘡口候清血出效慎微塗乳癰便毒尤妙時珍

附方新一

中溪毒生瘡朱姑葉搗爛塗之生東間藥如蒜葉外臺秘要

花主治小便血淋澀痛同地蘗花陰乾每用三錢水煎服聖惠

石蒜宋圖經

利一二行，用温粥補之。凡一切飲食藥毒，蠱毒瘴氣，河豚、土菌、死牛馬等毒，並用凉水磨服一錠，或吐或利即愈。癰疽發背，疔腫楊梅等，一切惡瘡，風瘮赤遊，痔瘡，並用凉水或酒磨塗，日數次，立消。陰陽二毒，傷寒狂亂，瘟疫，喉痺喉風，並用冷水入薄荷汁數匙化下。心氣痛并諸氣，用淡酒化下。泄瀉痢下，霍亂絞腸沙，用薄荷湯下。中風中氣，口緊眼歪，五癲五癇，鬼邪鬼胎，筋攣骨痛，並暖酒下。自縊、溺水、鬼迷，心頭温者，冷水磨灌之。傳尸癆瘵，凉水化服，取下惡物蟲積爲妙。久近瘧疾，將發時東流水煎桃枝湯化服。女人經閉，紅花酒化服。小兒驚風，五疳五痢，薄荷湯下。頭風頭痛，酒研貼兩太陽上。諸腹鼓脹，麥芽湯化下。風蟲牙痛，酒磨塗之。亦呑少許。打撲傷損，松節煎酒下。湯火傷，毒蛇惡犬，一切蟲傷，並冷水磨塗，仍服之。王璆百一選方。

葉。【主治】瘡腫，入蜜擣塗瘡口，候清血出，效。慎微。塗乳癰、便毒尤妙。時珍。

【附方】新一。中溪毒生瘡。朱姑葉搗爛塗之。生東間，葉如蒜葉。外臺秘要。

花。【主治】小便血淋濇痛，同地蘗花陰乾，每用三錢，水煎服。聖惠。

石蒜 宋圖經

【釋名】烏蒜(綱目)老鴉蒜(救荒)蒜頭草(綱目)婆婆酸(綱目)一枝箭(綱目)水麻
(圖經)時珍曰蒜以根
狀名箭以莖狀名

【集解】(頌曰)水麻生鼎州黔州其根名石蒜九月采之或云金
燈花根亦名石蒜即此類也時珍曰石蒜處處下濕地
有之古謂之烏蒜俗謂之老鴉蒜一枝箭是也春初生葉如
蒜秧及山慈姑葉背有劍脊四散布地七月苗枯乃于平地
抽出一莖如箭長尺許莖端開花四五朵六出紅色如山
丹花狀而瓣長黃蕊長鬚其根狀如蒜皮色紫赤肉白色此
有小毒而救荒本草言其可煠熟水浸過食蓋為救荒爾一
種葉如大韭四五月抽莖開花如小萱花黃白色者謂之鐵
色箭功與此同二物並抽莖開花
後乃生葉葉花不相見與金燈同

【氣味】辛甘溫有小毒【主治】傅貼腫毒(蘇頌)疔瘡惡核可水煎
服取汗及擣傅之又中溪毒者酒煎半升服取吐良(時珍)

【附方】新三便毒諸瘡一枝箭擣爛塗之即消若毒大甚者洗淨
以生白酒煎服得微汗即愈(王永輔濟
世方)產腸脫下老鴉蒜即酸頭草一把以水三盌煎一
盌半去滓熏洗神效(危氏得效方)小兒驚
風大叫一聲就死者名老鴉驚以散麻纏住脅下及手心足
心以燈火爆之用老鴉蒜晒乾車前子等分為末水調貼

【釋名】烏蒜綱目、老鵶蒜救荒、蒜頭草綱目、婆婆酸綱目、一枝箭綱目、水麻圖經。【時珍曰】蒜以根狀名，箭以莖狀名。

【集解】【頌曰】水麻生鼎州、黔州，其根名石蒜，九月采之。或云金燈花根亦名石蒜，即此類也。【時珍曰】石蒜處處下濕地有之，古謂之烏蒜，俗謂之老鵶蒜、一枝箭是也。春初生葉，如蒜秧及山慈姑葉，背有劍脊，四散布地。七月苗枯，乃于平地抽出一莖如箭簳，長尺許。莖端開花四五朵，六出紅色，如山丹花狀而瓣長，黄蕊長鬚。其根狀如蒜，皮色紫赤，肉白色。此有小毒，而救荒本草言其可煠熟水浸過食，蓋爲救荒爾。一種葉如大韭，四五月抽莖，開花如小萱花黄白色者，謂之鐵色箭，功與此同。二物並抽莖開花，後乃生葉，葉花不相見，與金燈同。

根。【氣味】辛，甘，温，有小毒。【主治】傅貼腫毒。蘇頌。疔瘡惡核，可水煎服取汗及擣傅之。又中溪毒者，酒煎半升服。取吐良。時珍。

【附方】新三。便毒諸瘡。一枝箭，擣爛塗之即消。若毒太甚者，洗浄，以生白酒煎服，得微汗即愈。王永輔濟世[一]方。産腸脱下。老鵶蒜即酸頭草一把，以水三盌，煎一盌半，去滓熏洗，神效。危氏得效方。小兒驚風，大叫一聲就死者，名老鵶驚。以散麻纏住脇下及手心足心，以燈火爆之。用老鵶蒜晒乾、車前子等分，爲末，水調貼

〔一〕濟世：據卷一引據古今醫家書目，當爲「惠濟」之誤。

手心仍以燈心焠手足心及肩胛眉心鼻心即醒也。王日新小兒方

水仙（會編）

【釋名】金盞銀臺。時珍曰：此物宜卑濕處，不可缺水，故名水仙。金盞銀臺，花之狀也。

【集解】機曰：水仙花葉似蒜，其花香甚清。九月初栽于肥壤，則花茂盛；瘦地則無花。五月初收根，以童尿浸一宿，晒乾，懸火煖處。若不移宿根更旺。時珍曰：水仙叢生下濕處。其根似蒜及薤而長，外有赤皮裹之。冬月生葉，似薤及蒜。春初抽莖，如葱頭。莖頭開花數朵，大如簪頭，狀如酒杯，五尖上承，黃心，宛然盞樣，其花瑩韻，其香清幽。一種千葉者，花皺，下輕黃而上淡白，不作杯狀，人重之，指為真水仙，蓋不然，乃一物二種耳。亦有紅花者。按段成式酉陽雜俎云：捺祇出拂林國，根大如雞卵，葉長三四尺，似蒜，中心抽條，莖端開花六出，紅白色，花心黃赤，不結子，冬生夏死。取花壓油，塗身去風氣。據此形狀，與水仙彷彿，豈外國名謂不同耶？

根

【氣味】苦，微辛，滑，寒，無毒。土宿真君曰：取汁伏汞，煮雄黃，拒火。

【主治】癰腫及魚骨哽。時珍

花

【氣味】缺。

【主治】作香澤，塗身理髮，去風氣。又療婦人五心發

手足〔一〕心。仍以燈心焠手足心及肩膊、眉心、鼻心，即醒也。王日新小兒方。

水仙 會編

【釋名】金盞銀臺。【時珍曰】此物宜卑濕處，不可缺水，故名水仙。金盞銀臺，花之狀也。

【集解】【機曰】水仙花葉似蒜，其花香甚清。九月初栽于〔二〕肥壤則花茂盛，瘦地則無花。五月初收根，以童尿浸一宿，晒乾，懸火煖處。若不移宿根更旺。【時珍曰】水仙叢生下濕處。其根似蒜及薤而長，外有赤皮裹之。冬月生葉，似薤及蒜。春初抽莖如葱頭。莖頭開花數朵，大如簪頭，狀如酒盃，五尖上承，黄心，宛然盞樣，其花瑩韻，其香清幽。一種千葉者，花皺，下輕黄而上淡白，不作盃狀。人重之，指爲真水仙。蓋不然，乃一物二種爾。亦有紅花者。按段成式酉陽雜俎云：捺祇出拂林國，根大如鷄卵，葉長三四尺，似蒜，中心抽條，莖端開花六出，紅白色，花心黄赤，不結子，冬生夏死。取花壓油，塗身去風氣。據此形狀，與水仙彷彿，豈外國名謂不同耶？

根。【氣味】苦、微辛，滑，寒，無毒。【土宿真君曰】取汁伏汞，煮雄黄，拒火。【主治】癰腫及魚骨哽。時珍。

花。【氣味】缺。【主治】作香澤，塗身理髮，去風氣。又療婦人五心發

〔一〕足：原脱。今據卷四驚癇補。

〔二〕于：底本原字似「下」字。内閣本、美國國會本同。上圖本類「干」。中研院本似描改作「于」。江西本作「于」，義長，今從改。

也禾作今

熱同乾荷葉赤芍藥等分爲末白湯每服二錢熱自退也時珍

○出衛生易簡方

白茅本經中品

【釋名】根名茹根本經 蘭根本經 地筋別錄 時珍曰茅葉如矛故謂之茅其根牽連故謂之茹易曰拔茅連茹是也有數種夏花者爲茅秋花者爲菅二物功用相近而名謂不同詩云白華菅兮白茅束兮是也別錄不分茅菅乃二種謂茅根一名地菅一名地筋而有名未用又出地筋一名菅根蓋二物之根狀皆如筋可通名地筋不可並名菅也正之

【集解】別錄曰茅根生楚地山谷田野六月采根弘景曰此郎今白茅菅詩云露彼菅茅是也其根如渣芹甜美頌曰處處有之春生芽布地如針俗謂之茅針亦可啖甚益小兒夏生白花茸茸然至秋而枯其根至潔白六月采之又有菅亦茅類也陸璣草木疏云菅似茅而滑無毛根下五寸中有白粉者柔韌宜爲索漚之尤善其未漚者名野菅入藥與茅功等時珍曰茅有白茅菅茅黃茅香茅芭茅數種葉皆相似白茅短小三四月開白花成穗結細實其根甚長白軟如筋而有節味甘俗呼絲茅可以苫蓋及供祭祀苞苴之用本經所用茅根是也其根乾之夜視有光故腐則變爲螢火菅茅

熱，同乾荷葉、赤芍藥等分，爲末，白湯每服二錢，熱自退也。時珍。○出衛生易簡方。

白茅本經中品

【釋名】根名茹根本經、蘭根本經、地筋别録。【時珍曰】茅葉如矛，故謂之茅。其根牽連，故謂之茹，易曰「拔茅連茹」是也。有數種：夏花者爲茅，秋花者爲菅。二物功用相近而名謂不同，詩云「白華菅兮，白茅束兮」是也。别録不分茅菅乃二種，謂茅根一名地菅，一名地筋，而「有名未用」又出地筋，一名菅根。蓋二物之根狀皆如筋，可通名地筋，不可並名菅也，正之。

【集解】【别録曰】茅根生楚地山谷田野，六月采根。【弘景曰】此即今白茅菅，詩云「露彼菅茅」是也。其根如渣芹甜美。【頌曰】處處有之。春生芽，布地如針，俗謂之茅針，亦可噉，甚益小兒。夏生白花茸茸然，至秋而枯。其根至潔白，六月采之。又有菅，亦茅類也。陸機草木疏云：菅似茅而滑無毛，根下五寸中有白粉者，柔韌宜爲索，漚之尤善。其未漚者名野菅，入藥與茅功等。【時珍曰】茅有白茅、菅茅、黄茅、香茅、芭茅數種，葉皆相似。白茅短小，三四月開白花成穗，結細實。其根甚長，白軟如筋而有節，味甘，俗呼絲茅，可以苫蓋及供祭祀苞苴之用，本經所用茅根是也。其根乾之，夜視有光，故腐則變爲螢火。菅茅

孟子滕文公篇引詩
豳風七月之篇晝爾于
茅宵爾索綯
注謂索綯絞也

只生山上，似白茅而長。入秋抽莖，開花成穗如荻花，結實尖黑，長分許，粘衣刺人。其根短硬如細竹根，無節而微甘，亦可入藥，功不及白茅。爾雅所謂白華野菅是也。黃茅似菅茅，而莖上開葉，莖下有白粉，根頭有黃毛，根亦短而細硬無節，秋深開花穗如菅，可為索綯，古名黃菅，別錄所用菅根是也。香茅一名菁茅，一名瓊茅，生湖南及江淮間，葉有三脊，其氣香芬，可以包藉及縮酒，禹貢所謂荊州苞匭菁茅是也。芭茅叢生，葉大如蒲，長六七尺，有二種，即芒也。見後芒下。

茅根 氣味甘，寒，無毒。主治勞傷虛羸，補中益氣，除瘀血、血閉寒熱，利小便。本經 下五淋，除客熱在腸胃，止渴堅筋，婦人崩中。久服利人。別錄 主婦人月經不勻，通血脈淋瀝。大明 止吐衄諸血，傷寒噦逆，肺熱喘急，水腫黃疸，解酒毒。時珍

發明 弘景曰：茅根服食斷穀甚良，俗方稀用，惟煎汁療淋及崩中。時珍曰：白茅根甘，能除伏熱，利小便，故能止諸血、噦逆、喘急、消渴，治黃疸水腫，乃良物也。世人因微而忽之，惟事苦寒之劑，致傷沖和之氣，烏足知此哉。

附方 舊一，新十二。山中辟穀：凡辟難無人之境，取白茅根洗淨，咀嚼，或石上曬焦搗末，水服方寸匕，可以辟穀不饑。肘後方。溫病冷啘：因熱甚飲水成暴冷啘者，茅根切，枇杷葉拭去毛炙香，各半斤，水四升，煎二升

只生山上，似白茅而長，入秋抽莖，開花成穗如荻花，結實尖黑，長分許，粘衣刺人。其根短硬如細竹根，無節而微甘，亦可入藥，功不及白茅。爾雅所謂「白華野菅」是也。黄茅似菅茅而莖上開葉，莖下有白粉，根頭有黄毛，根亦短而細硬無節，秋深開花重穗如菅，可爲索綯，古名黄菅，别録所用菅根是也。香茅一名菁茅，一名璚茅，生湖南及江淮間，葉有三脊，其氣香芬，可以包藉及縮酒，禹貢所謂荆州苞匭，菁茅是也。芭茅叢生，葉大如蒲，長六七尺，有二種，即芒也。見後「芒」下。

茅根。【氣味】甘，寒，無毒。【主治】勞傷虚羸，補中益氣，除瘀血、血閉、寒熱，利小便。本經。下五淋，除客熱在腸胃，止渴堅筋，婦人崩中。久服利人。别録。主婦人月經不匀，通血脉淋瀝。大明。止吐衄諸血，傷寒噦逆，肺熱喘急，水腫黄疸，解酒毒。時珍。

【發明】【弘景曰】茅根服食斷穀甚良。俗方稀用，惟煎汁療淋及崩中爾。【時珍曰】白茅根甘，能除伏熱，利小便，故能止諸血噦逆，喘急消渴，治黄疸水腫，乃良物也。世人因微而忽之，惟事苦寒之劑，致傷冲和之氣，烏足知此哉。

【附方】舊二，新一十二。山中辟穀[一]。凡辟難無人之境，取白茅根洗净，咀嚼，或石上晒焦擣末，水服方寸匕，可辟穀不饑。肘後方。温病冷啘，因熱甚飲水成暴冷啘者。茅根切，枇杷葉拭去毛炙香，各半斤，水四升，煎二升，

〔一〕穀：底本此字及左側同行二字缺損。餘金陵諸本基本可辨，今據補正。

淳稍稍飲之龐安常傷寒卒病論

溫病熱噦 乃伏熱在胃令人胸滿則氣逆逆則噦或大下後胃中虛冷亦致噦也茅根切葛根切各半斤水三升煎一升半每溫飲一盞噦止即停

反胃上氣 食入即吐茅根蘆根二兩水四升煮二升頓服得下良聖濟總錄

肺熱氣喘 生茅根一握㕮咀水二盞煎一盞食後溫服甚者三服止名如神湯聖惠方

虛後水腫 因飲水多小便不利用白茅根一大把小豆三升水三升煮乾去茅食豆水隨小便下也肘後方

五種黃病 黃疸穀疸酒疸女疸勞疸也黃汗者乃大汗出入水所致身體微腫汗出如黃蘗汁用生茅根一把細切以豬肉一斤合作羹食肘後方

解中酒毒 恐爛五臟茅根汁飲一升千金方

小便熱淋 白茅根四升水一斗五升煮取五升適冷暖飲之日三服肘後方

小便出血 茅根煎湯頻飲為佳談埜翁方

勞傷溺血 茅根乾薑等分入蜜一匙水二鍾煎一鍾日一服

鼻衄不止 茅根為末米泔水服二錢聖惠方

吐血不止 千金翼用白茅根一握水煎服之婦人良方用根洗搗汁日飲一合

竹木入肉 白茅根燒末豬脂和塗之風入成膿者亦良肘後方

茅針 即初生苗也〇拾遺

氣味 甘平無毒大明曰涼

主治 下水別錄 治消渴能破血甄權 通小腸

去〔一〕滓，稍熱〔二〕飲之。龐安常傷寒總〔三〕病論。**温病熱噦**。乃伏熱在胃，令人胸滿則氣逆，逆則噦，或大下，胃中虚冷，亦致噦也。茅根切，葛根切，各半斤，水三升，煎一升半。每温飲一盞，噦止即停。同上。**反胃上氣**，食入即吐。茅根、蘆根二兩，水四升，煮二升，頓服得下，良。聖濟總録。**肺熱氣喘**。生茅根一握，㕮咀，水二盞，煎一盞，食後温服。甚者三服止，名如神湯。聖惠方。**虚後水腫**。因飲水多，小便不利。用白茅根一大把，小豆三升，水三升，煮乾，去茅食豆，水隨小便下也。肘後方。**五種黄病**。黄疸、穀疸、酒疸、女疸、勞疸也。黄汗者，乃大汗出入水所致，身體微腫，汗出如黄蘗汁。用生茅根一把，細切，以豬肉一斤，合作羹食。肘後方。**解中酒毒**。恐爛五臟。茅根汁，飲一升。千金方。**小便熱淋**。白茅根四升，水一斗五升，煮取五升，適冷暖飲之。日三服。肘後方。**小便出血**。茅根煎湯，頻飲爲佳。談埜翁方。**勞傷溺血**。茅根、乾薑等分，入蜜一匙，水二鍾，煎一鍾，日一服。**鼻衄不止**。茅根爲末，米泔水服二錢。聖惠方。**吐血不止**。千金翼用白茅根一握，水煎服之。○婦人良方用白茅〔四〕根洗搗汁，日飲一合。**竹木入肉**。白茅根燒末，豬脂和塗之。風入成腫者亦良。肘後方。

茅針 即初生苗也○拾遺。

【氣味】甘，平，無毒。【大明曰】涼。【主治】下水。别録。治消渴，能破血。甄權。通小腸，

〔一〕去：原字缺損。今據傷寒總病論卷五温病噦方論補正。
〔二〕熱：原作「梢」。今據改同上。
〔三〕總：原作「卒」。今據卷一引據古今醫家書目改。
〔四〕白茅：原脱。婦人良方卷七婦人鼻衄方載白茅根搗汁一合服，婦人吐血方載白茅根一握水煎服。今據補。

治鼻衄及暴下血，水煮服之。惡瘡癰腫，軟癤未潰者，以酒煮服。一針一孔，二針二孔。生挼，傅金瘡止血。藏器

花　氣味甘，溫，無毒。主治煎飲，止吐血衄血。并塞鼻。又傅灸瘡不合，署刀箭金瘡，止血并痛。大明

屋上敗茅　氣味苦，平，無毒。主治卒吐血，剉三升，酒浸煮一升服。和醬汁研，傅斑瘡及蠶齧瘡。藏器　四角茅：主鼻洪。大明

發明　時珍曰：按陳文中小兒方：治痘瘡潰爛，難靨不乾。多年墻屋上爛茅，擇洗焙乾為末摻之。此蓋取其性寒而解毒，又多受雨露霜雪之氣，兼能燥濕也。

附方　舊一，新三。

婦人陰痒：墻頭爛茅、荊芥、牙皂等分，煎水頻熏洗之。摘玄方。

大便閉塞：服藥不通者，滄鹽三錢，屋簷爛草節七箇，為末。每用一錢，竹筒吹入肛內一寸即通。名提金散。聖濟錄。

卒中五尸：其狀腹痛脹急，不得氣息，上衝心胸，旁攻兩脇，或磥塊涌起，或牽引腰脊，此乃身中尸鬼接引為害。取屋上四角茅，入銅器中，以三赤帛覆腹，著器布上，燒茅令熱，隨痛追逐，蹠下痒即瘥也。肘後方。

治鼻衄及暴下血，水煮服之。惡瘡癰腫、軟癤未潰者，以酒煮服，一針一孔，二針二孔。生挼，傅金瘡止血。藏器。

花。【氣味】甘，温，無毒。【主治】煎飲，止吐血衄血，并塞鼻。又傅灸瘡不合。罯刀箭金瘡，止血并痛。大明。

屋上敗茅。【氣味】苦，平，無毒。【主治】卒吐血，剉三升，酒浸煮一升服。和醬汁研，傅斑瘡及蠶齧瘡。藏器。屋〔一〕四角茅，主鼻洪。大明。

【發明】【時珍曰】按陳文中小兒方治痘瘡潰爛，難黶不乾。多年牆屋上爛茅，擇洗焙乾，爲末摻之。此蓋取其性寒而解毒，又多受雨〔二〕露霜雪之氣，兼能燥濕也。

【附方】新三。婦人陰痒。牆頭爛茅、荆芥、牙皂等分，煎水頻熏洗之。摘玄方。大便閉塞，服藥不通者。滄鹽三錢，屋簷爛草節七箇，爲末。每用一錢，竹筒吹入肛内一寸即通，名提金散。聖濟録。卒中五尸。其狀腹痛脹急，不得氣息，上冲心胸，旁攻兩脇，或磈礧涌起，或牽引腰脊，此乃身中尸鬼接引爲害。取屋上四角茅入銅器中，以三赤帛覆腹，着器布上，燒茅令熱，隨痛追逐，跖下痒即瘥也。肘後方。

〔一〕屋：原脱。今據證類卷八茅根補。
〔二〕雨：原作「兩」。今從錢本改。

地筋（別錄有名未用）

【釋名】菅根（別錄）土筋（同）

【集解】別錄曰：地筋生漢中，根有毛，三月生，四月實白，三月三日采根。弘景曰：疑此即是白茅而小異也。藏器曰：地筋如地黃，根葉並相似，而細多毛，生平澤，功用亦同地黃，李邕方中用之。時珍曰：此乃黃菅毛之根也，功與白茅根相同，詳見白茅下。陳藏器所說別是一物，非菅根也。

【氣味】甘，平，無毒。【主治】益氣止渴，除熱在腹臍，利筋（別錄）。根苗花功與白茅同（時珍）。

芒（拾遺）

【校正】併入拾遺石芒、敗芒箔。

【釋名】杜榮（爾雅）芭芒（會編）芭茅。時珍曰：芒，爾雅作惹，今俗謂之芭茅，可以為籬芭故也。

【集解】藏器曰：爾雅：惹，杜榮。郭璞注云：草似茅，皮可為繩索履屩也。今東人多以為箔。又曰：石芒生高山，如芒而節短。江西呼為折草。六七月生穗如荻。時珍曰：芒有二種，皆叢生，葉皆如茅而大，長四五尺，甚快利，傷人如鋒刃。七月抽長莖，開白花成穗，如蘆葦花者，芒也。五月抽短莖，開花如芒者，石芒也。並於花將放時剝其籜皮，可為繩箔草履諸物。其莖穗

地筋別録有名未用

【釋名】菅根別録、土筋同。

【集解】【別録曰】地筋生澤〔一〕中，根有毛，三月生，四月實白，三月三日采根。【弘景曰】疑此即是白茅而小異也。【藏器曰】地筋如地黄，根葉並相似而細，多毛，生平澤，功用亦同地黄，李邕方中用之。【時珍曰】此乃黄、菅茅〔二〕之根也，功與白茅根相同，詳見「白茅」下。陳藏器所説別是一物，非菅根也。

【氣味】甘，平，無毒。【主治】益氣止渴，除熱在腹臍，利筋。別録。根、苗、花，功與白茅同。時珍。

芒拾遺

【校正】併入拾遺石芒、敗芒箔。

【釋名】杜榮爾雅、芭芒寰宇志、芭茅。【時珍曰】芒，爾雅作莣。今俗謂之芭茅，可以爲籬笆故也。

【集解】【藏器曰】爾雅：莣，杜榮。郭璞注云：草似茅，皮可爲繩索履屩也。今東人多以爲箔。又曰：石芒生高山，如芒而節短〔三〕，江西呼爲折草，六七月生穗如荻。【時珍曰】芒有二種，皆叢生，葉皆如茅而大，長四五尺，甚快利，傷人如鋒刃。七月抽長莖，開白花成穗，如蘆葦花者，芒也。五月抽短莖，開花如芒者，石芒也。並於花將放時剥其籜皮，可爲繩箔草履諸物，其莖穗

〔一〕澤：原作「漢」。今據證類卷三十地筋改。
〔二〕茅：原作「毛」。今據本卷白茅改。
〔三〕短：底本此字缺損。餘金陵諸本清晰，今據補正。

可為掃帚也

莖【氣味】甘平無毒【主治】入畜為虎狼等傷恐毒入內取莖雜葛根濃煮汁服亦生取汁服藏器煮汁服散血時珍

敗芒箔【主治】產婦血滿腹脹血渴惡露不盡月閉止好血下惡血去鬼氣疰痛癥結酒煮服之亦燒末酒下彌久着煙者佳藏器

龍膽本經中品

【釋名】陵游志曰葉如龍葵味苦如膽因以為名

【集解】別錄曰龍膽生齊朐山谷及寃句二月八月十一月十二月采根陰乾弘景曰今出近道以吳興者為勝根狀似牛膝其味甚苦頌曰宿根黃白色下抽根十餘條類牛膝而短直上生苗高尺餘四月生葉如嫩蒜細莖如小竹枝七月開花如牽牛花作鈴鐸狀青碧色冬後結子苗便枯俗呼草龍膽又有山龍膽味苦澀其葉經霜雪不凋山人用治四肢疼痛与此同類而別種也采無時候

可爲掃帚也。

莖。【氣味】甘，平，無毒。【主治】人畜爲虎狼等傷，恐毒入内，取莖雜葛根濃煮汁服，亦生取汁服。藏器。煮汁服，散血。時珍。

敗芒箔。【主治】産婦血滿，腹脹血渴，惡露不盡，月閉，止好血，下惡血，去鬼氣疰痛癥結，酒煮服之。亦燒末，酒下。彌久着煙者佳。藏器。

龍膽本經中品

【釋名】陵游。【志曰】葉如龍葵，味苦如膽，因以爲名。

【集解】【别録曰】龍膽生齊朐山谷及冤句，二月、八月、十一月、十二月采根，陰乾。【弘景曰】今出近道，以吴興者爲勝。根狀似牛膝，其味甚苦。【頌曰】宿根黄白色，下抽根十餘條，類牛膝而短。直上生苗，高尺餘。四月生葉如嫩蒜，細莖如小竹枝。七月開花，如牽牛花，作鈴鐸狀，青碧色。冬後結子，苗便枯。俗呼草龍膽。又有山龍膽，味苦濇，其葉經霜雪不凋。山人用治四肢疼痛，與此同類而别種也。采無時候。

根【修治】斅曰：采得陰乾。用時，銅刀切去髭土頭子，剉細，甘草湯浸一宿，漉出，暴乾用。

【氣味】苦，濇，大寒，無毒。【斅曰】空腹餌之，令人溺不禁。【之才曰】貫衆、小豆為之使，惡地黃、防葵。

【主治】骨間寒熱，驚癇邪氣，續絕傷，定五臟，殺蠱毒。本經。除胃中伏熱，時氣溫熱，熱泄下痢，去腸中小蟲，益肝膽氣，止驚惕。久服益智不忘，輕身耐老。別錄。治小兒壯熱骨熱，驚癇入心，時疾熱黃，癰腫口乾。甄權。客忤疳氣，熱病狂語，明目止煩，治瘡疥。大明。去目中黃及睛赤腫脹，瘀肉高起，痛不可忍。元素。退肝經邪熱，除下焦濕熱之腫，瀉膀胱火。李杲。療咽喉痛，風熱盜汗。時珍。

【發明】元素曰：龍膽味苦性寒，氣味俱厚，沉而降，陰也，足厥陰、少陽經氣分藥也。其用有四：除下部風濕，一也；及濕熱，二也；臍下至足腫痛，三也；寒濕腳氣，四也。下行之功與防己同，酒浸則能上行，外行以柴胡為主，龍膽為使，治眼中疾必用之藥。好古曰：益肝膽之氣而泄火。時珍曰：相火寄在肝膽，有瀉無補，故龍膽之益肝膽之氣，正以其能瀉肝膽之邪熱也。但大苦大寒，過服恐傷胃中生發之氣，反助火邪，亦久服黃連反從火化之義。別錄久服輕身之說，恐不足信。

根。【修治】【斅曰】采得陰乾。用時，銅刀切去鬚上頭子[一]，剉細，甘草湯浸一宿，漉出，暴乾用。

【氣味】苦、濇，大寒，無毒。【斅曰】空腹餌之，令人溺不禁。【之才曰】貫衆、小豆爲之使，惡地黄、防葵。

【主治】骨間寒熱，驚癇邪氣，續絶傷，定五臟，殺蠱毒。本經。除胃中伏熱，時氣温熱，熱泄下痢，去腸中小蟲，益肝膽氣，止驚惕。久服益智不忘，輕身耐老。别録。治小兒壯熱骨熱，驚癇入心，時疾熱黄，癰腫口瘡[二]。甄權。客忤疳氣，熱狂，明目止煩，治瘡疥。大明。去目中黄及睛赤腫脹，瘀肉高起，痛不可忍。元素。退肝經邪熱，除下焦濕熱之腫，瀉膀胱火。李杲。療咽喉痛，風熱盜汗。時珍。

【發明】【元素曰】龍膽味苦性寒，氣味俱厚，沉而降，陰也，足厥陰、少陽經氣分藥也。其用有四：除下部風濕一也，及濕熱二也，臍下至足腫痛三也，寒濕脚氣四也。下行之功與防己同，酒浸則能上行，外行以柴胡爲主，龍膽爲使。治眼中疾必用之藥。【好古曰】益肝膽之氣而泄火。【時珍曰】相火寄在肝膽，有瀉無補，故龍膽之益肝膽之氣，正以其能瀉肝膽之邪熱也。但大苦大寒，過服恐傷胃中生發之氣，反助火邪，亦久服黄連反從火化之義。别録久服輕身之説，恐不足信。

〔一〕上頭子：證類卷六龍膽引「雷公」作「土頭了」。

〔二〕瘡：原作「乾」。今據證類卷六龍膽引藥性論改。

【附方】舊四，新六。

傷寒發狂 草龍膽為末，入雞子清、白蜜，化涼水服二錢。傷寒蘊要

四肢疼痛 山龍膽根細切，用生薑自然汁浸一宿，去其性，焙乾擣末，水煎一錢匕，溫服之。此與龍膽同類別種，經霜不凋。蘇頌圖經本草

穀疸勞疸 穀疸因食而得，勞疸因勞而得。用龍膽一兩，苦參三兩，為末，牛膽汁和丸梧子大。先食以麥飲服五丸，日三服。不知稍增。勞疸加龍膽一兩，巵子仁三七枚，以豬膽和丸。刪繁方

一切盜汗 婦人、小兒一切盜汗，又治傷寒後盜汗不止。龍膽草研末，每服一錢，豬膽汁三兩點，入溫酒少許調服。楊氏家藏方

小兒盜汗 身熱。龍膽草、防風各等分，為末。每服一錢，米飲調下。亦可丸服，及水煎服。嬰童百問

咽喉熱痛 龍膽擂水服之。集簡方

暑行目澀 生龍膽擣汁一合，黃連浸汁一匙，和點之。危氏得效方

眼中漏膿 龍膽草、當歸等分，為末。每服二錢，溫水下。鴻飛集

蛔蟲攻心 刺痛，吐清水。龍膽一兩，去頭剉，水二盞，煮一盞，隔宿勿食，平旦頓服之。聖惠方

卒然尿血 不止。龍膽一虎口，水五升，煮取二升半，分為五服。姚僧坦集驗方

細辛 本經上品

【釋名】**小辛**本經 **少辛** 頌曰：華州真細辛，根細而味極辛，故名之曰細辛。時珍曰：小辛、少辛，皆此義也。按山

【附方】舊四，新六。**傷寒發狂。**草龍膽爲末，入雞子清、白蜜，化凉水服二錢。傷寒藴要。**四肢疼痛。**山龍膽根細切，用生薑自然汁浸一宿，去其性，焙乾搗末，水煎一錢匕，温服之。此與龍膽同類别種，經霜不凋。蘇頌圖經本草。**穀疸勞疸。**穀疸因食而得，勞疸因勞而得。用龍膽一兩，苦參三兩，爲末，牛膽汁和丸梧子大。先食以麥飲服五丸，日三服，不知稍增。勞疸加龍膽一兩，巵子仁三七枚，以豬膽和丸。删繁方。**一切盜汗。**婦人、小兒一切盜汗，又治傷寒後盜汗不止。龍膽草研末，每服一錢，豬膽汁三兩點，入温酒少許調服。楊氏家藏方。**小兒盜汗，**身熱。龍膽草、防風各等分，爲末。每服一錢，米飲調下。亦可丸服及水煎服。嬰童百問。**咽喉熱痛。**龍膽擂水服之。集簡方。**暑行目澀。**生龍膽搗汁一〔一〕合，黄連浸汁一匙，和點之。危氏得效方。**眼中漏膿。**龍膽草、當歸等分，爲末。每服二錢，温水下。鴻飛集。**蛔蟲攻心。**刺痛，吐清水。龍膽一兩，去頭剉，水二盞，煮一盞，隔宿勿食，平旦頓服之。聖惠方。**卒然尿〔二〕血**不止。龍膽一虎口，水五升，煮取二升半，分爲五服。姚僧坦集驗方。

細辛本經上品

【釋名】小辛本經、少辛。【頌曰】華州真細辛，根細而味極辛，故名之曰細辛。【時珍曰】小辛、少辛，皆此義也。按山

〔一〕一：原闕一字。今據得效方卷十六眼科補。
〔二〕尿：證類卷六細辛引外臺秘要方作「下」。

海經云浮戲之山多少辛管子云五沃之土羣藥生少辛是矣

【集解】別錄曰細辛生華陰山谷二月八月采根陰乾弘景曰今用東陽臨海者形段乃好而辛烈不及華陰高麗者用之去其頭節當之曰細辛如葵赤黑一根一葉相連頌曰今處處有之皆不及華陰者為真其根細而極辛今人多以杜衡為之杜衡根似飯帚密鬧細長四五寸微黃白色江淮呼為馬蹄香不可誤用宗奭曰細辛葉如葵赤黑色非此則杜衡也杜衡葉如馬蹄之下故俗名馬蹄香盧根似白前又似細辛也按沈括夢溪筆談云細辛出華山極細而直柔韌深紫色味極辛嚼之習習如椒而更甚於椒本草云細辛水漬令直是以杜衡偽為之也東南所用細辛皆杜衡也杜衡黃白色拳局而脆乾則作團又謂之馬蹄襄漢間又有一種細辛極細而直色黃白乃是鬼督郵亦非細辛也時珍曰博物志言杜衡亂細辛自古已然矣沈氏所說甚詳大抵能亂細辛者不止杜衡皆當以根苗色味細辨之葉似小葵柔莖細根直而色紫味極辛者細辛也葉似馬蹄莖微粗根曲而黃白色味亦辛者杜衡也一莖直上莖端生葉如繖根似細辛微粗直而黃白色味辛微苦者鬼督郵也似鬼督郵而色黑者及己也葉似小桑根似細辛微粗長而黃色味辛而有臊氣者徐長卿也葉似柳而根似細辛粗長黃白色而味苦者白微也似白微而白直味甘者白前也

根【修治】斅曰凡使細辛切去頭子以瓜水浸一宿暴乾用須揀去雙葉者服之害人

海經云「浮戲之山多少辛」。管子云「五沃之土，群藥生少辛」是矣。

【集解】【別録曰】細辛生華陰山谷，二月、八月采根，陰乾。【弘景曰】今用東陽、臨海者，形段乃好，而辛烈不及華陰、高麗者。用之去其頭節。【當之曰】細辛如葵赤黑，一根一葉相連。【頌曰】今處處有之，皆不及華陰者爲真，其根細而極辛。今人多以杜衡爲之。杜衡根似飯帚密鬧，細長四五寸，微黃白色，江淮呼爲馬蹄香，不可誤用。【宗奭曰】細辛葉如葵，赤黑色，非此則杜衡也。杜衡葉如馬蹄之下，故俗名馬蹄香。蓋[一]根似白前，又似細辛。按[二]沈括夢溪筆談云：細辛出華山，極細而直，柔韌，深紫色，味極辛，嚼之習習如椒而更甚於椒。本草云，細辛水漬令直，是以杜衡僞爲之也。東南所用細辛皆杜衡也。杜衡黃白色，拳曲而脆，乾則作團，又謂之馬蹄[三]。襄汉間又有一種細辛，極細而直，色黃白，乃是鬼督郵，亦非細辛也。【時珍曰】博物志言杜衡亂細辛，自古已然矣。沈氏所說甚詳。大抵能亂細辛者，不止杜衡，皆當以根苗色味細辨之。葉似小葵，柔莖細根，直而色紫，味極辛者，細辛也。葉似馬蹄，莖微粗，根曲而黃色，味亦辛者，杜衡也。一莖直上，莖端生葉如繖，根似細辛，微粗直而黃白色，味辛微苦者，鬼督郵也。似鬼督郵而色黑者，及己也。葉似小桑，根似細辛，微粗長而黃色，味辛而有臊氣者，徐長卿也。葉似柳而根似細辛，粗長黃白色而味苦者，白微也。似白微而白直味甘者，白前也。

根。【修治】【斅曰】凡使細辛，切去頭子[四]，以瓜水浸一宿，暴乾用。須揀去雙葉者，服之害人。

〔一〕蓋：原作「蘆」。今據證類卷六細辛改。

〔二〕按：此後之夢溪筆談引文亦曾部分爲衍義卷七細辛及卷九杜衡所用，然未明言出筆談。

〔三〕蹄：夢溪筆談卷二十六藥議此字下有「香」字。

〔四〕頭子：證類卷六細辛作「頭土了」。

癇作痛非

【氣味】辛溫無毒【普曰】神農黄帝雷公桐君小溫岐伯無毒李當之小寒【權曰】苦辛【之才曰】曾青棗根為之使得當歸芍藥白芷芎藭牡丹藁本甘草共療婦人得决明鯉魚膽青羊肝共療目痛惡黄芪狼毒山茱萸忌生菜貍肉畏消石滑石反藜蘆【主治】欬逆上氣頭痛腦動百節拘攣風濕痹痛死肌久服明目利九竅輕身長年本經溫中下氣破痰利水道開胸中滯結除喉痹齆鼻不聞香臭風癇癲疾下乳結汗不出血不行安五臟益肝膽通精氣別録添膽氣治嗽去皮風濕痒風眼淚下除齒痛血閉婦人血瀝腰痛甄權含之去口臭弘景潤肝燥治督脉為病脊強而厥好古治口舌生瘡大便燥結起目中倒睫時珍

【發明】宗奭曰治頭面風痛不可缺此【元素曰】細辛氣溫味大辛氣厚于味陽也升也入足厥陰少陰血分為手少陰引經之藥香味俱細故入少陰與獨活相類以獨活為使治少陰頭痛如神亦止諸陽頭痛諸風通用之味辛而熱溫少陰之經散水氣以去內寒成無己曰水停心下不行則腎氣燥宜辛以潤之細辛之辛以行水氣而潤燥杲曰膽氣不足

【氣味】辛，温，無毒。【普曰】神農、黄帝、雷公、桐君：小温。岐伯：無毒。李當之：小寒。【權曰】苦、辛。【之才曰】曾青、棗根爲之使。得當歸、芍藥、白芷、芎藭、牡丹、藁本、甘草，共療婦人。得决明、鯉魚膽、青羊肝，共療目痛。惡黄耆、狼毒、山茱萸。忌生菜、狸肉。畏消石、滑石。反藜蘆。【主治】欬逆上氣，頭痛腦動，百節拘攣，風濕痺痛死肌。久服明目，利九竅，輕身長年。本經。温中下氣，破痰利水道，開胸中滯結，除喉痺，齆鼻不聞香臭，風癇癲疾，下乳結，汗不出，血不行。安五臟，益肝膽，通精氣。别録。添膽氣，治嗽，去皮風濕痒，風眼淚下，除齒痛，血閉，婦人血瀝腰痛。甄權。含之，去口臭。弘景。潤肝燥，治督脉爲病，脊强而厥。好古。治口舌生瘡，大便燥結，起目中倒睫。時珍。

【發明】【宗奭曰】治頭面風痛，不可缺此。【元素曰】細辛氣温，味大辛，氣厚于味，陽也，升也，入足厥陰、少陰血分，爲手少陰引經之藥。香味俱細，故入少陰，與獨活相類。以獨活爲使，治少陰頭痛如神。亦止諸陽頭痛，諸風通用之。味辛而熱，温少陰之經，散水氣以去内寒。【成無己曰】水停心下不行，則腎氣燥，宜辛以潤之。細辛之辛，以行水氣而潤燥。【杲曰】膽氣不足，

一作半可

細辛散之。又治邪氣自裏之表，故仲景少陰證用麻黃附子細辛湯。時珍曰：氣之厚者能發熱，陽中之陽也。辛溫能散，故諸風寒風濕頭痛痰飲胸中滯氣驚癇者宜用之。口瘡喉痺䘌齒諸病用之者，取其能散浮熱，亦火鬱則發之之義也。辛能泄肺，故風寒咳嗽上氣者宜用之。辛能補肝，故膽氣不足驚癇眼目諸病宜用之。辛能潤燥，故通少陰及耳竅，便澀者宜用之。○承曰：細辛非華陰者不得為真。若單用末，不可過一錢，多則氣悶塞不通者死，雖死無傷。近年開平獄中嘗治此，不可不記。非本有毒，但不識多寡耳。

附方 舊二新六。

暗風卒倒 不省人事。細辛末吹入鼻中。危氏得效方。

虛寒嘔噦 飲食不下。細辛去葉半兩，丁香二錢半，為末。每服一錢，柿蒂湯下。

小兒客忤 口不能言。細辛、桂心末等分，以少許內口中。外臺祕要。

小兒口瘡 細辛末，醋調貼臍上。衛生家寶方。

口舌生瘡 細辛、黃連等分為末，摻之，漱涎甚效，名兼金散。一方用細辛、黃蘗。三因方。

口瘡䘌齒 腫痛。細辛煮濃汁，熱含冷吐，取瘥。聖惠方。

鼻中息肉 細辛末，時時吹之。聖惠方。

諸般耳聾 細辛末，溶黃蠟丸鼠屎大，綿裹一丸塞之，一二次即愈。須戒怒氣，名聰耳丸。龔氏經驗方。

杜衡 別錄中品

細辛補之。又治邪氣自裏之表，故仲景少陰證用麻黄附子細辛湯。【時珍曰】氣之厚者能發熱，陽中之陽也。辛温能散，故諸風寒風濕、頭痛痰飲、胸中滯氣、驚癇者，宜用之。口瘡、喉痺、䘌齒諸病用之者，取其能散浮熱，亦火鬱則發之之義也。辛能泄肺，故風寒欬嗽上氣者，宜用之。辛能補肝，故膽氣不足，驚癇眼目諸病，宜用之。辛能潤燥，故通少陰及耳竅，便澀者宜用之。○【承曰】細辛非華陰者不得爲真。若單用末，不可過一錢。多則氣悶塞，不通者死，雖死無傷。近年開平獄中嘗治此，不可不記。非本有毒，但不識多寡耳。

【附方】舊二，新六。**暗風卒倒**，不省人事。細辛末，吹入鼻中。危氏得效方。**虚寒嘔噦**，飲食不下。細辛去葉半兩，丁香二錢半，爲末。每服一錢，柿蒂湯下。**小兒客忤**，口不能言。細辛、桂心末等分，以少許内口中。外臺秘要。**小兒口瘡**。細辛末醋調貼臍上。衛生家寶方。**口舌生瘡**。細辛、黄連等分，爲末摻之，漱涎甚效，名兼金散。一方用細辛、黄蘗。三因方。**口臭**[一]**䘌齒**腫痛。細辛煮濃汁，熱含冷吐，取瘥。聖惠方。**鼻中息肉**。細辛末時時吹之。聖惠方。**諸般耳聾**。細辛末，溶黄蠟丸鼠屎大，綿裹一丸塞之，一二次即愈。須戒怒氣，名聰耳丸。龔氏經驗方。

杜衡 別録中品

〔一〕臭：原作「瘡」。今據證類卷六細辛引聖惠方改。

杭 證類作葵

【釋名】杜葵綱目 馬蹄香唐本 土鹵爾雅 土細辛綱目 恭曰杜衡葉似葵形似馬蹄故俗名馬蹄香頌曰爾雅杜又名土鹵然杜若亦名杜衡或疑是杜若而郭璞注云似葵當是杜衡也

【集解】別錄曰杜衡生山谷三月三日采根熟洗暴乾弘景曰根葉都似細辛惟氣小異爾處處有之方藥少用惟道家服之令人身衣香恭曰生山之陰水澤下濕地葉似葵形如馬蹄根似細辛白前等今俗以及已代之謬矣及已獨莖莖端四葉葉間白花殊無芳氣有毒服之令人吐惟療瘡疥不可亂杜衡也頌曰今江淮間皆有之春初於宿根上生苗葉似馬蹄下狀高二三寸莖如麥藁粗細每窠上有五七葉或八九葉別無枝蔓又於莖葉間罅內蘆頭上貼地生紫花其花似見不見暗結實如豆大窠內有碎子似天仙子苗葉俱青經霜即枯其根成窠有似飯帚密鬧細長四五寸粗於細辛微黃白色味辛江淮俗呼為馬蹄香謹按山海經云天帝之山有草焉狀如葵其臭如蘼蕪名曰杜衡可以走馬食之已癭郭璞注云帶之可以走馬或曰馬得之而健走也宗奭曰杜衡用根似細辛但根色白葉如馬蹄之下市人往往以亂細辛將二物相對便見真偽況細辛惟出華州者良杜衡色黃拳局而脆乾則作團詳細辛下時珍曰按本草云杜細辛葉圓如馬蹄紫背者良江南荊湖川陝閩廣俱有之取自然汁可伏硫砒制汞

根【氣味】辛溫無毒【主治】風寒欬逆作浴湯香人衣體別錄止氣

【釋名】杜葵綱目、馬蹄香唐本、土鹵爾雅、土細辛〔一〕綱目。【恭曰】杜衡葉似葵，形似馬蹄，故俗名馬蹄香。【頌曰】爾雅：杜，又名土鹵。然杜若亦名杜衡，或疑是杜若。而郭璞注云「似葵」，當是杜衡也。

【集解】【别録曰】杜衡生山谷，三月三日采根，熟洗暴乾。【弘景曰】根葉都似細辛，惟氣小異爾。處處有之。方藥少用，惟道家服之。令人身衣香。【恭曰】生山之陰，水澤下濕地。葉似葵〔二〕，形如馬蹄。根似細辛、白前等。今俗以及己代之，謬矣。及己獨莖，莖端四葉，葉間白花，殊無芳氣。有毒，服之令人吐，惟療瘡疥，不可亂杜衡也。【頌曰】今江淮間皆有之。春初於宿根上生苗，葉似馬蹄下狀，高二三寸，莖如麥藁粗細，每窠上有五七葉，或八九葉，别無枝蔓。又於莖葉間罅内蘆頭上貼地生紫花，其花似見不見，暗結實如豆大，窠内有碎子，似天仙子。苗葉俱青，經霜即枯，其根成空，有似飯帚密鬧，細長四五寸，粗於細辛，微黄白色，味辛，江淮俗呼爲馬蹄香。謹按山海經云：天帝之山有草焉。狀如葵，其臭如蘼蕪，名曰杜衡。可以走馬，食之已瘿。郭璞注云：帶之可以走馬。或曰：馬得之而健走也。【宗奭曰】杜衡用根似細辛，但根色白，葉如馬蹄之下。市人往往以亂細辛，將二物相對，便見真僞。况細辛惟出華州者良。杜衡色黄，拳局而脆，乾則作團。詳細辛下。【時珍曰】按土宿本草云：杜細辛，葉圓如馬蹄，紫背者良。江南、荆、湖、川、陝、閩、廣俱有之。取自然汁，可伏硫、砒，制汞。

根。【氣味】辛，温，無毒。【主治】風寒欬逆。作浴湯，香人衣體。别録。止氣

〔一〕土細辛：正文惟見「杜細辛」。「土」通「杜」，其義一也。
〔二〕葵：原作「槐」。今據證類卷八杜衡改。

奔喘，促消痰飲，破留血，項間瘻癧之疾（甄權）。下氣殺蟲（時珍）。

【發明】（時珍曰：古方吐藥往往用杜衡者，非杜衡也，乃及已也。及已似細辛而有毒，吐人。昔人多以及已當杜衡，杜衡當細辛，故爾錯誤也。杜衡則無毒，不吐人，功雖不及細辛，而亦能散風寒，下氣消痰，行水破血也。）

【附方】（新六）

風寒頭痛（傷風傷寒，頭痛發熱，初覺者。馬蹄香為末，每服一錢，熱酒調下，少頃飲熱茶一碗，催之出汗即愈，名香汗散。王英杏林摘要）

飲水停滯（大熱行極，及食熱餅後，飲冷水過多不消，停滯在胸不利，呼吸喘息者。杜衡三分，瓜蒂二分，人參一分，為末，湯服一錢，日二服，取吐為度。肘後方）

痰氣哮喘（馬蹄香焙研，每服二三錢，正發時淡醋調下，少頃吐出痰涎為驗。普濟方）

噎食膈氣（馬蹄香四兩，為末，好酒三升，熬膏，每服二匙，好酒調下，日三服。孫氏集效方）

吐血瘀聚（凡吐血後，心中不悶者，必止；若煩躁悶亂刺脹者，尚有瘀血在胃，宜吐之。方同飲水停滯）

喉閉腫痛（草藥金鎖匙，即馬蹄草，以根搗，井華水調下即效。救急方）

【附錄】木細辛（藏器曰：味苦，溫，有毒。主腹內結聚癥瘕，大便不利，推陳去惡，破冷氣。未可輕服，令人利下至困。生終南山，冬月不凋，苗如大戟，根似細辛。）

及已（別錄下品）

奔喘促，消痰飲，破留血，項間癭瘤之疾。甄權。下氣殺蟲。時珍。

【發明】【時珍曰】古方吐藥往往用杜衡者，非杜衡也，乃及己也。及己似細辛而有毒，吐人。昔人多以及己當杜衡，杜衡當細辛，故爾錯誤也。杜衡則無毒，不吐人，功雖不及細辛，而亦能散風寒，下氣消痰，行水破血也。

【附方】新六。風寒頭痛。傷風傷寒，頭痛發熱，初覺者。馬蹄香爲末，每服一錢，熱酒調下，少頃飲熱茶一盌，催之出汗即愈，名香汗散。王英杏林摘要。飲水停滯。大熱行極及食熱餅後，飲冷水過多，不消，停滯在胸，不利呼吸喘息者。杜衡三分，瓜蒂二分，人參一分，爲末。湯服一錢，日二服，取吐爲度。肘後方。痰氣哮喘。馬蹄香焙研，每服二三錢，正發時淡醋調下，少頃吐出痰涎爲驗。普濟方。噎食膈氣。馬蹄香四兩，爲末，好酒三升，熬膏。每服二匙，好酒調下，日三服。孫氏集效方。吐血瘀聚。凡吐血後，心中不悶者必止。若煩躁悶亂刺脹者，尚有瘀血在胃，宜吐之。方同飲水停滯。喉閉腫痛。草藥金鎖匙，即馬蹄草，以根搗，井華水調下即效。救急方。

【附録】木細辛。【藏器曰】味苦，温，有毒。主腹内結聚癥瘕，大便不利，推陳去惡，破冷氣。未可輕服，令人利下至困。生終南山，冬月不凋，苗如大戟，根似細辛。

及己 別録下品

唐本可作别録

【釋名】獐耳細辛【時珍曰】及已名義未詳。二月生苗，先開白花，後方生葉三片，狀如獐耳，根如細辛，故名獐耳細辛。

耳細辛

【集解】【恭曰】及已生山谷陰虛軟地。其草一莖，莖頭四葉，葉隙着白花。根似細辛而黑，有毒。今人以當杜衡，非也。二月采根，日乾。

【根】【氣味】苦，平，有毒。【恭曰】入口使人吐血。【主治】諸惡瘡疥痂瘻蝕，及牛馬諸瘡。唐本 頭瘡白禿風瘙，及膚蟲痒，可煎汁浸并傅之。大明 殺蟲。時珍

【發明】【弘景曰】今人以合瘡疥膏，甚驗。【時珍曰】今人不知及已，往往以當杜衡，卻以杜衡當細辛，故杜衡諸方多是及已也。詳見細辛、杜衡二條。

【附方】新一。頭瘡白禿：獐耳細辛其味香辣為末，以槿木煎油調搽。活幼全書

鬼督郵 唐本草

【釋名】獨搖草 唐本 【時珍曰】此草獨莖而葉攢其端，無風自動，故曰鬼獨搖草，後人訛為鬼督郵。因其專主

日乾。

【釋名】獐耳細辛。【時珍曰】及己名義未詳。二月生苗，先開白花，後方生葉三片，狀如獐耳，根如細辛，故名獐耳細辛。

【集解】【恭曰】及己生山谷陰虛軟地。其草一莖，莖頭四葉，隙着白花。根似細辛而黑，有毒。今人以當杜衡，非也。二月采根，

根。【氣味】苦，平，有毒。【恭曰】入口使人吐血。【主治】諸惡瘡疥痂瘻蝕，及牛馬諸瘡。唐本。頭瘡白禿，風瘙皮膚蟲痒，可煎汁浸并傅之。大明。殺蟲。時珍。

【發明】【弘景曰】今人以合瘡疥膏，甚驗。【時珍曰】今人不知及己，往往以當杜衡，却以杜衡當細辛，故杜衡諸方多是及己也。辯見「細辛」、「杜衡」二條。

【附方】新一。頭瘡白禿。獐耳細辛，其味香辣，爲末，以槿木煎油調搽。活幼全書。

鬼督郵唐本草

【釋名】獨摇草唐本。【時珍曰】此草獨莖而葉攢其端，無風自動，故曰鬼獨摇草，後人訛爲鬼督郵爾。因其專主

鬼病猶司鬼之督郵也古者傳舍有督郵之官主之徐長卿亦治鬼病故並有鬼督郵之名名同而物異

【集解】恭曰鬼督郵所在有之自必叢生治惟一莖莖端生葉若繖狀根如牛膝而細黑今人以徐長卿代之非也〔保昇曰莖似細箭簳高二尺以下葉生莖端狀如繖花生葉心黃白色根橫生而無鬚二月八月采根徐長卿赤箭並有鬼督郵之名而主治不同宜審用之〔時珍曰鬼督郵與及巳同類根苗皆相似但以根如細辛而色黑者為及巳根如細辛而色黃白者為鬼督郵

根【修治】斅曰凡采得細剉用生甘草水煮一伏時日乾用

【氣味】辛苦平無毒〔時珍曰有小毒

【主治】鬼疰卒忤中惡心腹邪氣百精毒溫瘧疫疾強腰腳益膂力唐本

【發明】時珍曰按東晉深師方治上氣欬嗽邪嗽燥嗽冷嗽四滿丸用鬼督郵同蜈蚣芫花躑躅諸毒藥為丸則其有毒可知矣非毒藥不能治鬼疰邪惡之病唐本云無毒蓋不然

徐長卿本經上品

【校正】今據吳氏本草併入石下長卿

【釋名】鬼督郵本經 別仙蹤蘇頌〔時珍曰徐長卿人名也常以此藥治邪病人遂以名之名醫別錄冷

鬼病，猶司鬼之督郵也。古者傳舍有督郵之官主之。徐長卿、赤箭皆治鬼病，故並有鬼督郵之名，名同而物異。

【集解】【恭曰】鬼督郵所在有之。有必叢生，苗惟一莖，莖端生葉若繖狀，根如牛膝而細黑。今人以徐長卿代之，非也。【保昇曰】莖似細箭榦，高二尺以下。葉生莖端，狀如傘。花生葉心，黄白色。根横生而無鬚，二月、八月采根。徐長卿、赤箭並有鬼督郵之名，而主治不同，宜審用之。【時珍曰】鬼督郵與及己同類，根苗皆相似。但以根如細辛而色黑者爲及己，根如細辛而色黄白者爲鬼督郵。

根。【修治】【斅曰】凡采得細剉，用生甘草水煮一伏時，日乾用。

【氣味】辛、苦，平，無毒。【時珍曰】有小毒。【主治】鬼疰，卒忤中惡，心腹邪氣，百精毒，温瘧疫疾，强腰脚，益膂力。唐本。

【發明】【時珍曰】按東晉深師方，治上氣欬嗽，邪嗽、鱢嗽、冷嗽四滿丸，用鬼督郵同蜈蚣、芫花、躑躅諸毒藥爲丸，則其有毒可知矣。非毒藥不能治鬼疰邪惡之病，唐本云無毒，蓋不然。

徐長卿本經上品

【校正】今據吴氏本草，併入石下長卿。

【釋名】鬼督郵本經、別仙蹤蘇頌。【時珍曰】徐長卿，人名也，常以此藥治邪病，人遂以名之。名醫別録於有名未用復出石下長卿條云一名徐長卿陶弘景注云此是誤爾方家無用亦不復識今考二條功療相似擬是前本草云徐長卿一名石下長卿其為一物甚明但石間生者為良前人欠審故爾差殊　弘景曰鬼督郵之名甚多今俗用徐長卿者其根正如細辛小短扁扁爾氣亦相似今狗脊散用鬼督郵若取其強悍宜腰脚故知是徐長卿而非鬼箭赤箭

【集解】別録曰徐長卿生泰山山谷及隴西三月采又曰石下長卿生隴西山谷池澤三月采　恭曰所在川澤有之葉似柳兩葉相當有光澤根如細辛微粗長黃色而有臊氣今俗以代鬼督郵非也鬼督郵自有本條　保昇曰生下濕川澤之間苗似小桑兩葉相對三月苗青七月八月着子似蘿藦子而小九月苗黃十月凋八月采根日乾　頌曰今淄齊淮泗間皆有之三月四月采謂之別仙蹤　時珍曰鬼督郵及己之亂杜衡其功不同苗亦不同也徐長卿之亂鬼督郵其苗不同其功同也杜衡之亂細辛則根苗功用皆彷彿乃彌近而大亂也不可不審

【根修治】斅曰凡采得粗杵拌少蜜令遍以瓷器盛蒸三伏時日乾用

【氣味】辛溫無毒　別録曰石下長卿鹹平有毒　普曰徐長卿一名石下長卿神農雷公辛　時珍曰治鬼之藥多有毒當從別録

【主治】鬼物百精蠱毒疫疾邪惡氣溫瘧久服強悍輕身本經益氣延年又曰石下長卿主鬼疰精物邪惡氣殺百

有名未用復出「石下長卿」條，云一名徐長卿。陶弘景注云：此是誤爾。方家無用，亦不復識。今攷二條功療相似。按吳普本草云：徐長卿一名石下長卿。其爲一物甚明，但石間生者爲良。前人欠審，故爾差舛。【弘景曰】鬼督郵之名甚多。今俗用徐長卿者，其根正如細辛，小短扁扁爾，氣亦相似。今狗脊散用鬼督郵者，取其强悍宜腰脚，故知是徐長卿，而非鬼箭、赤箭。

【集解】【别録曰】徐長卿生泰山山谷及隴西，三月采。又曰：石下長卿生隴西山谷池澤，三月采。【恭曰】所在川澤有之。葉似柳，兩葉相當，有光澤。根如細辛，微粗長，黄色而有臊氣。今俗以代鬼督郵，非也。鬼督郵自有本條。【保昇曰】生下濕川澤之間。苗似小桑，兩葉相對。三月苗青，七月、八月着子，似蘿藦子而小。九月苗黄，十月凋，八月采根，日乾。【頌曰】今淄、齊、淮、泗間皆有之，三月、四月采，謂之别仙蹤。【時珍曰】鬼督郵、及己之亂杜衡，其功不同，苗亦不同也。徐長卿之亂鬼督郵，其苗不同，其功同也。杜衡之亂細辛，則根苗功用皆仿佛，乃彌近而大亂也。不可不審。

根。【修治】【斅曰】凡采得粗杵，拌少蜜令遍，以瓷器盛，蒸三伏時，日乾用。

【氣味】辛，温，無毒。【别録曰】石下長卿：鹹、平，有毒。【普曰】徐長卿，一名石下長卿。神農、雷公：辛。【時珍曰】治鬼之藥多有毒，當從别録。【主治】鬼物百精蠱毒，疫疾邪惡氣，温瘧。久服强悍輕身。本經。益氣延年。又曰：石下長卿主鬼疰精物，邪惡氣，殺百

精魅鬼魅注易亡走啼哭悲傷恍惚別錄

【發明】時珍曰抱朴子言上古辟瘟疫有徐長卿散良效今人不知用此

【附方】新二

小便關格 徐長卿湯治氣壅關格不通小便淋結臍下妨悶徐長卿炙半兩茅根三分木通冬葵子一兩滑石二兩檳榔一分瞿麥穗半兩每服五錢水煎入朴硝一錢溫服日二服聖惠方

注車注船 凡人登車船煩悶頭痛欲吐者宜用徐長卿石長生車前子車下李根皮各等分搗碎以方囊繫半合于衣帶及頭上則免此患肘後方

白微 本經中品

【釋名】薇草別錄 白幕別錄 春草本經 葞音尾 骨美 時珍曰微細也其根細而白也按爾雅葞春草也微葞音相近則白微又葞音之轉也別錄以葞為薇草之名誤矣

【集解】別錄曰白微生平原川谷三月三日采根陰乾 弘景曰近道處處有之 頌曰今陝西諸郡及舒滁潤遼州亦有之莖葉俱青頗類柳葉六七月開紅花八月結實其根黃白色類牛膝而短小今人八月采之

根【修治】斅曰凡采得以糯米泔汁浸一宿取出去鬚於槐砧上細剉蒸之從申至巳晒乾用 時珍曰後人惟以酒

精蠱毒老魅，注易，亡走啼哭，悲傷恍惚。別録。

【發明】【時珍曰】抱朴子言上古辟瘟疫有徐長卿散，良效。今人不知用此。

【附方】新二。小便關格。徐长卿汤：治氣壅，關格不通，小便淋結，臍下妨悶。徐長卿炙半兩，茅根三分，木通、冬葵子一兩，滑石二兩，檳榔一分，瞿麥穗半兩，每服五錢，水煎，入朴硝一錢，温服，日二服。聖惠方。注車注船。凡人登車船煩悶，頭痛欲吐者，宜用徐長卿、石長生、車前子、車下李根皮各等分，搗碎，以方囊繫半合于衣帶及頭上，則免此患。肘後方。

白微本經中品

【釋名】薇草別録、白幕別録、春草本經、葞音尾、骨美。【時珍曰】微，細也。其根細而白也。按爾雅：葞，春草也。微、葞音相近，則白微又葞音之轉也。別録以葞爲莽草之名，誤矣。

【集解】【別録曰】白微生平原川谷，三月三日采根，陰乾。【弘景曰】近道處處有之。【頌曰】今陝西諸郡及舒、滁、潤、遼州亦有之。莖葉俱青，頗類柳葉。六七月開紅花，八月結實。其根黄白色，類牛膝而短小，今人八月采之。

根。【修治】【斆曰】凡采得，以糯米泔汁浸一宿，取出去髭，於槐砧上細剉，蒸之，從申至巳〔一〕，晒乾用。【時珍曰】後人惟以酒

〔一〕從申至巳：證類卷八白薇引雷公「從巳至申」。

洗用【氣味】苦鹹平無毒別錄曰大寒之才曰惡黄耆大黄大戟乾薑大棗乾漆山茱萸

【主治】暴中風身熱肢滿忽忽不知人狂惑邪氣寒熱酸疼溫瘧洗洗發作有時本經療傷中淋露下水氣利陰氣益精久服利人別錄治驚邪風狂痓病百邪鬼魅弘景風溫灼熱多眠及熱淋遺尿金瘡出血時珍

【發明】好古曰古方多用治婦人以本草有療傷中淋露之故也時珍曰白微古人多用後世罕能知之按張仲景治婦人產中虛煩嘔逆安中益氣竹皮丸方中用白微同桂枝一分竹皮石膏三分甘草七分棗肉為大丸每以飲化一丸服云有熱者倍白微則白微性寒乃陽明經藥也徐之才藥對言白微惡大棗而此方又以棗肉為丸蓋恐諸藥寒涼脾胃不耐朱肱活人書治風溫發汗後身猶灼熱自汗身重多眠鼻息必鼾語言難出者萎蕤湯中亦用之孫真人千金方有詔書發汗白微散焉

【附方】新五

肺實鼻塞不知香臭白微貝母款冬花一兩百部二兩為末每服一錢米飲下普濟方

婦人遺尿不拘胎前產後白微芍藥各一兩為末酒服方寸匕日三服千金方

血淋熱淋方同上

洗用。【氣味】苦、鹹、平，無毒。【別録曰】大寒。【之才曰】惡黄耆、大黄、大戟、乾薑、大棗、乾漆、山茱萸。

【主治】暴中風，身熱肢滿，忽忽不知人，狂惑邪氣，寒熱酸疼，温瘧洗洗，發作有時。本經。療傷中淋露，下水氣，利陰氣，益精。久服利人。別録。治驚邪風狂痓病，百邪鬼魅。弘景。風温灼熱多眠，及熱淋遺尿，金瘡出血。時珍。

【發明】【好古曰】古方多用治婦人，以本草有療傷中淋露之故也。【時珍曰】白微古人多用，後世罕能知之。按張仲景治婦人産中虚煩嘔逆，安中益氣，竹皮丸方中，用白微一分，〔一〕同桂枝一分，竹皮〔二〕、石膏三分，甘草七分，棗肉爲大丸，每以飲化一丸服。云有熱者倍白微，則白微性寒，乃陽明經藥也。徐之才藥對言白微惡大棗，而此方又以棗爲丸，蓋恐諸藥寒凉傷脾胃爾。朱肱活人書治風温發汗後，身猶灼熱，自汗身重多眠，鼻息必鼾，語言難出者，萎蕤湯中亦用之。孫真人千金方有詔書發汗白微散焉。

【附方】新五。肺實鼻塞，不知香臭。白微、貝母、款〔三〕冬花各〔四〕一兩，百部二兩，爲末。每服一錢，米飲下。普濟方。

婦人遺尿。不拘胎前産後。白微、芍藥各一兩，爲末。酒服方寸匕，日三服。千金方。血淋熱淋。方同上。

〔一〕一分：原脱。今據金匱卷下婦人産後病脉證治「竹皮大丸方」補。

〔二〕二分：原脱。今據補同上。下石膏劑量原方亦爲二分。

〔三〕款：原作「疑」。今據普濟方卷五十六鼻門改。

〔四〕各：原脱。今據補同上。

婦人血厥 人平居無疾苦忽如死人身不動搖目閉口噤或微知人眩冒移時方寤此名血厥亦名鬱冒由汗過多血少陽氣獨上氣塞不行故身如死氣過血還陰陽復通故移時方寤婦人尤多此證宜服白微湯用白微當歸各一兩人參半兩甘草一錢半每服五錢水二盞煎一盞温服　本事方 金瘡血出 白微為末貼之　儒門事親

白前 別錄中品

【釋名】石藍 唐本 嗽藥 同上 【時珍曰】名義未詳

【集解】【弘景曰】白前出近道根似細辛而大色白不柔易折氣嗽方多用之【恭曰】苗高尺許其葉似柳或似芫花根長于細辛白色生州渚沙磧之上不生近道俗名石藍又名嗽藥今用蔓生者味苦非真也【志曰】根似白微牛膝輩二月八月采根陰乾用【禹錫曰】似牛膝粗長堅直易斷者白前也似牛膝短小柔軟能彎者白微也近道俱有形色頗同以此別之不致差誤

【修治】【斅曰】凡用以生甘草水浸一伏時漉出去頭鬚了焙乾收用

【氣味】甘微溫無毒【權曰】辛[illegible]【曰】微寒

【主治】胸脅逆氣欬嗽上氣呼吸欲絕 別錄 主一切氣肺氣煩悶賁豚腎氣 大明 降氣下痰 時珍

十九

婦人血厥。人平居無疾苦，忽如死人，身不動摇，目閉口噤，或微知人，眩冒，移時方寤，此名血厥，亦名鬱冒。由汗過多，血少，陽氣獨上，氣塞不行，故身如死。氣過血還，陰陽復通，故移時方寤。婦人尤多此證。宜服白微湯：用白微、當歸各一兩，人參半兩，甘草一錢半。每服五錢，水二盞，煎一盞，温服。本事方。金瘡血出。白微爲末，貼之。儒門事親。

白前 別録中品

【釋名】石藍唐本、嗽藥同上。【時珍曰】名義未詳。

【集解】【弘景曰】白前出近道，根似細辛而大，色白不柔易折，氣嗽方多用之。【恭曰】苗高尺許，其葉似柳，或似芫花，根長于細辛，白色，生州渚沙磧之上，不生近道。俗名石藍，又名嗽藥。今用蔓生者味苦，非真也。【志曰】根似白微、牛膝輩，二月、八月采，陰乾用。【嘉謨曰】似牛膝，粗長堅直易斷者，白前也。似牛膝，短小柔軟能彎者，白微也，近道俱有，形色頗同，以此别之，不致差誤。

根。【修治】【斅曰】凡用，以生甘草水浸一伏時，漉出，去頭鬚了，焙乾收用。

【氣味】甘，微温，無毒。【權曰】辛。【恭曰】微寒。【主治】胸脇逆氣，欬嗽上氣，呼吸欲絶。別録。主一切氣，肺氣煩悶，賁豚腎氣。大明。降氣下痰。時珍。

【發明】宗奭曰：白前能保定肺氣，治嗽多用，以溫藥相佐使尤佳。時珍曰：白前色白而味微辛甘，手太陰藥也。長於降氣，肺氣壅實而有痰者宜之。若虛而長哽氣者不可用也。張仲景治嗽而脉浮，澤漆湯中亦用之。其方見金匱要畧。藥多不錄。

【附方】舊二，新一。

久嗽唾血：白前、桔梗、桑白皮三兩炒，甘草一兩炙，水六升，煮一升，分三服。忌猪肉、菘菜。外臺。

久欬上氣，體腫短氣脹滿，晝夜倚壁不得卧，常作水雞聲者：白前湯主之。白前二兩，紫菀、半夏各三兩，大戟七合，以水一斗漬一宿，煮取三升，分作數服。禁食羊肉、餳。大佳。深師方。

久患暇呷，欬嗽，喉中作聲不得眠：取白前焙搗為末，每溫酒服二錢。深師方。

草犀 《拾遺》

【釋名】時珍曰：其解毒之功如犀角，故曰草犀。

【集解】藏器曰：草犀生衡陽、洪饒間，苗高二三尺，獨莖，根如細辛。生水中者名水犀。珣曰：廣州記云：生嶺南及海中，獨莖對葉而生，如燈臺草，根若細辛。

根

【氣味】辛，平，無毒。【主治】解一切毒氣，虎狼蟲虺所傷，溪毒野

【發明】【宗奭曰】白前能保定肺氣，治嗽[一]多用，以温藥相佐使尤[二]佳。【時珍曰】白前色白而味微辛甘，手太陰藥也。長於降氣，肺氣壅實而有痰者宜之。若虚而長哽氣者，不可用也。張仲景治嗽而脉浮[三]，澤漆湯中亦用之。其方見金匱要略，藥多不録。

【附方】舊二，新一。久嗽唾血。白前、桔梗、桑白皮三兩[四]，炒，甘草一兩，炙，水六升，煮一升，分三服。忌豬肉、菘菜。外臺。

久欬上氣，體腫，短氣脹滿，晝夜倚壁不得卧，常作水雞聲者，白前湯主之。白前二兩，紫菀、半夏各三兩，大戟七合，以水一斗，漬一宿，煮取三升，分作數服。禁食羊肉、餳餹，大佳。深師方。久患暇呷欬嗽，喉中作聲，不得眠。取白前焙擣爲末，每温酒服二錢。深[五]師方。

草犀 拾遺

【釋名】【時珍曰】其解毒之功如犀角，故曰草犀。

【集解】【藏器曰】草犀生衢、婺、洪、饒間。苗高二三尺，獨莖，根如細辛。生水中者名水犀。【珣曰】廣州記云：生嶺南及海中，獨莖對葉而生，如燈臺草，根若細辛。

根。【氣味】辛，平，無毒。【主治】解一切毒氣，虎狼蟲虺所傷，溪毒野

〔一〕嗽：原作「漱」。今據證類卷九白前改。
〔二〕尤：原作「木」。今據改同上。
〔三〕脉浮：金匱卷上肺痿肺癰咳嗽上氣脉證並治作「脉沉」。
〔四〕白前桔梗桑白皮三兩：外臺卷九久咳嗽膿血方原作「白前三兩桑白皮桔梗各二兩」。
〔五〕深：證類卷九白前作「梅」。

蠱惡刺等毒並宜燒一兩服之臨死者亦得活（李珣）天行瘧瘴疫熱欬嗽痰涎飛尸喉痹瘡腫小兒疳熱丹毒中惡注忤痢血等病煑汁服之嶺南及俚獠間中毒者以此及千金藤並解之（藏器）

釵子股（海藥）　〔校正〕（併入拾遺金釵股）

〔釋名〕金釵股（時珍曰石斛名金釵此草狀似之故名）

〔集解〕（藏器曰金釵股生嶺南及南海山谷根如細辛每莖三四十根珣曰忠州萬州者亦佳常莖功力同以緑嶺南多毒家家貯之時珍曰按嶺表錄云廣中多蠱毒彼人以草藥金釵股治之十救八七其狀如石斛也又忍冬藤解毒亦號金釵股與此同名云）

根氣味苦平無毒主治解毒癰疽神驗以水煎服（李珣）解諸藥毒煑汁服亦生研更效必大吐下如無毒亦吐去熱痰瘧瘴天行蠱毒喉痹（藏器）

蠱惡刺等毒，並宜燒研服之，臨死者亦得活。李珣。天行瘧瘴寒熱，欬嗽痰壅，飛尸，喉痺，瘡腫，小兒寒熱丹毒，中惡注忤，痢血等病，煮汁服之。嶺南及睦、婺間中毒者，以此及千金藤並解之。藏器。

釵子股海藥

【校正】併入拾遺金釵股

【釋名】金釵股。【時珍曰】石斛名金釵花，此草狀似之，故名。

【集解】【藏器曰】金釵股生嶺南及南海山谷，根如細辛，每莖三四十根。【珣曰】忠州、萬州者亦佳，草莖功力相似。緣嶺南多毒，家家貯之。【時珍曰】按嶺表録云：廣中多蠱毒，彼人以草藥金釵股治之，十救八七，其狀如石斛也。又忍冬藤解毒，亦號金釵股，與此同名云。

根。【氣味】苦，平，無毒。【主治】解毒癰疽神驗，以水煎服。李珣。解諸藥毒，煮汁服。亦生研，更烈，必大吐下。如無毒，亦吐去熱痰，瘧瘴天行，蠱毒喉痺。藏器。

吉利草綱目

【集解】時珍曰：按嵇含南方草木狀云：此草生交廣，莖如金釵股，形類石斛，根類芍藥。吳黃武中，江夏李俁徙合浦遇毒，其奴吉利偶得此草與服，遂解，而吉利即遁去。俁以此濟人，不知其數也。又高涼郡產良耀草，葉如蘗荷，花白似牛李。秋結子如小粟，煨食解毒，功亞于吉利草。始因梁耀得之，因以為名，訛轉為良耀耳。

根【氣味】苦，平，無毒。【主治】磨汁服，蠱毒極驗。時珍

百兩金宋圖經

【集解】頌曰：百兩金生戎州、雲安軍，苗高二三尺，有幹如木，葉似荔枝，初生背面俱青，結花實後背紫面青，凌冬不凋。初秋開花，青碧色，結實大如豆，生青熟赤。采根入藥，去心。河中府出者，根如蔓菁，赤色，莖細，青色，四月開碎黃花，似星宿花。五月采根，長及一寸，曬乾用。

根【氣味】苦，平，無毒。【主治】壅熱咽喉腫痛，含一寸咽津。又治風延。蘇頌

朱砂根綱目

吉利草綱目

【集解】【時珍曰】按嵇含南方草木狀云：此草生交、廣，莖如金釵股，形類石斛，根類芍藥。吴黄武中，江夏李侯徙合浦遇毒，其奴吉利偶得此草，與服遂解，而吉利即遁去。侯以此濟人，不知其數也。又高凉郡産良耀草，枝〔一〕葉如麻黄，花白似牛李，秋結子如小粟〔二〕，煨食解毒，功亞于吉利草。始因梁耀得之，因以爲名，轉「梁」爲「良」耳。

根。【氣味】苦，平，無毒。【主治】解蠱毒，極驗。時珍。

百兩金〔三〕宋圖經

【集解】【頌曰】百兩金生戎州、雲安軍。苗高二三尺，有幹如木。葉似荔枝，初生背面俱青，結花實後背紫面青，凌冬不凋。初秋開花，青碧色。結實大如豆，生青熟赤。采根入藥，搥去心。河中府出者，根如蔓菁赤色，莖細青色，四月開碎黄花，似星宿花。五月采根，長及一寸，晒乾用。

根。【氣味】苦，平，無毒。【主治】壅熱咽喉腫痛，含一寸，嚥津。又治風涎。蘇頌。

朱砂根綱目

〔一〕枝：原脱。今據南方草木狀卷上良耀草補。
〔二〕粟：原作「栗」。今據改同上。
〔三〕百兩金：卷二十一有名未用重出此藥。内容相同，語序差池。

【集解】時珍曰：朱砂根生深山中，今惟太和山人采之。苗高尺許，葉似冬青葉，背甚赤，夏月長茂。根大如筯，赤色。此與百兩金彷彿。

根氣味苦涼無毒。主治咽喉腫痺，磨水或醋嚥之，甚良。時珍

辟虺雷唐本草

【釋名】辟蛇雷綱目。時珍曰：此物辟虺有威，故以雷名之。

【集解】恭曰：辟虺雷狀如粗塊蒼术，節中有眼。時珍曰：今川中峨嵋、鶴鳴諸山皆有之。根狀如蒼术，大者若拳。彼人以充方物，苗狀當俟訪問。

根氣味苦大寒無毒。主治解百毒，消痰，祛大熱，頭痛，辟瘟疫。唐本

治咽喉痛痺，解蛇虺毒。時珍

錦地羅綱目

【集解】時珍曰：錦地羅出廣西慶遠山巖間，鎮安、歸順、泗州皆有之。根似萆薢及菝葜根狀。彼人頗重之，以充方物。

根氣味微苦平無毒。主治山嵐瘴毒，瘴毒并中諸毒，以根研

【集解】【時珍曰】朱砂根生深山中，今惟太和山人采之。苗高尺許，葉似冬青葉，背甚赤，夏月長茂。根大如筯，赤色，此與百兩金仿佛。

根。【氣味】苦，凉，無毒。【主治】咽喉腫痺，磨水或醋嚥之，甚良。時珍。

辟虺雷 唐本草

【釋名】辟蛇雷 綱目。【時珍曰】此物辟蛇虺有威，故以雷名之。

【集解】【恭曰】辟虺雷狀如粗塊蒼术，節中有眼。【時珍曰】今川中峨眉、鶴鳴諸山皆有之。根狀如蒼术，大者若拳。彼人以充方物，苗狀當俟訪問。

根。【氣味】苦，大寒，無毒。【主治】解百毒，消痰，祛大熱、頭痛，辟瘟疫。唐本。治咽喉痛痺，解蛇虺毒。時珍。

錦地羅 綱目

【集解】【時珍曰】錦地羅出廣西慶遠山巖間，鎮安、歸順、柳州皆有之。根似萆薢及栝樓根狀。彼人頗重之，以充方物。

根。【氣味】微苦，平，無毒。【主治】山嵐瘴毒，瘡毒，并中諸毒，以根研

生酒服一錢匕即解。時珍

紫金牛 宋圖經

【集解】頌曰：生福州。葉如茶葉，上綠下紫。結實圓，紅色如丹朱。根微紫色。八月采根，去心暴乾，頗似巴戟。

【氣味】辛，平，無毒。【主治】時疾膈氣，去風痰。蘇頌。解毒破血。時珍

拳參 宋圖經

【集解】頌曰：生淄州田野。葉如羊蹄，根似海鰕，黑色。土人五月采之。

【氣味】缺。【主治】為末，淋渫腫氣。蘇頌

鐵線草 宋圖經

【集解】頌曰：生饒州。三月采根，陰乾。時珍曰：今俗呼萹蓄為鐵線草，恐同名耳。

【氣味】微苦，平，無毒。【主治】療風，消腫毒，有效。蘇頌

【附方】新一。男女諸風，産後風。方用鐵線草根五錢，五加皮一兩，防風二錢，為末。以烏骨雞一斤重者，水內淹死，去毛腸，砍作肉生，入藥和勻，下麻油共炒黃色，隨入量入酒煮熟。先以排風藤煎濃湯沐浴頭身，乃飲酒食雞發

生酒服一錢匕，即解。時珍。

紫金牛宋圖經

【集解】【頌曰】生福州。葉如茶葉，上緑下紫。結實圓，紅色如丹朱。根微紫色，八月采根，去心暴乾，頗似巴戟。

【氣味】辛，平，無毒。【主治】時疾膈氣，去風痰。蘇頌。解毒破血。時珍。

拳參宋圖經

【集解】【頌曰】生淄州田野，葉如羊蹄，根似海鰕，黑色，土人五月采之。

【氣味】缺。【主治】爲末，淋渫腫氣。蘇頌。

鐵線草宋圖經

【集解】【頌曰】生饒州，三月采根，陰乾。【時珍曰】今俗呼萹蓄爲鐵線草，蓋同名耳。

【氣味】微苦，平，無毒。【主治】療風消腫毒，有效。蘇頌。

【附方】新一。男女諸風。産後風尤妙。鐵線草根五錢，五加皮一兩，防風二錢，爲末。以烏骨雞一斤重者，水内淹死，去毛、腸，砍作肉生，入藥剁勻，下麻油些少，炒黄色，隨人量入酒煮熟。先以排風藤煎濃湯，沐浴頭身，乃飲酒食雞，發

出楮汗卽愈，如不沐浴，必發出風刑乃愈。滑伯仁攖寧心要

金絲草 綱目

【集解】時珍曰：金絲草出慶陽山谷，苗狀當俟訪問。

【氣味】苦，寒，無毒。【主治】吐血，欬血，衄血，下血，血崩，瘴氣，解諸藥毒，療癰疽丁腫惡瘡，涼血散熱。時珍

【附方】新三。婦人血崩：金絲草、海柏枝、□上花共蠶退紙、舊錦灰等分為末，溫酒空心服此。光述傳談埜

藥方癰疽丁腫，一切惡瘡：金絲草、忍冬藤、五葉藤、天蕎麥等分，煎湯溫洗。黑色者加醋。〇又法：用金絲草灰二兩，醋拌晒乾，貝母五兩去心，白芷二兩，為末，以涼水調貼瘡上，香油亦可，或加龍骨少許。天蛇頭毒：落蘇即金絲草、金銀花藤、五葉紫葛、天蕎麥等分，切碎，用絕好醋濃煎，先熏後洗。救急方

出粘汗即愈。如不沐浴，必發出風丹乃愈。滑伯仁攖寧心要。

金絲草綱目

【集解】【時珍曰】金絲草出慶陽山谷，苗狀當俟訪問。

【氣味】苦，寒，無毒。【主治】吐血欬血，衄血下血，血崩，瘴氣，解諸藥毒，療癰疽丁腫惡瘡，凉血散熱。時珍。

【附方】新三。婦人血崩。金絲草、海柏枝、砂仁、花椒、蠶退紙、舊錦灰，等分爲末，煮酒空心服。陳光述傳。談埜翁方。癰疽丁腫，一切惡瘡。金絲草、忍冬藤、五葉藤、天蕎麥等分，煎湯温洗。黑色者，加醋。○又鐵箍散：用金絲草灰二兩，醋拌晒乾，貝母五兩去心，白芷二兩，爲末，以凉水調貼瘡上，香油亦可。或加龍骨少許。天蛇頭毒。落蘇即金絲草、金銀花藤、五葉紫葛、天蕎麥等分，切碎，用絶好醋濃煎，先熏後洗。救急方。

本草綱目草部目録第十四卷

草之三　芳草類五十六種

當歸本經　芎藭本經　蘼蕪本經　蛇牀本經
藁本本經 徐黄附　蜘蛛香綱目　白芷本經　芍藥本經
牡丹本經 鼠姑附　木香本經　甘松香開寶　山柰綱目
廉薑拾遺　杜若本經　山薑藥性　高良薑別錄 即紅豆蔻
豆蔻別錄 即草果　白豆蔻開寶　縮砂蔤開寶　益智子開寶
蓽茇開寶　蒟醬唐本　肉豆蔻唐本　補骨脂開寶 即破故紙
薑黃唐本　鬱金唐本　蓬莪茂開寶　荊三稜開寶
莎根香附子別錄　瑞香綱目　茉莉綱目 素馨附　鬱金香開寶
茅香開寶　白茅香拾遺　排草香綱目　迷迭香拾遺
藒車香拾遺　艾納香開寶　兜納香海藥　線香綱目

本草綱目草部目録第十四卷

草之三　芳草類五十六種

當歸本經　芎藭本經　蘼蕪本經　蛇牀本經
藁本本經○徐黄附　蜘蛛香綱目　白芷香〔一〕本經　芍藥本經
牡丹本經○鼠姑附　木香本經　甘松香開寶　山柰綱目
廉薑拾遺　杜若本經　山薑藥性　高良薑別録○即紅豆蔻
豆蔻別録即草果　白豆蔻開寶　縮砂蔤開寶　益智子開寶
蓽茇開寶　蒟醬唐本　肉豆蔻唐本　補〔二〕骨脂開寶○即破故紙
薑黄唐本　鬱金唐本　蓬莪蒁〔三〕開寶　荊三棱開寶
莎根〔四〕香附子別録　瑞香綱目　茉莉〔五〕綱目○素馨附　鬱金香開寶
茅香開寶　白茅香拾遺　排草香〔六〕綱目　迷迭香拾遺
藒車香拾遺　艾納香開寶　兜納香海藥　線香綱目

〔一〕白芷香：本卷正文本藥正名作「白芷」。
〔二〕補：原作「補」。今據正文改。
〔三〕蒁：本卷正文本藥正名作「茂」。
〔四〕莎根：證類卷九正文本藥正名作「莎草根」，本卷正文本藥正名作「莎草」。
〔五〕茉莉：本卷正文此藥另附「指甲花」。
〔六〕排草香：本卷正文此藥後附「瓶香、耕香」二藥。

藿香嘉祐　薰草零陵香別錄　蘭草本經

澤蘭本經　馬蘭日華　香薷別錄　石香葇開寶

爵牀本經　赤車使者唐本　假蘇荊芥本經　薄荷唐本

積雪草本經　蘇別錄　荏別錄即白蘇　水蘇本經即雞蘇

薺薴拾遺石薺薴附

右附方舊八十一新三百七十一

藿香嘉祐　薰草零陵香〔一〕別録　蘭草本經

澤蘭本經　馬蘭〔二〕日華　香薷別録　石香葇開寶

爵牀本經　赤車使者唐本　假蘇荆芥〔三〕本經　薄荷唐本

積雪草本經　蘇別録　荏〔四〕別録○即白蘇　水蘇本經○即雞蘇

薺薴拾遺○石薺薴附

右附方舊八十一，新三百七十一。

〔一〕薰草零陵香：本卷正文薰草首出別録，零陵香首出宋開寶。

〔二〕馬蘭：本卷正文此藥後附「麻伯、相烏、天雄草、益嬭草」。

〔三〕荆芥：本藥正文「荆芥」乃別名，未與正名并列。

〔四〕荏：此藥有名無文。

原本脂作可也

四諸類作西

草部

草之三　芳草類五十六種

當歸 本經中品

釋名 乾歸 本經 山蘄 爾雅 白蘄 爾雅 文無 綱目 頌曰按爾雅薛山蘄又云薛白蘄薛音百蘄即古芹字郭璞注云當歸也似芹而粗大許慎說文云生山中者名薛一名山蘄然則當歸芹類也在平地者名芹生山中粗大者名當歸也宗奭曰今川蜀皆以畦種尤肥好多脂不以平地山中為等差也時珍曰當歸本非芹類特以花葉似芹故得芹名古人娶妻為嗣續也當歸調血為女人要藥有思夫之意故有當歸之名正與唐詩胡麻好種無人種正是歸時又不歸之旨相同崔豹古今注云古人相贈以芍藥相招以文無文無一名當歸芍藥一名將離故也承曰當歸治妊婦產後惡血上衝倉卒取效氣血昏亂者服之即定能使氣血各有所歸恐當歸之名必因此出也

集解 別錄曰當歸生隴西川谷二月八月采根陰乾 弘景曰今隴西四陽黑水當歸多肉少枝氣香名馬尾當歸西川北部當歸多根枝而細歷陽所出者色白而氣味薄不相俗呼為草當歸闕少時亦用之恭曰今出當州宕州翼州松州以宕州者最勝有二種一種似大葉芎藭者名馬尾當歸今人多用一種似細葉芎藭者名蠶頭當歸即陶稱歷陽者

本草綱目草部第十四卷

草之三　芳草類五十六種

當歸本經中品

【釋名】乾歸本經、山蘄爾雅、白蘄爾雅、文無綱目。【頌曰】按爾雅：薜，山蘄。又云：薜，白蘄。薜音百，蘄即古芹字。郭璞註云：當歸也，似芹而粗大。許慎説文云：生山中者名薜，一名山蘄。然則當歸，芹類也。在平地者名芹，生山中粗大者名當歸也。【宗奭曰】今川蜀皆以畦種，尤肥好多脂，不以平地、山中爲等差也。【時珍曰】當歸本非芹類，特以花葉似芹，故得芹名。古人娶妻爲嗣續也，當歸調血爲女人要藥，有思夫之意，故有當歸之名。正與唐詩「胡麻好種無人種，正是歸時又不歸」之旨相同。崔豹古今注云：古人相贈以勺藥，相招以文無。文無一名當歸，芍藥一名將離故也。【承曰】當歸治妊婦産後惡血上衝，倉卒取效。氣血昏亂者，服之即定。能使氣血各有所歸，恐當歸之名必因此出也。

【集解】【別録曰】當歸生隴西川谷，二月、八月采根，陰乾。【弘景曰】今隴西四[一]陽黑水當歸多肉少枝氣香，名馬尾當歸。西川北部當歸多根枝而細。歷陽所出者色白而氣味薄，不相似，呼爲草當歸，缺少時亦用之。【恭曰】今出當州、宕州、翼州、松州，以宕州者最勝。有二種。一種似大葉芎藭者，名馬尾當歸，今人多用。一種似細葉芎藭者，名蠶頭當歸，即陶稱歷陽者，

〔一〕四：政和證類（元本）作「叨」。

不堪用莖葉並卑下於芎藭頌曰今川蜀陝西諸郡及江寧
府滁州皆有之以蜀中者爲勝春生苗綠葉有三瓣七八月
開花似蒔蘿淺紫色根黑黃色以肉厚而不枯者爲勝時珍
曰今陝蜀秦州汶州諸處人多栽蒔爲貨以秦歸頭圓尾多
色紫氣香肥潤者名馬尾歸最勝他處頭大尾粗色白堅枯
者爲鑱頭歸止宜入發散藥爾韓懋言川產者力剛而善攻
秦產者力柔
而善補是矣

根

修治 斆曰凡用去蘆頭以酒浸一宿入藥止血破血頭尾效各不同若要破血即使頭一節硬實處若要止痛
止血即用尾若一併用服食無效不如不使惟單使妙也元
素曰頭止血尾破血身和血全用即一破一止也先以水洗
淨土治上酒浸治外酒洗過或火乾日乾入藥杲曰頭止血
而上行身養血而中守梢破血而下流全活血而不走時珍
曰雷張二氏所說頭尾功效各異凡物之根身半已上氣脈
上行法乎天身半已下氣脈下行法乎地人身法象天地則
治上當用頭治中當用身治下當用尾通治則全用乃一定
之理也當以張氏之說爲優凡晒乾乘熱紙封甕收之不蛀

氣味 苦溫無毒 別錄曰辛大溫普曰神農黃帝桐君扁鵲甘無毒岐伯雷公辛無毒李當之小溫杲曰甘
辛溫無毒氣厚味薄可升可降陽中微陰入手少陰足太陰
厥陰經血分之才曰惡䕡茹濕麪畏菖蒲海藻牡蒙生薑制
雄黃

不堪用，莖葉並卑下於芎藭。【頌曰】今川蜀、陝西諸郡及江寧府、滁州皆有之，以蜀中者爲勝。春生苗，緑葉有三瓣。七八月開花似蒔蘿，淺紫色，根黑黄色，以肉厚而不枯者爲勝。【時珍曰】今陝、蜀、秦州、汶州諸處人多栽蒔爲貨。以秦歸頭圓尾多、色紫氣香、肥潤者，名馬尾歸，最勝他處。頭大尾粗、色白堅枯者，爲鑱頭歸，止宜入發散藥爾。韓𢘿言「川產者力剛而善攻，秦產者力柔而善補」，是矣。

根。【修治】【斅曰】凡用去蘆頭，以酒浸一宿入藥。止血破血，頭、尾效各不同。若要破血，即使頭一節硬實處。若要止痛止血，即用尾。若一併用，服食無效，不如不使，惟單使妙也。【元素曰】頭止血，尾破血，身和血，全用即一破一止也。先以水洗净土。治上酒浸，治外酒洗過，或火乾、日乾入藥。【杲曰】頭止血而上行，身養血而中守，梢破血而下流，全活血而不走。【時珍曰】雷、張二氏所説頭尾功效各異。凡物之根，身半已上，氣脉上行，法乎天；身半已下，氣脉下行，法乎地。人身法象天地，則治上當用頭，治中當用身，治下當用尾，通治則全用，乃一定之理也。當以張氏之説爲優。凡晒乾，乘熱紙封甕收之，不蛀。

【氣味】苦〔一〕，温，無毒。【别録曰】辛，大温。【普曰】神農〔二〕、黄帝、桐君、扁鵲：甘，無毒。岐伯、雷公：辛，無毒。李當之：小温。【杲曰】甘、辛，温，無毒。氣厚味薄，可升可降，陽中微陰，入手少陰、足太陰、厥陰經血分。【之才曰】惡藺茹、濕麪，畏菖蒲、海藻、牡蒙、生薑，制雄黄。

〔一〕苦：證類卷八當歸載本經作「甘」。
〔二〕農：原作「濃」。今據改同上。

病別本作痛非

【主治】欬逆上氣，溫瘧寒熱洗洗在皮膚中，婦人漏下絕子，諸惡瘡瘍金瘡，煮汁飲之。本經 溫中止痛，除客血內塞，中風痓汗不出，濕痹中惡，客氣虛冷，補五臟，生肌肉。別錄 止嘔逆，虛勞寒熱，下痢腹痛齒痛，女人瀝血腰痛，崩中，補諸不足。甄權 治一切風，一切氣，補一切勞，破惡血，養新血，及癥癖，腸胃冷。大明 治頭痛，心腹諸痛，潤腸胃筋骨皮膚，治癰疽，排膿止痛，和血補血。時珍 主痿癖嗜卧，足下熱而痛，衝脉爲病，氣逆裏急，帶脉爲病，腹痛，腰溶溶如坐水中。好古

【發明】權曰：患人虛冷，加而用之。【承】曰：世俗多謂惟能治血，而金匱、外臺、千金諸方皆爲人補不足，決取立效之藥。古方用治婦人產後惡血上衝，取效無急於此。凡氣血昏亂者，服之即定。可以補虛，備產後要藥也。【宗奭】曰：藥性論補女子諸不足，一說盡當歸之用矣。【成無己】曰：脉者血之府，諸血皆屬心。凡通脉者，必先補心益血。故張仲景治手足厥寒，脉細欲絕者，用當歸之苦溫以助心血。【元素】曰：其用有三：一心經本藥，二和血，三治諸病夜甚。凡血受病，必須用之。血壅而

【主治】咳逆上氣，温瘧寒熱，洗洗在皮膚中，婦人漏下絶子，諸惡瘡瘍，金瘡，煮汁飲之。本經。温中止痛，除客血内塞，中風痓汗不出，濕痺中惡，客氣虚冷，補五臟，生肉。别録。止嘔逆，虚勞寒熱，下痢腹痛，齒痛，女人瀝血腰痛，崩中，補諸不足。甄權。治一切風、一切血〔一〕，補一切勞，破惡血，養新血，及主〔二〕癥癖，腸胃冷。大明。治頭痛，心腹諸痛，潤腸胃筋骨皮膚，治癰疽，排膿止痛，和血補血。時珍。主痿癖嗜卧，足下熱而痛。衝脉爲病，氣逆裏急。帶脉爲病，腹痛，腰溶溶如坐水中。好古。

【發明】【權曰】患人虚冷者，加而用之。【承曰】世俗多謂惟能治血，而金匱、外臺、千金諸方皆爲大〔三〕補不足、决取立效之藥。古方用治婦人産後惡血上衝，取效無急於此。凡氣血昏亂者，服之即定。可以補虚，備産後要藥也。【宗奭曰】藥性論補女子諸不足一説，盡當歸之用矣。【成無己曰】脉者，血之府，諸血皆屬心。凡通脉者，必先補心益血。故張仲景治手足厥寒、脉細欲絶者，用當歸之苦温以助心血。【元素曰】其用有三：一心經本藥，二和血，三治諸病夜甚。凡血受病，必須用之。血壅而

〔一〕血：原作「氣」。今據證類卷八當歸改。
〔二〕主：原脱。今據補同上。
〔三〕大：原作「人」。今據改同上。

補別本作破可

不流則痛當歸之甘溫能和血辛溫能散內寒苦溫能助心散寒使氣血各有所歸好古曰入手少陰以其心生血也入足太陰以其脾裹血也入足厥陰以其肝藏血也頭能破血身能養血尾能行血全用同人參黃耆則補氣而生血同牽牛大黃則行氣而補血從桂附茱萸則熱從大黃芒硝則寒佐使分定用者當知酒蒸治頭痛諸痛皆屬木故以血藥主之機曰治頭痛酒煮服清取其浮而上也治心痛酒調末服取其濁而半沈半浮也治小便出血用酒煎服取其沈入下極也自有高低之分如此王海藏言當歸血藥如何治胸中欬逆上氣按當歸其味辛散乃血中氣藥也況欬逆上氣有陰虛陽無所附者故用血藥補陰則血和而氣降矣韓𢘿曰當歸主血分之病川產力剛可攻秦產力柔宜補凡用本病宜酒制有痰以薑制導血歸源之理血虛以人參石脂為佐血熱以生地黃條芩為佐不絕生化之源血積配以大黃要之血藥不容捨當歸故古方四物湯以為君芍藥為臣地黃為佐芎藭為使也

附方 舊八新一十九

血虛發熱 當歸補血湯治肌熱躁熱困渴引飲目赤面紅晝夜不息其脈洪大而虛重按全無力此血虛之候也得於肌困勞役證象白虎但脈不長實為異耳若誤服白虎湯即死宜此主之當歸身酒洗二錢綿黃芪蜜炙一兩作一服水二鍾煎一鍾空心溫服日再服　東垣蘭室秘藏

失血眩運 凡傷胎去血產後去血崩中去血金瘡去血拔牙去血一切去血過多心煩眩運悶絕不省人事當歸二兩芎藭一兩每用五錢水七分

不流則痛，當歸之甘温能和血，辛温能散内寒，苦温能助心散寒，使氣血各有所歸。【好古曰】入手少陰，以其心生血也；入足太陰，以其脾裹血也；入足厥陰，以其肝藏血也。頭能破血，身能養血，尾能行血。全用，同人參、黄耆，則補氣而生血；同牽牛、大黄則行氣而補〔一〕血。從桂、附、茱萸則熱，從大黄、芒硝則寒。佐使分定，用者當知。酒蒸治頭痛，諸頭〔二〕痛皆屬木，故以血藥主之。【機曰】治頭痛，酒煮服清，取其浮而上也。治心痛，酒調末服，取其濁而半沈半浮也。治小便出血，用酒煎服。取其沈入下極也。自有高低之分如此。王海藏言：當歸血藥，如何治胸中欬逆上氣？按當歸其味辛散，乃血中氣藥也。況欬逆上氣，有陰虚陽無所附者，故用血藥補陰，則血和而氣降矣。【韓丞曰】當歸主血分之病。川産力剛可攻，秦産力柔宜補。凡用，本病宜酒制，有痰以薑制，導血歸源之理。血虚以人參、石脂爲佐，血熱以生地黄、條芩爲佐，不絶生化之源。血積配以大黄。要之，血藥不容舍當歸。故古方四物湯以爲君，芍藥爲臣，地黄爲佐，芎藭爲使也。

【附方】舊八，新一十九。**血虚發熱**。當歸補血湯：治肌熱躁熱，困渴引飲，目赤面紅，晝夜不息，其脉洪大而虚，重按全無力，此血虚之候也。得於飢〔三〕困勞役，證象白虎，但脉不長實爲異耳。若誤服白虎湯即死，宜此主之。當歸身酒洗二錢，綿黄芪蜜炙一兩，作一服。水二鍾，煎一鍾，空心温服，日再服。東垣蘭室秘藏。**失血眩運**。凡傷胎去血，産後去血，崩中去血，金瘡去血，拔牙去血，一切去血過多，心煩〔四〕眩運，悶絶不省人事。當歸二兩，芎藭一兩，每用五錢，水七分，

〔一〕補：湯液本草卷中當歸引「易老云」作「破」。
〔二〕頭：原脱。今據補同上。
〔三〕飢：原作「肌」。今據蘭室秘藏卷下雜病「當歸補血湯」改。
〔四〕心煩：原二字缺損。今從江西本補正。

酒三分煎七分熱服日再婦人良方**衂血不止**當歸焙研末每服一錢米飲調下聖濟總錄**小便**
出血當歸四兩剉酒三升煮取一升頓服肘後方**頭痛欲裂**當歸二兩酒一升煮取六合飲之日再服
外臺秘要**內虛目暗**補氣養血用當歸生曬六兩附子火炮一兩為末煉蜜丸梧子大每服三十丸溫酒
下名六一丸聖濟總錄**心下痛刺**當歸為末酒服方寸七必效方**手臂疼痛**當歸三兩切酒
浸三日溫飲之飲盡別以三兩再浸以瘥為度事林廣記**溫瘧不止**當歸一兩水煎飲日一服聖濟總
錄**久痢不止**當歸二兩吳茱萸一兩同炒香去茱不用為末蜜丸梧子大每服三十丸米飲下名勝金丸
普濟方**大便不通**當歸白芷等分為末每服二錢米湯下聖濟總錄**婦人百病**諸虛不足者當
歸四兩地黃二兩為末蜜丸梧子大每食前米飲下十五丸太醫支法存方**月經逆行**從口鼻出先以京墨
磨汁服止之次用當歸尾紅花各三錢水一鍾半煎八分溫服其經即通簡便方**室女經閉**當歸尾沒藥各
一錢為末紅花浸酒面北飲之一日一服普濟方**婦人血氣**臍下氣脹月經不利血氣上攻欲嘔不得睡當
歸四錢乾漆燒存性二錢為末煉蜜丸梧子大每服十五丸溫酒下永類方**墮胎下血**不止當歸焙一兩葱
白一握每服五錢酒一盞半煎八分溫服聖濟總錄**妊娠胎動**神妙佛手散治婦人妊娠傷動或子死腹

酒三分，煎七分，熱服，日再。婦人良方。**衄血不止**。當歸焙，研末，每服一錢，米飲調下。聖濟總録。**小便出血**。當歸四兩，剉，酒三升，煮取一升，頓服。肘後方。**頭痛欲裂**。當歸二兩，酒一升，煮取六合，飲之，日再服。外臺秘要。**内虚目暗**。補氣養血，用當歸生晒六兩，附子火炮一兩，爲末。煉蜜丸梧子大。每服三十丸，温酒下，名六一丸。聖濟總録。**心下痛刺**。當歸爲末，酒服方寸匕。必效方。**手臂疼痛**。當歸三兩切，酒浸三日，温飲之。飲盡，別以三兩再浸，以瘥爲度。事林廣記。**温瘧不止**。當歸一兩，水煎飲，日一服。聖濟總録。**久痢不止**。當歸二兩，吴茱萸一兩，同炒香，去茱不用，黄連三兩〔一〕爲末，蜜丸梧子大。每服三十丸，米飲下，名勝金丸。普濟方。**大便不通**。當歸、白芷等分，爲末。每服二錢，米湯下。聖濟總録。**婦人百病**，諸虚不足者。當歸四兩，地黄二兩，爲末，蜜丸梧子大。每食前，米飲下十五丸。太醫支法存方。**月經逆行**，從口鼻出。先以京墨磨汁服，止之。次用當歸尾、紅花各三錢，水一鍾半，煎八分，温服，其經即通。簡便方。**室女經閉**。當歸尾、没藥各一錢，爲末，紅花浸酒，面北飲之，一日一服。普濟方。**婦人血氣**。臍下氣脹，月經不利，血氣上攻欲嘔，不得睡。當歸四錢，乾漆燒存性二錢，爲末，煉蜜丸梧子大。每服十五丸，温酒下。永類方。**墮胎下血**不止。當歸焙一兩，葱白一握，每服五錢，酒一盞半，煎八分，温服。聖濟總録。**妊娠胎動**。神妙佛手散：治婦人妊娠傷動，或子死腹

〔一〕黄連三兩：原脱。無此則非勝金丸。今據普濟方卷二百七總論「勝金丸」補。

中血下疼痛口噤欲死腹此探之不損則痛止已損便立下此乃徐王神驗方也當歸二兩芎藭一兩爲粗末每服三錢水一盞煎令泣泣欲乾投酒一盞再煎一沸溫服或灌之如人行五里再服不過三五服便效張文仲備急方

產難胎死横生倒生用當歸三兩芎藭一兩爲末先以大黑豆炒焦入流水一盞童便一盞煎至一盞分爲二服未效再服婦人良方

倒產子死不出當歸末酒服方寸匕子母秘錄

產後血脹腹痛引脇當歸二錢乾薑炮五分爲末每服三錢水一盞煎八分入鹽酢少許熱服婦人良方

產後腹痛如絞當歸末五錢白蜜一合水一盞煎一盞分爲二服未效再服婦人良方

產後自汗壯熱氣短腰脚痛不可轉當歸三錢黃芪台芍藥酒炒各二錢生薑五片水一盞半煎七分溫服和劑局方

產後中風不省人事口吐涎沫手足瘛瘲當歸荆芥穗等分爲末每服二錢水一盞酒少許童尿少許煎七分灌之下咽即有生意神效聖惠方

小兒胎寒好啼晝夜不止因此成癎當歸末一小豆大以乳汁灌之日夜三四度肘後方

小兒臍濕不早治成臍風或腫赤或出水用當歸末傅之一方入麝香少許一方用胡粉等分試之最驗若愈後因尿入復作再傅即愈聖惠方

湯火傷瘡焮赤潰爛用此生肌拔熱止痛當歸黃蠟各一兩麻油四兩以油煎當歸焦黃去滓納蠟攪成膏出火毒攤貼之和劑局方

白黃色枯舌縮恍惚若語亂者死當歸白朮二兩水煎入生苄汁蜜和服

中，血下疼痛，口噤欲死，服〔一〕此探之，不損則痛止，已損便立下，此乃徐王神驗方也。當歸二兩，芎藭一兩，爲粗末，每服三錢，水一盞，煎令泣泣欲乾，投酒一盞，再煎一沸，温服，或灌之，如人行五里，再服，不過三五服便效。張文仲備急方。**產難胎死**。橫生倒生。用當歸三兩，芎藭一兩，爲末，先以大黑豆炒焦，入流水一盞，童便一盞，煎至一盞，分爲二服，未效再服。婦人良方。**倒產子死**不出。當歸末，酒服方寸匕。子母秘録。**產後血脹**，腹痛引脇。當歸二錢，乾薑炮五分，爲末，每服三錢，水一盞，煎八分，入鹽、酢少許，熱服。婦人良方。**產後腹痛**如絞。當歸末五錢，白蜜一合，水一盞，煎一盞，分爲二服，未效再服。婦人良方。**產後自汗**，壯熱氣短，腰脚痛不可轉。當歸三錢，黄芪合芍藥酒炒各二錢，生薑五片，水一盞半，煎七分，温服。和劑局方。**產後中風**。不省人事，口吐涎沫，手足瘛瘲。當歸、荆芥穗等分，爲末，每服二錢，水一盞，酒少許，童尿少許，煎七分，灌之。下咽即有生意，神效。聖惠方。**小兒胎寒**，好啼，晝夜不止，因此成癇。當歸末一小豆大，以乳汁灌之，日夜三四度。肘後方。**小兒臍濕**。不早治，成臍風，或腫赤，或出水。用當歸末傅之。一方入麝香少許，一方用胡粉等分，試之最驗。若愈後因尿入復作，再傅即愈。聖惠方。**湯火傷瘡**。焮赤潰爛，用此生肌，拔熱止痛。當歸、黄蠟各一兩，麻油四兩，以油煎當歸焦黄，去滓，納蠟攪成膏，出火毒，攤貼之。和劑局方。**白黄色枯**，舌縮，恍惚，若語亂者死。當歸、白术各〔二〕二兩，水煎，入生芐汁、蜜和服。

〔一〕服：原作「腹」。今從錢本改。
〔二〕各：原脱。今據聖濟總録卷六十一三十六黄補。

三十六、黄芀

芎藭音穹窮○本經上品

釋名 胡藭別錄 川芎綱目 香果別錄 山鞠窮綱目時珍曰芎本作营名義未詳或云人頭穹窿窮高天之象也此藥上行專治頭腦諸疾故有芎藭之名以胡戎者爲佳故曰胡藭古人因其根節狀如馬銜謂之馬銜芎藭後世因其狀如雀腦謂之雀腦芎其出關中者呼爲京芎亦曰西芎出蜀中者爲川芎出天台者爲台芎出江南者爲撫芎皆因地而名也左傳楚人謂蕭人曰有麥麯乎有山鞠窮乎河魚腹疾奈何二物皆禦濕故以諭之丹溪朱氏治六鬱越鞠丸中用越桃鞠窮故以命名金光明經謂之闍莫迦

集解 別錄曰芎藭葉名蘼蕪生武功川谷斜谷西嶺三月四月采根暴乾普曰芎藭或生胡無桃山陰或泰山葉細香青黑文赤如藁本冬夏叢生五月花赤七月實黑附端兩葉三月采根有節如馬銜弘景曰武功斜谷西嶺俱近長安今出歷陽處處亦有人家多種之葉似蛇牀而香節大莖細狀如馬銜謂之馬銜芎藭蜀中亦有而細恭曰今出秦州其歷陽出者不復用其人間種者形塊大重實多脂山中采者瘦細味苦辛以九月十月采之爲佳若三月四月虛惡非時也頌曰關陜川蜀江東山中多有之而以蜀川者爲勝四五月生葉似水芹胡荽蛇牀輩作叢而莖細其葉倍香江東蜀

三十六黄方。

芎藭音穹窮○本經上品

【釋名】胡藭別録、川芎綱目、香果別録、山鞠窮綱目。【時珍曰】芎本作營，名義未詳。或云：人頭穹窿窮高，天之象也。此藥上行，專治頭腦諸疾，故有芎藭之名。以胡戎者爲佳，故曰胡藭。古人因其根節狀如馬銜，謂之馬銜芎藭。後世因其狀如雀腦，謂之雀腦芎。其出關中者呼爲京芎，亦曰西芎。出蜀中者爲川芎，出天台者爲台芎，出江南者爲撫芎，皆因地而名也。左傳：楚人謂蕭人曰：有麥麴乎？有山鞠窮乎？河魚腹疾奈[一]何？二物皆禦濕，故以諭之。丹溪朱氏治六鬱越鞠丸中用越桃、鞠窮，故以命名。金光明經謂之闍莫迦。

【集解】【別録曰】芎藭葉名蘼蕪，生武功川谷、斜谷西嶺，三月、四月采根，暴乾。【普曰】芎藭或生胡無桃山陰，或泰山。葉細、香、青黑，文赤如藁本，冬夏叢生，五月花赤，七月實黑，附端兩葉。三月采根，有節如馬銜。【弘景曰】武功、斜谷西嶺，俱近長安。今出歷陽，處處亦有，人家多種之。葉似蛇牀而香，節大莖細，狀如馬銜，謂之馬銜芎藭。蜀中亦有而細。【恭曰】今出秦州，其歷陽出者不復用。其人間種者形塊大，重實多脂。山中采者瘦細，味苦辛。以九月、十月采之爲佳，若三月、四月虚惡，非時也。【頌曰】關陝、川蜀、江東山中多有之，而以蜀川者爲勝。四五月生葉，似水芹、胡荽、蛇牀輩，作叢而莖細。其葉倍香，江東、蜀

〔一〕奈：原作「柰」。今據左傳卷二十三改。

李刻本作葉可

人采葉作飲七八月開碎白花如蛇牀子花根堅瘦黃黑色閩中出者形塊重實作雀腦狀者爲雀腦芎最有力時珍曰蜀地少寒人多栽蒔深秋莖葉亦不萎也清明後宿根生苗分其枝橫埋之則節節生根八月根下始結芎藭乃可掘取蒸暴貨之救荒本草云葉似芹而微細窄有丫叉又似白芷葉亦細又似胡荽葉而微壯一種似蛇牀葉而亦粗嫩葉可焯食宗奭曰凡用以川中大塊裏色白不油嚼之微辛甘者佳他種不入藥止可爲末煎湯沐浴而已

根氣味辛溫無毒普曰神農黃帝岐伯雷公辛無毒扁鵲酸無毒李當之生溫熱寒元素曰性溫味辛苦氣厚味薄浮而升陽也少陽本經引經藥入手足厥陰氣分之才曰白芷爲之使畏黃連伏雌黃得細辛療金瘡止痛得牡蠣療頭風吐逆主治中風入腦頭痛寒痺筋攣緩急金瘡婦人血閉無子本經除腦中冷動面上遊風去來目淚出多涕唾忽忽如醉諸寒冷氣心腹堅痛中惡卒急腫痛脇風痛溫中內寒別錄腰脚軟弱半身不遂胞衣不下甄權一切風一切氣一切勞損一切血補五勞壯筋骨調衆脈破癥結宿血養新血吐血鼻血溺血腦癰發背瘰癧癭贅痔瘻瘡疥長肉排膿消瘀血

人采葉作飲。七八月開碎白花，如蛇牀子花。根堅瘦，黄黑色。關中出者形塊重實，作雀腦狀者爲雀腦芎，最有力。【時珍曰】蜀地少寒，人多栽蒔，深秋莖葉亦不萎也。清明後宿根生苗，分其枝橫埋之，則節節生根。八月根下始結芎藭，乃可掘取，蒸暴貨之。救荒本草云：葉似芹而微細窄，有丫叉。又似白芷，葉亦細。又似胡荽葉而微壯。一種似蛇牀葉而亦粗。嫩葉可煠食。【宗奭曰】凡用，以川中大塊，裏色白，不油，嚼之微辛甘者佳。他種不入藥〔一〕，止可爲末，煎湯沐浴而已。

根。【氣味】辛，温，無毒。【普曰】神農、黄帝、岐伯、雷公：辛，無毒。扁鵲：酸，無毒。李當之：生温，熟寒。【元素曰】性温，味辛、苦，氣厚味薄，浮而升，陽也。少陽本經引經藥，入手、足厥陰氣分。【之才曰】白芷爲之使，畏黄連，伏雌黄。得細辛，療金瘡止痛。得牡蠣，療頭風吐逆。【主治】中風入腦頭痛，寒痹筋攣緩急，金瘡，婦人血閉無子。本經。除腦中冷動，面上遊風去來，目淚出，多涕唾，忽忽如醉，諸寒冷氣，心腹堅痛，中惡卒急腫痛，脇風痛，温中內寒。别録。腰脚軟弱，半身不遂，胞衣不下。甄權。一切風，一切氣，一切勞損，一切血。補五勞，壯筋骨，調衆脉，破癥結宿血，養新血，吐血鼻血溺血，腦癰發背，瘰癧癭贅，痔瘻瘡疥，長肉排膿，消瘀血。

〔一〕藥：原作「葉」。今據證類卷七芎藭改。

明目，搜肝氣，補肝血，潤肝燥，補風虛。好古 燥濕，止瀉痢，行氣開鬱。時珍 蜜和大丸，夜服，治風痰殊效。蘇頌 齒根出血，含之多瘥。弘景

【發明】宗奭曰：今人用此最多，頭面風不可缺也，然須以他藥佐之。元素曰：川芎上行頭目，下行血海，故清神及四物湯皆用之。能散肝經之風，治少陽厥陰經頭痛及血虛頭痛之聖藥也。其用有四：爲少陽引經，一也；諸經頭痛，二也；助清陽之氣，三也；去濕氣在頭，四也。杲曰：頭痛必用川芎。如不愈，加各引經藥：太陽羌活，陽明白芷，少陽柴胡，太陰蒼朮，厥陰吳茱萸，少陰細辛，是也。震亨曰：鬱在中焦，須撫芎開提其氣以升之，氣升則鬱自降。故撫芎總解諸鬱，直達三焦，爲通陰陽氣血之使。時珍曰：芎藭，血中氣藥也。肝苦急，以辛補之，故血虛者宜之；辛以散之，故氣鬱者宜之。左傳言麥麴鞠窮禦濕，治河魚腹疾。予治濕瀉，每加二味，其應如響也。血痢已通而痛不止者，乃陰虧氣鬱，藥中加芎爲佐，氣行血調，其病立止。此皆醫學妙旨，圓機之士，始可語之。○宗奭曰：沈括筆談云：一族子舊服芎藭，醫鄭叔熊見之云：芎藭不可久服，多令人暴死。後族子果無疾而卒。又朝士張子通之妻病腦風，服芎藭甚久，一旦暴亡。皆目見者。此皆單服既久，則走散真氣。若使他藥佐使，又不久服，中病便已，則焉能至此哉？虞摶曰：骨蒸多汗，及氣弱之人，不可久服。其性辛散，令真氣走泄，而陰愈虛也。時珍曰：五味入胃，各歸其本臟。久服則增氣偏勝，必有偏絶，故有暴夭之患。若藥具五味，備四氣，君臣佐使配

大明。搜肝氣，補肝血，潤肝燥，補風虛。好古。燥濕，止瀉痢，行氣開鬱。時珍。蜜和大丸，夜服，治風痰殊效。蘇頌。齒根出血，含之多瘥。弘景。

【發明】【宗奭曰】今人用此最多，頭面風不可缺也。然須以他藥佐之。【元素曰】川芎上行頭目，下行血海，故清神及四物湯皆用之。能散肝經之風，治少陽厥陰經頭痛及血虛頭痛之聖藥也。其用有四：爲少陽引經一也，諸經頭痛二也，助清陽之氣三也，去濕氣在頭四也。【杲曰】頭痛必用川芎。如不愈，加各引經藥。太陽羌活，陽明白芷，少陽柴胡，太陰蒼朮，厥陰吴茱萸，少陰細辛，是也。【震亨曰】鬱在中焦，須撫芎開提其氣以升之，氣升則鬱自降。故撫芎總解諸鬱，直達三焦，爲通陰陽氣血之使。【時珍曰】芎藭，血中氣藥也。肝苦急，以辛補之，故血虛者宜之。辛以散之，故氣鬱者宜之。左傳言麥麴、鞠窮禦濕，治河魚腹疾。予治濕瀉每加二味，其應如響也。血痢已通而痛不止者，乃陰虧氣鬱，藥中加芎爲佐。氣行血調，其病立止。此皆醫學妙旨，圓機之士，始可語之。○【宗奭曰】沈括筆談云：一族子舊服芎藭，醫鄭叔熊見之云：芎藭不可久服，多令人暴死。後族子果無疾而卒。又朝士張子通之妻病腦風，服芎藭甚久，一旦暴亡。皆目見者。此皆單服既久，則走散真氣。若使他藥佐使，又不久服，中病便已，則焉能至此哉？【虞摶曰】骨蒸多汗，及氣弱之人，不可久服。其性辛散，令真氣走洩而陰愈虚也。【時珍曰】五味入胃，各歸其本臟。久服則增氣偏勝，必有偏絶，故有暴夭之患。若藥具五味，備四氣，君臣佐使配

合得宜豈有此害哉如芎藭肝經藥也若單服既久則辛喜歸肺肺氣偏勝金來賊木肝必受邪久則偏絕豈不夭亡故醫者貴在格物也

附方 舊七新十十七

生犀丸 宋真宗賜高相國去痰清目進飲食生犀丸用川芎十兩緊小者粟米泔浸三日換切片子日乾爲末分作兩料每料入麝腦各一分生犀半兩重湯煮蜜和丸小彈子大茶酒嚼下一丸痰加朱砂半兩膈痰加牛黃一分水飛鐵粉一分頭目昏加細辛一分口眼喎斜加炮天南星一分　御藥院方

氣虛頭痛 真川芎藭爲末臘茶調服二錢甚捷曾有婦人產後頭痛一服即愈　集簡方

氣厥頭痛 婦人氣盛頭痛及產後頭痛川芎藭天台烏藥等分爲末每服二錢蔥茶調下○御藥院方加白朮水煎服

風熱頭痛 川芎藭一錢茶葉二錢水一鍾煎五分食前熱服　簡便方

頭風化痰 川芎洗切晒乾爲末煉蜜丸如小彈子大不拘時嚼一丸茶清下　經驗後方

偏頭風痛 京芎細剉浸酒日飲之　斗門方

風熱上衝 頭目運眩或胸中不利川芎槐子各一兩爲末每服三錢用茶清調下胸中不利以水煎服　張潔古保命集

首風旋運 及偏正頭疼多汗惡風胸膈痰飲川芎藭一斤天麻四兩爲末煉蜜丸如彈子大每嚼一丸茶清下　劉河間宣明方

失血眩運 方見當歸下

一切心痛 大芎一个爲末燒酒服之一个住一年兩个住二年　孫氏集

合得宜，豈有此害哉？如芎藭，肝經藥也，若單服既久，則辛喜歸肺，肺氣偏勝，金來賊木，肝必受邪，久則偏絶，豈不夭亡？故醫者貴在格物也。

【附方】舊七，新一〔一〕十七。**生犀丸**。宋真宗賜高相國去痰清目進飲食生犀丸。用川芎十兩，緊小者，粟米泔浸，二日換，切片子，日乾爲末。分作兩料。每料入麝、腦各一分，生犀半兩，重湯煮，蜜和丸小彈子大。茶、酒嚼下一丸。痰，加朱砂半兩。膈痰，加牛黄一分，水飛鐵粉一分。頭目昏，加細辛一分。口眼喎斜，加炮天南星一分。御藥院方。**氣虚頭痛**。真川芎藭爲末，臘茶調服二錢，甚捷。曾有婦人産後頭痛，一服即愈。集簡方。**氣厥頭痛**。婦人氣盛頭痛及産後頭痛。川芎藭、天台烏藥等分，爲末。每服二錢，葱茶調下。○御藥院方加白朮，水煎服。**風熱頭痛**。川芎藭一錢，茶葉二錢，水一鍾，煎五分，食前熱服。簡便方。**頭風化痰**。川芎洗切，晒乾爲末，煉蜜丸如小彈子大。不拘時嚼一丸，茶清〔二〕下。經驗後方。**偏頭風痛**。京芎細剉浸酒，日飲之。斗門方。**風熱上衝**，頭目運眩，或胸中不利。川芎、槐子各一兩，爲末。每服三錢，用茶清調下。胸中不利，以水煎服。張潔古保命集。**首風旋運**，及偏正頭疼，多汗惡風，胸膈痰飲。川芎藭一斤，天麻四兩，爲末，煉蜜丸如彈子大。每嚼一丸，茶清〔三〕下。劉河間宣明方。**失血眩運**。方見「當歸」下。**一切心痛**。大芎一個，爲末，燒酒服之。一個住一年，兩個住二年。孫氏集

〔一〕一：原作「十」。據此下新方數改。
〔二〕清：證類卷七芎藭引經驗後方作「酒」。
〔三〕清：宣明論方卷二首風證作「酒」。

效方

經閉驗胎經水三个月不行驗胎法川芎生爲末空心濃艾湯服一匙腹内微動者是有胎不動者非也

花方

損動胎氣因跌撲舉重損胎不安或子死腹中者芎藭爲末酒服方寸匕須臾一二服立出十全

方

崩中下血晝夜不止千金方用芎藭一兩清酒一大盞煎取五分徐徐進之○聖惠加生地黄汁二合同

煎

酒癖脇脹時復嘔吐腹有水聲川芎藭三稜炮各一兩爲末每服二錢葱白湯下聖濟總録

小兒腦熱好閉目或太陽痛或目赤腫川芎藭薄荷朴消各二錢爲末以少許吹鼻中全幼心鑑

齒敗口臭水煮芎藭含之廣濟方

牙齒疼痛大川芎藭一个入舊糟内藏一月取焙入細辛同研末揩牙本事方

諸瘡腫痛撫芎煅研入輕粉麻油調塗普濟方

産後乳懸婦人産後兩乳忽長細小如腸垂過小腹痛不可忍危亡須臾名曰乳懸將芎藭當歸各一斤以半斤剉散於瓦石器内用水濃煎不拘多少頻服仍以一斤半剉塊於病人卓下燒烟令將口鼻吸烟用盡未愈再作一料仍以萆麻子一粒貼其頂心夏子益奇疾方

蘼蕪本經上品

釋名薇蕪別録蘄茝爾雅江離別録須曰蘄茝古芹芷字也時珍蘼蕪一作蘪蕪其莖葉靡弱而繁蕪故以名之當歸名蘄白芷名蘺其葉似當歸其香似白芷故有蘄茝江蘺之名王逸云蘺草生江中故曰江蘺是也

效方。**經閉驗胎**。經水三個月不行，驗胎法，川芎生爲末，空心煎艾湯服一匙。腹内微動者是有胎，不動者非也。靈苑方。**損動胎氣**。因跌撲舉重，損胎不安，或子死腹中者，芎藭爲末，酒服方寸匕，須臾一二服，立出。續[一]十全方。**崩中下血**，晝夜不止。千金方用芎藭一兩，清酒一大盞，煎取五分，徐徐進之。○聖惠：加生地黄汁二合，同煎。**酒癖脇脹**，時復嘔吐，腹有水聲。川芎藭、三稜炮各一兩，爲末。每服二錢，葱白湯下。聖濟總録。**小兒腦熱**。好閉目，或太陽痛，或目赤腫。川芎藭、薄荷、朴硝各二錢，爲末。以少許吹鼻中。全幼心鑑。**齒敗口臭**。水煮芎藭含之。廣濟方。**牙齒疼痛**。大川芎藭一個，入舊糟内藏一月，取焙，入細辛同研末，揩牙。本事方。**諸瘡腫痛**。撫芎煅研，入輕粉，麻油調塗。普濟方。**産後乳懸**。婦人産後，兩乳忽長，細小如腸，垂過小肚，痛不可忍，危亡須臾，名曰乳懸。將芎藭、當歸各一斤，以半斤剉散，於瓦石器内用水濃煎，不拘多少頻服。仍以一斤半剉塊，於病人桌[二]下燒烟，令將口鼻吸烟。用盡未愈，再作一料。仍以蓖麻子一粒，貼其頂心。夏子益奇疾方。

蘼蕪本經上品

【釋名】薇蕪別録、蘄茝爾雅、江蘺別録。【頌曰】蘄茝，古芹芷字也。【時珍曰】蘼蕪，一作蘪蕪，其莖葉靡弱而繁蕪，故以名之。當歸名蘄，白芷名蘺。其葉似當歸，其香似白芷，故有蘄茝、江蘺之名。王逸云，蘺草生江中，故曰江蘺，是也。

〔一〕續：原脱。今據證類卷七芎藭補。
〔二〕桌：原作「卓」。今據得效方卷十大方脉雜醫科怪疾改。

餘見下。

集解 別録曰：芎藭葉名蘼蕪。文曰：蘼蕪一名江蘺，芎藭苗也。生雍州川澤及寃句。四月五月采葉，暴乾。弘景曰：今出歷陽，處處人家多種之。葉似蛇牀而香，騷人借以爲譬，方藥稀用。恭曰：此有二種：一種似芹葉，一種似蛇牀，香氣相似，用亦不殊。時珍曰：別録言蘼蕪一名江蘺，芎藭苗也。而司馬相如子虛賦稱芎藭昌蒲，江蘺蘼蕪；上林賦云：被以江蘺，揉以蘼蕪，似非一物，何耶？蓋嫩苗未結根時則爲蘼蕪，既結根後乃爲芎藭。大葉似芹者爲江蘺，細葉似蛇牀者爲蘼蕪。如此分別，自明白矣。淮南子云：亂人者若芎藭之與槀本，蛇牀之與蘼蕪。亦指細葉者言也。廣志云：蘼蕪香草，可藏衣中。管子云：五沃之土生蘼蕪。郭璞贊云：蘼蕪香草，亂之蛇牀。不損其真，自裂以芳。又海中苔髪亦名江蘺，與此同名耳。

氣味 辛，溫，無毒。

主治 欬逆，定驚氣，辟邪惡，除蠱毒鬼疰，去三蟲。久服通神。本經 主身中老風，頭中久風，風眩。別録 作飲止泄瀉。蘇頌

花

主治 入面脂用。時珍

蛇牀 本經上品

餘見下。

【集解】【别録曰】芎藭葉名蘼蕪。又曰：蘼蕪，一名江蘺，芎藭苗也。生雍州川澤及寃句，四月、五月采葉，暴乾。【弘景曰】今出歷陽，處處人家多種之。葉似蛇牀而香，騷人借以爲譬，方藥稀用。【恭曰】此有二種，一種似芹葉，一種似蛇牀，香氣相似，用亦不殊。【時珍曰】别録言蘼蕪一名江蘺，芎藭苗也，而司馬相如子虛賦稱芎藭、菖蒲，江蘺、蘼蕪；上林賦云：被以江蘺，揉以蘼蕪。似非一物，何耶？蓋嫩苗未結根時則爲蘼蕪，既結根後乃爲芎藭。大葉似芹者爲江蘺，細葉似蛇牀者爲蘼蕪。如此分别，自明白矣。淮南子云：亂人者，若芎藭之與藁本，蛇牀之與蘼蕪。亦指細葉者言也。廣志云：蘼蕪香草，可藏衣中。管子云：五沃之土生蘼蕪。郭璞贊云：蘼蕪香草，亂之蛇牀。不損其真，自烈〔一〕以芳。又海中苔髮亦名江蘺，與此同名耳。

【氣味】辛，温，無毒。【主治】欬逆，定驚氣，辟邪惡，除蠱毒鬼疰，去三蟲。久服通神。本經。主身中老風，頭中久風、風眩。别録。作飲，止泄瀉。蘇頌。

花。【主治】入面脂用。時珍。

蛇牀本經上品

〔一〕烈：原作「裂」。今據證類卷七蘼蕪改。

釋名　蛇粟本經　蛇米本經　虺牀爾雅　馬牀廣雅　墻蘼別錄　又名思益　繩毒　棗棘　時珍曰：蛇虺喜卧于下食其子，故有蛇虺、蛇粟諸名。其葉似蘼蕪，故曰墻蘼。爾雅云：盱，虺牀也。

集解　別錄曰：蛇牀生臨淄川谷及田野，五月采實陰乾。弘景曰：田野墟落甚多，花葉正似蘼蕪。保昇曰：葉似小葉芎藭，花白，子如黍粒，黃白色，生下濕地，所在皆有，以楊州、襄州者爲良。頌曰：三月生苗，高二三尺，葉青碎，作叢似蒿枝，每枝上有花頭百餘，結同一窠，似馬芹類。四五月乃開白色，又似繖狀。子黃褐色，如黍米，至輕虛。時珍曰：其花如碎米攢簇。其子兩片合成，似蒔蘿子而細，亦有細稜。凡花實似蛇牀者，當歸、芎藭、水芹、藁本、胡蘿蔔是也。

子

修治　斅曰：凡使須用濃藍汁并百部草根自然汁，同浸一伏時，漉出日乾，却用生地黃汁相拌蒸之，從巳至亥，取出日乾用。大明曰：凡服食，卽挼去皮殼，取仁微炒殺毒，卽不辣也。作湯洗浴，則生用之。

氣味　苦，平，無毒。別錄曰：辛、甘，無毒。權曰：有小毒。之才曰：惡牡丹、貝母、巴豆，伏硫黃。

主治　男子陰痿濕癢，婦人陰中腫痛，除痺氣，利關節，癲癇惡瘡。久服輕身，好顏色。本經　溫中下氣，令婦人子臟熱，男子陰强，久服令人有子。別錄　治男子女人虛濕痺，毒風瘰痛，去男子腰

【釋名】蛇粟本經、蛇米本經、虺牀爾雅、馬牀廣雅、牆蘼別録。又名思益、繩毒、棗棘。【時珍曰】蛇虺喜卧于下食其子，故有蛇虺〔一〕、蛇粟諸名。其葉似蘼蕪，故曰牆蘼。爾雅云：盱，虺牀也。

【集解】【別録曰】蛇牀生臨淄川谷及田野，五月采實，陰乾。【弘景曰】田野墟落甚多，花葉正似蘼蕪。【保昇曰】葉似小葉芎藭，花白，子如黍粒，黄白色，生下濕地，所在皆有。以揚州、襄州者爲良。【頌曰】三月生苗，高三二尺，葉青碎，作叢似蒿枝。每枝上有花頭百餘，結同一窠，似馬芹類。四五月乃開白花〔二〕，又似繖狀。子黄褐色，如黍米，至輕虚。【時珍曰】其花如碎米攢簇，其子兩片合成，似蒔蘿子而細，亦有細稜。凡花實似蛇牀者，當歸、芎藭、水芹、藁本、胡蘿蔔是也。

子。【修治】【斅曰】凡使，須用濃藍汁并百部草根自然汁，同浸一伏時，漉出日乾。却用生地黄汁相拌蒸之，從巳〔三〕至亥，取出日乾用。【大明曰】凡服食，即挼去皮殼，取仁微炒殺毒，即不辣也。作湯洗浴，則生用之。

【氣味】苦，平，無毒。【別録曰】辛、甘，無毒。【權曰】有小毒。【之才曰】惡牡丹、貝母、巴豆。伏硫黄。

【主治】男子陰痿濕癢，婦人陰中腫痛，除痺氣，利關節，癲癇，惡瘡。久服輕身，好顔色。本經。溫中下氣，令婦人子臟熱。男子陰强。久服令人有子。別録。治男子女人虚，濕痺，毒風㾓痛，去男子腰

〔一〕虺：張本作「牀」，義長。
〔二〕花：原作「色」。今據證類卷七蛇牀子改。
〔三〕巳：證類卷七蛇床子引雷公作「午」。

痛，浴男子陰，去風冷，大益陽事。甄權　煖丈夫陽氣、女人陰氣，治腰胯酸疼，四肢頑痺，縮小便，去陰汗濕癬，齒痛，赤白帶下，小兒驚癇，撲損瘀血，煎湯浴大風身癢。大明

【發明】斅曰：此藥令人陽氣盛數，號曰鬼考也。時珍曰：蛇牀乃右腎命門少陽三焦氣分之藥，神農列之上品，不獨補助男子，而又有益婦人。世人捨此而求補藥於遠域，豈非賤目貴耳乎。

【附方】舊三新十一。

陽事不起：蛇牀子、五味子、菟絲子等分，為末，蜜丸梧子大。每服三十丸，溫酒下，日三服。千金方

赤白帶下：月水不來。用蛇牀子、枯白礬等分，為末，醋麪糊丸彈子大，胭脂為衣，綿裹納入陰戶。如熱極再換，日一次。儒門事親方

子宮寒冷：溫中坐藥。蛇牀子散：取蛇牀子仁為末，入白粉少許，和勻如棗大，綿裹納之，自然溫也。金匱玉函方

婦人陰癢：蛇牀子一兩，白礬二錢，煎湯頻洗。集簡方

產後陰脫：絹盛蛇牀子，蒸熱熨之。又法：蛇牀子五兩，烏梅十四個，煎水，日洗五六次。千金方

婦人陰痛：方同上。

男子陰腫：脹痛。蛇牀子末，雞子黃調傅之。永類方

大腸脫肛：蛇牀子、甘草各兩，為末，每服一錢，白湯下，日三服。并以蛇牀末傅之。經驗方

痔瘡腫痛：不可忍。蛇牀子煎湯熏洗。簡便方

痛，浴男子陰，去風冷，大益陽事。甄權。暖丈夫陽氣，助〔一〕女人陰氣，治腰胯酸疼，四肢頑痺，縮小便，去陰汗濕癬，齒痛，赤白帶下，小兒驚癇，撲損瘀血。煎湯，浴大風身癢。大明。

【發明】【斆曰】此藥令人陽氣盛數，號曰鬼考也。【時珍曰】蛇牀乃右腎命門、少陽三焦氣分之藥，神農列之上品，不獨補助男子，而又有益婦人。世人捨此而求補藥於遠域，豈非賤目貴耳乎？

【附方】舊三，新十一。陽事不起。蛇牀子、五味子、兔絲子等分，爲末，蜜丸梧子大。每服三十丸，温酒下，日三服。千金方。赤白帶下，月水不來。用蛇牀子、枯白礬等分，爲末。醋麪糊丸彈子大，胭脂爲衣，綿裹，納入陰户。如熱極，再换，日一次。儒門事親方。子宫寒冷。温陰〔二〕中坐藥蛇牀子散：取蛇牀子仁爲末，入白粉少許。和匀如棗大，綿裹納之，自然温也。金匱玉函方。婦人陰癢。蛇牀子一兩，白礬二錢，煎湯頻洗。集簡方。産後陰脱。絹盛蛇牀子，蒸熱熨之。又法：蛇牀子五兩，烏梅十四個，煎水，日洗五六次。千金方。婦人陰痛。方同上。男子陰腫脹痛。蛇牀子末，鷄子黄調傅之。永類方。大腸脱肛。蛇牀子、甘草各一〔三〕兩，爲末。每服一錢，白湯下，日三服。并以蛇牀末傅之。經驗方。痔瘡腫痛不可忍。蛇牀子煎湯熏洗。簡便方。小兒

〔一〕助：原脱。今據證類卷七蛇牀子補。
〔二〕陰：原脱。今據金匱卷下婦人雜病脉證并治補。
〔三〕一：原闕一字。今從錢本補。

癬瘡蛇牀子杵末和猪脂塗之千金方小兒甜瘡頭面耳邊連引流水極痒久久不愈者蛇牀子一兩輕粉三錢爲末細油調搽之普濟方耳內濕瘡蛇牀子黃連各一錢輕粉一字爲末吹之全幼心鑑風蟲牙痛千金用蛇牀子燭燼同研塗之○集簡方用蛇牀子煎湯乘熱漱數次立止冬月喉痺腫痛不可下藥者蛇牀子燒烟於瓶中口含瓶嘴吸烟其痰自出聖惠方

藁本本經中品

〔釋名〕藁茇綱目 鬼卿本經 鬼新本經 微莖別錄〔恭曰〕根上苗下似禾藁故名藁本本根也〔時珍曰〕古人香料用之呼爲藁本香山海經名藁茇

〔集解〕〔別錄曰〕藁本生崇山山谷正月二月采根暴乾三十日成〔弘景曰〕俗中皆用芎藭根鬚其形氣乃相類而桐君藥錄說芎藭苗似藁本論說花實皆不同所生處又異今東山別有藁本形氣甚相似惟長大耳〔恭曰〕藁本莖葉根味與芎藭小別今出宕州者佳〔頌曰〕今西川河東州郡及兗州杭州皆有之葉似白芷香又似芎藭但芎藭似水芹而大藁本葉細耳五月有白花七八月結子根紫色〔時珍曰〕江南深山中皆有之根似芎藭而輕虛味麻不堪作飲也

根〔氣味〕辛溫無毒〔別錄曰〕微寒〔權曰〕微溫〔元素曰〕氣溫味苦大辛無毒氣厚味薄升也陽也足太陽本

癬瘡。蛇牀子杵末，和豬脂塗之。千金方。小兒甜瘡。頭面耳邊連引，流水極痒，久久不愈者。蛇牀子一兩，輕粉三錢，爲末，細〔一〕調搽之。普濟方。耳内濕瘡。蛇牀子、黄連各一錢，輕粉一字，爲末吹之。全幼心鑑。風蟲牙痛。千金用蛇牀子、燭燼同研，塗之。○集簡方用蛇牀子煎湯，乘熱漱數次，立止。冬月喉痺腫痛，不可下藥者。蛇牀子燒烟於瓶中，口含瓶嘴吸烟，其痰自出。聖惠方。

藁本本經中品

【釋名】藁茇綱目、鬼卿本經、地〔二〕新本經、微莖别録。【恭曰】根上苗下似禾藁，故名藁本。本，根也。【時珍曰】古人香料用之，呼爲藁本香。山海經名藁茇。

【集解】【别録曰】藁本生崇山山谷，正月、二月采根，暴乾，三十日成。【弘景曰】俗中皆用芎藭根鬚，其形氣乃相類。而桐君藥録説芎藭苗似藁本，論説花實皆不同，所生處又異。今東山别有藁本，形氣甚相似，惟長大耳。【恭曰】藁本莖葉根味與芎藭小别。今出宕州者佳。【頌曰】今西川、河東州郡及兖州、杭州皆有之。葉似白芷香，又似芎藭，但芎藭似水芹而大，藁本葉細爾。五月有白花，七八月結子。根紫色。【時珍曰】江南深山中皆有之。根似芎藭而輕虚，味麻，不堪作飲也。

根。【氣味】辛，温，無毒。【别録曰】微寒。【權曰】微温。【元素曰】氣温，味苦、大辛，無毒。氣厚味薄，升也，陽也。足太陽本

〔一〕細：普濟方卷三百六十三頭瘡「如聖散」作「小」。
〔二〕地：原作「鬼」。今據證類卷八藁本改。

之才曰：惡藺茹，畏青葙子。

【主治】婦人疝瘕，陰中寒腫痛，腹中急，除風頭痛，長肌膚，悅顏色（本經）。辟霧露潤澤，療風邪軃曳，金瘡，可作沐藥面脂（別錄）。治一百六十種惡風鬼疰，流入腰痛冷，能化小便，通血，去頭風䵟皰（甄權）。治皮膚疵皯，酒齄粉刺，癇疾（大明）。治太陽頭痛巔頂痛，大寒犯腦，痛連齒頰（元素）。頭面身體皮膚風濕（李杲）。督脈爲病，脊強而厥（好古）。治癰疽，排膿內塞（時珍）。

【發明】元素曰：藁本乃太陽經風藥，其氣雄壯，寒氣鬱於本經，頭痛必用之藥。顛頂痛非此不能除。與木香同用，治霧露之清邪中於上焦。與白芷同作面脂。既治風，又治濕，亦各從其類也。時珍曰：邵氏聞見錄云：夏英公病泄，大醫以虛治不效。霍翁曰：風客于胃也。飲以藁本湯而止。蓋藁本能去風濕故耳。

【附方】新三。大實心痛：已用利藥，用此徹其毒。藁本半兩，蒼朮一兩，作二服。水二鍾，煎一鍾，溫服。（活法機要）

乾洗頭屑：藁本、白芷等分，爲末。夜擦旦梳，垢自去也。（便民圖纂）

小兒疥癬：藁本煎湯浴之，並以浣衣。（保幼大全）

經藥。【之才曰】惡藺茹，畏青葙子。【主治】婦人疝瘕，陰中寒，腫痛，腹中急，除風頭痛，長肌膚，悦顔色。本經。辟霧露，潤澤，療風邪嚲曳，金瘡。可作沐藥面脂。别録。治一百六十種惡風鬼疰，流入腰痛冷，能化小便，通血，去頭風䵟皰。甄權。治皮膚疵皯，酒皶粉刺，癇疾。大明。治太陽頭痛巔頂痛，大寒犯腦，痛連齒頰。元素。頭面身體皮膚風濕。李杲。督脉爲病，脊强而厥。好古。治癰疽，排膿内塞。時珍。

【發明】【元素曰】藁本乃太陽經風藥，其氣雄壯，寒氣鬱於本經，頭痛必用之藥。巔頂痛非此不能除。與木香同用，治霧露之清邪中於上焦。與白芷同作面脂。既治風，又治濕，亦各從其類也。【時珍曰】邵氏聞見録云：夏英公病泄，太醫以虚治不效。霍翁曰：風客于胃也。飲以藁本湯而止。蓋藁本能去風濕故耳。

【附方】新三。大實心痛。已用利藥，用此徹其毒。藁本半兩，蒼术一兩，作二服。水二鍾，煎一鍾，温服。活法機要。乾洗頭屑。藁本、白芷等分，爲末。夜擦旦梳，垢自去也。便民圖纂。小兒疥癬。藁本煎湯浴之，并以浣衣。○保幼大全。

實主治風邪流入四肢（別錄）

〔附錄〕徐黃（別錄有名未用曰味辛平無毒主心腹積瘕莖主惡瘡生澤中大莖細葉香如藁本）

蜘蛛香（綱目）

〔集解〕時珍曰蜘蛛香出蜀西茂州松潘山中草根也黑色有粗鬚狀如蜘蛛及藁本芎藭氣味芳香彼人亦重之或云貓喜食之

根氣味辛溫無毒〔主治〕辟瘟疫中惡邪精鬼氣尸疰（時珍）

白芷（本經上品）

〔釋名〕白茝（音止又昌海切）芳香（本經）澤芬（別錄）苻離（別錄）䖧（許驕切）莞（音官）葉名蒚麻（音力）葯（音約）〔時珍曰〕徐鍇云初生根幹為芷則白芷之義取乎此也王安石字說云茝香可以養鼻又可養體故茝字從𦣞𦣞音怡養也許慎說文云晉謂之䖧齊謂之茝楚謂之蘺又謂之葯生於下澤芬芳與蘭同德故騷人以蘭茝為詠而本草有芳香澤芬之名古人謂之香白芷云

〔集解〕〔別錄曰〕白芷生河東川谷下澤二月八月采根暴乾〔弘景曰〕今處處有之東間甚多葉可合香〔頌曰〕所在有之

實。【主治】風邪流入四肢。別録。

【附録】徐黄。【別録有名未用曰】味辛，平，無毒。主心腹積瘕。莖，主惡瘡。生澤中，大莖細葉，香如藁本。

蜘蛛香綱目

【集解】【時珍曰】蜘蛛香，出蜀西茂州松潘山中，草根也。黑色有粗鬚，狀如蜘蛛及藁本、芎藭，氣味芳香，彼人亦重之。或云貓喜食之。

根。【氣味】辛，温，無毒。【主治】辟瘟疫，中惡邪精，鬼氣尸疰。時珍。

白芷本經上品

【釋名】白茝音止，又昌海切、芳香本經、澤芬別録、苻蘺別録、虈許驕切、莞音官。葉名蒚麻音力、葯音約。

【時珍曰】徐鍇云，初生根幹爲芷，則白芷之義取乎此也。王安石字説云：茝香可以養鼻，又可養體，故茝字從𦣝。𦣝，音怡，養也。許慎説文云：晉謂之䓞，齊謂之茝，楚謂之蘺，又謂之葯。生於下澤，芬芳與蘭同德，故騷人以蘭茝爲詠，而本草有芳香、澤芬之名，古人謂之香白芷云。

【集解】【別録曰】白芷生河東川谷下澤，二月、八月采根，暴乾。【弘景曰】今處處有之，東間甚多。葉可合香。【頌曰】所在有之，吳地尤多根長尺餘粗細不等白色枝幹去地五寸以上春生葉相對婆娑紫色闊三指許花白微黃入伏後結子立秋後苗枯二月八月采暴以黃澤者爲佳【斅曰】凡采勿用四條一處生者名喪公藤又勿用馬蘭根

根

【修治】【斅曰】采得刮去土皮細剉以黃精片等分同蒸一伏時熬乾去黃精用【時珍曰】今人采根洗刮寸截以石灰拌勻晒收爲其易蛀并欲色白也入藥微焙

【氣味】辛溫無毒【元素曰】氣溫味苦大辛氣味俱輕陽也手陽明引經本藥同升麻則通行手足陽明經亦入手太陰經【之才曰】當歸爲之使惡旋復花制雄黃硫黃

【主治】女人漏下赤白血閉陰腫寒熱頭風侵目淚出長肌膚潤澤顏色可作面脂本經療風邪久渴吐嘔兩脇滿頭眩目癢可作膏藥別錄治目赤弩肉去面皯皯瘢補胎漏滑落破宿血補新血乳癰發背瘰癧腸風痔瘻瘡痍疥癬止痛排膿大明能蝕膿止心腹血刺痛女人瀝血腰痛血崩甄權解利手陽明頭痛中風寒熱及肺經風熱頭面皮膚風痹燥癢元素治鼻淵鼻衄齒痛眉稜骨痛大腸風秘

吳地尤多。根長尺餘，粗細不等，白色。枝幹去地五寸以上。春生葉，相對婆娑，紫色，闊三指許。花白微黄。入伏後結子，立秋後苗枯。二月、八月采根暴乾〔一〕。以黄澤者爲佳。【斅曰】凡采勿用四條一處生者，名喪公藤。又勿用馬藺〔二〕根。

根。【修治】【斅曰】采得刮去土皮。細剉，以黄精片等分，同蒸一伏時，曬乾去黄精用。【時珍曰】今人采根洗刮寸截，以石灰拌匀，晒收，爲其易蛀，并欲色白也。入藥微焙。

【氣味】辛，温，無毒。【元素曰】氣温，味苦、大辛，氣味俱輕，陽也。手陽明引經本藥，同升麻則通行手、足陽明經，亦入手太陰經。【之才曰】當歸爲之使，惡旋復花，制雄黄、硫黄。【主治】女人漏下赤白，血閉陰腫，寒熱頭風侵目淚出。長肌膚，潤澤顔色，可作面脂。本經。療風邪，久渴吐嘔，兩脇滿，頭眩〔三〕目癢。可作膏藥。别録。治目赤胬肉，去面皯疵瘢，補胎漏滑落，破宿血，補新血，乳癰，發背，瘰癧，腸風痔瘻，瘡痍疥癬，止痛排膿。大明。能蝕膿，止心腹血刺痛，女人瀝血腰痛，血崩。甄權。解利手陽明頭痛，中風寒熱，及肺經風熱，頭面皮膚風痺燥癢。元素。治鼻淵鼻衄，齒痛，眉稜骨痛，大腸風秘，小

〔一〕采根暴乾：原作「采暴」。今據證類卷八白芷補「根」、「乾」二字。
〔二〕藺：原作「蘭」。今據改同上。
〔三〕頭眩：此前證類卷八白芷有「風痛」二字。

便去血，婦人血風眩運，翻胃吐食，解砒毒蛇傷，刀箭金瘡。時珍

【發明】杲曰：白芷療風通用，其氣芳香，能通九竅，表汗不可缺也。劉完素曰：治正陽明頭痛，熱厥頭痛，加而用之。好古曰：同辛夷、細辛用治鼻病，入內托散用長肌肉，則入陽明可知矣。時珍曰：白芷色白味辛，行手陽明庚金；性溫氣厚，行足陽明戊土；芳香上達，入手太陰肺經。肺者，庚之弟，戊之子也。故所主之病不離三經。如頭目眉齒諸病，三經之風熱也；如漏帶癰疽諸病，三經之濕熱也。風熱者辛以散之，濕熱者溫以除之。為陽明主藥，故又能治血病胎病，而排膿生肌止痛。按王璆百一選方云：王定國病風頭痛，至都梁求明醫楊介治之，連進三丸，即時病失。懇求其方，則用香白芷一味，洗晒為末，煉蜜丸彈子大。每嚼一丸，以茶清或荊芥湯化下。遂命名都梁丸。其藥治頭風眩運，女人胎前產後，傷風頭痛，血風頭痛，皆效。戴原禮要訣亦云：頭痛挾熱，項生磊塊者，服之甚宜。文曜仙神隱書言：種白芷能辟蛇。則夷堅志所載治蝮蛇傷之方，亦制以所畏也，而本草不曾言及。宗奭曰：藥性論言白芷能蝕膿。今人用治帶下，腸有敗膿，淋露不已，腥穢殊甚，遂致臍腹冷痛，皆由敗膿血所致，須此排膿。白芷一兩，單葉紅蜀葵根二兩，白芍藥、白枯礬各半兩，為末，以蠟化丸梧子大。每空心及飯前米飲下十丸或十五丸。俟膿盡，乃以他藥補之。

【附方】舊一，新三十三。

一切傷寒：神白散，又名聖僧散。治時行一切傷寒，不問陰陽輕重，老少男女孕婦皆

便去血，婦人血風眩運，翻胃吐食，解砒毒蛇傷，刀箭金瘡。時珍。

【發明】【杲曰】白芷療風通用，其氣芳香，能通九竅，表汗不可缺也。【劉完素曰】治正陽明頭痛，熱厥頭痛，加而用之。【好古曰】同辛夷、細辛用治鼻病，入内托散用長肌肉，則入陽明可知矣。【時珍曰】白芷色白味辛，行手〔一〕陽明庚金；性温氣厚，行足陽明戊土；芳香上達，入手太陰肺經。肺者，庚之弟，戊之子也。故所主之病不離三經。如頭目眉齒諸病，三經之風熱也；如漏帶癰疽諸病，三經之濕熱也。風熱者辛以散之，濕熱者温以除之。爲陽明主藥，故又能治血病胎病，而排膿生肌止痛。按王璆百一選方云：王定國病風頭痛，至都梁求明醫楊介治之。連進三丸，即時病失。懇求其方，則用香白芷一味，洗晒爲末，煉蜜丸彈子大。每嚼一丸，以茶清或荆芥湯化下。遂命名都梁丸。其藥治頭風眩運，女人胎前産後，傷風頭痛，血風頭痛，皆效。戴原禮要訣亦云：頭痛挾熱，項生磊塊者，服之甚宜。又臞仙神隱書言種白芷能辟蛇，則夷堅志所載治蝮蛇傷之方，亦制以所畏也，而本草不曾言及。【宗奭曰】藥性論言白芷能蝕膿，今人用治帶下，腸有敗膿，淋露不已，腥穢殊甚，遂致臍腹〔二〕冷痛，皆由敗膿血所致，須此排膿。白芷一兩，單葉紅蜀葵根二兩，白芍藥、白枯礬各半兩，爲末。以蠟化丸梧子大。每空心及飯前，米飲下十丸或十五丸。俟膿盡，乃以他藥補之。

【附方】舊一。新三十三。一〔三〕切傷寒。神白散，又名聖僧散：治時行一切傷寒，不問陰陽輕重、老少男女、孕婦，皆

〔一〕手：原作「乎」。今從錢本改。
〔二〕腹：原作「復」。今據本草衍義卷九白芷改。
〔三〕一：原作小字。今從江西本改爲大字。

可服之。用白芷一兩，生甘草半兩，薑三片，葱白三寸，棗一枚，豉五十粒，水二碗煎服取汗。不汗再服。病至十餘日未得汗者，皆可服之。此藥可卜人之好惡也。如煎得黑色，或誤打翻，即難愈；如煎得黄色，無不愈者。煎時要至誠，忌婦人雞犬見。衞生家寶方

一切風邪　方同上

風寒流涕　香白芷一兩，荊芥穗一錢，爲末，蠟茶點服二錢。百一選方

小兒流涕　是風寒也。白芷末、葱白搗丸小豆大，每茶下二十丸。仍以白芷末，薑汁調，塗太陽穴，乃食熟葱粥取汗。聖惠方

小兒身熱　白芷煮湯浴之，取汗避風。子母秘錄

頭面諸風　香白芷切，以蘿蔔汁浸透，日乾爲末。每服二錢，白湯下。或以搐鼻。直指方

偏正頭風　百藥不治，一服便可，天下第一方也。香白芷炒二兩五錢，川芎炒、甘草炒、川烏頭半生半熟各一兩，爲末。每服一錢，細茶薄荷湯調下。談埜翁試效方

頭風眩運　都梁丸見發明下

眉稜骨痛　屬風熱與痰。白芷、片芩酒炒等分，爲末。每服二錢，茶清調下。丹溪纂要

風熱牙痛　香白芷一錢，朱砂五分，爲末，蜜丸芡子大。頻用擦牙。此乃濠州一村婦以醫人者。廬州郭醫云，絶勝他藥也。或以白芷、吳茱萸等分，浸水漱涎。醫林集要

一切眼疾　白芷、雄黄爲末，煉蜜丸龍眼大，朱砂爲衣。每服一丸，食後茶下，日二服。名還睛丸。普濟方

口齒氣臭　百一選方用香白芷七錢，爲末，食後井水服一錢。○濟生方用白芷、川芎等分，爲末，蜜丸芡子大，日噙之。

盗汗不止　太平白芷一兩，辰砂半兩

可服之。用白芷一兩，生甘草半兩，薑三片，葱白三寸，棗一枚，豉五十粒，水二碗，煎服取汗。不汗再服。病至十餘日未得汗者，皆可服之。此藥可卜人之好惡也。如煎得黑色，或誤打翻，即難愈；如煎得黄色，無不愈者。煎時要至誠，忌婦人、鷄、犬見。衛生家寶方。

一切風邪。方同上。風寒流涕。香白芷一兩，荆芥穗一錢，爲末。蠟茶點服二錢。百一選方。小兒流涕。是風寒也。白芷末、葱白，擣丸小豆大，每茶下二十丸。仍以白芷末，薑汁調，塗太陽穴，乃食熱葱粥取汗。聖惠方。小兒身熱。白芷煮湯浴之，取汗，避風。子母秘録。頭面諸風。香白芷切，以蘿蔔汁浸透，日乾爲末，每服二錢，白湯下。或以嗜鼻。直指方。偏正頭風。百藥不治，一服便可，天下第一方也。香白芷炒二兩五錢，川芎炒、甘草炒、川烏頭半生半熟各一兩，爲末。每服一錢，細茶、薄荷湯調下。談埜翁試效方。頭風眩運。都梁丸。見「發明」下。眉稜骨痛，屬風熱與痰。白芷、片芩酒炒等分，爲末。每服二錢，茶清調下。丹溪纂要。風熱牙痛。香白芷一錢，朱砂五分，爲末。蜜丸芡子大，頻用擦牙。此乃濠州一村婦以醫人者。廬州郭醫云「絶勝他藥也」。或以白芷、吴茱萸等分，浸水漱涎。醫林集要。一切眼疾。白芷、雄黄爲末，煉蜜丸龍眼大，朱砂爲衣。每服一丸，食後茶下，日二服。名還睛丸。普濟方。口齒氣臭。百一選方用香白芷七錢，爲末。食後井水服一錢。○濟生方用白芷、川芎等分，爲末，蜜丸芡子大，日噙之。盜汗不止。太平白芷一兩，辰砂半兩，爲末每服二錢溫酒下靈驗 朱氏集驗方 血風反胃 香白芷一兩切片瓦炒黃爲末用猪血七片沸湯泡七次蘸末食之日一次 婦人良方 腳氣腫痛 白芷芥子等分爲末薑汁和塗之效 醫方摘要 婦人白帶 白芷四兩以石灰半斤淹三宿去灰切片炒研末酒服二錢日二服 醫學集成 婦人難產 白芷五錢水煎服之 唐瑤經驗方 胎前產後 烏金散治胎前產後虛損月經不調崩漏及橫生逆產用白芷百草霜等分爲末以沸湯入童子小便同醋調服二錢丹溪加滑石以芎歸湯調之 普濟方 大便風秘 香白芷炒爲末每服二錢米飲入蜜少許連進二服 十便良方 小便氣淋 結澀不通白芷醋浸焙乾二兩爲末煎木通甘草酒調下一錢連進二服 普濟方 鼻衄不止 就以所出血調白芷末塗山根立止 簡便方 小便出血 白芷當歸等分爲末米飲每服二錢 經驗方 腸風下血 香白芷爲末每服二錢米飲下神效 余居士選奇方 痔漏出血 方同上并煎湯熏洗 直指方 痔瘡腫痛 先以皂角煙熏之後以鵝膽汁調白芷末塗之即消 醫方摘要 腫毒熱痛 醋調白芷末傅之 衛生易簡方 乳癰初起 白芷貝母各二錢爲末溫酒服之 祕傳外科方 疔瘡初起 白芷一錢生薑一兩擂酒一盞溫服取汗即散此陳指揮方也 袖珍方 癰疽赤腫 白芷大黃等分爲末米飲服二錢 經驗方 小兒丹瘤 遊走入腹

爲末。每服二錢，温酒下。屢驗。朱氏集驗方。血風反胃。香白芷一兩，切片，瓦炒黄爲末。用猪血七片，沸湯泡七次，蘸末食之。日一次。婦人良方。脚氣腫痛。白芷、芥子等分，爲末，薑汁和，塗之效。醫方摘要。婦人白帶。白芷四兩，以石灰半斤，淹三宿，去灰切片炒，研末。酒服二錢，日二服。醫學集成。婦人難産。白芷五錢，水煎服之。唐瑶經驗方。胎前産後。烏金散：治胎前産後虚損，月經不調，崩漏及横生逆産。用白芷、百草霜等分，爲末。以沸湯入童子小便同醋調服二錢。丹溪加滑石，以芎歸湯調之。普濟方。大便風秘。香白芷炒，爲末。每服二錢，米飲入蜜少許，連進二服。十便良方。小便氣淋，結澀不通。白芷醋浸焙乾二兩，爲末。煎木通、甘草，酒調下一錢，連進二服。普濟方。鼻衄不止。就以所出血調白芷末塗山根，立止。簡便方。小便出血。白芷、當歸等分，爲末。米飲每服二錢。經驗方。腸風下血。香白芷爲末。每服二錢，米飲下，神效。余居士選奇方。痔漏出血。方同上，并煎湯熏洗。直指方。痔瘡腫痛。先以皂角烟熏之。後以鵝膽汁調白芷末塗之，即消。醫方摘要。腫毒熱痛。醋調白芷末傅之。衛生易簡方。乳癰初起。白芷、貝母各二錢，爲末。温酒服之。秘傳外科方。疔瘡初起。白芷一錢，生薑一兩，擂酒一盞，温服取汗，即散。此陳指揮方也。袖珍方。癰疽赤腫。白芷、大黄等分，爲末，米飲服二錢。經驗方。小兒丹瘤。遊走入腹

木一作木

必死初發急以截風散截之白芷寒水石為末生葱汁調塗全幼心鑑**刀箭傷瘡**香白芷嚼爛塗之集簡方**解砒石毒**白芷末并水服二錢事林廣記**諸骨哽咽**白芷半夏等分為末水服一錢即嘔出普濟方**毒蛇傷螫**臨川有人被蝮傷即昏死一臂如股少頃遍身皮脹黃黑色一道人以新汲水調香白芷末一斤灌之覺臍中搰搰然黃水自口出腥穢逆人良久消縮如故云以麥門冬湯調尤妙仍以末搽之又經山寺僧為蛇傷一脚潰爛百藥不愈一遊僧以新水數洗淨腐敗見白筋挹乾以白芷末入膽礬麝香少許摻之惡水涌出日日如此一月平復洪邁夷堅志

葉

主治 作浴湯去尸蟲別錄 浴丹毒癮瘮風瘙時珍

附方 新一 **小兒身熱** 白芷苗苦參等分煎漿水入鹽少許洗之衛生總微論

芍藥

芍音杓又音勺○本經中品

釋名 將離綱目 犁食別錄 白木別錄 餘容別錄 鋌別錄 白者名金芍藥圖經 赤者名木芍藥時珍曰芍藥猶婥約也婥約美好貌此草花容婥約故以為名羅願爾雅翼言制食之毒莫良于勺故得藥名亦通鄭風詩云伊其相謔贈之以勺藥韓詩外傳云勺藥離草也董子云勺藥一名將離故將別贈

必死，初發，急以截風散截之。白芷、寒水石爲末。生葱汁調塗。全幼心鑑。刀箭傷瘡。香白芷嚼爛塗之。集簡方。解砒石毒。白芷末，井〔一〕水服二錢。事林廣記。諸骨哽咽。白芷、半夏等分，爲末。水服一錢，即嘔出。普濟方。毒蛇傷螫。臨川〔二〕有人被蝮傷，即昏死，一臂如股，少頃遍身皮脹，黄黑色。一道人以新汲水調香白芷末一升〔三〕，灌之。覺腹〔四〕中搰搰然，黄水自口出，腥穢逆人，良久消縮如故。云以麥門冬湯調尤妙，仍以〔五〕末搽之。又徑山寺僧爲蛇傷，一脚潰爛，百藥不愈。一遊僧以新水數洗净腐敗，見白筋，挹乾，以白芷末，入膽礬、麝香少許摻之，惡水涌出。日日如此，一月平復。洪邁夷堅志。

葉。【主治】作浴湯，去尸蟲。别録。浴丹毒癮瘮風瘙。時珍。

【附方】新一。小兒身熱。白芷苗、苦參等分，煎漿水，入鹽少許洗之。衛生總微論。

芍藥 芍音杓，又音勺〇本經中品

【釋名】將離綱目、犁食别録、白木别録、餘容别録、鋌别録。白者名金芍藥圖經，赤者名木芍藥。【時珍曰】芍藥，猶婥約也。婥約，美好貌。此草花容婥約，故以爲名。羅願爾雅翼言：「制食之毒，莫良于勺，故得藥名。」亦通。鄭風詩云：伊其相謔，贈之以勺藥。韓詩外傳云：勺藥，離草也。董子云：勺藥一名將離，故將别贈

〔一〕井：原作「并」。今從錢本改。
〔二〕川：夷堅志乙志卷十九療蛇毒藥作「州」，醫説引作「川」，時珍承之。疑夷堅志原誤。
〔三〕升：原作「斤」。今據醫説卷七白芷治蛇齧引夷堅志改。
〔四〕腹：原作「臍」。今據夷堅志乙志卷十九療蛇毒藥改。
〔五〕以：原作「亦」。今從錢本改。

之俗呼其花之千葉者爲小牡丹赤者爲木芍藥與牡丹同名也

集解 別錄曰芍藥生中岳川谷及丘陵二月八月采根暴乾 弘景曰今出白山蔣山茅山最好白而長尺許餘處亦有而多赤赤者小利 志曰此有赤白兩種其花亦有赤白二色 頌曰今處處有之淮南者勝春生紅芽作叢莖上三枝五葉似牡丹而狹長高一二尺夏初開花有紅白紫數種結子似牡丹子而小秋時采根 崔豹古今注云芍藥有二種有草芍藥木芍藥木者花大而色深俗呼爲牡丹非矣 安期生服鍊法芍藥有金芍藥色白多脂木芍藥色紫瘦多脉 承曰本經芍藥生丘陵今世多用人家種植者乃欲其花葉肥大必加糞壤每歲八九月取根分削因利以爲藥今淮南真陽尤多根雖肥大而香味不佳入藥少效 時珍曰昔人言洛陽牡丹揚州芍藥甲天下今藥中所用亦多取揚州者十月生芽至春乃長三月開花其品凡三十餘種有千葉單葉樓子之異入藥宜單葉之根氣味全厚根之赤白隨花之色也

根 修治 斅曰凡采得竹刀刮去皮并頭土剉細以蜜水拌蒸從巳至未曬乾用 時珍曰今人多生用惟避中寒者以酒炒入女人血藥以醋炒耳

氣味 苦平無毒 別錄曰酸微寒有小毒 普曰神農苦桐君甘無毒岐伯鹹雷公酸李當之小寒 元素曰性寒味酸氣厚味薄升而微降陽中陰也 杲曰白芍藥酸平有小毒可升可降陰也 好古曰味酸而苦氣薄味厚陰也降也

之。俗呼其花之千葉者爲小牡丹，赤者爲木芍藥，與牡丹同名也。

【集解】【别録曰】芍藥生中岳川谷及丘陵，二月、八月采根，暴乾。【弘景曰】今出白山、蔣山、茅山最好，白而長尺許。餘處亦有而多赤，赤者小利。【志曰】此有赤白兩種，其花亦有赤白二色。【頌曰】今處處有之，淮南者勝。春生紅芽作叢，莖上三枝五葉，似牡丹而狹長，高一二尺。夏初開花，有紅白紫數種，結子似牡丹子而小。秋時采根。崔豹古今注云：芍藥有二種，有草芍藥，木芍藥。木者花大而色深，俗呼爲牡丹，非矣。安期生服鍊法：芍藥有金芍藥，色白多脂肉〔一〕；木芍藥，色紫瘦多脉。【承曰】本經芍藥生丘陵。今世多用人家種植者，乃欲其花葉肥大，必加糞壤。每歲八九月取根分削，因利以爲藥。今淮南真陽尤多，根雖肥大而香味不佳，入藥少效。【時珍曰】昔人言洛陽牡丹、揚州芍藥甲天下。今藥中所用亦多取揚州者。十月生芽，至春乃長，三月開花。其品凡三十餘種，有千葉、單葉、樓子之異。入藥宜單葉之根，氣味全厚。根之赤白隨花之色也。

根【修治】【斅曰】凡采得，竹刀刮去皮并頭土，剉細。以蜜水拌蒸。從巳至未，晒乾用。【時珍曰】今人多生用。惟避中寒者以酒炒，入女人血藥以醋炒耳。

【氣味】苦，平，無毒。【别録曰】酸，微寒，有小毒。【普曰】神農：苦。桐君：甘，無毒。岐伯：鹹。雷公：酸。李當之：小寒。【元素曰】性寒，味酸，氣厚味薄，升而微降，陽中陰也。【杲曰】白芍藥酸，平，有小毒，可升可降，陰也。【好古曰】味酸而苦，氣薄味厚，陰也，降也，

〔一〕肉：原脱。今據證類卷八芍藥補。

用水腫○一
便去水氣
膀胱肺急脹
喘洛腎虛

爲手足太陰行經藥入肝脾血分○(之才曰)須丸爲之使惡石斛芒硝畏消石鱉甲小薊反藜蘆○(禹錫曰)別本須丸作雷丸(時珍曰)同白朮補脾同芎藭瀉肝同人參補氣同當歸補血以酒炒補陰同甘草止腹痛同黄連止瀉痢同防風發痘疹同薑棗溫經散濕

【主治】邪氣腹痛除血痺破堅積寒熱疝瘕止痛利小便益氣(本經)通順血脉緩中散惡血逐賊血去水氣利膀胱大小腸消癰腫時行寒熱中惡腹痛腰痛(別錄)治臟腑擁氣強五臟補腎氣治時疾骨熱婦人血閉不通能蝕膿(甄權)女人一切病胎前産後諸疾治風補勞退熱除煩益氣驚狂頭痛目赤明目腸風瀉血痔瘻發背瘡疥(大明)瀉肝安脾肺收胃氣止瀉利固腠理和血脉收陰氣斂逆氣(元素)理中氣治脾虚中滿心下痞脇下痛善噫肺急脹逆喘欬太陽鼽衄目濇肝血不足陽維病苦寒熱帶脉病苦腹痛滿腰溶溶如坐水中(好古)止下痢腹痛

爲手、足太陰行經藥，入肝脾血分。○【之才曰】須丸爲之使，惡石斛、芒硝，畏消石、鼈甲、小薊，反藜蘆。【禹錫曰】别本須丸作雷丸。【時珍】同白术補脾，同芎藭瀉肝，同人參補氣，同當歸補血，以酒炒補陰，同甘草止腹痛，同黄連止瀉痢，同防風發痘疹，同薑、棗温經散濕。

【主治】邪氣腹痛，除血痺，破堅積，寒熱疝瘕，止痛，利小便，益氣。本經。通順血脉，緩中，散惡血，逐賊血，去水氣，利膀胱大小腸，消癰腫，時行寒熱，中惡腹痛腰痛。别録。治臟腑擁氣，强五臟，補腎氣，治時疾骨熱，婦人血閉不通，能蝕膿。甄權。女人一切病，胎前産後諸疾，治風補勞，退熱除煩益氣，驚狂頭痛，目赤明目，腸風瀉血痔瘻，發背瘡疥。大明。瀉肝，安脾肺，收胃氣，止瀉利，固腠理，和血脉，收陰氣，斂逆氣。元素。理中氣，治脾虚中滿，心下痞，脇下痛，善噫肺急，脹逆喘欬，太陽鼽衄，目澀肝血不足，陽維病苦寒熱，帶脉病苦腹痛滿，腰溶溶如坐水中。好古。

止下痢腹痛

後重【時珍】

發明【恭】曰赤者利小便下氣白者止痛散血【大明】曰赤者補血白者補血【弘景】曰赤者小利俗方以止痛不減當歸白者道家亦服食之及煑石用【成無己】曰白補而赤瀉白收而赤散酸以收之甘以緩之故酸甘相合用補陰血逆氣而除肺燥又云芍藥之酸歛津液而益營血收陰氣而泄邪熱【元素】曰白補赤散瀉肝補脾胃酒浸行經止中部腹痛與薑同用溫經散濕通塞利腹中痛胃氣不通白芍入脾經補中焦乃下利必用之藥蓋瀉利皆太陰病故不可缺此得炙甘草爲佐治腹中痛夏月少加黃芩惡寒加桂此仲景神方也其用凡六安脾經一也治腹痛二也收胃氣三也止瀉痢四也和血脉五也固腠理六也【宗奭】曰芍藥須用單葉紅花者爲佳然氣虛寒人禁之古人云減芍藥以避中寒誠不可忽【震亨】曰芍藥瀉脾火性味酸寒冬月必以酒炒凡腹痛多是血脉凝濇亦必酒炒用然止能治血虛腹痛餘並不治爲其酸寒收歛無溫散之功也下痢腹痛必炒用後重者不炒產後不可用者以其酸寒伐生發之氣也必不得已亦酒炒用之【時珍】曰白芍藥益脾能於土中瀉木赤芍藥散邪能行血中之滯日華子言赤補氣白治血欠審矣產後肝血已虛不可更瀉故禁之酸寒之藥多矣何獨避芍藥耶以此【頌】曰張仲景治傷寒多用芍藥以其主寒熱利小便故也【杲】曰或言古人以酸濇爲收本經何以言利小便曰芍藥能益陰滋濕而停津液故小便自行非因通利也曰又言緩中何也曰損

後重。時珍。

【發明】【志〔一〕曰】赤者利小便下氣，白者止痛散血。【大明曰】赤者補氣，白者補血。【弘景曰】赤者小利，俗方以止痛，不減當歸。白者道家亦服食之，及煮石用。【成無己曰】白補而赤瀉，白收而赤散。酸以收之，甘以緩之，故酸甘相合，用補陰血，逆氣〔二〕而除肺燥。又云：芍藥之酸，斂津液而益營血，收陰氣而泄邪熱。【元素曰】白補赤散，瀉肝補脾胃。酒浸行經，止中部腹痛。與薑同用，温經散濕通塞，利腹中痛，胃氣不通。白芍入脾經補中焦，乃下利必用之藥。蓋瀉利皆太陰病，故不可缺此。得炙甘草爲佐，治腹中痛，夏月少加黄芩，惡寒加桂，此仲景神方也。其用凡六：安脾經一也，治腹痛二也，收胃氣三也，止瀉痢四也，和血脉五也，固腠理六也。【宗奭曰】芍藥須用單葉紅花者爲佳，然血〔三〕虚寒人禁之。古人云：減芍藥以避中寒。誠不可忽。【震亨曰】芍藥瀉脾火，性味酸寒，冬月必以酒炒。凡腹痛多是血脉凝濇，亦必酒炒用。然止能治血虚腹痛，餘並不治。爲其酸寒收斂，無温散之功也。下痢腹痛必炒用，後重者不炒。産後不可用者，以其酸寒伐生發之氣也。必不得已，亦酒炒用之。【時珍曰】白芍藥益脾，能於土中瀉木。赤芍藥散邪，能行血中之滯。日華子言赤補氣，白治血，欠審矣。産後肝血已虚，不可更瀉，故禁之。酸寒之藥多矣，何獨避芍藥耶？以此。【頌曰】張仲景治傷寒多用芍藥，以其主寒熱、利小便故也。【杲曰】或言古人以酸濇爲收，本經何以言利小便？曰：芍藥能益陰滋濕而停津液，故小便自行，非因通利也。曰：又言緩中何也？曰：損

〔一〕志：原作「恭」。今據本草衍義卷九芍藥改。

〔二〕逆氣：據成無己傷寒論注卷三辨太陽病脉證並治第六，有「收逆氣而安肺」句，此前疑脱「收」字。

〔三〕血：原作「氣」。今據本草衍義卷九芍藥改。

其用者緩其中即調血也故四物湯用芍藥大抵酸濇者爲收斂停濕之劑故主手足太陰經收斂之體又能治血海而入于九地之下後至厥陰經白者色在西方故補赤者色在南方故瀉

附方舊六新一十

服食法頌曰安期生服鍊芍藥法云芍藥有二種救病用金芍藥色白多脂肉其木芍藥色紫瘦多脉若取審看勿令差錯凡采得淨洗去皮以東流水煮百沸陰乾停三日又於木甑內蒸之上覆以淨黃土一日夜熟出陰乾擣末以麥飲或酒服三錢七日三服滿三百日可以登嶺絕穀不飢 圖經本草

腹中虛痛白芍藥三錢炙甘草一錢夏月加黃芩五分惡寒加肉桂一錢冬月大寒再加桂一錢水二盞煎一半溫服 潔古用藥法象

風毒骨痛在髓中芍藥二分虎骨一兩炙爲末夾絹袋盛酒三升漬五日每服三合日三服 經驗方

脚氣腫痛白芍藥六兩甘草一兩爲末白湯點服 事林廣記

消渴引飲白芍藥甘草等分爲末每服一錢水煎服日三服鄂渚辛祐之患此九年服藥止而復作蘇朴授此方服之七日頓愈古人處方殆不可曉不可以平易而忽之也○陳日華經驗方

小便五淋赤芍藥一兩檳榔一箇麪褁煨爲末每服一錢水一盞煎七分空心服○博濟方

衄血不止赤芍藥爲末水服二錢七 事林廣記

衄血咯血白芍藥一兩犀角末二錢半爲末新水服一錢七血止爲限 古今錄驗

崩中下血小腹痛甚者芍藥一兩炒黃色栢葉六兩

其肝者緩其中，即調血也，故四物湯用芍藥。大抵酸濇者爲收斂停濕之劑，故主手、足太陰經收斂之體，又能治血海而入于九地之下，後至厥陰經。白者色在西方，故補；赤者色在南方，故瀉。

【附方】舊六，新一十。**服食法。**頌曰：安期生服鍊芍藥法云：芍藥有二種，救病用金芍藥，色白多脂肉；其木芍藥色紫瘦多脉。若取審看，勿令差錯。凡采得，浄洗去皮，以東流水煮百沸，陰乾，停三日，又於木甑内蒸之，上覆以浄黄土，一日夜熟，出陰乾，擣末。以麥飲或酒服三錢匕，日三。服滿三百日〔一〕，可以登嶺，絶穀不飢。圖經本草。**腹中虚痛。**白芍藥三錢，炙甘草一錢，夏月加黄芩五分，惡寒加肉桂一錢，冬月大寒再加桂一錢。水二盞，煎一半，温服。潔古用藥法象。**風毒骨痛**在髓中。芍藥二分，虎骨一兩，炙爲末，夾絹袋盛，酒三升，漬五日。每服三合，日三服。經驗後〔二〕方。**脚氣腫痛。**白芍藥六兩，甘草一兩，爲末。白湯點服。事林廣記。**消渴引飲。**白芍藥、甘草等分，爲末。每用一錢，水煎服，日三服。鄂渚辛〔三〕祐之患此九年，服藥止而復作。蘇朴授此方，服之七日頓愈。古人處方，殆不可曉，不可以平易而忽之也。○陳日華經驗方。**小便五淋。**赤芍藥一兩，檳榔一箇，麪裹煨，爲末。每服一錢，水一盞，煎七分，空心服。○博濟方。**衄血不止。**赤芍藥爲末，水服二錢匕。事林廣記。**衄血咯血。**白芍藥一兩，犀角末二錢半，爲末。新水服一錢匕，血止爲限。古今録驗。**崩中下血，**小腹痛甚者。芍藥一兩，炒黄色，柏葉六兩〔四〕，

〔一〕日：原脱。今據證類卷八芍藥補。
〔二〕後：原脱。今據補同上。
〔三〕辛：普濟方卷一百七十七痟渴門「神效散」引作「李」。
〔四〕兩：原作「四」。今據聖惠方卷七十三治婦人崩中下血不止諸方改。

微炒每服二兩水一升煎六合入酒五合再煎七合空心分爲兩服亦可爲末酒服二錢聖惠方

經水不止　白芍藥香附子熟艾葉各一錢半水煎服之熊氏補遺

血崩帶下　赤芍藥香附子等分爲末每服二錢鹽捻水一盞煎七分溫服日二服十服見效名如神散良方

赤白帶下　年深月久不瘥者取白芍藥三兩并乾薑半兩剉熬令黄擣末空心水飲服二錢七日再服廣濟方只用芍藥炒黑研末酒服之貞元廣利方

金瘡血出　白芍藥一兩熬黄爲末酒或米飲服二錢漸加之仍以末傅瘡上即止良驗廣利方

痘瘡脹痛　白芍藥爲末酒服半錢七痘疹方

木舌腫滿　塞口殺人　紅芍藥甘草煎水熱漱聖濟總錄

魚骨哽咽　白芍藥嚼細嚥汁事林廣記

牡丹 本經中品

【釋名】鼠姑本經　鹿韭本經　百兩金唐本　木芍藥綱目　花王　時珍曰牡丹以色丹者爲上雖結子而根上生苗故謂之牡丹唐人謂之木芍藥以其花似芍藥而宿幹似木也群花品中以牡丹第一芍藥第二故世謂牡丹爲花王芍藥爲花相歐陽修花譜所載凡三十餘種其名或以地或以人或以色或以異詳見本書

【集解】別録曰牡丹生巴郡山谷及漢中二月八月采根陰乾　弘景曰今東間亦有色赤者爲好　恭曰生漢中劍南苗

微炒。每服二兩，水一升，煎六合，入酒五合，再煎七合，空心分爲兩服。亦可爲末，酒服二錢。聖惠方。**經水不止**。白芍藥、香附子、熟艾葉各一錢半，水煎服之。熊氏補遺。**血崩帶下**。赤芍藥、香附子等分，爲末。每服二錢，鹽一捻，水一盞，煎七分，温服。日二服，十服見效。名如神散。良方。**赤白帶下**，年深月久不瘥者。取白芍藥三兩，并乾薑半兩，剉熬令黄，擣末，空心水飲服二錢匕，日再服。廣濟方只用芍藥炒黑，研末，酒服之。貞元廣利方。**金瘡血出**。白芍藥一兩，熬黄爲末，酒或米飲服二錢，漸加之，仍以末傅瘡上即止，良驗。廣利方。**痘瘡脹痛**。白芍藥爲末，酒服半錢匕。痘疹方。**木舌腫滿**，塞口殺人。紅芍藥、甘草煎水熱漱。聖濟總録。**魚骨哽咽**。白芍藥嚼細嚥汁。事林廣記。

牡丹本經中品

【釋名】鼠姑本經、鹿韭本經、百兩金唐本、木芍藥綱目、花王。【時珍曰】牡丹以色丹者爲上，雖結子而根上生苗，故謂之牡丹。唐人謂之木芍藥，以其花似芍藥，而宿幹似木也。群花品中，以牡丹第一，芍藥第二，故世謂牡丹爲花王，芍藥爲花相。歐陽修花譜所載凡三十餘種，其名或以地，或以人，或以色，或以異，詳見本書。

【集解】【别録曰】牡丹生巴郡山谷及漢中，二月、八月采根，陰乾。【弘景曰】今東間亦有，色赤者爲好。【恭曰】生漢中、劍南。苗

宰吞土無塊曰壤

似羊桃夏生白花秋實圓綠冬實赤色凌冬不凋根似芍藥肉白皮丹土人謂之百兩金長安謂之吴牡丹者是真也今俗用者異於此別有臊氣也頌曰今出合州者佳和州宣州者並良白者補赤者利大明曰此便是牡丹花根也巴蜀渝合州者上海鹽者次之頌曰今丹延青越滁和州山中皆有但花有黃紫紅白數色此當是山牡丹其莖梗枯燥黑白色二月於梗上生苗葉三月開花其花葉與人家所種者相似但花只五六葉爾五月結子黑色如雞頭子大根黃白色可長五七寸大如筆管近世人多貴重欲其花之詭異皆秋冬移接培以糞土至春盛開其狀百變故其根性殊失本真藥中不可用此絕無力也宗奭曰牡丹花亦有緋者深碧色者惟山中單葉花紅者根皮入藥為佳市人或以枝梗皮充之尤謬時珍曰牡丹惟取紅白單瓣者入藥其千葉異品皆人巧所致氣味不純不可用花譜載丹州延州以西及褒斜道中最多與荊棘無異土人取以為薪其根入藥尤妙凡栽花者根下着白斂末辟蟲穴中點硫黃殺蠹以烏賊骨鍼其樹必枯此物性亦不可不知也

根皮【修治】斅曰凡采得根日乾以銅刀劈破去骨剉如大豆許用酒拌蒸從巳至未日乾用

【氣味】辛寒無毒別錄曰苦微寒普曰神農岐伯辛雷公桐君苦無毒黃帝苦有毒好古曰氣寒味苦辛陰中微陽入手厥陰足少陰經之才曰畏貝母大黃菟絲子大明曰忌蒜胡荽伏砒

似羊桃，夏生白花，秋實圓緑，冬實赤色，凌冬不凋。根似芍藥，肉白皮丹。土人謂之百兩金，長安謂之吴牡丹者，是真也。今俗用者異於此，别有臊氣也。【炳〔一〕曰】今出合州者佳，和州、宣州者並良。白者補，赤者利。【大明曰】此便是牡丹花根也。巴、蜀、渝、合州者上，海鹽者次之。【頌曰】今丹、延、青、越、滁、和州山中皆有，但花有黄紫紅白數色。此當是山牡丹，其莖梗枯燥，黑白色。二月於梗上生苗葉，三月開花。其花葉與人家所種者相似，但〔二〕花瓣止五六葉爾。五月結子黑色，如鷄頭子大。根黄白色，可長五七寸，大如筆管。近世人多貴重，欲其花之詭異，皆秋冬移接，培以壤土，至春盛開，其狀百變，故其根性殊失本真，藥中不可用此，絶無力也。【宗奭曰】牡丹花亦有緋者，深碧色者。惟山中單葉花紅者，根皮入藥爲佳，市人或以枝梗皮充之，尤謬。【時珍曰】牡丹惟取紅白單瓣者入藥。其千葉異品，皆人巧所致，氣味不純，不可用。花譜載丹州、延州以西及褒斜道中最多，與荆棘無異，土人取以爲薪，其根入藥尤妙。凡栽花者，根下着白斂末辟蟲，穴中點硫黄殺蠹，以烏賊骨鍼其樹必枯，此物性，亦不可不知也。

根皮。

【脩治】【斅曰】凡采得根，日乾，以銅刀劈破去骨，剉如大豆許，用清〔三〕酒拌蒸，從巳至未，日乾用。

【气味】辛，寒，無毒。【别録曰】苦，微寒。【普曰】神農、岐伯：辛。雷公、桐君：苦，無毒。黄帝〔四〕：苦，有毒。【好古曰】氣寒，味苦、辛，陰中微陽，入手厥陰、足少陰經。【之才曰】畏貝母、大黄、兔絲子。【大明曰】忌蒜、胡荽，伏砒。

〔一〕炳：原作「頌」。今據證類卷九牡丹改。
〔二〕但：原作「世」。今據改同上。
〔三〕清：原作「酒」。今據改同上。
〔四〕黄帝：原作「桐君」。今據御覽卷九百九十二牡丹改。

【主治】寒熱，中風瘛瘲，驚癇邪氣，除癥堅瘀血留舍腸胃，安五
臟，療癰瘡。本經 除時氣頭痛，客熱五勞，勞氣頭腰痛，風噤癩疾。
別錄 久服輕身益壽。吳普 治冷氣，散諸痛，女子經脉不通，血瀝腰
痛。甄權 通關腠血脉，排膿，消撲損瘀血，續筋骨，除風痺，治胎下
胞，產後一切冷熱血氣。大明 治神志不足，無汗之骨蒸，衄血吐
血。元素 和血生血涼血，治血中伏火，除煩熱。時珍

【發明】元素曰：牡丹乃天地之精，爲群花之首。葉爲陽，發生也；
花爲陰，成實也。丹者赤色，火也。故能瀉陰胞中之火。四
物湯加之，治婦人骨蒸。又曰：牡丹皮入手厥陰、足少陰，故治
無汗之骨蒸；地骨皮入足少陰、手少陽，故治有汗之骨蒸。神
不足者手少陰，志不足者足少陰，故仲景腎氣丸用之，治神
志不足也。又能治腸胃積血及吐血衄血，必用之藥，故犀角
地黃湯用之。杲曰：心虛腸胃積熱，心火熾甚，心氣不足者，以
牡丹皮爲君。時珍曰：牡丹皮治手足少陰厥陰四經血分伏
火。蓋伏火即陰火也，陰火即相火也。古方惟以此治相火，故
仲景腎氣丸用之。後人乃專以黃蘗治相火，不知牡丹之功
更勝也。此乃千載秘奥，人所不知，今爲拈出。
赤花者利，白花者補，人亦罕悟，宜分別之。

【主治】寒熱，中風瘛瘲，驚癇邪氣，除癥堅瘀血留舍腸胃，安五臟，療癰瘡。本經。除時氣頭痛，客熱五勞，勞氣頭腰痛，風噤癲疾。別録。久服輕身益壽。吴普。治冷氣，散諸痛，女子經脉不通，血瀝腰痛。甄權。通關腠血脉，排膿，消撲損瘀血，續筋骨，除風痺，落〔一〕胎下胞，産後一切冷熱血氣。大明。治神志不足，無汗之骨蒸，衄血吐血。元素。和血生血凉血，治血中伏火，除煩熱。時珍。

【發明】【元素曰】牡丹乃天地之精，爲群花之首。葉爲陽，發生也。花爲陰，成實也。丹者赤色，火也。故能瀉陰胞中之火。四物湯加之，治婦人骨蒸。又曰：牡丹皮入手厥陰、足少陰，故治無汗之骨蒸；地骨皮入足少陰、手少陽，故治有汗之骨蒸。神不足者手少陰，志不足者足少陰，故仲景腎氣丸用之，治神志不足也。又能治腸胃積血，及吐血、衄血必用之藥，故犀角地黄湯用之。【杲曰】心虚，腸胃積熱，心火熾甚，心氣不足者，以牡丹皮爲君。【時珍曰】牡丹皮治手、足少陰、厥陰四經血分伏火。蓋伏火即陰火也，陰火即相火也。古方惟以此治相火，故仲景腎氣丸用之。後人乃專以黄蘖治相火，不知牡丹之功更勝也。此乃千載秘奥，人所不知，今爲拈出。赤花者利，白花者補，人亦罕悟，宜分別之。

〔一〕落：原作「治」。今據證類卷九牡丹改。

附方 舊三新三

癲疝偏墜 氣脹不能動者，牡丹皮、防風等分，為末，酒服二錢，甚效。千金方

婦人惡血 攻聚上面多怒。牡丹皮半兩，乾漆燒煙盡半兩，水二鍾，煎一鍾服。諸證辨疑

傷損瘀血 牡丹皮二兩，蝱蟲二十一枚，熬過同擣末。每旦溫酒服方寸匕，血當化為水下。貞元廣利方

金瘡內漏 血不出。牡丹皮為末，水服三指撮，立尿出血也。千金方

下部生瘡 已決洞者。牡丹末，湯服方寸匕，日三服。肘後方

解中蠱毒 牡丹根擣末，服一錢匕，日三服。外臺秘要

附錄 鼠姑 別錄曰：味苦平，無毒。主欬逆上氣，寒熱鼠瘻惡瘡邪氣。一名䑕。生丹水。弘景曰：今人不識。而牡丹一名鼠姑，鼠婦亦名鼠姑，未知孰是。

木香 本經上品

釋名 蜜香別錄 青木香弘景 五木香圖經 南木香綱目

時珍曰：木香，草類也。本名蜜香，因其香氣如蜜也。緣沈香中有蜜香，遂訛此為木香爾。昔人謂之青木香。後人因呼馬兜鈴根為青木香，乃呼此為南木香、廣木香以別之。今人又呼一種薔薇為木香，愈亂真矣。三洞珠囊云：五香者，即青木香也。一株五根，一莖五枝，一枝五葉，葉間五節，故名五香，燒之能上徹九天也。古方治癰疽有五香連翹湯，內用青木香。古樂府云：氍毹毾㲪五木香，迷迭艾蒳及都梁。

【附方】舊三，新三。癩疝偏墜，氣脹不能動者。牡丹皮、防風等分，爲末，酒服二錢，甚效。千金方。婦人惡血，攻聚上面，多怒。牡丹皮半兩，乾漆燒煙盡半兩，水二鍾，煎一鍾服。諸證辨疑。傷損瘀血。牡丹皮二兩，蝱蟲二十一枚，熬過，同搗末。每旦温酒服方寸匕。血當化爲水下。貞元廣利方。金瘡内漏血不出〔一〕。牡丹皮爲末，水服三指撮，立尿出血也。千金方。下部生瘡，已決洞者。牡丹末，湯服方寸匕，日三服。肘後方。解中蠱毒。牡丹根擣末，服一錢匕，日三服。外臺秘要。

【附録】鼠姑。【别録曰】味苦，平，無毒。主欬逆上氣，寒熱鼠瘻，惡瘡邪氣。一名䑕，生丹水。【弘景曰】今人不識，而牡丹一名鼠姑，鼠婦亦名鼠姑，未知孰是？

木香本經上品

【釋名】蜜香别録、青木香弘景、五木香圖經、南木香綱目。【時珍曰】木香，草類也。本名蜜香，因其香氣如蜜也。緣沈香中有蜜香，遂訛此爲木香爾。昔人謂之青木香。後人因呼馬兜鈴根爲青木香，乃呼此爲南木香、廣木香以别之。今人又呼一種薔薇爲木香，愈亂真矣。三洞珠囊云：五香者，即青木香也。一株五根，一莖五枝，一枝五葉，葉間五節，故名五香，燒之能上徹九天也。古方治癰疽有五香連翹湯，内用青木香，古樂府云「氍毹𣰆㲪五木香」，皆指

〔一〕血不出：原脱。今據千金方卷二十五火瘡補。

此也。頌曰：修養書云：正月一日取五木煮湯以浴，令人至老鬚髮黑。徐鍇注云：道家謂青木香爲五香，亦云五木。多以爲浴，是矣。金光明經謂之矩琵佗香。

【集解】別録曰：木香生永昌山谷。弘景曰：此即青木香也。永昌不復貢，今皆從外國舶上來，乃云出大秦國。今皆以合香，不入藥用。恭曰：此有二種，當以崑崙來者爲佳，西湖來者不善。葉似羊蹄而長大，花如菊花，結實黄黑，所在亦有之。功用極多。陶云不入藥用，非也。權曰：南州異物志云：青木香出天竺，是草根，狀如甘草也。頌曰：今惟廣州舶上來，他無所出。根窠大類茄子，葉似羊蹄而長大，亦有如山芋而開紫花者。不拘時月，采根芽爲藥。以其形如枯骨，味苦粘牙者爲良。江淮間亦有此種，名土青木香，不堪藥用。蜀本草言孟昶苑中亦嘗種之，云苗高三四尺，葉長八九寸，皺軟而有毛，開黄花，恐亦是土木香種也。斅曰：其香是蘆蔓根條，左盤旋。采得二十九日，方硬如朽骨，其有蘆頭丁蓋子，色青者，是木香神也。宗奭曰：常自岷州出塞，得青木香，持歸西洛。葉如牛蒡但狹長，莖高二三尺，花黄，一如金錢，其根即香也。生嚼即辛香，尤行氣。杲曰：木香今皆從外國來，陶説爲是。蘇頌圖經所載廣州者，乃是木類。又載滁州、海州者，乃是馬兜鈴根，治療冷熱，殊不相似，皆誤圖耳。時珍曰：木香，南番諸國皆有。一統志云：葉類絲瓜，冬月取根，曬乾。

根【修治】時珍曰：凡入理氣藥，只生用，不見火。若實大腸，宜麪煨熟用。

此也。【頌曰】修养书云：正月一日取五木煮〔一〕湯以浴，令人至老鬚髪黑。徐鍇注云：道家謂青木香爲五香〔二〕，亦云五木，多以爲浴是矣。金光明經謂之矩琵佗〔三〕香。

【集解】【別録曰】木香生永昌山谷。【弘景曰】此即青木香也。永昌不復貢，今皆從外國舶上來，乃云出大秦國。今皆以合香，不入藥用。【恭曰】此有二種，當以崑崙來者爲佳，西胡〔四〕來者不善。葉似羊蹄而長大，花如菊花，結實黄黑，所在亦有之。功用極多。陶云不入藥用，非也。【權曰】南州異物志云：青木香出天竺，是草根，狀如甘草也。【頌曰】今惟廣州舶上來，他無所出。根窠大類茄子，葉似羊蹄而長大，亦有葉〔五〕如山藥而根大、開紫花者。不拘時月，采根芽爲藥。以其形如枯骨，味苦粘牙者爲良。江淮間亦有此種，名土青木香，不堪藥用。蜀本草言孟昶苑中亦嘗種之，云苗高三四尺，葉長八九寸，皺軟而有毛，開黄花，恐亦是土木香種也。【斅曰】其香是蘆蔓根條，左盤旋。采得二十九日，方硬如朽骨。其有蘆頭丁蓋子色青者，是木香神也。【宗奭曰】常〔六〕自岷州出塞，得青木香，持歸西洛。葉如牛蒡，但狹長，莖高二三尺，花黄，一如金錢，其根即香也。生嚼極〔七〕辛香，尤行氣。【承曰】木香今皆從外國來，陶説爲是。蘇頌圖經所載廣州者，乃是木類。又載滁州〔八〕、海州者，乃是馬兜鈴根。治療冷熱，殊不相似，皆誤圖耳。【時珍曰】木香，南番諸國皆有。一統志〔九〕云：葉類絲瓜，冬月取根，晒乾。

根。【修治】【時珍曰】凡入理氣藥，只生用，不見火。若實大腸，宜麪煨熟用。

〔一〕煮：原字缺損似「者」。今據證類卷六木香補正。
〔二〕爲五香：原脱。今據補同上。
〔三〕矩琵佗：金光明最勝王經卷七大辯才天女品第十五「青木」譯名作「矩瑟侘」。
〔四〕胡：原作「湖」。今據證類卷六木香改。
〔五〕葉：原脱。今據補同上。
〔六〕常：據證類卷六木香，當作「嘗」。然古代「常」、「嘗」互通，故不改。
〔七〕極：原作「即」。今據改同上。
〔八〕州：原作「鬼」。今據改同上。
〔九〕志：底本此字經描補，餘金陵諸本原闕一字。今從江西本補。

【氣味】辛，温，無毒。元素曰：氣熱，味辛苦。氣味俱厚，沉而降，陰也。杲曰：苦甘辛，微温，降也，陰也。好古曰：辛苦熱，味厚於氣，陰中陽也。

【主治】邪氣，辟毒疫温鬼，强志，主淋露。久服不夢寤魘寐。本經　消毒，殺鬼精物，温瘧蠱毒，氣劣，氣不足，肌中偏寒，引藥之精。别録　治心腹一切氣，膀胱冷痛，嘔逆反胃，霍亂泄瀉痢疾，建脾消食，安胎。大明　九種心痛，積年冷氣，痃癖癥塊脹痛，壅氣上衝，煩悶羸劣，女人血氣刺心，痛不可忍，末，酒服之。甄權　散滯氣，調諸氣，和胃氣，泄肺氣。元素　行肝經氣。煨熟，實大腸。震亨　治衝脉爲病，逆氣裏急，主脬滲小便祕。好古

【發明】弘景曰：青木香，大秦國人以療毒腫，消惡氣，有驗。今惟制蛀蟲丸用之，常以煮汁沐浴大佳。宗奭曰：木香專泄決胸腹間滯塞冷氣，他則次之。得橘皮、肉豆蔻、生薑相佐使絶佳，效尤速。元素曰：木香除肺中滯氣。若治中下二焦氣結滯及不轉運，須用檳榔爲使。震亨曰：調氣用木香，其味辛，氣能上升，如氣鬱不達者宜之。若陰火衝上者，則反助火邪，當用黄蘗、知母，而少以木香佐之。好古曰：本草云主氣劣、氣不足，補也；通壅氣、導一切氣，破也；安胎、健脾胃，補也；除痃癖癥

【氣味】辛，温，無毒。【元素曰】氣熱，味辛、苦，氣味俱厚，沈而降，陰也。【杲曰】苦、甘、辛，微温，降也，陰也。【好古曰】辛、苦，熱，味厚於氣，陰中陽也。【主治】邪氣，辟毒疫温鬼，强志，主淋露。久服不夢寤魘寐。本經。消毒，殺鬼精物。温瘧蠱毒，氣劣，氣不足，肌中偏寒，引藥之精。别録。治心腹一切氣，膀胱冷痛，嘔逆反胃，霍亂泄瀉，痢疾，建脾消食，安胎。大明。九種心痛，積年冷氣，痃癖癥塊脹痛，壅氣上衝，煩悶羸劣，女人血氣刺心，痛不可忍，末酒服之。甄權。散滯氣，調諸氣，和胃氣，泄肺氣。元素。行肝經氣。煨熟，實大腸。震亨。治衝脉爲病，逆氣裏急，主脬滲小便秘。好古。

【發明】【弘景曰】青木香，大秦國人以療毒腫、消惡氣有驗。今惟制蛀蟲丸用之。常以煮汁沐浴大佳。【宗奭曰】木香專泄決胸腹間滯塞冷氣，他則次之。得橘皮、肉豆蔻、生薑相佐使絶佳，效尤速。【元素曰】木香除肺中滯氣。若治中下二焦氣結滯及不轉運，須用檳榔爲使。【震亨曰】調氣用木香，其味辛，氣能上升，如氣鬱不達者宜之。若陰火衝上者，則反助火邪，當用黄蘗、知母，而少以木香佐之。【好古曰】本草云：主〔一〕氣劣，氣不足，補也；通壅氣，導一切氣，破也。安胎，建脾胃，補也；除痃癖癥〔二〕

〔一〕主：底本此字經描改，餘金陵諸本作「生」。今據湯液本草卷中木香改。
〔二〕癥：原字漫漶。今據補正同上。

塊破也其不同如此絜古張氏但言調氣不言補也機曰與補藥爲佐則補與泄藥爲君則泄也時珍曰木香乃三焦氣分之藥能升降諸氣諸氣膹鬱皆屬於肺故上焦氣滯用之者乃金鬱則泄之也中氣不運皆屬於脾故中焦氣滯宜之者脾胃喜芳香也大腸氣滯則後重膀胱氣不化則癃淋肝氣鬱則爲痛故下焦氣滯者宜之乃塞者通之也○權曰隋書言樊子蓋爲武威太守車駕入吐谷渾子蓋以彼多瘴氣獻青木香以禦霜霧之邪頌曰續傳信方著張仲景青木香丸主陽衰諸不足用昆侖青木香六路訶子皮各二十兩擣篩糖和丸梧子大每空腹酒下三十丸日再其效尤速鄭駟馬去沙糖用白蜜加羚羊角十二兩用藥不類古方而云仲景不知何從而得也

附方舊二新一十九

中氣不省閉目不語如中風狀南木香爲末冬瓜子煎湯灌下三錢痰盛者加竹瀝薑汁濟生方

氣脹懶食即青木香丸見發明下熱者牛乳下冷者酒下聖惠方

心氣刺痛青木香一兩皂角炙一兩爲末糊丸梧桐子大每湯服五十丸甚效攝生方

一切走注氣痛不和廣木香溫水磨濃汁入熱酒調服簡便方

內釣腹痛木香乳香沒藥各五分水煎服之阮氏小兒方

小腸疝氣青木香四兩酒三斤煮過每日飲三次孫天仁集效方

氣滯腰痛青木香乳香各二錢酒浸飯上蒸均以酒調服聖惠方

耳卒聾閉崑崙真青木香一兩切以苦酒浸一夜入胡麻油一合微火煎三上三下以綿

塊，破也。其不同如此。潔古張氏但言調氣，不言補也。【機曰】與補藥爲佐則補，與泄藥爲君則泄也。【時珍曰】木香乃三焦氣分之藥，能升降諸氣。諸氣膹鬱，皆屬於肺，故上焦氣滯用之者，乃金鬱則泄之也。中氣不運，皆屬於脾，故中焦氣滯宜之者，脾胃喜芳香也。大腸氣滯則後重，膀胱氣不化則癃淋，肝氣鬱則爲痛，故下焦氣滯者宜之，乃塞者通之也。○【權曰】隋書言樊子蓋爲武威太守，車駕入吐谷渾，子蓋以彼多瘴氣，獻青木香以禦霧露之邪。【頌曰】續傳信方著張仲景青木香丸，主陽衰諸不足。用崑崙青木香、六路訶子皮各二十兩，擣篩，糖和丸梧子大。每空腹酒下三十丸，日再，其效尤速。鄭駙馬去沙糖用白蜜，加羚羊角十二兩。用藥不類古方，而云仲景，不知何從而得也？

【附方】舊二，新一十九。**中氣不省**，閉目不語，如中風狀。南木香爲末，冬瓜子煎湯灌下三錢。痰盛者，加竹瀝、薑汁。濟生方。**氣脹懶食**。即青木香丸，見「發明」下。熱者牛乳下，冷者酒下。聖惠方。**心氣刺痛**。青木香一兩，皂角炙一兩，爲末，糊丸梧桐子大，每湯服五十丸，甚效。攝生方。**一切走注**，氣痛不和。廣木香，温水磨濃汁，入熱酒調服。簡便方。**内釣腹痛**。木香、乳香、没藥各五分，水煎服之。阮氏小兒方。**小腸疝氣**。青木香四兩，酒三斤，煮過，每日飲三次。孫天仁集效方。**氣滯腰痛**。青木香、乳香各二錢，酒浸，飯上蒸，均以酒調服。聖惠方。**耳卒聾閉**。崑崙真青木香一兩切，以苦酒浸一夜，入胡麻油一合，微火煎，三上三下，以綿

濾去滓日滴三四次以愈爲度 外臺秘要

耳內作痛 木香末以葱黃染鵞脂蘸末深納入耳中 聖濟錄

霍亂轉筋 腹痛木香末一錢木瓜汁一盞入熱酒調服 聖濟總錄

一切下痢 不拘丈夫婦人小兒木香一塊方圓一寸黃連半兩二味用水半升同煎乾去黃連薄切木香焙乾爲末分作三服第一服橘皮湯下二服陳米飲下三服甘草湯下此乃李景純所傳有一婦人久痢將死夢中觀音授此方服之而愈也 孫兆祕寶方

香連丸方 方見黃連下

腸風下血 木香黃連等分爲末入肥猪大腸內兩頭紮定煮極爛去藥食腸或連藥擣爲丸服 劉松石保壽堂方

小便渾濁 如精狀木香沒藥當歸等分爲末以刺棘心自然汁和丸梧子大每食前鹽湯下三十丸 普濟方

小兒陰腫 小兒陽明經風熱濕氣相搏陰莖無故腫或痛縮宜寬此一經自愈廣木香枳殼麩炒二錢半炙甘草二錢水煎服 曾氏小兒方

小兒天行 壯熱頭痛木香六分白檀香三分爲末清水和服仍溫水調塗顖頂上取瘥 聖惠方

天行發斑 赤黑色青木香一兩水二升煮一升服 外臺祕要

一切癰疽 瘡癤疳瘻惡瘡下疰臁瘡潰後外傷風寒惡汁臭敗不斂並主之木香黃連檳榔等分爲末油調頻塗之取效 和劑局方

惡蛇虺傷 青木香不拘多少煎水服效不可述 袖珍方

腋臭陰濕 凡腋下陰下濕臭或作瘡青木香以好醋浸夾于腋下陰下爲末傅之 外臺祕要

牙齒疼痛 青木香末入麝

濾去滓，日滴三四次，以愈爲度。外臺秘要。耳内作痛。木香末，以葱黄染鵝脂，蘸末深納入耳中。聖濟録。霍亂轉筋，腹痛。木香末一錢，木瓜汁一盞，入熱酒調服。聖濟總録。一切下痢。不拘丈夫婦人小兒，木香一塊，方圓一寸，黄連半兩，二味用水半升同煎乾，去黄連，薄切木香，焙乾爲末。分作三服：第一服橘皮湯下，二服陳米飲下，三服甘草湯下。此乃李景純所傳。有一婦人久痢將死，夢中觀音授此方，服之而愈也。孫兆秘寶方。香連丸方。方見「黄連」下。腸風下血。木香、黄連等分，爲末，入肥豬大腸内，兩頭紮定，煮極爛，去藥食腸。或連藥擣爲丸服。劉松石保壽堂方。小便渾濁如精狀。木香、没藥、當歸等分，爲末，以刺棘心自然汁和丸梧子大，每食前鹽湯下三十丸。普濟方。小兒陰腫。小兒陽明經風熱濕氣相搏，陰莖無故腫，或痛縮，宜寬此一經自愈。廣木香、枳殼麩炒二錢半，炙甘草二錢，水煎服。曾氏小兒方。小兒天行，壯熱頭痛。木香六分，白檀香三分，爲末。清水和服。仍温水調塗顖頂上取瘥。聖惠方。天行發斑赤黑色。青木香一兩，水二升，煮一升服。外臺秘要。一切癰疽。瘡瘻疳瘻、惡瘡下疰、臁瘡潰後，外傷風寒，惡汁臭敗不斂，並主之。木香、黄連、檳榔等分，爲末，油調頻塗之，取效。和劑局方。惡蛇虺傷。青木香不拘多少，煎水服，效不可述。袖珍方。腋臭陰濕。凡腋下、陰下濕臭，或作瘡，青木香以好醋浸，夾于腋下、陰下，爲末傅之。外臺秘要。牙齒疼痛。青木香末，入麝

香少許，揩牙，鹽湯漱之。聖濟録

甘松香 宋開寶

【釋名】苦彌哆 音扯。時珍曰：產於川西松州，其味甘，故名。金光明經謂之苦彌多。

【集解】志曰：廣志云：甘松出姑臧、涼州諸山，細葉，引蔓叢生，可合諸香及裛衣。頌曰：今黔蜀州郡及遼州亦有之，叢生山野，葉細如茅草，根極繁密，八月采之，作湯浴令人身香。

根【氣味】甘，溫，無毒。好古曰：平。【主治】惡氣，卒心腹痛滿，下氣。開寶 黑皮䵟黯，風疳齒䘌，野雞痔。得白芷、附子良。藏器 理元氣，去氣鬱。好古 脚氣膝浮，煎湯淋洗。時珍

【發明】時珍曰：甘松芳香，能開脾鬱，少加入脾胃藥中，甚醒脾氣。杜寶拾遺録云：壽禪師妙醫術，作五香飲，更加別藥，止渴兼補益，最妙。一沈香飲，二丁香飲，三檀香飲，四澤蘭飲，五甘松飲也。

【附方】新四。勞瘵熏法：甘松六兩，玄參一斤，為末，每日焚之。奇效方 風疳蟲牙，蝕肉至盡：甘松、膩粉各二錢半，蘆薈半兩，猪腎一對，切炙為末，夜漱口後貼之，有涎吐出。聖濟總録 腎虛齒痛：硫黃

香少許，揩牙，鹽湯漱之。聖濟録。

甘松香宋開寶

【釋名】苦彌哆音扯。【時珍曰】産於川西松州，其味甘，故名。金光明經謂之苦彌哆。

【集解】【志曰】廣志云：甘松出姑臧、凉州〔一〕諸山，細葉，引蔓叢生，可合諸香及裛衣。【頌曰】今黔、蜀州郡及遼州亦有之。叢生山野，葉細如茅草，根極繁密，八月采之，作湯浴令人身香。

根。【氣味】甘，温，無毒。【好古曰】平。【主治】惡氣，卒心腹痛滿，下氣。開寶。黑皮䵟䵳，風疳齒䘌，野鷄痔。得白芷、附子良。藏器。理元氣，去氣鬱。好古。脚氣膝浮，煎湯淋洗。時珍。

【發明】【時珍曰】甘松芳香能開脾鬱，少加入脾胃藥中，甚醒脾氣。杜寶拾遺録云：壽禪師妙醫術，作五香飲，更加别藥，止渴兼補益最妙。一沈香飲，二丁香飲，三檀香飲，四澤蘭飲，五甘松飲也。

【附方】新四。勞瘵熏法。甘松六兩，玄參一斤，爲末。每日焚之。奇效方。風疳蟲牙，蝕肉至盡。甘松、膩粉各二錢半，蘆薈半兩，豬腎一對，切炙爲末，夜漱口後貼之，有涎吐出。聖濟總録。腎虚齒痛。甘松、硫黄

〔一〕州：原作「洲」。證類卷九甘松香陳藏器云「出凉州」。又御覽卷九百八十二香部二引廣志作「出交州」。二説均非「洲」字，今據改。

等分爲末泡湯漱之　科效　經效濟世方

面䵟風瘡 香附子廿松各四兩黑牽牛半斤爲末日用洗面　婦人良方

山柰 綱目

釋名 山辣 綱目 三柰（時珍曰山柰俗訛爲三柰又訛爲三賴皆土音也或云本名山辣南人舌音呼山爲三呼辣如賴故致謬誤其說甚通）

集解（時珍曰山柰生廣中人家栽之根葉皆如生薑作樟木香氣土人食其根如食薑切斷暴乾則皮赤黃色肉白色古之所謂廉薑恐其類也段成式酉陽雜俎云柰祇出拂林國長三四尺根大如鴨卵葉似蒜中心抽條甚長莖端有花六出紅白色花心黃赤不結子其草冬生夏死取花壓油塗身去風氣按此說頗似山柰故附之）

根 **氣味** 辛溫無毒 **主治** 暖中辟瘴癘惡氣治心腹冷氣痛寒濕霍亂風蟲牙痛入合諸香用 時珍

附方 新六 **一切牙痛** 三柰子一錢麪包煨熟入麝香二字爲末隨左右㗜一字入鼻內口含溫水漱去神效名海上一字散　普濟方 **風蟲牙痛** 仁存方用山柰爲末鋪紙上卷作筒燒燈吹滅乘熱和藥吹入鼻内

等分，爲末，泡湯漱之，神效。經效濟世方。面䵟風瘡。香附子、甘松各四兩，黑牽牛半斤，爲末。日用洗面。婦人良方。

山柰綱目

【釋名】山辣綱目、三柰。【時珍曰】山柰俗訛爲三柰，又訛爲三賴，皆土音也。或云本名山辣，南人舌音呼山爲三，呼辣如賴，故致謬誤，其説甚通。

【集解】【時珍曰】山柰生廣中，人家栽之。根葉皆如生薑，作樟木香氣。土人食其根如食薑，切斷暴乾，則皮赤黄色，肉白色。古之所謂廉薑，恐其類也。段成式酉陽雜俎云：柰祇出拂林國。苗〔一〕長三四尺，根大如鴨卵，葉似蒜，中心抽條甚長，莖端有花六出，紅白色，花心黄赤，不結子，其草冬生夏死。取花壓油，塗身去風氣。按此説頗似山柰，故附之。

根。【氣味】辛，温，無毒。【主治】暖中，辟瘴癘惡氣，治心腹冷氣痛，寒濕霍亂，風蟲牙痛。入合諸香用。時珍。

【附方】新六。一切牙痛。三柰子一錢，麪包煨熟，入麝香二字，爲末。隨左右𠲿一字入鼻内，口含温水漱去，神效。名海上一字散。普濟方。風蟲牙痛。仁存方用山柰爲末，鋪紙上卷作筒，燒燈吹滅，乘熱和藥吹入鼻内，

〔一〕苗：原脱。今據酉陽雜俎卷十八廣動植之三補。

痛即止○摘生方用肥皂一个去穰入山柰甘松各三分花椒食鹽不拘多少填滿麪包煅紅取研日用擦牙漱去

面上雀斑三柰子鷹糞密佗僧蓖麻子等分研勻以乳汁調之夜塗旦洗去

醒頭去屑三柰甘松香零陵香一錢樟腦二分滑石半兩爲末夜擦旦篦去水雲錄

心腹冷痛三柰丁香當歸甘草等分爲末醋糊丸梧子大每服三十丸酒下集簡方

廉薑拾遺

【釋名】薑彙綱目族葰音族綏

【集解】弘景曰杜若苗似廉薑藏器曰廉薑似薑生嶺南劍南人多食之時珍曰按異物志云生沙石中似薑大如蠃氣猛近於臭南人以爲齏其法陳皮以黑梅及鹽汁漬之乃成也又鄭樵云廉薑似山薑而根大

【氣味】辛熱無毒【主治】胃中冷吐水不下食藏器溫中下氣消食益智時珍

杜若本經上品

【校正】併入圖經外類山薑

【釋名】杜衡本經杜蓮別錄若芝別錄楚衡廣雅獛子薑獛音爪藥性論山薑別錄

痛即止。○攝生方用肥皂一個去穰，入山柰、甘松各三分，花椒、食鹽不拘多少，填滿，麪包煅紅，取研，日用擦牙漱去。面上雀斑。三柰子、鷹糞、密佗僧、蓖麻子等分，研勻，以乳汁調之。夜塗旦洗去。醒頭去屑。三柰、甘松香、零陵香一錢，樟腦二分，滑石半兩，爲末。夜擦旦篦去。水雲録。心腹冷痛。三柰、丁香、當歸、甘草等分，爲末，醋糊丸梧子大。每服三十丸，酒下。集簡方。

廉薑拾遺

【釋名】薑彙綱目、蔟葰音族綏。

【集解】【弘景曰】杜若苗似廉薑。【藏器曰】廉薑似薑，生嶺南、劍南，人多食之。【時珍曰】按異物志云：生沙石中，似薑，大如贏，氣猛近於臭。南人以爲韲，其法削[一]皮，以黑梅及鹽汁漬之乃成也。又鄭樵云：廉薑似山薑而根大。

【氣味】辛，熱，無毒。【主治】胃中冷，吐水，不下食。藏器。温中下氣，消食益智。時珍。

杜若本經上品

【校正】併入圖經外類山薑。

【釋名】杜衡本經、杜蓮別録、若芝別録、楚衡廣雅、獏子薑獏音爪，藥性論、山薑。別録

〔一〕削：原作「陳」。今據文選註卷五京都下劉淵林注吴都賦引異物志文改。

云一名白蓮一名白苓〔頌曰〕此草一名杜衡而草部中品自
有杜衡條即爾雅所謂土鹵者也杜若即廣雅所謂楚衡者
也其類自別古人多相雜引用故九歌云采芳洲兮杜若離
騷云雜杜衡與芳芷王逸輩皆不分別但云香草故二名相
混古方或用今人罕
使故少有識之者

【集解】〔別錄曰〕杜若生武陵川澤及宛句二月八月采根暴乾
〔弘景曰〕今處處有之葉似薑而有文理根似高良薑而
細味辛香又絕似旋葍根殆欲相亂葉小異爾楚辭云山中
人兮芳杜若是矣〔恭曰〕今江湖多有之生陰地苗似山薑根
似高良薑全少辛味陶云似旋葍根者即真杜若也〔保昇曰〕
苗似山薑花黃子赤大如棘子中似豆蔻今出嶺南峽州者
甚好子計然云杜衡杜若出南郡漢中大者大善〔頌曰〕衛
州一種山薑莖葉如薑開紫花不結子八月采根入藥〔時珍
曰〕杜若人無識者今楚地山中時有之山人亦呼為良薑根
似薑味亦辛甄權註豆蔻所謂獛子薑蘇頌圖經外類所謂
山薑皆此物也或又以大者為高
良薑細者為杜若唐時峽州貢之

【修治】〔敩曰〕凡使勿用鴨喋草根真相似只是味效不同凡采
得揔以刀刮去黃赤皮細剉用三重絹袋陰乾臨使以
蜜浸一夜
漉出用

【氣味】辛微溫無毒〔之才曰〕得辛夷細辛良惡柴胡前胡〇〔頌曰〕山薑辛性有小毒

云：一名白蓮，一名白芩。【頌曰】此草一名杜衡，而草部中品自有「杜衡」條，即爾雅所爲土鹵者也。杜若，即廣雅所謂楚衡者也。其類自別，古人多相雜引用。故九歌云「采芳洲兮杜若」，離騷云「雜杜衡與芳芷」，王逸輩皆不分別，但云香草，故二名相混。古方或用，今人罕使，故少有識之者。

【集解】【別録曰】杜若生武陵川澤及冤句，二月、八月采根，曝乾。【弘景曰】今處處有之。葉似薑而有文理。根似高良薑而細，味辛香。又絶似旋葍根，殆欲相亂，葉小異爾。楚辭云「山中人兮芳杜若」是矣。【恭曰】今江湖多有之，生陰地，苗似廉薑，根似高良薑，全少辛味。陶云「似旋葍根」者，即真杜若也。【保昇曰】苗似山薑，花黄赤〔一〕，子赤，大如棘子，中似豆蔻。今出嶺南、硤州者甚好。范子計然云：杜衡、杜若出南郡、漢中，大者大善。【頌曰】衛州一種山薑，莖葉如薑。開紫花，不結子，八月采根入藥。【時珍曰】杜若人無識者，今楚地山中時有之。山人亦呼爲良薑，根似薑，味亦辛。甄權註豆蔻所謂獛子薑，蘇頌圖經外類所謂山薑，皆此物也。或又以大者爲高良薑，細者爲杜若。唐時峽州貢之。

【修治】【斅曰】凡使勿用鴨喋草根，真相似，只是味效不同。凡采得根，以刀刮去黄赤皮，細剉，用三重絹袋陰乾。臨使以蜜浸一夜，漉出用。

根。【氣味】辛，微温，無毒。【之才曰】得辛夷、細辛良，惡柴胡、前胡。○【頌曰】山薑：辛，平，有小毒。

〔一〕赤：原脱。今據證類卷七杜若補。

主治胷脇下逆氣溫中風入腦戶頭腫痛涕淚久服益精明目輕身令人不忘本經治眩倒目䀮䀮止痛除口臭氣別錄山薑去皮間風熱可作煠湯又主暴冷及胃中逆冷霍亂腹痛蘇頌

發明 時珍曰杜若乃神農上品治足少陰太陽諸證要藥而世不知用惜哉

山薑藥性

釋名 美草 弘景曰東人呼爲山薑南人呼爲美草 時珍曰與杜若之山薑名同物異也

集解 藏器曰山薑根及苗並如薑而大作樟木臭南人食之又薑出九眞交阯今閩廣皆有之劉恂嶺表錄異云莖葉皆薑也但根不堪食亦與豆蔻花相似而微小爾花生葉間作穗如麥粒嫩紅色南人取其未大開者謂之含胎花以鹽水淹藏入甜糟中經冬如琥珀色辛香可愛用爲鱠無以加矣又以鹽殺治暴乾者煎湯服之極除冷氣甚佳 時珍曰山薑生南方葉似薑花赤色甚辛子似草豆蔻根如杜若及高良薑今人以其子僞充草豆蔻然其氣甚猛烈

根 氣味辛熱無毒 主治 腹中冷痛煮服甚效作丸散服辟穀

【主治】胸脇下逆氣，温中，風入腦户，頭腫痛，多〔一〕涕淚出〔二〕。久服益精明目，輕身，令人不忘。本經。治眩倒目，止痛，除口臭氣。別録。山薑：去皮間風熱，可作煠湯，又主暴冷及胃中逆冷，霍亂腹痛。蘇頌。

【發明】【時珍曰】杜若乃神農上品，治足少陰、太陽諸證要藥，而世不知用，惜哉。

山薑藥性〔三〕

【釋名】美草。【弘景曰】東人呼爲山薑，南人呼爲美草。【時珍曰】與杜若之山薑，名同物異也。

【集解】【藏器〔四〕曰】山薑根及苗，並如薑而大，作樟木臭，南人食之。又有獛子薑，黄色而緊，辛辣，破血氣殊强於此薑。【頌曰】山薑出九真、交阯，今閩、廣皆有之。劉恂嶺表録異云：莖葉皆薑也，但根不堪食。亦與豆蔻花相似而微小爾。花生葉間，作穗如麥粒，嫩紅色。南人取其未大開者，謂之含胎花，以鹽水淹藏入甜糟中，經冬如琥珀色，辛香可愛，用爲鱠，無以加矣。又以鹽殺治暴乾者，煎湯服之，極除冷氣，甚佳。【時珍曰】山薑生南方，葉似薑，花赤色甚辛，子似草豆蔻，根如杜若及高良薑。今人以其子僞充草豆蔻，然其氣甚猛烈。

根。【氣味】辛，熱，無毒。【主治】腹中冷痛，煮服甚效。作丸散服，辟穀

〔一〕多：原脱。今據證類卷七杜若補。
〔二〕出：原脱。今據補同上。
〔三〕藥性：據本條所引諸家，當以陶弘景記山姜爲最早，非藥性論也。
〔四〕藏器：原作「權」。今據證類卷二十三豆蔻改。

止饑（弘景）去惡氣溫中中惡霍亂心腹冷痛功用如薑（甄權）

花及子

【氣味】辛溫無毒

【主治】調中下氣破冷氣作痛止霍亂消食殺酒毒（大明）

高良薑（別錄中品）

【校正】（併入開寶本草紅豆蔻）

【釋名】蠻薑（綱目）子名紅豆蔻（宋）時珍曰陶隱居言此薑始出高良郡故得此名按高良即今高州也漢爲高涼縣吳改爲郡其山高而稍涼因以爲名則高良當作高涼也

【集解】時珍曰出高良郡二月三月采根形氣與杜若相似而葉如山薑恭曰出嶺南者形大虛軟生江左者細緊亦不甚辛其實一色今人呼細者爲杜若大者爲高良薑亦非也頌曰今嶺南諸州及黔蜀皆有之內郡雖有而不堪入藥春生莖葉如薑苗而大高一二尺許花紅紫色如山薑花珣曰紅豆蔻生南海諸谷是高良薑子也其苗如蘆其葉如薑花作穗嫩葉卷之而生微帶紅色嫩者入鹽累累作朵不散落須以朱槿花染令色深善醒醉解酒毒無他要使也時珍曰按范成大桂海志云紅豆蔻花叢生葉瘦如碧蘆春末始發初開花抽一幹有大籜包之籜拆花見一穗數十蕊淡紅鮮妍如桃杏花色蕊重則下垂如葡萄又如火齊瓔珞及剪彩鸞枝之狀每蕊有心兩瓣人比之連理也其子亦似草豆蔻

止饑。弘景。去惡氣，温中，中惡霍亂，心腹冷痛，功用如薑。藏器〔一〕。

花及子。【氣味】辛，温，無毒。【主治】調中下氣，破冷氣作痛，止霍亂，消食，殺酒毒。大明。

高良薑 別録中品

【校正】併入開寶本草紅豆蔻。

【釋名】蠻薑綱目。子名紅豆蔻。【時珍曰】陶隱居言此薑始出高良郡，故得此名。按：高良，即今高州也。漢爲高涼縣，吴改爲郡。其山高而稍凉，因以爲名，則高良當作高凉也。

【集解】【時珍曰】出高良郡，二月、三月采根。形氣與杜若相似，而葉如山薑。【恭曰】出嶺南者，形大虚軟，生江左者細緊，亦不甚辛，其實一也〔二〕。今人呼細者爲杜若，大者爲高良薑，亦非也。【頌曰】今嶺南諸州及黔、蜀皆有之，内郡雖有而不堪入藥。春生莖葉如薑苗而大，高一二尺許，花紅紫色，如山薑花。【珣曰】紅豆蔻生南海諸谷，高良薑子也。其苗如蘆，其葉如薑，花作穗，嫩葉卷之而生，微帶紅色。嫩者入鹽，纍纍作朶不散落，須以朱槿花染令色深。善醒醉，解酒毒，無他要使也。【時珍曰】按范成大桂海志云：紅豆蔻花叢生，葉瘦如碧蘆，春末始發。初開花抽一榦，有大籜包之。籜拆花見。一穗數十蕊，淡紅鮮妍，如桃杏花色。蕊重則下垂如葡萄，又如火齊瓔珞及剪彩鸞枝之狀。每蕊有心兩瓣，人比之連理也。其子亦似草豆蔻。

〔一〕藏器：原作「甄權」。今據證類卷二十三豆蔻改。
〔二〕也：原作「色」。今據證類卷九高良薑改。

【脩治】時珍曰高涼薑紅豆蔻並宜炒過入藥亦有以薑同吳茱萸東壁土炒過入藥用者

根氣味辛大温無毒志曰辛苦大熱無毒張元素曰辛熱純陽浮也入足太陰陽明經

【主治】暴冷胃中冷逆霍亂腹痛別錄下氣益聲好顏色煮飲服之止痢藏器治風破氣腹內久冷氣痛去風冷痺弱甄權轉筋瀉痢反胃解酒毒消宿食大明含塊嚥津治忽然惡心嘔清水逡巡即瘥若口臭者同草豆蔻爲末煎飲蘇頌建脾胃寬噎膈破冷癖除瘴瘧時珍

【發明】楊士瀛曰噫逆胃寒者高良薑爲要藥人參茯苓佐之爲其温胃解散胃中風邪也時珍曰孫思邈千金方言心脾冷痛用高良薑細剉微炒爲末米飲服一錢立止太祖高皇帝御製周顛仙碑文亦載其有驗云又穢蹟佛有治心口痛方云凡男女心口一點痛者乃胃脘有滯或有蟲也多因怒及受寒而起遂致終身俗言心氣痛者非也用高良薑以酒洗七次焙研香附子以醋洗七次焙研各記收之病因寒得用薑末二錢附末一錢因怒得用附末二錢薑末一錢寒怒兼有各一錢半以米飲加入生薑汁一匙鹽一捻服之立止韓飛霞醫通書亦稱其功云

【脩治】【時珍曰】高凉薑、紅豆蔻，並宜炒過入藥。亦有以薑同吴茱萸、東壁土炒過入藥用者。

根。【氣味】辛，大温，無毒。【志曰】辛、苦，大熱，無毒。【張元素曰】辛，熱，純陽，浮也。入足太陰、陽明經。

【主治】暴冷，胃中冷逆，霍亂腹痛。別録。下氣益聲，好顔色。煮飲服之，止痢。藏器。治風破氣，腹内久冷氣痛，去風冷痺弱。甄權。轉筋瀉痢，反胃，解酒毒，消宿食。大明。含塊嚥津，治忽然惡心，嘔清水，逡巡即瘥。若口臭者，同草豆蔻爲末，煎飲。蘇頌。建脾胃，寬噎膈，破冷癖，除瘴瘧。時珍。

【發明】【楊士瀛曰】噫逆胃寒者，高良薑爲要藥，人參、伏苓佐之，爲其温胃，解散胃中風邪也。【時珍曰】孫思邈千金方言：心脾冷痛，用高良薑，細剉微炒，爲末〔一〕，米飲服一錢，立止。太祖高皇帝御製周顛仙碑文，亦載其有驗云。又稵跡佛有治心口痛方云：凡男女心口一點痛者，乃胃脘有滯或有蟲也。多因怒及受寒而起，遂致終身。俗言心氣痛者，非也。用高良薑以酒洗七次焙研，香附子以醋洗七次焙研，各記收之。病因寒得，用薑末二錢，附末一錢；因怒得，用附末二錢，薑末一錢；寒怒兼有，各一錢半。以米飲加入生薑汁一匙，鹽一捻，服之立止。韓飛霞醫通書亦稱其功云。

〔一〕末：原作「漠」。今據證類卷九高良薑引十全方改。本藥條「附方」下同此誤徑改，不注。

附方 舊三新八

霍亂吐利 火炙高良薑令焦香，每用五兩，以酒一升，煮三四沸，頓服。亦治腹痛中惡。外臺

霍亂腹痛 高良薑一兩剉，以水三大盞，煎二盞半，去滓，入粳米一合，煮粥食之，便止。聖惠方

霍亂嘔甚不止 用高良薑生剉二錢，大棗一枚，水煎冷服，立定。名冰壺湯。普濟方

脚氣欲吐 蘇恭曰：凡患脚氣人，每旦飽食，午後少食，日晚不食。若飢，可食豉粥。若覺不消，欲致霍亂者，即以高良薑一兩，水三升，煮一升，頓服盡，即消。若卒无者，以母薑一兩代之，清酒煎服。雖不及高良薑，亦甚效也。

心脾冷痛 高良薑丸：用高良薑四兩切片，分作四分：一兩用陳廩米半合炒黃，去米；一兩用陳壁土半兩炒黃，去土；一兩用巴豆三十四箇炒黃，去豆；一兩用斑蝥三十四箇炒黃，去蝥。吳茱萸一兩酒浸一夜，同薑再炒，爲末。以浸茱酒打糊丸梧子大。每空心薑湯下五十丸。○永類鈐方：用高良薑三錢，五靈脂六錢，爲末。每服三錢，醋湯調下。

養脾溫胃 去冷消痰，寬胸下氣，大治心脾疼及一切物傷。用高良薑、乾薑等分，炮，研末，麪糊丸梧子大。每食後橘皮湯下十五丸。妊婦勿服。和劑局方

脾虛寒瘧 寒多熱少，飲食不思。用高良薑麻油炒，乾薑炮，各一兩，爲末。每服五錢，用豬膽汁調成膏，臨發時熱酒調服。以膽汁和丸，每服四十丸，酒下亦佳。吳拜內翰政和丁酉居全椒縣，歲瘧大作，用此救人以百計。張大亨病此，甚欲致仕，亦服之愈。大抵寒發於膽，用豬膽引二薑入膽，去寒而燥脾胃，一寒一熱，陰陽相制，所以作效也。一方只用二薑半生半炮各半錢

【附方】舊三，新八。霍亂吐利。火炙高良薑令焦香。每用五兩，以酒一升，煮三四沸，頓服。亦治腹痛中惡。外臺。霍亂腹痛。高良薑一兩剉，以水三大盞，煎二盞半，去滓，入粳米一合，煮粥食之，便止。聖惠方。霍亂嘔甚不止。用高良薑生剉二錢，大棗一枚，水煎冷服，立定。名冰壺湯。普濟方。脚氣欲吐。蘇恭曰：凡患脚氣人，每旦飽食，午後少食，日晚不食。若飢，可食豉粥。若覺不消，欲致霍亂者，即以高良薑一兩，水三升，煮一升，頓服盡，即消。若卒無者，以母薑一兩代之，清酒煎服。雖不及高良薑，亦甚效也。心脾冷痛。高良薑丸：用高良薑四兩，切片，分作四分。一兩用陳廩米半合，炒黄去米；一兩用陳壁土半兩，炒黄去土；一兩用巴豆三十四箇，炒黄去豆；一兩用班蝥三十四箇，炒黄去蝥。吴茱萸一兩，酒浸一夜，同薑再炒。爲末。以浸茱酒打糊丸梧子大，每空心薑湯下五十丸。○永類鈐方用高良薑三錢，五靈脂六錢，爲末。每服三錢，醋湯調下。養脾温胃，去冷消痰，寬胸下氣，大治心脾疼及一切冷[一]物傷。用高良薑、乾薑等分，炮研末，麪糊丸梧子大，每食後橘皮湯下十五丸。妊婦勿服。和劑局方。脾虚寒瘧。寒多熱少，飲食不思。用高良薑麻油炒、乾薑炮各一兩，爲末。每服五錢，用豬膽汁調成膏子，臨發時熱酒調服。以膽汁和丸，每服四十丸，酒下亦佳。吴幵内翰，政和丁酉居全椒縣，歲瘧大作，用此救人以百計。張大亨病此，甚欲致仕，亦服之愈。大抵寒發於膽，用豬膽引二薑入膽，去寒而燥脾胃，一寒一熱，陰陽相制，所以作效也。一方只用二薑，半生半炮各半兩，

[一] 冷：原脱。今據局方卷三治一切氣引「二薑丸」補。

穿山甲炮三錢，爲末，每服二錢，臨發日煮酒下。朱氏集驗方

妊婦瘧疾先因傷寒變成者，用高良薑三錢剉，以豬膽汁浸一夜，東壁土炒黑，去土，以肥棗肉十五枚同焙爲末，每用三錢，水一盞煎熱，將發時服，神妙。永類鈐方

暴赤眼痛以管吹良薑末入鼻取嚏，或彈出鼻血，即散。談埜翁試驗方

風牙痛腫高良薑二寸，全蠍焙一枚，爲末摻之，吐涎，以鹽湯漱口。此乃樂清丐者所傳。鮑季明病此，用之果效。王璆百一選方

頭痛嗅鼻高良薑生研頻嗅。普濟方

紅豆蔻宋開寶

氣味辛溫無毒。權曰：苦辛。多食令人舌粗，不思飲食。時珍曰：辛熱。陽也，浮也。入手足太陰經。生ヒ編云：最能動火，傷目致衄，食料不宜用之。

主治腸虛水瀉，心腹絞痛，霍亂嘔吐酸水，解酒毒。藏器　冷氣腹痛，消瘴霧毒氣，去宿食，溫腹腸，吐瀉痢疾。甄權　治噎膈反胃，虛瘧寒脹，燥濕散寒。時珍

發明時珍曰：紅豆蔻，李東垣脾胃藥中常用之，亦取其辛熱芳香，能醒脾溫肺，散寒燥濕，消食之功爾。若脾肺素有伏火者，切不宜用。

附方新一

風寒牙痛紅豆蔻爲末，隨左右以少許搐鼻中，并摻牙取涎。或加麝香。衛生家寶方

穿山甲炮三錢，爲末。每服二錢，豬腎煮酒下。朱氏集驗方。妊婦瘧疾，先因傷寒變成者，用高良薑三錢剉，以獖豬膽汁浸一夜，東壁土炒黑，去土，以肥棗肉十五枚，同焙爲末。每用三錢，水一盞，煎熱，將發時服，神妙。永類鈐方。暴赤眼痛。以管吹良薑末入鼻取嚏，或彈出鼻血即散。談埜翁試驗方。風牙痛腫。高良薑二寸，全蠍焙一枚，爲末摻之，吐涎，以鹽湯漱口，此乃樂清丐者所傳。鮑季明病此，用之果效。王璆百一選方。頭痛㗜鼻。高良薑生研頻㗜。普濟方。

紅豆蔻開寶。【氣味】辛，温，無毒。【權曰】苦、辛，多食令人舌粗，不思飲食。【時珍曰】辛，熱，陽也，浮也。入手、足太陰經。生生編云：最能動火傷目致衄，食料不宜用之。【主治】腸虚水瀉，心腹絞痛，霍亂嘔吐酸水，解酒毒。開寶[一]。冷氣腹痛，消瘴霧毒氣，去宿食，温腹腸，吐瀉痢疾。甄權。治噎膈反胃，虚瘧寒脹，燥濕散寒。時珍。

【發明】【時珍曰】紅豆蔻李東垣脾胃藥中常用之，亦取其辛熱芳香，能醒脾温肺、散寒燥濕、消食之功爾。若脾肺素有伏火者，切不宜用。

【附方】新一。風寒牙痛。紅豆蔻爲末，隨左右以少許㗜鼻中，并摻牙取涎。或加麝香。衛生家寶方。

〔一〕開寶：原作「藏器」。今據證類卷九紅豆蔻改。

草蔻可作豆

豆蔻上品 別錄 【校正】自果部移入此

【釋名】草豆蔻開寶 漏蔻異物志 草果鄭樵通志○〔宗奭曰〕豆蔻草豆蔻也此是對肉豆蔻而名若作果則味不和前人編入果部不知有何義意花性熱淹至京師味微苦不甚美乾則色淡紫爲能消酒毒故爲果爾〔時珍曰〕按楊雄方言云凡物盛多曰蔻豆蔻之名或取此義豆象形也南方異物志作漏蔻蓋南人字無正音也今雖不專爲果猶入茶食料用尚有草果之稱焉 金光明經三十二品香藥謂之蘇乞迷羅細

【集解】〔別錄曰〕豆蔻生南海〔恭曰〕苗似山薑花黃白色苗根及子亦似杜若〔頌曰〕草豆蔻今嶺南皆有之苗似蘆其葉似山薑杜若輩根似高良薑二月開花作穗房生於莖下嫩葉卷之而生初如芙蓉花微紅穗頭深色其葉漸展花漸出而色漸淡亦有黃白色者南人多采花以當果尤貴其嫩者并穗入鹽同淹治疊疊作朵不散又以木槿花同浸欲其色紅〔斅曰〕其結實若龍眼子而銳皮無鱗甲皮中子如石榴瓣夏月熟時采之暴乾根苗微作樟木香根莖子並辛香〔珣曰〕豆蔻生交趾其根似益智皮殼小厚核如石榴而辛香葉如芄蘭而小三月采其葉細破陰乾用味近苦而有甘〔時珍曰〕草豆蔻草果雖是一物然微有不同今建寧所產豆蔻大如龍眼而形微長其皮黃白薄而稜峭其仁大如縮砂仁而辛香氣和滇廣所產草果長大如訶子其皮黑厚而稜密其子粗而辛臭正如斑蝥之氣彼人皆用芼茶及作食料恒用之物

豆蔻別録上品　【校正】自果部移入此。

【釋名】草豆蔻開寶、漏蔻異〔一〕物志、草果鄭樵通志。○【宗奭曰】豆蔻，草豆蔻也，此是對肉豆蔻而名。若作果則味不和。前人編入果部，不知有何義意？花性熱，淹至京師，味微苦，不甚美，乾則色淡紫。爲能消酒毒，故爲果爾。【時珍曰】按楊雄方言云：凡物盛多曰蔻。豆蔻之名，或取此義。豆象形也。南方異物志作漏蔻，蓋南人字無正音也。今雖不專爲果，猶入茶食料用，尚有草果之稱焉。金光明經三十二品香藥，謂之蘇乞迷羅細〔二〕。

【集解】【別録曰】豆蔻生南海。【恭曰】苗似山薑，花黃白色，苗根及子亦似杜若。【頌曰】草豆蔻今嶺南皆有之。苗似蘆，其葉似山薑、杜若輩，根似高良薑。二月開花作穗，房生於莖下，嫩葉卷之而生，初如芙蓉花，微紅，穗頭深紅〔三〕色。其葉漸展〔四〕，花漸出，而色漸淡。亦有黃白色者。南人多采花以當果，尤貴其嫩者。并穗入鹽同淹治，疊疊作朵不散。又以木槿花同浸，欲其色紅爾。其結實若龍眼子而鋭，皮無鱗甲，皮中子如石榴瓣〔五〕，夏月熟時采之，暴乾。根苗微作樟木香，根、莖、子並辛香。【珣曰】豆蔻生交趾。其根似益智，皮殼小厚。核如石榴而辛香，葉如芄蘭而小。三月采其葉，細破，陰乾用，味近苦而有甘。【時珍曰】草豆〔六〕蔻、草果雖是一物，然微有不同。今建寧所産豆蔻，大如龍眼而形微長，其皮黃白，薄而稜峭，其仁大如縮砂仁而辛香氣和。滇、廣所産草果，長大如訶子，其皮黑厚而稜密，其子粗而辛臭，正如班蝥之氣。彼人皆用芼茶及作食料，恒用之物。

〔一〕異：原作「草」。今據下文「南方異物志作漏蔻」改。
〔二〕蘇乞迷羅細：金光明最勝王經卷七大辯才天女品第十五「細豆蔻」名「蘇泣迷羅」。
〔三〕紅：原脱。今據證類卷二十三豆蔻補。
〔四〕展：原作「廣」。今據改同上。
〔五〕瓣：原作「辨」。今據改同上。
〔六〕豆：原作「草」。今從錢本改。

廣人取生草蔻入梅汁鹽漬令紅暴乾薦酒名紅鹽草果其
初結小者名鸚哥舌元朝飲膳皆以草果爲上供南人復用
一種火楊梅僞充草豆蔻其形圓而粗氣味辛猛
而不和人亦多用之或云即山薑實也不可不辨

修治 斅曰凡使須去蒂取向裏子及皮用茱萸同於鏊上緩炒待茱萸微黃黑即去茱萸取草豆蔻皮及子杵用之

時珍曰今人惟以麪裹煻火煨熟去皮用之

氣味辛溫濇無毒 好古曰大辛熱陽也浮也入足太陰陽明經

主治 溫中心腹痛嘔吐去口臭氣 別錄 下氣止霍亂一切冷氣
消酒毒 開寶 調中補胃健脾消食去客寒心與胃痛 李杲 治瘴癘
寒瘧傷暑吐下洩痢噎膈反胃痞滿吐酸痰飲積聚婦人惡
阻帶下除寒燥濕開鬱破氣殺魚肉毒制丹砂 時珍

發明 弘景曰豆蔻辛烈甚香可常食之其五和糝中物皆宜人豆蔻廉薑枸櫞甘蕉麂目是也宗奭曰草豆蔻氣味
極辛微香性溫而調散冷氣甚速虛弱不能飲食者宜此與
木瓜烏梅縮砂益智麴糵甘草生薑同用也杲曰風寒客邪
在胃口之上當心作疼者宜煨熟用之震亨曰草豆蔻性溫
能散滯氣利膈上痰若明知身受寒邪口食寒物胃脘作疼

廣人取生草蔻入梅汁，鹽漬令紅，暴乾薦酒，名紅鹽草果。其初結小者，名鸚哥舌。元朝飲膳皆以草果爲上供。南人復用一種火楊梅僞充草豆蔻，其形圓〔一〕而粗，氣味辛猛而不和，人亦多用之。或云即山薑實也，不可不辨。

【修治】【斅曰】凡使須去〔二〕蒂，取向裏子及皮，用茱萸同於鏊上緩炒。待茱萸微黄黑，即去茱萸，取草豆蔻皮及子杵用之。【時珍曰】今人惟以麪裹煻火煨熟，去皮用之。

仁。【氣味】辛，温，濇，無毒。【好古曰】大辛熱，陽也，浮也。入足太陰、陽明經。

【主治】温中，心腹痛，嘔吐，去口臭氣。別録。下氣，止霍亂，一切冷氣，消酒毒。開寶。調中補胃，健脾消食，去客寒，心與胃痛。李〔三〕杲。治瘴癘寒瘧，傷暑吐下洩痢，噎膈反胃，痞滿吐酸，痰飲積聚，婦人惡阻帶下，除寒燥濕，開鬱破氣，殺魚肉毒。制丹砂。時珍。

【發明】【弘景曰】豆蔻辛烈甚香，可常食之。其五和糝中物皆宜人〔四〕。豆蔻、廉薑、枸櫞、甘蕉、麂目是也。【宗奭曰】草豆蔻氣味極辛微香，性温而調散冷氣甚速。虚弱不能飲食者，宜此與木瓜、烏梅、縮砂、益智、麴蘖、甘草、生薑同用也。【杲曰】風寒客邪在胃口之上，當心作疼者，宜煨熟用之。【震亨曰】草豆蔻性温，能散滯氣，消〔五〕膈上痰。若明知身受寒邪，口食寒物，胃脘作疼，

〔一〕圓：原作「园」。今從張本改。
〔二〕去：原作「用」。今據證類卷二十三豆蔻改。
〔三〕李：原作「季」。今从錢本改。本藥條下同此誤，徑改不注。
〔四〕人：原作「久」。今據證類卷二十三豆蔻改。
〔五〕消：原作「則」。今從錢本改。

方可溫散用之如鼓脹應桴或濕痰鬱結成病者亦效若熱鬱者不可用恐積溫成熱也必用扼子之劑（時珍曰）豆蔻治病取其辛熱浮散能入太陰陽明除寒燥濕開鬱化食之力而已南地卑下山嵐煙瘴飲啖酸鹹脾胃常多寒濕鬱滯之病故食料必用与之相宜然過多亦能助脾熱傷肺損目或云與知母同用治瘴瘧寒熱取其一陰一陽無偏勝之害蓋草果治太陰獨勝之寒知母治陽明獨勝之火也

附方舊一新九

心腹脹滿短氣用草豆蔻一兩去皮為末以木瓜生薑湯調服半錢 千金方

胃弱嘔逆不食用草豆蔻仁二枚高良薑半兩水一盞煮取汁入生薑汁半合和白麪作撥刀以羊肉臛汁煮熟空心食之 普濟

霍亂煩渴草豆蔻黃連各一錢半烏豆五十粒生薑三片水煎服之 聖濟總錄

虛瘧自汗不止用草果一枚麪裹煨熟連麪研入平胃散二錢水煎服 經效濟世方

氣虛瘴瘧熱少寒多或單寒不熱或虛熱不寒用草果仁熟附子等分水一盞薑七片棗一枚煎半盞服名果附湯 濟生方

脾寒瘧疾寒多熱少或單寒不熱或大便泄而小便多不能食用草果仁熟附子各二錢半生薑七片棗肉二枚水三盞煎一盞溫服 醫方大成

脾腎不足草果仁一兩以舶茴香一兩炒香去茴不用吳茱萸湯泡七次以破故紙一兩炒香去故紙不用胡盧巴一兩以山茱萸一兩炒香去茱萸不用右三味為末酒糊丸梧子大每服六十丸鹽湯下 消一

方可温散，用之如鼓應桴。或濕痰鬱結成病者亦效。若熱鬱〔一〕者不可用，恐積温成熱也，必用巵子之劑。【時珍曰】豆蔻治病，取其辛熱浮散，能入太陰陽明，除寒燥濕，開鬱化食之力而已。南地卑下，山嵐烟瘴，飲啖酸鹹，脾胃常多寒濕鬱滯之病。故食料必用，與之相宜。然過多亦能助脾熱，傷肺損目。或云與知母同用，治瘴瘧寒熱，取其一陰一陽無偏勝之害。蓋草果治太陰獨勝之寒，知母治陽明獨勝之火也。

【附方】舊一，新九。**心腹脹滿**，短氣。用草豆蔻一兩，去皮爲末。以木瓜生薑湯，調服半錢。千金方。**胃弱嘔逆**不食。用草豆蔻仁二枚，高良薑半兩，水一盞，煮取汁，入生薑汁半合，和白麪作撥刀，以羊肉臛汁煮熟，空心食之。普濟。**霍亂煩渴**。草豆蔻、黃連各一錢半，烏豆五十粒，生薑三片，水煎服之。聖濟總録。**虚瘧自汗**不止。用草果一枚，麪裹煨熟，連麪研，入平胃散〔二〕二錢，水煎服。經效濟世方。**氣虚瘴瘧**。熱少寒多，或單寒不熱，或虚熱不寒。用草果仁、熟附子等分，水一盞，薑七片，棗一枚，煎半盞服。名果附湯。濟生方。**脾寒瘧疾**。寒多熱少，或單寒不熱，或大便泄而小便多，不能食。用草果仁、熟附子各二錢半，生薑七片，棗肉二枚，水三盞，煎一盞，温服。醫方大成。**脾腎不足**。草果仁一兩，以舶茴香一兩炒香，去茴不用；吴茱萸湯泡七次，以破故紙一兩炒香，去故紙不用；胡盧巴一兩，以山茱萸一兩炒香，去茱萸不用。右三味爲糝，酒糊丸梧子大。每服六十丸，鹽湯下。百一選

〔一〕鬱：原作「爵」。今從錢本改。
〔二〕散：原作「糁」。今據普濟方卷一百九十七諸瘧引經效濟世方改。

方　赤白帶下連皮草果一枚乳香一小塊麪裹煨焦黄同麪研細每米飲服二錢日二服　衛生易簡方

香口辟臭豆蔲細辛爲末含之　肘後方　脾痛脹滿草果仁二箇酒煎服之　直指方

花【氣味】辛熱無毒【主治】下氣止嘔逆除霍亂調中補胃氣消酒毒　大明

白豆蔲　宋開寶

【釋名】多骨

【集解】藏器曰白豆蔲出伽古羅國呼爲多骨其草形如芭蕉葉似杜若長八九尺而光滑冬夏不凋花淺黄色子作朵如葡萄初出微青熟則變白七月采之頌曰今廣州宜州亦有之不及番舶來者佳時珍曰白豆蔲子圓大如白牽牛子其殼白厚其仁如縮砂仁入藥去皮炒用

仁【氣味】辛大温無毒　好古曰大辛熱味薄氣厚輕清而升陽也浮也入手太陰經

【主治】積冷氣止吐逆反胃消穀下氣　開寶　散肺中滯氣寬膈進食去白睛翳膜　李杲　補肺氣益脾胃理元氣收脱氣　好古　治噎膈

方。赤白帶下。連皮草果一枚，乳香一小塊，麪裹煨焦黃，同〔一〕麪研細。每米飲服二錢，日二服。衛生易簡方。香口辟臭。豆蔻、細辛爲末，含之。肘後方。脾痛脹滿。草果仁二箇，酒煎服之。直指方。

花。【氣味】辛，熱，無毒。【主治】下氣，止嘔逆，除霍亂，調中，補胃氣，消酒毒。大明。

白豆蔻 宋開寶

【釋名】多骨。

【集解】【志〔二〕曰】白豆蔻出伽古羅國，呼爲多骨。其草形如芭蕉，葉似杜若，長八九尺而光滑，冬夏不凋，花淺黃色，子作朵如葡萄，初出微青，熟則變白，七月采之。【頌曰】今廣州、宜州亦有之，不及番舶來者佳。【時珍曰】白豆蔻子圓大如白牽牛子，其殼白厚，其仁如縮砂仁，入藥去皮炒用。

仁。【氣味】辛，大温，無毒。【好古曰】大辛熱，味薄氣厚，輕清而升，陽也，浮也。入手太陰經。

【主治】積冷氣，止吐逆反胃，消穀下氣。開寶。散肺中滯氣，寬膈進食，去白睛翳膜。李杲。補肺氣，益脾胃，理元氣，收脱氣。好古。治噎膈，

〔一〕同：原作「问」。今從江西本改。
〔二〕志：原作「藏器」。今據證類卷九白豆蔻大字正文出馬志開寶本草改。

除瘧疾寒熱，解酒毒。時珍

【發明】頌曰：古方治胃冷喫食即欲吐，及嘔吐六物湯，皆用白豆蔻，大抵胃主冷即相宜也。杲曰：白豆蔻氣味俱薄，其用有五：專入肺經本藥，一也；散胸中滯氣，二也；去感寒腹痛，三也；溫暖脾胃，四也；治赤眼暴發，去太陽經目內大眥紅筋，用少許，五也。時珍曰：按楊士瀛云：白豆蔻治脾虛瘧疾，嘔吐寒熱，能消能磨，流行三焦，營衛一轉，諸證自平。

【附方】舊一，新四。

胃冷惡心：凡食即欲吐。用白豆蔻子三枚，擣細，好酒一盞，溫服，併飲數服佳。張文仲備急方

人忽惡心：多嚼白豆蔻子最佳。肘後方

小兒吐乳：胃寒者。白豆蔻仁十四箇，縮砂仁十四箇，生甘草二錢，炙甘草二錢，爲末，常摻入兒口中。危氏得效方

脾虛反胃：白豆蔻、縮砂仁各二兩，丁香一兩，陳廩米一升，黃土炒焦，去土研細，薑汁和丸梧子大。每服百丸，薑湯下。名太倉丸。濟生方

產後呃逆：白豆蔻、丁香各半兩，研細，桃仁湯服一錢，少頃再服。乾坤生意

縮砂蔤 宋開寶

【釋名】時珍曰：名義未詳。藕下白蒻多蔤，取其密藏之意。此物實在根下，仁藏殼內，亦或此意歟。

【集解】珣曰：縮砂蔤生西海及西戎波斯諸國，多從安東道來。志曰：生南地。苗似廉薑，子形如白豆蔻，其皮緊厚而皺

除瘧疾寒熱，解酒毒。時珍。

【發明】【頌曰】古方治胃冷，喫食即欲吐及嘔吐六物湯，皆用白豆蔻，大抵主胃〔一〕冷即相宜也。【元素〔二〕曰】白豆蔻氣味俱薄，其用有五。專入肺經本藥一也，散胸中滯氣二也，去感寒腹痛三也，温暖脾胃四也，治赤眼暴發，去太陽經目内大眦紅筋用少許，五也。【時珍曰】按楊士瀛云：白豆蔻治脾虚瘧疾，嘔吐寒熱，能消能磨，流行三焦，營衛一轉，諸證自平。

【附方】舊一，新四。胃冷惡心，凡食即欲吐。用白豆蔻子三枚，擣細，好酒一盞，温服，並飲數服佳。張文仲備急方。人忽惡心。多嚼白豆蔻子最佳。肘後方。小兒吐乳胃寒者。白豆蔻仁十四箇，縮砂仁十四箇，生甘草二錢，炙甘草二錢，爲末，常摻入兒口中。危氏得效方。脾虚反胃。白豆蔻、縮砂仁各二兩，丁香一兩，陳廩米一升，黄土炒焦，去土研細，薑汁和丸梧子大。每服百丸，薑湯下。名太倉丸。濟生方。産後呃逆。白豆蔻、丁香各半兩，研細，桃仁湯服一錢，少頃再服。乾坤生意。

縮砂蔤宋開寶

【釋名】【時珍曰】名義未詳。藕下白蒻多蔤，取其密藏之意。此物實在根下，仁藏殼内，亦或此意與。

【集解】【珣曰】縮砂蔤生西海及西戎，波斯諸國。多從安東道來。【志曰】生南地。苗似廉薑，子形如白豆蔻，其皮緊厚而皺〔三〕，

〔一〕主胃：原作「胃主」。今據證類卷九白豆蔻乙正。
〔二〕元素：原作「恭」。此下引文見于金張元素醫學啟源卷下白豆蔻，今據改。
〔三〕而皺：原字漫漶。今據證類卷九縮沙蜜補正。

黄赤色八月采之。頌曰：今惟嶺南山澤間有之。苗莖似高良
薑，高二四尺，葉長八九寸，闊半寸已來。三月四月開花在根
下，九六月成實，五七十枚作一穗，狀似益智而圓，皮緊厚而
皺，有粟紋，外有細刺，黃赤色。皮間細子一團，八隔，可四十餘
粒，如大黍米，外微黑色，內白而香，似白豆蔻仁。
七月八月采之，辛香可調食味及蜜煎糖纏用。

仁【氣味】辛，溫，濇，無毒。權曰：辛、苦。藏器曰：鹹。珣曰：辛鹹，平。得訶
子、豆蔻、白蕪荑、鱉甲良。好古曰：辛，溫，陽
也，浮也。入手足太陰、陽明、太陽、足少陰七經。得白檀香、豆蔻
爲使，入肺；得人參、益智爲使，入脾；得黃蘗、伏苓爲使，入腎；得
赤白石脂爲使，
入大小腸也。

【主治】虛勞冷瀉，宿食不消，赤白洩痢，腹中虛痛，下氣。甄權。上冷
氣痛，止休息氣痢勞損，消化水穀，溫暖肝腎。藏器。上氣欬嗽，奔
豚鬼疰，驚癎邪氣。藏器。一切氣，霍亂轉筋，能起酒香味。大明。和中
行氣，止痛安胎。楊士瀛。治脾胃氣結滯不散。元素。補肺醒脾，養胃
益腎，理元氣，通滯氣，散寒飲脹痞，噎膈嘔吐，止女子崩中，除
咽喉口齒浮熱，化銅鐵骨哽。時珍。

黄赤色，八月采之。【頌曰】今惟嶺南山澤間有之。苗莖似高良薑，高三四尺，葉長八九寸，闊半寸已來。三月、四月開花在根下，五六月成實，五七十枚作一穗，狀似益智而圓，皮緊厚而皺，有粟紋，外有細刺，黄赤色。皮間細子一團，八隔，可四十餘粒，如大黍米，外微黑色，内白而香，似白豆蔻仁。七月、八月采之。辛香可調食味，及蜜煎糖纏用。

仁。【氣味】辛，温，濇，無毒。【權曰】辛、苦。【藏器曰】酸。【珣曰】辛、鹹，平。得訶子、豆蔻、白蕪荑、鼈甲良。【好古曰】辛，温，陽也。浮也。入手足太陰、陽明、太陽、足少陰七經。得白檀香、豆蔻爲使，入肺；得人參、益智爲使，入脾；得黄蘗、伏苓爲使，入腎；得赤、白石脂爲使，入大小腸也。

【主治】虚勞冷瀉，宿食不消，赤白洩痢，腹中虚痛，下氣。開寶。主冷氣腹〔一〕痛，止休息氣痢勞損，消化水穀，温暖肝腎〔二〕。甄權。上氣欬嗽，奔豚鬼疰，驚癇邪氣。藏器。一切氣，霍亂轉筋。能起酒香味。大明。和中行氣，止痛安胎。楊士瀛。治脾胃氣結滯不散。元素。補肺醒脾，養胃益腎，理元氣，通滯氣，散寒飲脹痞，噎膈嘔吐，止女子崩中，除咽喉口齒浮熱。化銅鐵骨哽。時珍。

〔一〕腹：原脱。今據證類卷九縮沙蜜補。
〔二〕肝腎：同上作「脾胃」。

【發明】時珍曰：按韓忞醫通云：腎惡燥，以辛潤之。縮砂仁之辛，以潤腎燥。又云：縮砂屬土，主醒脾調胃，引諸藥歸宿丹田，香而能竄，和合五臟冲和之氣，如天地以土爲冲和之氣，故補腎藥用同地黃丸蒸，取其達下之旨也。又化骨食草木藥及方士鍊三黃皆用之，不知其性何以能制此物也。

【附方】舊二，新一十四。

冷滑下痢不禁，虛羸：用縮砂仁熬爲末，以羊子肝薄切摻之，瓦上焙乾爲末，入乾薑末等分，飯丸梧子大，每服四十丸，白湯下，日二服。○又方：縮砂仁、炮附子、乾薑、厚朴、陳橘皮等分爲末，飯丸梧子大，每服四十丸，米飲下，日二服。並藥性論。

大便瀉血，三代相傳者：縮砂仁爲末，米飲熱服二錢，以愈爲度。十便良方。

小兒脫肛：縮砂去皮爲末，以豬腰子一片批開，擦末在内，縛定煮熟，與兒食。次服白礬丸。如氣逆腫喘者，不治。保幼大全。

遍身腫滿，陰亦腫者：用縮砂仁、土狗一个，等分研，和老酒服之。直指方。

痰氣膈脹：砂仁搗碎，以蘿蔔汁浸透，焙乾爲末。每服一二錢，食遠沸湯服。簡便方。

上氣欬逆：砂仁洗淨炒研、生薑連皮等分，搗爛，熱酒食遠泡服。簡便方。

子癇昏冒：縮砂和皮炒黑，熱酒調下二錢。不飲者，米飲下。此方安胎止痛皆效，不可盡述。温隱居方。

妊娠胎動：偶因所觸，或跌墜傷損，致胎不安，痛不可忍者。縮砂熨斗內炒熱，去皮用仁，搗碎。每服二錢，熱酒調下。須臾覺腹中胎動處極熱，即胎已安矣。神效。孫尚藥方。

婦人血崩：新宿

【發明】【時珍曰】按韓𢘥醫通云：腎惡燥。以辛潤之。縮砂仁之辛，以潤腎燥。又云：縮砂屬土，主醒脾調胃，引諸藥歸宿丹田。香而能竄，和合五臟冲和之氣，如天地以土爲冲和之氣，故補腎藥用同地黄丸蒸，取其達下之旨也。又化骨食草木藥及方士鍊三黄皆用之，不知其性，何以能制此物也。

【附方】舊二，新一十四。**冷滑下痢**不禁，虚羸。用縮砂仁熬，爲末，以羊子肝薄切摻之，瓦上焙乾，爲末，入乾薑末等分，飯丸梧子大，每服四十丸，白湯下，日二服。○又方：縮砂仁、炮附子、乾薑、厚朴、陳橘皮等分，爲末，飯丸梧子大，每服四十丸，米飲下，日二服。並藥性論。**大便瀉血**，三代相傳者。縮砂仁爲末，米飲熱服二錢，以愈爲度。十便良方。**小兒脱肛**。縮砂去皮爲末，以猪腰子一片，批開擦末在内，縛定，煮熟與兒食，次服白礬丸。如氣逆腫喘者，不治。保幼大全。**遍身腫滿**，陰亦腫者。用縮砂仁、土狗一個，等分，研，和老酒服之。直指方。**痰氣膈脹**。砂仁擣碎，以蘿蔔汁浸透，焙乾爲末。每服一二錢，食遠沸湯服。簡便方。**上氣欬逆**。砂仁洗净炒研、生薑連皮等分，擣爛，熱酒食遠泡服。簡便方。**子癇昏冒**。縮砂和皮炒黑，熱酒調下二錢。不飲者，米飲下。此方安胎止痛皆效，不可盡述。温隱居方。**妊娠胎動**。偶因所觸，或跌墜傷損，致胎不安，痛不可忍者。縮砂熨斗内炒熱，去皮用仁，擣碎。每服二錢，熱酒調下。須臾覺腹中胎動處〔一〕極熱，即胎已安矣。神效。孫尚藥方。**婦人血崩**。新縮〔二〕

〔一〕處：原脱。今據證類卷九縮沙蜜補。
〔二〕縮：原作「宿」。今據婦人良方卷一崩暴下血不止方論改。

砂仁新瓦焙研末，米飲服三錢。婦人良方

熱擁咽痛　縮砂殼爲末，水服一錢。戴原禮方

牙齒疼痛　縮砂常嚼之良。直指方

口吻生瘡　縮砂殼煆研，擦之即愈。此蔡醫博秘方也。黎居士簡易方

魚骨入咽　縮砂、甘草等分，爲末。綿裹含之嚥汁，當隨痰出矣。王璆百一選方

誤吞諸物　金銀銅錢等物不化者，濃煎縮砂湯飲之即下。危氏得效方

一切食毒　縮砂仁末，水服一二錢。事林廣記

益智子　宋開寶

【釋名】時珍曰：脾主智，此物能益脾胃故也，與龍眼名益智義同。按蘇軾記云：海南產益智，花實皆長穗，而分爲三節。觀其上中下節，以候早中晚禾之豐凶。大豐則皆實，大凶皆不實，罕有三節並熟者。其爲藥只治水，而無益於智，其得此名，豈以其知歲耶？此亦一說也，終近穿鑿。

【集解】藏器曰：益智出崑崙國及交趾，今嶺南州郡往往有之。顧微廣州記云：其葉似蘘荷，長丈餘。其根上有小枝，高八九寸，無華萼，莖如竹箭，子從心出。一枝有十子叢生，大如小棗。其中核黑而皮白，核小者佳，含之攝涎穢。或四破去核，取外皮，蜜煮爲粽食，味辛。晋盧循遺劉裕益智粽，是此也。恭曰：益智子似連翹子頭未開者，苗葉花根與豆蔻無別，惟子小爾。時珍曰：按嵇含南方草木狀云：益智二月花，連着實，五六月熟。其子如筆頭而兩頭尖，長七八分，雜五味中，飲酒芬芳

砂仁，新瓦焙，研末，米飲服三錢。婦人良方。熱擁咽痛。縮砂殼爲末，水服一錢。戴原禮方。牙齒疼痛。縮砂常嚼之良。直指方。口吻生瘡。縮砂殼煅研，擦之即愈。此蔡醫博秘方也。黎居士簡易方。魚骨入咽。縮砂、甘草等分，爲末。綿裹含之嚥汁，當隨痰出矣。王璆百一選方。誤吞諸物。金銀銅錢等物不化者，濃煎縮砂湯飲之，即下。危氏得效方。一切食毒。縮砂仁末，水服一二錢。事林廣記。

益智子宋開寶

【釋名】【時珍曰】脾主智，此物能益脾胃故也，與龍眼名益智義同。按蘇軾記云：海南産益智，花實皆長穗，而分爲三節。觀其上中下節，以候早中晚禾之豐兇。大豐則皆實，大兇皆不實，罕有三節並熟者。其爲藥只治水，而無益於智。其得此名，豈以其知歲耶？此亦一説也，終近穿鑿。

【集解】【藏器曰】益智出崑崙國及交趾，今嶺南州郡往往有之。顧微廣州記云：其葉似蘘荷，長丈餘。其根上有小枝，高八九寸，無華萼。莖如竹箭，子從心出。一枝有十子叢生，大如小棗。其中核黑而皮白，核小者佳，含之攝涎穢。或四破去核，取外皮蜜煮爲粽食，味辛。晉盧循遺劉裕益智粽，是此也。【恭曰】〔一〕益智子似連翹子頭未開者，苗葉花根與豆蔻〔二〕無別，惟子小爾。【時珍曰】按嵇含南方草木狀云：益智二月花，連着實，五六月熟。其子如筆頭而兩頭尖，長七八分，雜五味中，飲酒芬芳，

〔一〕恭曰：此後引文見於證類卷十三龍眼載唐本注。龍眼亦名益智，與益智子同名異物。
〔二〕蔻：原脱。今據證類卷十三龍眼補。

亦可鹽曝及作粽食觀此則顧微言其無華者誤矣今之益智子形如棗核而皮及仁皆似草豆蔻云

仁

氣味辛溫無毒主治遺精虛漏小便餘瀝益氣安神補不足利三焦調諸氣夜多小便者取二十四枚碎入鹽同煎服有奇驗藏器治客寒犯胃和中益氣及人多唾李杲益脾胃理元氣補腎虛滑瀝好古冷氣腹痛及心氣不足夢泄赤濁熱傷心系吐血血崩諸證時珍

【發明】劉完素曰益智辛熱能開發鬱結使氣宣通王好古曰益智本脾藥主君相二火在集香丸則入肺在四君子湯則入脾在大鳳髓丹則入腎三藏互有子母相關之義當於補藥中兼用之勿多服時珍曰益智大辛行陽退陰之藥也三焦命門氣弱者宜之按楊士瀛直指方云心者脾之母進食不止於和脾火能生土當使心藥入脾胃藥中庶幾相得故古人進食藥中多用益智土中益火也又按洪邁夷堅志云秀川進士陸迎忽得吐血不止氣蹷驚顫狂躁直視至深夜欲投户而出如是兩夕遍用方藥弗瘳夜夢觀音授一方命但服一料永除病根夢覺記之如方治藥其病果愈其方用益智子仁一兩生朱砂二錢青橘皮五錢麝香一錢碾爲細末每服一錢空心燈心湯調下

亦可鹽曝及作粽食。觀此則顧微言其無華者，誤矣。今之益智子形如棗核，而皮及仁，皆似草豆蔻云。時珍。

仁。【氣味】辛，温，無毒。【主治】遺精虚漏，小便餘瀝，益氣安神，補不足，利三焦，調諸氣。夜多小便者，取二十四枚碎，入鹽同煎服，有奇驗。藏器〔一〕。治客寒犯胃，和中益氣，及人多唾。李杲。益脾胃，理元氣，補腎虚滑瀝。好古。冷氣腹痛，及心氣不足，夢洩赤濁，熱傷心系，吐血血崩諸證。時珍。

【發明】【劉完素曰】益智辛熱，能開發鬱結，使氣宣通。【王好古曰】益智本脾藥，主君相二火。在集香丸則入肺，在四君子〔二〕湯則入脾，在大鳳髓丹則入腎，三藏互有子母相關之義。當於補藥中兼用之，勿多服。【時珍曰】益智大辛，行陽退陰之藥也，三焦、命門氣弱者宜之。按楊士瀛直指方云：心者脾之母，進食不止於和脾，火能生土，當使心藥入脾胃藥中，庶幾相得。故古人進食藥中，多用益智，土中益火也。又按洪邁夷堅志云：秀州〔三〕進士陸迎，忽得吐血不止，氣蹷驚顫，狂躁直視，至深夜欲投户而出。如是兩夕，徧用方藥弗瘳。夜夢觀音授一方，命但服一料，永除病根。夢覺記之，如方治藥，其病果愈。其方：用益智子仁一兩，生朱砂二錢，青橘皮五錢，麝香一錢，碾爲細末。每服一錢，空心燈心湯調下。

〔一〕藏器：據證類卷十四益智子，當作「開寶」。
〔二〕四君子：底本爲三字闕，今據其他金陵本補。
〔三〕州：原作「川」。今據醫説卷三治吐血引夷堅志改。

附方 新八

小便頻數 脬氣不足也。雷州益智子鹽炒，去鹽，天台烏藥等分，爲末，酒煮山藥粉爲糊，丸如梧子大。每服七十丸，空心鹽湯下。名縮泉丸。朱氏集驗方

心虚尿滑 及赤白二濁。益智子仁、白伏苓、白术等分，爲末。每服三錢，白湯調下。

白濁腹滿 不拘男婦。用益智仁鹽水浸炒、厚朴薑汁炒等分，薑三片，棗一枚，水煎服。永類鈐方

小便赤濁 益智子仁、伏神各二兩，遠志、甘草水煮各半斤，爲末，酒糊丸梧子大。空心薑湯下五十丸。

腹脹忽瀉 日夜不止，諸藥不效，此氣脫也。用益智子仁二兩，濃煎飲之，立愈。危氏得效方

婦人崩中 益智子炒研細，米飲入鹽，服一錢。產寶

香口辟臭 益智子仁一兩，甘草二錢，研粉舐之。經驗良方

漏胎下血 益智仁半兩，縮砂仁一兩，爲末。每服三錢，空心白湯下，日二服。胡氏濟陰方

蓽茇 宋開寶

釋名 蓽撥 時珍曰：蓽撥當作蓽茇，出南方，蕃語也。陳藏器本草作畢勃，扶南傳作逼撥，大明會典作畢撥。文段成式酉陽雜俎云：摩伽陀國呼爲蓽撥梨，拂菻國呼爲阿梨訶陀。

集解 恭曰：蓽撥生波斯國。叢生，莖葉似蒟醬，其子緊細，味辛烈於蒟醬。胡人將來，入食味用也。藏器曰：其根名畢勃沒，似柴胡而黑硬。頌曰：今嶺南有之，多生竹林內。正月發苗作叢，高三四尺，其莖如箸，葉青圓如蕺菜，闊二三寸如桑，

【附方】新八。小便頻數。脬氣不足也。雷州益智子鹽炒，去鹽，天台烏藥等分，爲末[一]，酒煮山藥粉爲糊，丸如梧子大。每服七十丸，空心鹽湯下。名縮泉丸。朱氏集驗方。心虛尿滑，及赤白二濁。益智子仁、白伏苓、白朮等分，爲末，每服三錢，白湯調下。白濁腹滿。不拘男婦。用益智仁鹽水浸炒，厚朴薑汁炒等分，薑三片，棗一枚，水煎服。永類鈐方。小便赤濁。益智子仁、伏神各二兩，遠志、甘草水煮各半斤，爲末，酒糊丸梧子大，空心薑湯下五十丸。腹脹忽瀉，日夜不止，諸藥不效，此氣脱也。用益智子仁二兩，濃煎飲之，立愈。危氏得效方。婦人崩中。益智子炒碾細，米飲入鹽，服一錢。産寶。香口辟臭。益智子仁一兩，甘草二錢，碾粉舐之。經驗良方。漏胎下血。益智仁半兩，縮砂仁一兩，爲末。每服三錢，空心白湯下，日二服。胡氏濟陰方。

蓽茇宋開寶

【釋名】蓽撥。【時珍曰】蓽撥當作蓽茇，出南方草木狀，番語也。陳藏器本草作畢勃，扶南傳作逼撥，大明會典作畢茇。又段成式酉陽雜俎云：摩伽陀國呼爲蓽撥梨，拂菻國呼爲阿梨訶陀。

【集解】【恭曰】蓽撥生波斯國。叢生，莖葉似蒟醬，其子緊細，味辛烈於蒟醬。胡人將來入食味用也。【藏器曰】其根名畢勃茇，似柴胡而黑硬。【頌曰】今嶺南特有之，多生竹林内。正月發苗作叢，高三四尺，其莖如筯。葉青圓如蕺菜，闊二三寸如桑，

〔一〕末：原作「漠」。今據朱氏集驗方卷二便縮改。此「附方」下同此誤徑改不注。

而光而厚三月開花白色在表七月結子如小指大長二寸已來青黑色類椹子而長九月收采灌殺曝乾南人愛其辛香或取葉生茹之復有舶上來者更辛香時珍曰段成式言青州防風子可亂蓽茇蓋亦不然蓽茇氣味正如胡椒其形長一二寸防風子圓如胡荽子大不相侔也

【修治】斅曰凡使去挺用頭以醋浸一宿焙乾以刀刮去皮粟子令淨乃用免傷人肺令人上氣

【氣味】辛大溫無毒時珍曰氣熱味辛陽也浮也入手足陽明經然辛熱耗散能動脾肺之火多用令人目昏食料尤不宜之

【主治】溫中下氣補腰腳殺腥氣消食除胃冷陰疝痃癖藏器霍亂冷氣心痛血氣大明水瀉虛痢嘔逆醋心產後泄痢與阿魏和合良得訶子人參桂心乾薑治臟腑虛冷腸鳴神效李珣治頭痛鼻淵牙痛時珍

【發明】宗奭曰蓽茇走腸胃冷氣嘔吐心腹滿痛者宜之多服泄真氣令人腸虛下重頌曰按唐太宗實錄云貞觀中上以氣痢久未痊服名醫藥不應因詔訪求其方有衛士進黃牛乳煎蓽茇方御用有效劉禹錫亦記其事云後累試於虛冷者必效時珍曰牛乳煎詳見獸部牛乳下蓽茇爲頭痛鼻淵牙痛要藥取其辛熱能入陽明經散浮熱也

面光而厚。三月開花白色在表。七月結子如小指大，長二寸已來，青黑色，類椹子而長。九月收采，灰〔一〕殺曝乾。南人愛其辛香，或取葉生茹之。復有舶上來者，更辛香。【時珍曰】段成式言青州防風子可亂蓽茇，蓋亦不然。蓽茇氣味正如胡椒，其形長一二寸，防風子圓如胡荽子，大不相侔也。

【修治】【斅曰】凡使，去挺用頭，以醋浸一宿，焙乾，以刀刮去皮粟子令净乃用，免傷人肺，令人上氣。

【氣味】辛，大温，無毒。【時珍曰】氣熱味辛，陽也，浮也。入手足陽明經。然辛熱耗散，能動脾肺之火，多用令人目昏，食料尤不宜之。【主治】温中下氣，補腰脚，殺腥氣，消食，除胃冷，陰疝痃〔二〕癖。藏器。霍亂，冷氣心痛，血氣。大明。水瀉虚痢，嘔逆醋心，産後洩痢，與阿魏和合良。得訶子、人參、桂心、乾薑，治臟腑虚冷，腸鳴洩痢〔三〕，神效。李珣。治頭痛，鼻淵，牙痛。時珍。

【發明】【宗奭曰】蓽茇走腸胃，冷氣嘔吐、心腹滿痛者宜之。多服走泄真氣，令人腸虚下重。【頌曰】按唐太宗實録云：貞觀中，上以氣痢久未痊，服名醫藥不應，因詔訪求其方。有衛士進黄牛乳煎蓽茇方，御用有效。劉禹錫亦記其事云，後累試於虚冷者必效。【時珍曰】牛乳煎詳見獸部「牛乳」下。蓽茇爲頭痛鼻淵牙痛要藥，取其辛熱，能入陽明經散浮熱也。

〔一〕灰：原脱。今據證類卷九蓽撥補。
〔二〕痃：原脱。今據補同上。
〔三〕洩痢：原脱。今據補同上。

附方舊二新八 **冷痰惡心** 蓽茇一兩，為末，食前用米湯服半錢。聖惠方 **暴泄身冷** 自汗，甚則欲嘔，小便清，脈微弱，宜已寒丸治之。蓽茇、肉桂各二錢半，高良薑、乾薑各三錢半，為末，糊丸梧子大。每服三十丸，薑湯送下。和劑局方 **胃冷口酸** 流清水，心下連臍痛。用蓽茇半兩，厚朴薑汁浸炙一兩，為末，入熟鯽魚肉，研和丸綠豆大。每米飲下二十丸，立效。余居士選奇方 **瘴氣成塊** 在腹不散。用蓽茇一兩，大黃一兩，並生為末，入麝香少許，煉蜜丸梧子大。每冷酒服三十丸。永類鈐方 **婦人血氣** 作痛，及下血無時，月水不調。蓽茇鹽炒、蒲黃炒等分，為末，煉蜜丸梧子大。每空心溫酒服三十丸，兩服即止。名二神丸。陳氏方 **偏頭風痛** 蓽茇為末，令患者口含溫水，隨左右痛，以左右鼻吸一字，有效。經驗良方 **鼻流清涕** 蓽茇末吹之，有效。衛生易簡方 **風蟲牙痛** 蓽茇末揩之，煎蒼耳湯漱去涎。○本草權度 用蓽茇末、木鱉子肉研膏化開，喑鼻。○聖濟總錄 用蓽茇、胡椒等分，為末，化蠟丸麻子大。每以一丸塞孔中。

蓽勃沒 氣味 辛溫無毒。主治 五勞七傷，冷氣嘔逆，心腹脹滿，食不消化，陰汗寒疝核腫，婦人內冷無子，治腰腎冷，除血氣。藏器

【附方】舊二，新八。冷痰惡心。蓽茇一兩，爲末，食前用米湯服半錢。聖惠方。暴泄身冷，自汗，甚則欲嘔，小便清，脉微弱，宜已寒丸治之。蓽茇、肉桂各二錢半，高良薑、乾薑各三錢半，爲末，糊丸梧子大。每服三十丸，薑湯送下。和劑局方。胃冷口酸，流清水，心下連臍痛。用蓽茇半兩，厚朴薑汁浸炙一兩，爲末，入熟鯽魚肉，研和丸緑豆大。每米飲下二十丸，立效。余居士選奇方。瘴氣成塊，在腹不散。用蓽茇一兩，大黄一兩，並生爲末，入麝香少許，煉蜜丸梧子大，每冷酒服三十丸。永類鈐方。婦人血氣作痛及下血無時，月水不調。用蓽茇鹽炒，蒲黄炒，等分爲末，煉蜜丸梧子大。每空心温酒服三十丸，兩服即止。名二神丸。陳氏方。偏頭風痛。蓽茇爲末，令患者口含温水，隨左右痛，以左右鼻吸一字，有效。經驗後〔一〕方。鼻流清涕。蓽茇末吹之，有效。衛生易簡方。風蟲牙痛。蓽茇末揩之，煎蒼耳湯漱去涎。○本草權度：用蓽茇末、木鼈子肉，研膏，化開嗃鼻。○聖濟總録用蓽茇、胡椒等分，爲末，化蠟丸麻子大，每以一丸塞孔中。

蓽勃没。【氣味】辛，温，無毒。【主治】五勞七傷，冷氣嘔逆，心腹脹滿，食不消化，陰汗寒疝核腫，婦人内冷無子，治腰腎冷，除血氣。藏器。

〔一〕後：原作「良」。今據證類卷九蓽撥改。

蒟醬（音矩。唐本草）○

【釋名】蒟子（廣志）土蓽茇（食療）葉名扶留　土蔞藤（時珍曰：按嵇含云：蒟子可以調食，故謂之醬，乃蓽茇之類也。故孟詵食療謂之土蓽茇。其蔞葉名扶留藤，一作扶檑，一作浮留，莫解其義。蔞則留字之訛也。）

【集解】恭曰：蒟醬生巴蜀中。蜀都賦所謂流味於番禺者。蔓生，葉似王瓜而厚大光澤，味辛香，實似桑椹而皮黑肉白。西戎亦時將來，細而辛烈。交州、愛州人家多種之，蔓生，其子長大，苗名浮留藤。取葉合檳榔食之，辛而香也。頌曰：今夔川、嶺南皆有之。昔漢武帝使唐蒙曉諭南越，越王食蒙以蒟醬，曰此出番禺城下。武帝感之，遂開牂牁、越嶲也。劉淵林注蜀都賦云：蒟醬緣木而生，其子如桑椹，熟時正青，長二三寸。以蜜及鹽藏而食之，辛香。蘇恭所說大同小異。蓋淵林所云乃蜀產，蘇恭所云乃海南者。今惟貴蓽茇而不尚蒟醬，故鮮有用者。李珣曰：廣州記云：出波斯國，實狀若桑，紫褐色者爲上，黑者是老根，不堪。然近多黑色，少見褐者，黑甲亦有形狀滋味一般。時珍曰：蒟醬今兩廣、滇南及川南、渝、瀘、威、茂、施諸州皆有之。其苗謂之蔞葉，蔓生依樹，根大如箸。彼人食檳榔者，以此葉及蚌灰少許同嚼食之，云辟瘴癘，去胸中惡氣。故諺曰：檳榔浮留，可以忘憂。其花實即蒟子也。按嵇含草木狀云：蒟醬即蓽茇也。生於番國者大而紫，謂之蓽茇；生於番禺者小而青，謂之蒟子。本草以蒟爲蔞子，非矣。蔞子一名[illegible]草，形全不相同。時珍謂蒟子蔓生，蓽茇草生，雖同

蒟醬
蒟音矩○唐本草

【釋名】蒟子廣志、土蓽茇食療。苗名扶惡士〔一〕、蔞藤。【時珍曰】按嵇含云：蒟子可以調食，故謂之醬，乃蓽茇之類也。故孟詵食療謂之土蓽茇。其蔓葉名扶留藤，一作扶檑，一作浮留，莫解其義。蔞則留字之訛也。

【集解】【恭曰】蒟醬生巴蜀中，蜀都賦所謂流味於番禺者。蔓生，葉似王瓜而厚大光澤，味辛香，實似桑椹而皮黑肉白。西戎亦時將來，細而辛烈。交州、愛州人家多種之，蔓生，其子長大，苗名浮留藤。取葉合檳榔食之，辛而香也。【頌曰】今夔川、嶺南皆有之。昔漢武帝使唐蒙曉諭南越。越王食蒙以蒟醬，曰：此出番禺城下。武帝感之，遂開牂牁、越巂也。劉淵林注蜀都賦云：蒟醬緣木而生，其子如桑椹，熟時正青，長二三寸。以蜜及鹽藏而食之，辛香。與蘇恭所説大同小異。蓋淵林所云乃蜀産，蘇恭所云乃海南者爾。今惟貴蓽茇而不尚蒟醬，故鮮有用者。【李珣曰】廣州記云：出波斯國，實狀若桑椹〔二〕，紫褐色者爲尚，黑者是老〔三〕，不堪。然近多黑色，少見褐者。黔中亦有，形狀滋味一般。【時珍曰】蒟醬，今兩廣、滇南及川南、渝、瀘、威、茂、施諸州皆有之。其苗謂之蔞葉，蔓生依樹，根大如筯。彼人食檳榔者，以此葉及蚌灰少許同嚼食之，云辟瘴癘，去胸中惡氣。故諺曰：檳榔浮留，可以忘憂。其花實即蒟子也。按嵇含草木狀云：蒟醬即蓽茇也。生於蕃國者大而紫，謂之蓽茇。生於番禺者小而青，謂之蒟子。本草以蒟爲蔞子，非矣。蔞子一名扶留，其草形全不相同。時珍竊謂蒟子蔓生，蓽茇草生，雖同

〔一〕扶惡士：據下文时珍釋名，無此藥名，而有「扶檑」。疑「惡士」爲「檑」之筆誤。
〔二〕椹：原作「根」。今據證類卷九蒟醬改。
〔三〕老：此後原衍「根」字。今據删同上。

類而非一物然其花實氣味功用則一也陳氏以二物爲一誤矣蒟子非扶留蓋不知扶留非一種也劉欣期交州記云扶留有三種一名穫扶留其根香美一名扶留藤味亦辛一名南扶留其葉青味辛是矣今蜀人惟取蒟葉作酒麴云香美

【修治】斅曰凡采得後以刀刮上粗皮擣細每五錢用生薑自然汁五兩拌之蒸一日曝乾用

根葉子氣味辛溫無毒時珍曰氣熱味辛陽也浮也【主治】下氣溫中破痰唐本欬逆上氣心腹蟲痛胃弱虛瀉霍亂吐逆解酒食味李珣散結氣心腹冷痛消穀孟詵解瘴癘去胸中惡邪氣溫脾燥熱時珍

【附方】新一

牙疼蒟醬細辛各半兩大皂莢五鋌去子每孔入青鹽燒存性同研末頻擦吐涎御藥院方

肉豆蔻宋開寶

【釋名】肉果綱目迦拘勒宋開寶宗奭曰肉豆蔻對草豆蔻爲名去殼只用肉肉油色者佳枯白瘦虛者劣時珍曰花實皆似豆蔻而無核故名

【集解】藏器曰肉豆蔻生胡國胡名迦拘勒大舶來即有中國無之其形圓小皮紫緊薄中肉辛辣珣曰生崑崙及大

類而非一物，然其花實氣味功用則一也。嵇氏以二物爲一物，謂蒟子非扶留，蓋不知扶留非一種也。劉欣〔一〕期交州記云：扶留有三種：一名穫扶〔二〕留，其根香美；一名扶留藤，其〔三〕味亦辛；一名南扶留，其葉青味辛是矣。今蜀人惟取蔞葉作酒麴，云香美。

【修治】【斅曰】凡采得後，以刀刮上粗皮，擣細。每五兩〔四〕，用生薑自然汁五兩拌之，蒸一日，曝乾用。

根、葉、子。【氣味】辛，温，無毒。【時珍曰】氣熱味辛，陽也，浮也。【主治】下氣，温中，破痰積〔五〕。唐本。欬逆上氣，心腹蟲痛，胃弱虚瀉，霍亂吐逆，解酒食味。李珣。散結氣，心腹冷痛，消穀。孟詵。解瘴癘，去胸中惡邪氣，温脾燥熱。時珍。

【附方】新一。牙疼。蒟醬、細辛各半兩，大皂莢五鋌，去子，每孔入青鹽燒存性，同研末，頻擦吐涎。御藥院方。

肉豆蔻宋開寶

【釋名】肉果綱目、迦拘勒。【宗奭曰】肉豆蔻對草豆蔻爲名，去殼只用肉。肉油色者佳，枯白瘦虚者劣。【時珍曰】花實皆似豆蔻而無核，故名。

【集解】【藏器曰】肉豆蔻生胡國，胡名迦拘勒。大舶來即有，中國無之。其形圓小，皮紫緊薄，中肉辛辣。【珣曰】生崑崙及大

〔一〕欣：原作「歆」。今據卷一引據古今經史百家書目改。
〔二〕扶：原脱。今據齊民要術卷十五槃果蓏菜茹非中國物産者扶留引交州記補。
〔三〕藤其：原作「其藤」。今據乙正同上。
〔四〕兩：原作「錢」。今據證類卷九蒟醬改。
〔五〕積：原脱。今據補同上。

秦國（頌曰）今嶺南人家亦種之春生苗夏抽莖開花結實必豆蔻六月七月采（時珍曰）白豆蔻花及實狀雖似草豆蔻而皮肉之顆則不同顆外有皺紋而内有綖縷紋如擷瓣紋最易生蛀惟烘乾密封則稍可留數（斅曰）凡使須以糯米粉熟湯搜裹豆蔻

實【脩治】於塘灰火中煨熟去粉用勿令犯鐵

【氣味】辛溫無毒（權曰）苦辛（好古曰）入手足陽明經

【主治】溫中消食止泄治積冷心腹脹痛霍亂中惡鬼氣冷疰嘔沫冷氣小兒乳霍（開寶）調中下氣開胃解酒毒消皮外絡下氣（大明）治宿食痰飲止小兒吐逆不下乳腹痛（甄權）主心腹蟲痛脾胃虛冷氣併冷熱虛泄赤白痢研末粥飲服之（李珣）暖脾胃固大腸（時珍）

【發明】（大明曰）白豆蔻調中下氣消皮外絡下氣味珍力更殊（李杲曰）亦若下氣多服則泄氣得中和平其氣雲亨（掌禹錫曰）與豆蔻為凡溫中補脾日華子稱其下氣以服得補而善運化氣自下也非若陳皮香附之駛泄寇氏不詳其義爾以為不可服也（機曰）顧痰用此濇腸為傷氣泄瀉之要藥（時珍曰）土愛燥而喜芳香故肉豆蔻之辛溫理脾胃而治吐利

秦國。【頌曰】今嶺南人家亦種之。春生苗，夏抽莖開花，結實似豆蔻，六月、七月采。【時珍曰】肉豆蔻花及實狀雖似草豆蔻，而皮肉之顆則不同。顆外有皺紋，而內有斑纈紋，如檳榔紋。最易生蛀，惟烘乾密封則稍可留。

實。【脩治】【斅曰】凡使，須以糯米粉熟湯搜裹豆蔻，於塘灰火中煨熟，去粉用。勿令犯鐵〔一〕。

【氣味】辛，温，無毒。【權曰】苦、辛。【好古曰】入手、足陽明經。

【主治】温中，消食止洩，治積冷心腹脹痛，霍亂中惡，鬼氣冷疰，嘔沫冷氣，小兒乳霍。開寶。調中下氣，開胃，解酒毒。消皮外絡下氣。大明。治宿食痰飲，止小兒吐逆，不下乳，腹痛。甄權。主心腹蟲痛，脾胃虚冷氣，併冷熱虚洩、赤白痢，研末，粥飲服之。李珣。暖脾胃，固大腸。時珍。

【發明】【大明曰】肉豆蔻調中下氣，消皮外絡下氣，味珍，力更殊。【宗奭曰】亦善下氣，多服則泄氣，得中則和平其氣。【震亨曰】屬金與土，爲丸温中補脾。日華子稱其下氣，以脾得補而善運化，氣自下也。非若陳皮、香附之駃泄。寇氏不詳其實，遂以爲不可服也。【機曰】痢痰用此濇腸，爲傷乳泄瀉之要藥。【時珍曰】土愛煖而喜芳香，故肉豆蔻之辛温，理脾胃而治吐利。

〔一〕鐵：證類卷九肉豆蔻引雷公云作「銅」。

【附方】舊二新六 暖胃除痰 進食消食肉豆蔻二箇半夏薑汁炒五錢木香二錢半爲末蒸餅丸芥子大每食後津液下五丸十丸普濟方 霍亂吐利 肉豆蔻爲末薑湯服一錢普濟方 久瀉不止 肉豆蔻煨一兩木香二錢半爲末棗肉和丸米飲服四五十丸〇又方肉豆蔻煨一兩熟附子七錢爲末糊丸米飲服四五十丸〇又方肉豆蔻煨粟殼炙等分爲末醋糊丸米飲服四五十丸並百一選方 老人虛瀉 肉豆蔻三錢麪裹煨熟去麪研乳香一兩爲末陳米粉糊丸梧子大每服五七十丸米飲下此乃常州侯教授所傳方瑞竹堂方 小兒泄瀉 肉豆蔻五錢乳香二錢半生薑五片同炒黑色去薑研爲膏收旋丸綠豆大每量大小米飲下全幼心鑑 脾泄氣痢 豆蔻一顆米醋調麪裹煨令焦黃和麪研末更以欓子炒研末一兩相和又以陳廩米炒焦爲末和勻每以二錢煎作飲調前二味三錢旦暮各一服便瘥續傳信方 冷痢腹痛 不能食者肉豆蔻一兩去皮醋和麪裹煨擣末每服一錢粥飲調下聖惠方

補骨脂宋開寶

【釋名】破故紙開寶 婆固脂藥性論 胡韭子日華 【時珍曰】補骨脂言其功也胡人呼爲婆固脂而俗訛爲破故紙也胡韭子因其子之狀相似非胡地之韭子也

【附方】舊一，新六。暖胃除痰，進食消食。肉〔一〕豆蔻二箇，半夏薑汁炒五錢，木香二錢半，爲末。蒸餅丸芥子大，每食後津液下五丸、十丸。普濟方。霍亂吐利。肉豆蔻爲末，薑湯服一錢。普濟方。久瀉不止。肉豆蔻煨一兩，木香二錢半，爲末。棗肉和丸，米飲服四五十丸。○又方：肉豆蔻煨一兩，熟附子七錢，爲末糊丸，米飲服四五十丸。○又方：肉豆蔻煨，粟殼炙，等分爲末，醋糊丸，米飲服四五十丸。並百一選方。老人虛瀉。肉豆蔻三錢，麪裹煨熟，去麪研，乳香一兩，爲末。陳米粉糊丸梧子大。每服五七十丸，米飲下。此乃常州詹〔二〕教授所傳方。瑞竹堂方。小兒泄瀉。肉豆蔻五錢，乳香二錢半，生薑五片，同炒黑色，去薑，研爲膏收，旋丸緑豆大。每量大小米飲下。全幼心鑑。脾泄氣痢。豆蔻一顆，米醋調麪裹，煨令焦黃，和麪研末。更以欓子炒研末一兩，相和。又以陳廩米炒焦，爲末和勻。每以二錢煎作飲，調前二味三錢，旦暮各一服，便瘥。續傳信方。冷痢腹痛不能食者。肉豆蔻一兩去皮，醋和麪裹煨，擣末。每服一錢，粥飲調下。聖惠方。

補骨脂宋開寶

【釋名】破故紙開寶、婆固脂藥性論、胡韭子日華。【時珍曰】補骨脂言其功也。胡人呼爲婆固脂，而俗訛爲破故紙也。胡韭子，因其子之狀相似，非胡地之韭子也。

〔一〕肉：原作「丙」。今據普濟方卷一百六十七痰飲門痰飲食不消改。
〔二〕詹：原作「侯」。今據瑞竹堂方卷八瀉痢門改。

【集解】志曰補骨脂生嶺南諸州及波斯國頌曰今嶺外山坂間多有之四川合州亦有皆不及番舶者佳莖高三四尺葉小似薄荷花微紫色實如麻子圓扁而黑九月采(大明曰)徐表南州記云是胡韭子也南番者色赤廣南者色綠入藥微炒用

【修治】(斅曰)此性燥毒須用酒浸一宿漉出以東流水浸三日夜蒸之從巳至申日乾用一法以鹽同炒過曝乾用

【氣味】辛大溫無毒(權曰苦辛)(珣曰惡甘草)(時珍曰忌芸薹及諸血得胡桃胡麻良)

【主治】五勞七傷風虛冷骨髓傷敗腎冷精流及婦人血氣墮胎(開寶)男子腰疼膝冷囊濕逐諸冷痹頑止小便腹中冷(甄權)興陽事明耳目(大明)治腎泄通命門煖丹田斂精神(時珍)

【發明】(頌曰)破故紙今人多以胡桃合服此法出於唐鄭相國自叙云予為南海節度年七十有五越地卑濕傷於內外眾疾俱作陽氣衰絕服乳石補藥百端不應元和七年有訶陵國舶主李摩訶知予病狀遂傳此方并藥予初疑而未服摩訶稽首固請遂服之經七八日而覺應驗自爾常服其功神效十年二月罷郡歸京錄方傳之用破故紙十兩淨擇

【集解】【志曰】補骨脂生嶺〔一〕南諸州及波斯國。【頌曰】今嶺外山坂間多有之。四川合州亦有，皆不及番舶者佳。莖高三四尺，葉小似薄荷，花微紫色，實如麻子，圓扁而黑，九月采。【大明曰】徐表南州記云：是胡韭子也。南番者色赤，廣南者色緑，入藥微炒用。

子。【脩治】【斅曰】此性燥毒，須用酒浸一宿，漉出，以東流水浸三日夜，蒸之，從巳至申，日乾用。一法：以鹽同炒過，曝乾用。

【氣味】辛，大温，無毒。【權曰】苦、辛。【珣曰】惡甘草。【時珍曰】忌芸薹及諸血，得胡桃、胡麻良。

【主治】五勞七傷，風虚冷，骨髓傷敗，腎冷精流，及婦人血氣墮胎。開寶。男子腰疼，膝冷囊濕，逐諸冷痹頑，止小便，利〔二〕腹中冷。甄權。興陽事，明耳目。大明。治腎泄，通命門，煖丹田，斂精神。時珍。

【發明】【頌曰】破故紙今人多以胡桃合服，此法出於唐鄭相國。自叙云：予爲南海節度，年七十有五。越地卑濕，傷於内外，衆疾俱作，陽氣衰絶，服乳石諸藥，百端不應。元和七年，有訶陵國舶主李摩訶，知予病狀，遂傳此方并藥。予初疑而未服，摩訶稽首固請，遂服之。經七八日而覺應驗，自爾常服，其功神效。十年二月，罷郡歸京，録方傳之。用破故紙十兩，净擇

〔一〕嶺：證類卷九補骨脂作「廣」。
〔二〕利：原脱。今據補同上。

去皮洗過曝擣篩令細胡桃瓤二十兩湯浸去皮細研如泥
更以好蜜和令如飴餹瓷器盛之旦日以煖酒二合調藥一
匙服之便以飯壓如不飲酒人以溫熱水調之彌久則延年
益氣悅心明目補添筋骨但禁芸薹羊血餘無所忌此物本
自外番隨海舶而來非中華所有番人呼為補骨脂語訛為
破故紙也王紹顏續傳信方載其事頗詳故錄之時珍曰此
方亦可作丸溫酒服之按白飛霞方外奇方云破故紙屬火
收斂神明能使心包之火與命門之火相通故元陽堅固骨
髓充實濇以治脫也胡桃屬木潤燥養血血屬陰惡燥故油
以潤之佐破故紙有木火相生之妙故語云破故紙無胡桃
猶水母之無蝦也又破故紙惡甘草而瑞竹堂方青娥丸內
加之何也豈甘草能調和百藥惡而不惡耶又許叔微學士
本事方云孫真人言補腎不若補脾予曰補脾不若補腎腎
氣虛弱則陽氣衰劣不能熏蒸脾胃脾胃氣寒令人胸膈痞
塞不進飲食遲於運化或腹脇虛脹或嘔吐痰涎或腸鳴泄瀉
譬如鼎釜中之物無火力雖終日不熟何能消化濟生二神
丸治脾胃虛寒泄瀉用破故紙補腎肉豆蔻補脾二藥雖兼
補但無斡旋往往常加木香以順其氣使之斡旋空虛倉廩
倉廩空虛則受物矣
屢用見效不可不知

【附方】舊二新一十三

補骨脂丸 治下元虛敗脚手沉重夜多盜汗縱慾所致此藥壯筋骨益元氣補骨脂
四兩炒香菟絲子四兩酒蒸胡桃肉一兩去皮乳香沒藥沉
香各研二錢半煉蜜丸如梧子大每服二三十丸空心鹽湯

去皮，洗過曝，擣篩令細。胡桃瓤二十兩，湯浸去皮，細研如泥，更以好蜜和，令如飴餹，瓷器盛之。旦日以煖酒二合，調藥一匙服之，便以飯壓。如不飲酒人，以暖熟水調之。彌久則延年益氣，悦心明目，補添筋骨。但禁芸薹、羊血，餘無所忌。此物本自外番隨海舶而來，非中華所有。番人呼爲補骨脂〔一〕，語訛爲破故紙也。王紹顔續傳信方載其事頗詳，故録之。【時珍曰】此方亦可作丸，温酒服之。按白飛霞方外奇方云：破故紙屬火，收斂神明，能使心包之火與命門之火相通，故元陽堅固，骨髓充實，濇以治脱也。胡桃屬木，潤燥養血，血屬陰，惡燥，故油以潤之，佐破故紙有木火相生之妙。故語云：破故紙無胡桃，猶水母之無鰕也。又破故紙惡甘草，而瑞竹堂方青娥丸内加之。何也？豈甘草能調和百藥，惡而不惡耶？又許叔微學士本事方云：孫真人言補腎不若補脾，予曰補脾不若補腎。腎氣虚弱，則陽氣衰劣，不能熏蒸脾胃。脾胃氣寒，令人胸膈痞塞，不進飲食，遲於運化，或腹脇虚脹，或嘔吐痰涎，或腸鳴泄瀉。譬如鼎釜中之物，無火力，雖終日不熟，何能消化？濟生二神丸，治脾胃虚寒泄瀉，用破故紙補腎，肉豆蔻補脾。二藥雖兼補，但無斡旋。往往常加木香以順其氣，使之斡旋，空虚倉廩。倉廩空虚，則受物矣。屢用見效，不可不知。

【附方】舊二，新一十三。補骨脂丸。治下元虚敗，脚手沉重，夜多盗汗，縱慾所致。此藥壯筋骨，益元氣。補骨脂四兩炒香，兔絲子四兩酒蒸，胡桃肉一兩去皮，乳香、没藥、沉香各研二錢半，煉蜜丸如梧子大。每服二三十丸，空心鹽湯、

〔一〕脂：證類卷九補骨脂引圖經作「鴟」。

濕酒任下。自夏至起，冬至止，日一服。此乃唐宣宗時張壽太尉知廣州，得方于南番人。有詩云：三年侍節向邊隅，人信方知藥力殊。奪得春光來在手，青娥休笑白髭鬚。和劑方

男女虛勞　男子女人五勞七傷，下元久冷，一切風病，四肢疼痛，駐顏壯氣，烏髭鬚。補骨脂一斤，酒浸一宿，晒乾，却用烏油麻一升和炒，令麻子聲絕，簸去，只取補骨脂為末，醋煮麪糊丸如梧桐子大。每服二三十丸，空心溫酒、鹽湯任下。經驗方

腎虛腰痛　經驗方用破故紙一兩，炒為末，溫酒服三錢，神妙。或加木香一錢。○和劑局方青娥丸：治腎氣虛弱，風冷乘之，或血氣相搏，腰痛如折，俛仰不利，或因勞役傷腎，或卑濕傷腰，或損墜墮傷，或風寒客搏，或氣滯不散，皆令腰痛，或腰間如物重墜。用破故紙酒浸炒一斤，杜仲去皮薑汁浸炒一斤，胡桃肉去皮二十箇，為末，以蒜擣膏一兩和丸梧子大。每空心溫酒服二十丸，婦人淡醋湯下。常服壯筋骨，活血脈，烏髭鬚，益顏色。

妊娠腰痛　通氣散：用破故紙二兩，炒香為末。先嚼胡桃肉半箇，空心溫酒調下二錢。此藥神妙。婦人良方

定心補腎　養血返精丸：破故紙炒二兩，白茯苓一兩，為末；沒藥五錢，以無灰酒浸高一指，煮化和末，丸梧子大。每服三十丸，白湯下。昔有人服此，至老不衰。蓋故紙補腎，茯苓補心，沒藥養血，三者既壯，自然身安。朱氏集驗方

精氣不固　破故紙、青鹽等分，同炒為末。每服二錢，米飲下。三因方

小便無度　腎氣虛寒。破故紙十兩酒蒸，茴香十兩鹽炒，為末，酒糊丸梧子大。每服百丸，鹽酒下。或以末糝豬腎煨食之。

温酒任下。自夏至起冬至止，日一服。此乃唐宣宗時，張壽太尉知廣州，得方于南番人。有詩云：三年時節向邊隅，人信方知藥力殊，奪得春光來在手，青娥休笑白髭鬚。和劑方。**男女虚勞**。男子女人五勞七傷，下元久冷，一切風病，四肢疼痛，駐顔壯氣，烏髭鬚。補骨脂一斤，酒浸一宿，晒乾，却用烏油麻一升和炒，令麻子聲絶，簸去，只取補骨脂爲末，醋煮麪糊丸如梧子大，每服二三十丸，空心温酒、鹽湯任下。經驗後〔一〕方。**腎虚腰痛**。經驗後〔二〕方用破故紙一兩，炒，爲末，温酒服三錢，神妙。或加木香一錢。○和劑局方青娥丸：治腎氣虚弱，風冷乘之。或血氣相搏，腰痛如折，俛仰不利，或因勞役傷腎，或卑濕傷腰，或損墜墮傷，或風寒客搏，或氣滯不散，皆令腰痛，或腰間如物重墜。用破故紙酒浸炒一斤，杜仲去皮，薑汁浸炒一斤，胡桃肉去皮二十箇，爲末，以蒜擣膏一兩，和丸梧子大。每空心温酒服二十丸，婦人淡醋湯下。常服壯筋骨，活血脉，烏髭鬚，益顔色。**妊娠腰痛**。通氣散：用破故紙二兩，炒香爲末，先嚼胡桃肉半箇，空心温酒調下二錢。此藥神妙。婦人良方。**定心補腎**。養血返精丸：破故紙炒二兩，白伏苓一兩，爲末。没藥五錢，以無灰酒浸高一指，煮化和末丸梧子大。每服三十丸，白湯下。昔有人服此，至老不衰。蓋故紙補腎，伏苓補心，没藥養血，三者既壯，自然身安。朱氏集驗方。**精氣不固**。破故紙、青鹽等分，同炒，爲末。每服二錢，米飲下。三因方。**小便無度**，腎氣虚寒。破故紙十兩酒蒸，茴香十兩鹽炒，爲末。酒糊丸梧子大。每服百丸，鹽酒下，或以末〔三〕糝豬腎煨食之。

〔一〕後：原脱。今據證類卷九補骨脂補。

〔二〕後：原脱。今據補同上。

〔三〕末：原作「米」。今據普濟方卷二十九腎臟門「破故紙丸」改。

普濟方

玉莖不痿 精滑無歇，時時如針刺，捏之則脆，此名腎漏。用破故紙、韭子各一兩，為末。每用三錢，水二盞，煎六分服，日三次，愈則止。夏子益奇方

脾腎虛瀉 二神丸：用破故紙炒半斤，肉豆蔻生用四兩，為末，肥棗肉研膏，和丸梧子大。每空心米飲服五七十丸。本事方加木香二兩，名三神丸。○**水瀉久痢** 破故紙炒一兩，罌粟殼炙四兩，為末，煉蜜丸彈子大。每服一丸，薑棗同水煎服。百一選方

牙痛日久 腎虛也。補骨脂二兩，青鹽半兩，炒研擦之。御藥院方

風蟲牙痛 上連頭腦。補骨脂炒半兩，乳香二錢半，為末擦之。或為丸塞孔內，自用有效。傳信適用方

打墜腰痛 瘀血凝滯。破故紙炒、茴香炒、辣桂等分為末。每熱酒服二錢。故紙主腰痛行血。直指方

薑黃 唐本草

【釋名】蒁音述　寶鼎香綱目

【集解】恭曰：薑黃根葉都似鬱金。其花春生於根，與苗並出，入夏花爛無子。根有黃、青、白三色。其作之方法與鬱金同。西戎人謂之蒁。其味辛少苦多，亦與鬱金同，惟花生異耳。藏器曰：薑黃真者，是經種三年以上老薑，能生花，花在根際，一如蘘荷。根節堅硬，氣味辛辣，種薑處有之，終是難得。西番亦有來者，與鬱金、蒁藥相似。如蘇恭所說，即是蒁藥而非薑黃

普濟方。小兒遺尿，膀胱冷也。夜屬陰，故小便不禁。破故紙炒，爲末，每夜熱湯服五分。嬰童百問。玉莖不痿，精滑無歇，時時如針刺，捏之則脆，此名腎漏。用破故紙、韭子各一兩，爲末。每用三錢，水二盞，煎六分服，日三次，愈則止。夏子益奇方。脾腎虚瀉。二神丸：用破故紙炒半斤，肉豆蔻生用四兩，爲末，肥棗肉〔一〕，研膏，和丸梧子大。每空心米飲服五七十丸。〇本事方加木香二兩，名三神丸。水瀉久痢。破故紙炒一〔二〕兩，粟殼炙四兩，爲末，煉蜜丸彈子大。每服一丸，薑、棗同水煎服。百一選方。牙痛日久，腎虚也。補骨脂二兩，青鹽半兩，炒研擦之。御藥院方。風蟲牙痛，上連頭腦。補骨脂炒半兩，乳香二錢半，爲末擦之。或爲丸塞孔内。自用有效。傳信適用方。打墜腰痛，瘀血凝滯。破故紙炒、茴香炒、辣桂等分，爲末。每熱酒服二錢。故紙主腰痛行血。直指方。

薑黄唐本草

【釋名】蒁音述、寶鼎香綱目。

【集解】【恭曰】薑黄根葉都似鬱金。其花春生於根，與苗並出，入夏花爛無子。根有黄、青、白三色。其作之方法，與鬱金同。西戎人謂之蒁。其味辛少苦多，亦與鬱金同，惟花生異耳。【藏器曰】薑黄真者，是經種三年以上老薑，能生花。花在根際，一如蘘荷。根節堅硬，氣味辛辣，種薑處有之，終是難得。西番亦有來者。與鬱金、蒁藥相似。如蘇恭所説，即是蒁藥而非薑黄。

〔一〕肉：原作「丸」。今據本事方卷二心小腸脾胃病改。
〔二〕一：原闕一字。今據百一選方卷之六痢疾補。

又言薑黄是蒁，鬱金是胡蒁。如此則三物無别，遞相連名，總稱爲蒁，則功狀當不殊。而今鬱金味苦寒色赤，主馬熱病；薑黄味辛温色黄；蒁味苦色青。三物不同，所用各别。大明曰：海南生者即名蓬莪蒁，江南生者即爲薑黄。頌曰：薑黄今江廣蜀川多有之。葉青緑，長一二尺許，闊三四寸，有斜文如紅蕉葉而小。花紅白色，至中秋漸凋。春末方生，其花先生，次方生葉，不結實。根盤屈，黄色，類生薑而圓，有節。八月采根，片切暴乾。蜀人以治氣脹及産後敗血攻心，甚驗。蠻人生噉，云可以祛邪辟惡。按鬱金、薑黄、蒁藥三物相近，蘇恭不能分别，乃爲一物。陳藏器以色味分别三物，又言薑黄是三年老薑所生。近年汴都多種薑，往往有薑黄生賣，乃是老薑。市人買啖，云治氣爲最。大方亦時用之。又有蕉薑，亦是其類，而自是一物。

時珍曰：近時以扁如乾薑形者，爲片子薑黄；圓如蟬腹形者，爲蟬肚鬱金，並可浸水染色。蒁形雖似鬱金，而色不黄也。

根

氣味 辛、苦，大寒，無毒。藏器曰：辛少苦多，性熱不冷，云大寒，誤矣。

主治 心腹結積疰忤，下氣破血，除風熱，消癰腫。功力烈於鬱金。唐本。治癥瘕血塊，通月經，治撲損瘀血，止暴風痛冷氣，下食。大明。祛邪辟惡，治氣脹，産後敗血攻心。蘇頌。治風痹臂痛。時珍。

發明 時珍曰：薑黄、鬱金、蒁藥三物，形狀功用皆相近。但鬱金入心治血；而薑黄兼入脾，兼治氣；蒁藥則入肝，兼治氣

又言薑黄是蒁，鬱金是胡蒁。如此則三物無別，遞相連名，總稱爲蒁，則功狀當不殊。而今鬱金味苦寒，色赤，主馬熱病；薑黄味辛温，色黄；蒁味苦色青。三物不同，所用各别。【大明曰】海南生者即名蓬莪蒁，江南生者即爲薑黄。【頌曰】薑黄今江、廣、蜀川多有之。葉青緑，長一二尺許，闊三四寸，有斜文如紅蕉葉而小。花紅白色，至中秋漸凋。春末方生，其花先生，次方生葉，不結實。根盤屈黄色，類生薑而圓，有節。八月采根，片切暴乾。蜀人以治氣脹，及産後敗血攻心，甚驗。蠻人生噉，云可以祛邪辟惡。按鬱金、薑黄、蒁藥三物相近，蘇恭不能分别，乃爲一物。陳藏器以色味分别三物，又言薑黄是三年老薑所生。近年汴都多種薑，往往有薑黄生賣，乃是老薑。市人買噉，云治氣爲最。大方亦時用之。又有廉薑，亦是其類，而自是一物。【時珍曰】近時以扁如乾薑形者，爲片子薑黄；圓如蟬腹形者，爲蟬肚鬱金，並可浸水染色。蒁形雖似鬱金，而色不黄也。

根。【氣味】辛、苦，大寒，無毒。【藏器曰】辛少苦多，性熱不冷。云大寒，誤矣。

【主治】心腹結積，疰忤，下氣破血，除風熱，消癰腫，功力烈於鬱金。唐本。治癥瘕血塊，通月經，治撲損瘀血，止暴風痛冷氣，下食。大明。祛邪辟惡，治氣脹，産後敗血攻心。蘇頌。治風痺臂痛。時珍。

【發明】【時珍曰】薑黄、鬱金、蒁藥三物，形狀功用皆相近。但鬱金入心治血，而薑黄兼入脾，兼治氣，蒁藥則入肝兼治氣

中之血爲不同爾古方五痺湯用片子薑黄治風寒濕氣手臂痛戴原禮要訣云片子薑黄能入手臂治痛其兼理血中之氣可知

附方舊二新二

心痛難忍薑黄一兩桂三兩爲末醋湯服一錢經驗方

胎寒腹痛啼哭吐乳大便瀉青狀若驚搐出冷汗薑黄一錢沒藥沒香乳香二錢爲末蜜丸芡子大每服一丸釣藤煎湯化下和劑方

後血痛有塊用薑黄桂心等分爲末酒服方寸匕血下盡即愈昝殷産寶

瘡癬初生薑黄末摻之妙千金翼

鬱金唐本草

釋名馬蒁震亨曰鬱金無香而性輕揚能致達酒氣於高遠古人用治鬱遏不能升者恐命名因此也時珍曰酒和鬱鬯昔人言是大秦國所産鬱金花香惟鄭樵通志言即是此鬱金其大秦三代時未通中國安得有此草羅願爾雅翼亦云是此根和酒令黄如金故謂之黄流其說並通此根形狀皆似莪蒁而醫馬病故名馬蒁

集解恭曰鬱金生蜀地及西戎苗似薑黄花白質紅末秋出莖心而無實其根黄赤取四畔子根去皮火乾馬藥用之破血而補胡人謂之馬蒁嶺南者有實似小豆不堪啖頌曰今廣南江西州郡亦有之然不及蜀中者佳四月初生苗

中之血，爲不同爾。古方五痺湯用片子薑黄，治風寒濕氣手臂痛。戴原禮要訣云：片子薑黄能入手臂治痛。其兼理血中之氣可知。

【附方】舊二，新二。心痛難忍。薑黄一兩，桂三兩，爲末。醋湯服一錢。經驗後〔一〕方。胎寒腹痛，啼哭吐乳，大便瀉青，狀若驚搐，出冷汗。薑黄一錢，没藥、木〔二〕香、乳香各〔三〕二錢，爲末〔四〕，蜜丸芡子大。每服一丸，釣藤煎湯化下。和劑方。産後血痛，有塊。用薑黄、桂心等分，爲末，酒服方寸匕。血下盡即愈。昝殷産寶。瘡癬初生。薑黄末摻之妙。千金翼。

鬱金唐本草

【釋名】馬蒁。【震亨曰】鬱金無香而性輕揚，能致達酒氣於高遠。古人用治鬱遏不能升者，恐命名因此也。【時珍曰】酒和鬱鬯，昔人言是大秦國所産鬱金花香，惟鄭樵通志言即是此鬱金。其大秦三代時未通中國，安得有此草？羅願爾雅翼亦云是此根，和酒令黄如金，故謂之黄流。其説並通。此根形狀皆似莪蒁而醫馬病，故名馬蒁。

【集解】【恭曰】鬱金生蜀地及西戎。苗似薑黄，花白質紅，末秋出莖心而無實。其根黄赤，取四畔子根去皮，火乾。馬藥用之，破血而補，胡人謂之馬蒁。嶺南者有實似小豆蔻〔五〕，不堪噉。【頌曰】今廣南、江西州郡亦有之，然不及蜀中者佳。四月初生，苗

〔一〕後：原脱。今據證類卷九薑黄補。
〔二〕木：原作「没」。今據局方卷十治小兒諸疾「釣藤膏」改。
〔三〕各：原脱。今據補同上。
〔四〕末：原作「水」。今據改同上。
〔五〕蔻：原脱。今據證類卷九鬱金補。

似薑，如蘇恭所説。〔宗奭曰〕鬱金不香，今人將染婦人衣最鮮明，而不耐日炙，微有鬱金之氣。〔時珍曰〕鬱金有二：鬱金香是用花，見本條；此是用根者。其苗如薑，其根大小如指頭，長者寸許，體圓有横紋如蟬腹狀，外黄内赤。人以浸水染色，亦微有香氣。

根〔氣味〕辛、苦，寒，無毒。〔元素曰〕氣味俱厚，純陰。獨孤及曰：灰可結砂子。

〔主治〕血積下氣，生肌止血，破惡血，血淋尿血，金瘡。唐本。單用治女人宿血氣心痛，冷氣結聚，温醋摩服之。亦治馬脹。甄權。涼心。元素。治陽毒入胃，下血頻痛。李杲。治血氣心腹痛，産後敗血衝心欲死，失心顛狂蠱毒。時珍。

〔發明〕〔震亨曰〕鬱金屬火與土有水，其性輕揚上行，治吐血衄血，唾血血腥，及經脉逆行，並宜鬱金末加韭汁、薑汁、童尿同服，其血自清。痰中帶血者，加竹瀝。又鼻血上行者，鬱金、韭汁加四物湯服之。〔時珍曰〕鬱金入心及包絡，治血病。經驗方治失心顛狂，用真鬱金七兩，明礬三兩，爲末，薄糊丸梧子大，每服五十丸，白湯下。有婦人顛狂十年，至人授此，初服心胸間有物脱去，神氣洒然，再服而甦。此驚憂痰血絡聚心竅所致。鬱金入心去惡血，明礬化頑痰故也。龐安常傷寒論云

似薑黄〔一〕，如蘇恭所説。【宗奭曰】鬱金不香。今人將染婦人衣，最鮮明而不耐日炙，微有鬱金之氣。【時珍曰】鬱金有二。鬱金香是用花，見本條。此是用根者。其苗如薑，其根大小如指頭，長者寸許，體圓有横紋如蟬腹狀，外黄内赤。人以浸水染色，亦微有香氣。

根。【氣味】辛、苦，寒，無毒。【元素曰】氣味俱厚，純陰。【独孤滔〔二〕曰】灰可結砂子。

【主治】血積下氣，生肌止血，破惡血，血淋尿血，金瘡。唐本。單用治女人宿血氣心痛，冷氣結聚，温醋摩服〔三〕之。亦治馬脹。甄權。凉心。元素。治陽毒入胃，下血頻痛。李杲。治血氣心腹痛，産後敗血衝心欲死，失心顛狂，蠱毒。時珍。

【發明】【震亨曰】鬱金屬火與土，有水，其性輕揚上行，治吐血、衄血、唾血。血腥及經脉逆行，並宜鬱金末加韭汁、薑汁、童尿同服，其血自清。痰中帶血者，加竹瀝。又鼻血上行者，鬱金、韭汁加四物湯服之。【時珍曰】鬱金入心及包絡，治血病。經驗方治失心顛狂，用真鬱金七兩，明礬三兩，爲末，薄糊丸梧子大〔四〕。每服五十丸，白湯下。有婦人顛狂十年，至人授此。初服心胸間有物脱去，神氣洒然，再服而甦。此驚憂痰血絡聚心竅所致，鬱金入心去惡血，明礬化頑痰故也。龐安常傷寒論云：

〔一〕黄：原脱。今據證類卷九鬱金補。
〔二〕滔：原作「及」。「灰可結砂子」句見證類卷九鬱金引丹房鏡源。据宋史卷二百五藝文志載：獨孤滔丹房鏡源，今據改。
〔三〕服：原作「敷」。今據證類卷九鬱金改。
〔四〕大：原作「之」。今從江西本改。

起一豆始有白泡忽搐入腹漸作紫黑色無膿日夜叫亂者鬱金一枚甘草二錢半水半盞煮乾去甘草切片焙研為末入真腦子炒半錢每用一錢以生豬血五七滴新汲水調下不過二服甚者毒氣從手足心出如癰狀乃瘥此乃五死一生之候也又范石湖文集云嶺南有挑生之害於飲食中行厭勝法魚肉能反生於人腹中而人以死則陰役其家初得覺胸腹痛次日刺人十日則生在腹中也凡胸膈痛即用升麻或膽礬吐之若膈下痛急以米湯調鬱金末二錢服即瀉出惡物或合升麻鬱金服之不吐則下李巽巖侍郎為雷州推官鞫獄得此方活人甚多也

附方舊三新十三

失心顛狂方見明礬下

痘毒入心方見明礬下

厥心氣痛不可忍鬱金附子乾薑等分為末醋糊丸梧子大朱砂為衣每服三十丸男酒女醋下奇效方

產後心痛血氣上衝欲死鬱金燒存性為末二錢米醋一呷調灌即甦袖珍方

自汗不止鬱金末臥時調塗于乳上集簡方

衄血吐血川鬱金為末井水服二錢甚者再服黎居士易簡方

陽毒下血熱氣入胃痛不可忍鬱金五大箇牛黃一皂莢子為散每服用醋漿水一盞同煎三沸溫服孫用和秘寶方

尿血不定鬱金末一兩葱白一握水一盞煎至三合溫服日三服經驗方

風痰壅滯鬱金一分藜蘆十分為末每服一字溫漿水調下仍以漿水一盞漱口以食壓之經驗方

挑生蠱毒方見明礬下

中砒霜毒鬱金

斑豆始有白泡，忽搐入腹，漸作紫黑色，無膿，日夜叫亂者。鬱金一枚，甘草二錢半，水半盌煮乾，去甘草，切片焙，研爲末，入真腦子炒半錢。每用一錢，以生豬血五七滴，新汲水調下，不過二服。甚者毒氣從手足心出，如癰狀乃瘥，此乃五死一生之候也。又范石湖文集云：嶺南有挑[五]生之害，於飲食中行厭勝法，魚肉能反生於人腹中，而人以死，則陰役其家。初得覺胸腹痛，次日刺人，十日則生在腹中也。凡胸膈痛，即用升麻或膽礬吐之。若膈下痛，急以米湯調鬱金末二錢服，即瀉出惡物。或合升麻、鬱金服之，不吐則下。李巽巖侍郎爲雷州推官，鞫獄得此方，活人甚多也。

【附方】舊三，新十。**失心顛狂。**方見「發明」下。**痘毒入心。**方見「發明」下。**厥心氣痛**不可忍。鬱金、附子、乾薑等分，爲末。醋糊丸梧子大，朱砂爲衣。每服三十丸，男酒女醋下。奇效方。**產後心痛，**血氣上衝欲死。鬱金燒存性，爲末，二錢，米醋一呷，調灌即甦。袖珍方。**自汗不止。**鬱金末，卧時調塗于乳上。集簡方。**衄血吐血。**川鬱金爲末，井水服二錢，甚者再服。黎居士易簡方。**陽毒下血，**熱氣入胃，痛不可忍。鬱金五大箇，牛黄一皂莢子，爲散。每服用醋漿水一盞，同煎三沸，温服。孫用和秘寶方。**尿血不定。**鬱金末一兩，葱白一握，水一盞，煎至三合，温服，日三服。經驗方。**風痰壅滯。**鬱金一分，藜蘆十分，爲末。每服一字，温漿水調下。仍以漿水一盞漱口，以食壓之。經驗後[六]方。**挑生蠱毒。**方見「發明」下。**中砒霜毒。**鬱金

〔五〕挑：原作「尭」。今從錢本改。与下文「附方」之「挑生蠱毒」相符。
〔六〕後：原脱。今據證類卷九鬱金補。

末二錢入蜜少許冷水調服 事林廣記 **痔瘡腫痛** 鬱金末水調塗之即消 醫方摘要 **耳內作痛** 鬱金末一錢水調傾入耳內急傾出之 聖濟總錄

蓬莪茂 音述○宋開寶

釋名 蒁藥

集解 [志曰]蓬莪茂生西戎及廣南諸州葉似蘘荷子似乾椹茂在根下並生一好一惡惡者有毒西人取之先放羊食羊不食者棄之[藏器曰]一名蓬莪黑色二名蒁黃色三名波殺味甘有大毒[大明曰]即南中薑黃根也海南生者名蓬莪蒁[頌曰]今江浙或有之三月生苗在田野中其莖如錢大高二三尺葉青白色長一二尺大五寸以來頗類蘘荷五月有花作穗黃色頭微紫根如生薑而茂在根下似鷄鴨卵大小不常九月采削去粗皮蒸熟暴乾用

根 **修治** [斅曰]凡使於砂盆中以醋磨令盡然後於火畔熁乾重篩過用[頌曰]此物極堅硬難擣治用時熱灰火中煨令透乘熱擣之即碎如粉[時珍曰]今人多以醋炒或煮熟入藥取其引入血分也

氣味 苦辛溫無毒 [大明曰]得酒醋良

主治 心腹痛中惡疰忤鬼氣霍亂冷氣吐酸水解毒食飲不消酒研服之又療婦人血氣結

末二錢，入蜜少許，冷水調服。事林廣記。痔瘡腫痛。鬱金末，水調塗之，即消。醫方摘要。耳内作痛。鬱金末一錢，水調，傾入耳内，急傾出之。聖濟總録。

蓬莪茂 音述○宋開寶

【釋名】蒁藥。

【集解】【志曰】蓬莪茂生西戎及廣南諸州。葉似蘘荷，子似乾椹，茂在根下並生，一好一惡，惡者有毒。西戎〔一〕人取之，先放羊食，羊不食者棄之。【藏器曰】一名蓬莪，黑色；二名蒁，黄色；三名波殺，味甘，有大毒。【大明曰】即南中薑黄根也。海南生者名蓬莪蒁。【頌曰】今江、浙或有之。三月生苗，在田野中。其莖如錢大，高二三尺。葉青白色，長一二尺，大五寸以來，頗類蘘荷。五月有花作穗，黄色，頭微紫。根如生薑而茂在根下，似鷄鴨卵，大小不常。九月采，削去粗皮，蒸熟暴乾用。

根。【修治】【斅曰】凡使，於砂盆中以醋磨令盡，然後於火畔煏乾，重篩過用。【頌曰】此物極堅硬，難擣治。用時，熱灰火中煨令透，乘熱擣之，即碎如粉。【時珍曰】今人多以醋炒或煮熟入藥，取其引入血分也。

【氣味】苦、辛，温，無毒。【大明曰】得酒、醋良。【主治】心腹痛，中惡疰忤鬼氣，霍亂冷氣，吐酸水，解毒，食飲不消，酒研服之。又療婦人血氣結

〔一〕戎：原脱。今據證類卷九鬱金補。

積丈夫奔豚開寶破痃癖冷氣以酒醋磨服甄權治一切氣開胃消食通月經消瘀血止撲損痛下血及內損惡血大明通肝經聚血好古

【發明】頌曰蓬莪茂古方不見用者今醫家治積聚諸氣為最要之藥與荊三稜同用之良婦人藥中亦多使好古曰蓬莪色黑破氣中之血入氣藥發諸香雖為泄劑亦能益氣故孫尚藥用治氣短不能接續及大小七香丸集香丸諸湯散多用此也又為肝經血分藥時珍曰鬱金入心專治血分之病薑黃入脾兼治血中之氣蒁入肝治氣中之血稍為不同按王執中資生經云執中久患心脾疼服醒脾藥反脹用耆域所載蓬莪蒁麪裹炮熟研末以水與酒醋煎服立愈蓋此藥能破氣中之血也

【附方】舊二新七一切冷氣搶心切痛發即欲死久患心腹痛時發者此可絕根蓬莪茂二兩醋煮木香一兩煨為末每服半錢淡醋湯下衛生家寶方小腸臟氣非時痛不可忍蓬莪蒁研末空心葱酒服一錢楊子建護命方婦人血氣遊走作痛及腰痛蓬莪蒁乾漆二兩為末酒服二錢腰痛核桃酒下普濟兒盤腸內釣痛以莪茂半兩用阿魏一錢化水浸一日夜焙研每服一字紫蘇湯下保幼大全小兒氣

積，丈夫奔豚。開寶。破痃癖冷氣，以酒醋磨服。甄權。治一切氣，開胃消食，通月經，消瘀血，止撲損痛，下血，及内損惡血。大明。通肝經聚血。好古。

【發明】【頌曰】蓬莪茂，古方不見用者。今醫家治積聚諸氣，爲最要之藥。與荆三稜同用之良，婦人藥中亦多使。【好古曰】蓬莪色黑，破氣中之血，入氣藥發諸香。雖爲泄劑，亦能益氣，故孫尚藥用治氣短不能接續，及大小七香丸、集香丸、諸湯散多用此也。又爲肝經血分藥。【時珍曰】鬱金入心，專治血分之病；薑黄入脾，兼治血中之氣；蒁入肝，治氣中之血，稍爲不同。按王執中資生經云：執中久患心脾疼，服醒脾藥反脹。用耆域所載蓬莪蒁麪裹炮熟，研末，以水與酒、醋煎服，立愈。蓋此藥能破氣中之血也。

【附方】舊一，新七。一切冷氣，搶心切痛，發即欲死。久患心腹痛時發者，此可絶根。蓬莪茂二兩醋煮，木香一兩煨，爲末。每服半錢，淡醋湯下。衛生家寶方。小腸臟氣，非時痛不可忍。蓬莪蒁研末，空心葱酒服一錢。楊子建護命方。婦人血氣，遊走作痛及腰痛。蓬莪茂、乾漆各〔一〕二兩〔二〕，末，酒服二錢。腰痛核桃酒下。普濟方。小〔三〕兒盤腸，内釣痛。以莪茂半兩，用阿魏一錢化水浸一日夜，焙研。每服一字，紫蘇湯下。保幼大全。小兒氣

〔一〕各：原脱。今據普濟方卷三百三十五血氣心腹疼痛補。
〔二〕兩：此下疑有脱文。普濟方卷三百三十五血氣心腹疼痛原方有「同炒令漆焦香，取出漆不用，只用蓬朮爲末」一句。
〔三〕方小：二字原脱。今從江西本補。

痛蓬莪茂炮熟爲末熱酒服一大錢十全博救方上氣喘急蓬莪茂五錢酒一盞半煎八分服保生方氣短不接正元散治氣不接續兼治滑泄及小便數王丞相服之有驗用蓬莪茂一兩金鈴子去核一兩爲末入蓬砂一錢煉過研細每服二錢溫酒或鹽湯空心服孫用和秘寶方初生吐乳不止蓬莪茂少許鹽一綠豆以乳一合煎三五沸去滓入牛黃兩粟大服之甚效也保幼大全渾身燎泡方見荊三稜

荊三稜宋開寶

【校正】併入開寶草三稜

【釋名】京三稜開寶 草三稜開寶 鷄爪三稜開寶 黑三稜圖經 石三稜【頌曰】三稜葉有三稜也生荊楚地故名荊三稜以著其地開寶本草作京者誤矣又出草三稜條云即鷄爪三稜生蜀地二月八月采之其實一類隨形命名爾故併見之

【集解】藏器曰三稜總有三四種京三稜黃色體重狀若鯽魚而小又有黑三稜狀如烏梅而稍大體輕有鬚相連蔓延作漆色蜀人以織爲器一名䔧者是也療體並同頌曰京三稜舊不著所出地土今荊襄江淮濟南河陜間皆有之多生淺水旁及陂澤中春生苗葉似莎草極長高三四尺又似菱蒲葉而有三稜五六月抽莖高四五尺大如人指有三稜如削成莖端開花大體皆如莎草而大黃紫色苗下即魁初生成塊如附子大或有扁者其旁有根横貫一根則連數魁

痛。蓬莪莖炮熟，爲末。熱酒服一大錢。十全博救方。上氣喘急。蓬莪茂五錢，酒一盞半，煎八分服。保生方。氣短不接。正元散：治氣不接續，兼治滑泄及小便數〔一〕，王丞相服之有驗。用蓬莪莖一兩，金鈴子去核一兩，爲末。入蓬砂一錢，煉過研細。每服二錢，溫酒或鹽湯空心服。孫用和秘寶方。初生吐乳不止。蓬莪茂少許，鹽一綠豆，以乳一合，煎三五沸，去滓，入牛黄兩粟大，服之甚效也。保幼大全。渾身燎泡。方見「荆三稜」。

荆三稜宋開寶

【校正】併入開寶草三稜。

【釋名】京三稜開寶、草三稜開寶、鷄爪三稜開寶、黑三稜圖經、石三稜。【頌曰】三稜，葉有三稜也。生荆楚地，故名荆三稜以著其地，開寶本草作京者誤矣。又出草三稜條，云即鷄爪三稜，生蜀地，二月、八月采之。其實一類，隨形命名爾，故併見之。

【集解】【藏器曰】三稜總有三四種。京三稜黄色體重，狀若鯽魚而小。又有黑三稜，狀如烏梅而稍大，體輕有鬚，相連蔓延，作漆色，蜀人以織爲器，一名⿱艹琴者是也。療體並同。【頌曰】京三稜舊不著所出地土，今荆襄、江淮、濟南、河陜間皆有之，多生淺水旁及陂澤中。春生苗，葉似莎草，極長，高三四尺，又似茭蒲葉而有三稜。五六月抽莖，高四五尺，大如人指，有三稜如削成。莖端開花，大體皆如莎草而大，黄紫色。苗下即魁，初生成塊如附子大，或有扁者，其旁有根橫貫，一根則連數魁，

〔一〕數：原作「熱」。今據證類卷九蓬莪茂改。

魁上亦出苗其魁皆扁長如小鯽魚體重者三稜也其根末將盡一魁未發苗小圓如烏梅者黑三稜也又根之端鈎曲如爪者雞爪三稜也皆皮黑肌白而至輕或云不出苗只生細根若謂之雞爪三稜又不生細根若謂之黑三稜大小不常其色黑去皮即白三者本一種但力有剛柔各適其用因其形爲名如烏頭烏喙雲母雲苗之類本非兩物也今人乃妄以鳧茈香附子爲之又河中府有石三稜根黃白色形如釵股葉綠如蒲苗高及尺亦有三稜四月開花白色如蓼漢花五月采根亦消積氣今舉世所用三稜皆淮南紅蒲根也泰州尤多其體至堅重刻削魚形葉扁形圓不復有三稜不知何緣命名爲三稜也雖太醫亦不以爲謬流習既久用根者不識其苗采藥者莫究其用因緣差失不復辨別今三稜皆獨旁引下根無直下根其形大體多如鯽魚時珍曰三稜多生荒廢陂池濕地春時叢生夏秋抽高莖莖端復生數葉開花六七枝花皆細碎成穗黃紫色中有細子其葉莖花實俱有三稜並與香附苗葉花實一樣但長大爾其莖光滑三稜如椶之葉莖莖中有白穰剖之織物柔韌如藤呂忱字林云莎草生水中根可緣器即此草莖非根也抱朴子言莎根化蟬亦是此草其根多黃黑鬚削去鬚皮乃如鯽狀非本根似鯽也

根修治 元素曰入用須炮熟 時珍曰消積須用醋浸一日炒或煮熟焙乾入藥乃良

氣味苦平無毒 藏器曰甘平溫 大明曰甘澀涼 元素曰苦甘無毒陰中之陽能瀉真氣真氣虛者勿用

魁上亦出苗。其魁皆扁長如小鯽魚，體重者，三稜也。其根末將盡一魁，未發苗，小圓如烏梅者，黑三稜也。又根之端鈎曲如爪者，鷄爪三稜也。皆皮黑肌白而至輕。或云：不出苗只生細根者，謂之鷄爪三稜。又不生細根者，謂之黑三稜，大小不常，其色黑，去皮即白。三者本一種，但力有剛柔，各適其用。因其形爲名，如烏頭、烏喙、雲母、雲華〔一〕之類，本非兩物也。今人乃妄以凫茈、香附子爲之。又河中府有石三稜，根黄白色，形如釵股，葉緑如蒲，苗高及尺，葉上〔二〕亦有三稜，四月開花白色，如蓼蒁〔三〕花，五月采根，亦消積氣。今舉世所用三稜，皆淮南紅蒲根也。泰〔四〕州尤多。其體至堅重，刻削魚形，葉扁莖〔五〕圓，不復有三稜，不知何緣命名爲三稜也？雖太醫亦不以爲謬。流習既久，用根者不識其苗，采藥者莫究其用，因緣差失，不復辨别。今三稜皆獨旁引二〔六〕根，無直下根，其形大體多如鯽魚。【時珍曰】三稜多生荒廢陂池濕地。春時叢生，夏秋抽高莖，莖端復生數葉，開花六七枝，花皆細碎成穗，黄紫色，中有細子。其葉莖花實俱有三稜，並與香附苗葉花實一樣，但長大爾。其莖光滑三稜，如椶之葉莖。莖中有白穰，剖之織物，柔韌如藤。吕忱字林云：葧草生水中，根可緣器。即此草莖，非根也。抱朴子言「葧根化鱓」，亦是此草。其根多黄黑鬚，削去鬚皮，乃如鯽狀，非〔七〕本根似鯽也。

根。【修治】【元素曰】入用須炮熟。【時珍曰】消積須用醋浸一日，炒或煮熟，焙乾，入藥乃良。

【氣味】苦，平，無毒。【藏器曰】甘，平，温。【大明曰】甘、濇，凉。【元素曰】苦、甘，無毒，陰中之陽。能瀉真氣，真氣虚者勿用。

〔一〕華：原作「苗」。今據證類卷九京三稜改。
〔二〕葉上：原脱。今據補同上。
〔三〕蓼蒁：同上作「紅蓼」。
〔四〕泰：原作「秦」，今據改同上。
〔五〕莖：原作「形」。今據改同上。
〔六〕二：原作「下」。今據改同上。
〔七〕非：原作「菲」。今從錢本改。

【主治】老癖癥瘕，積聚結塊，產後惡血血結，通月水，墮胎，止痛利氣。開寶 治氣脹，破積氣，消撲損瘀血，婦人血脈不調，心腹痛，產後腹痛血運。大明 心膈痛，飲食不消。元素 通肝經積血，治瘡腫堅硬。好古 下乳汁。時珍

【發明】好古曰：三稜色白屬金，破血中之氣，肝經血分藥也。三稜、莪茂治積塊瘡硬者，乃堅者削之也。志曰：俗傳昔人患癥癖死，遺言令開腹取之，得病塊，乾硬如石，文理有五色，以為異物，削成刀柄。後因以刀刈三稜，柄消成水，乃知此藥可療癥癖也。時珍曰：三稜能破氣散結，故能治諸病。其功可近於香附而力峻，故難久服。按戴原禮證治要訣云：有人病癥癖腹脹，用三稜、莪茂，以酒煨煎服之，下一黑物如魚而愈也。

【附方】舊三，新五。

癥瘕鼓脹 三稜煎：用三稜根切一石，水五石，煮三石，去滓更煎，取三斗汁入鍋中，重湯熬如稠糖，蜜器收之。每旦酒服一匕，日二服。千金翼方

痃癖氣塊 草三稜、荊三稜、石三稜、青橘皮、陳橘皮、木香各半兩，肉豆蔻、檳榔各一兩，硇砂二錢，為末，糊丸梧子大。每薑湯服三十丸。奇效方

痃癖不瘥 脅下硬如石：京三稜一兩炮，川大黃一兩，為末，醋熬成膏。每日空心生薑橘皮湯下一匙，以利下為度。聖惠方

【主治】老癖癥瘕，積聚結塊，産後惡血血結，通月水，墮胎，止痛利氣。開寶。治氣脹，破積氣，消撲損瘀血，婦人血脉不調，心腹〔一〕痛，産後腹痛血運。大明。心膈痛，飲食不消。元素。通肝經積血，治瘡腫堅硬。好古。下乳汁。時珍。

【發明】【好古曰】三稜色白屬金，破血中之氣，肝經血分藥也。三稜、莪茂治積塊瘡硬者，乃堅者削之也。【志曰】俗傳昔人患癥癖死，遺言令開腹取之。得病塊，乾硬如石，文理有五色。以爲異物，削成刀柄。後因以刀刈三稜，柄消成水，乃知此藥可療癥癖也。【時珍曰】三稜能破氣散結，故能治諸病。其功可近於香附而力峻，故難久服。按戴原禮證治要訣云：有人病癥癖腹脹，用三稜、莪茂，以酒煨煎服之，下一黑物如魚而愈也。

【附方】舊三，新五。癥瘕鼓脹。三稜煎：用三稜根〔二〕切一石，水五石，煮三石，去滓更煎，取三斗汁入鍋中，重湯煎如稠糖，密〔三〕器收之。每旦酒服一匕，日二服〔四〕。千金翼方。痃癖氣塊。草三稜、荆三稜、石三稜、青橘皮、陳橘皮、木香各半兩，肉豆蔻、檳榔各一兩，硇砂二錢，爲末。糊丸梧子大，每薑湯服三十丸。奇效方。痃癖不瘥，脇下硬如石。京三稜一兩炮，川大黄一兩，爲末，醋熬成膏。每日空心生薑橘皮湯下一匙，以利下爲度。聖惠方。小兒氣

〔一〕腹：原作「服」。今據證類卷九京三稜改。
〔二〕根：同上引外臺秘要、千金翼卷十九癖積均作「草」。
〔三〕密：原作「蜜」。今據改同上。
〔四〕服：此後原衍「一」字。今據千金翼卷十九癖積刪。

癖三稜煮汁作羮粥與奶母食日亦以棗許與兒食小兒生百日及十歲以下無問癇熱痃癖等皆理之秘妙不可具言大效子母秘錄○痞氣胸滿口乾肌瘦食減或時壯熱石三稜京三稜雞爪三稜並炮蓬莪茂三枚檳榔一枚青橘皮五十片醋浸去白陳倉米一合醋浸淘過巴豆五十箇去皮同青皮倉米炒乾去豆為末糊丸綠豆大每米飲下三丸日一服聖濟總錄反胃惡心藥食不下京三稜炮一兩半丁香三分為末每服一錢沸湯點服聖濟總錄乳汁不下京三稜三箇水二盌煎汁一盌洗奶取汁出為度極妙外臺秘要渾身燎泡如棠梨狀每箇出水有石一片如指甲大其泡復生抽盡肌肉即不可治用荊三稜蓬莪茂各五兩為末分三服酒調連進愈○危氏得效方

莎草香附子別錄中品

釋名雀頭香唐本草附子圖經水香稜圖經水巴戟圖經水莎圖經侯莎爾雅莎結圖經夫須別錄續根草圖經地賴根綱目地毛廣雅時珍曰別錄止云莎草不言用苗用根後世皆用其根名香附子而不知莎草之名也其草可為笠及雨衣疏而不沾故字從草從沙亦作蓑字因其為衣垂緌如孝子衰衣之狀故又從衰也爾雅云薃音浩侯莎其實緹是也又云薹夫須也薹乃笠名賤夫所須也其

癖。三稜煮汁作羹粥，與奶母食，日亦以棗許與兒食，小兒新生百日及十歲以下，無問癇熱痃癖等皆理之。秘妙不可具言，大效。○子母秘録。**痞氣胸滿**，口乾肌瘦，食減，或時壯熱。石三稜、京三稜、鷄爪三稜各一分〔一〕並炮，蓬莪茂三枚，檳榔一枚，青橘皮五十片醋浸去白，陳倉米一合醋浸淘過，巴豆五十箇去皮，同青皮、倉米炒乾，去豆爲末，糊丸緑豆大。每米飲下三丸，日一服。聖濟總録。**反胃惡心**，藥食不下。京三稜炮一兩半，丁香三分，爲末。每服一錢，沸湯點服。聖濟總録。**乳汁不下**。京三稜三箇，水二盌，煎汁一盌，洗奶，取汁出爲度，極妙。外臺秘要。**渾身燎泡**如棠梨狀，每箇出水，有石一片，如指甲大，其泡復生，抽盡肌膚肉即不可治。用荊三稜、蓬莪茂各五兩，爲末。分三服，酒調連進，愈。○危氏得效方。

莎草香附子 別録中品

【釋名】雀頭香唐本、草附子圖經、水香稜圖經、水巴戟圖經、水莎圖經、侯莎爾雅、莎結圖經、夫須別録〔二〕、續根草圖經、地藾根綱目〔三〕、地毛廣雅。【時珍曰】別録止云莎草，不言用苗用根。後世皆用其根，名香附子，而不知莎草之名也。其草可爲笠及雨衣，疏而不沾，故字從草從沙。亦作蓑字，因其爲衣垂綏，如孝子衰衣之狀，故又從衰也。爾雅云：薃，音浩。侯莎，其實緹是也。又云：臺，夫須也。臺乃笠名，賤夫所須也。其

〔一〕各一分：原脱。今據聖濟總録卷七十一積聚門痞氣補。
〔二〕別録：證類所存別録文無「夫須」一名。據下文「時珍曰」，此名出爾雅。
〔三〕綱目：據下「集解」，當爲「圖經」之誤。

根相附連續而生可以合香故謂之香附子上古謂之雀頭香按江表傳云魏文帝遣使于吳求雀頭香即此其葉似三稜及巴戟而生下濕地故有水三稜水巴戟之名俗人呼爲雷公頭金光明經謂之月萃哆記事珠謂之抱靈居士

【集解】別錄曰莎草生田野二月八月采弘景曰方藥不復用古人爲詩多用之而無識者乃有鼠莎療體異此恭曰此草根名香附子一名雀頭香所在有之莖葉都似三稜合和香用之頌曰今處處有之苗葉如薤而瘦根如筯頭大謹按唐玄宗天寶單方圖載水香稜功狀與此相類云水香稜原生博平郡池澤中苗名香稜根名莎結亦名草附子河南及淮南下濕地即有名水莎隴西謂之地藾根蜀郡名續根草亦名水巴戟今涪都最饒名三稜草用莖作鞋屐所在皆有采苗及花與根療病宗奭曰香附子今人多用雖生於莎草根然根上或有或無有薄皲皮紫黑色非多毛也剖去皮則色白若便以根爲之則誤矣時珍曰莎葉如老韭葉而硬光澤有劍脊稜五六月中抽一莖三稜中空莖端復出數葉開青花成穗如黍中有細子其根有鬚鬚下結子一二枚轉相延生子上有細黑毛大者如羊棗而兩頭尖采得燎去毛暴乾貨之此乃近時日用要藥而陶氏不識諸註亦略乃知古今藥物興廢不同如此則本草諸藥亦不可以今之不識便廢棄不收安知異時不爲要藥如香附者乎

根【修治】斆曰凡采得陰乾於石臼中擣之切忌鐵器時珍曰凡采得連苗暴乾以火燎去苗及毛用時以水洗淨

根相附連續而生，可以合香，故謂之香附子。上古謂之雀頭香。按江表傳云，魏文帝遣使于吴求雀頭香，即此。其葉似三稜及巴戟而坐下濕地，故有水三稜、水巴戟之名。俗人呼爲雷公頭。金光明經謂之月〔一〕萃哆。記事珠謂之抱靈居士。

【集解】【别録曰】莎草生田野，二月、八月采。【弘景曰】方藥不復用，古人爲詩多用之，而無識者。乃有鼠莎〔二〕，療體異此。【恭曰】此草根名香附子，一名雀頭香，所在有之，莖葉都似三稜，合和香用之。【頌曰】今處處有之。苗葉如薤而瘦，根如筯頭大。謹按唐玄宗天寶單方圖載水香稜，功狀與此相類。云水香稜原生博平郡池澤中，苗名香稜，根名莎結，亦名草附子。河南及淮南下濕地即有，名水莎。隴西謂之地藾根。蜀郡名續根草，亦名水巴戟。今涪都最饒，名三稜草。用莖作鞋履，所在皆有。采苗及花與根療病。【宗奭曰】香附子今人多用。雖生於莎草根，然根上或有或無。有薄皵皮，紫黑色，非多毛也，刮去皮則色白。若便以根爲之則誤矣。【時珍曰】莎葉如老韭葉而硬，光澤有劍脊稜。五六月中抽一莖，三稜中空，莖端復出數葉。開青花成穗如黍，中有細子。其根有鬚，鬚下結子一二枚，轉相延生，子上有細黑毛，大者如羊棗而兩頭尖。采〔三〕得燎去毛，暴乾貨之。此乃近時日用要藥。而陶氏不識，諸註亦略，乃知古今藥物興廢不同。如此則本草諸藥，亦不可以今之不識，便廢棄不收，安知異時不爲要藥如香附者乎？

根。【修治】【斆曰】凡采得陰乾，於石臼中搗之，切忌鐵器。【時珍曰】凡采得連苗〔四〕暴乾，以火燎去苗及毛。用時以水洗浄，

〔一〕月：金光明最勝王經卷七大辯才天女品第十五作「目」。
〔二〕莎：據證類卷九莎草根作「蓑」。
〔三〕采：原作「米」。今從錢本改。
〔四〕苗：原作「不」。今從改同上。

石上磨去皮用童子小便浸透洗晒搗用或生或炒或以酒醋鹽水浸諸法各從本方詳見于下又稱草煮之味不苦

【氣味】甘微寒無毒宗奭曰苦頌曰天寶單方云辛微寒無毒性濇元素曰甘苦微寒氣厚于味陽中之陰血中之氣藥也時珍曰辛微苦甘平足厥陰手少陽藥也能兼行十二經八脉氣分得童子小便醋芎藭蒼术良

【主治】除胸中熱充皮毛久服令人益氣長鬚眉別錄　治心腹中客熱膀胱間連脇下氣妨常日憂愁不樂心忪少氣蘇頌　治一切氣霍亂吐瀉腹痛腎氣膀胱冷氣李杲　散時氣寒疫利三焦解六鬱消飲食積聚痰飲痞滿胕腫腹脹脚氣止心腹肢體頭目齒耳諸痛癰疽瘡瘍吐血下血尿血婦人崩漏帶下月候不調胎前産後百病時珍

苗及花【主治】丈夫心肺中虛風及客熱膀胱連脇下時有氣妨皮膚瘙痒癮疹飲食不多日漸瘦損常有憂愁心忪少氣等證並收苗花二十餘斤剉細以水二石五斗煮一石五斗

石上磨去皮。用童子小便浸透，洗晒搗用。或生或炒，或以酒、醋、鹽水浸，諸法各從本方，詳見于下。又稻草煮之，味不苦。

【氣味】甘，微寒，無毒。【宗奭曰】苦。【頌曰】天寶單方云：辛，微寒，無毒，性濇。【元素曰】甘、苦，微寒，氣厚於味，陽中之陰，血中之氣藥也。【時珍曰】辛、微苦、甘，平。足厥陰、手少陽藥也。能兼行十二經、八脉氣分。得童子小便、醋、芎藭、蒼术良。

【主治】除胸中熱，充皮毛，久服利〔一〕人益氣，長鬚眉。別録。治心腹中客熱，膀胱間連脇下氣妨，常日憂愁不樂，心忪少氣。蘇頌。治一切氣，霍亂吐瀉腹痛，腎氣膀胱冷氣。李杲。散時氣寒疫，利三焦，解六鬱，消飲食積聚，痰飲痞滿，胕腫腹脹，脚氣，止心腹、肢體、頭目、齒、耳諸痛，癰疽瘡瘍，吐血下血尿血，婦人崩漏帶下，月候不調，胎前産後百病。時珍。

苗及花。【主治】丈夫心肺中虚風及客熱，膀胱連脇下時有氣妨，皮膚瘙痒癮疹，飲食不多，日漸瘦損，常有憂愁、心忪、少氣等證。並收苗花二十餘斤，剉細，以水二石五斗，煮一石五斗，

〔一〕利：原作「令」。今據證類卷九莎草根改。

斛中浸浴令汗出五六度其瘙痒即止四時常用癮疹風永

除天寶單方圖煎飲散氣鬱利胸膈降痰熱時珍

【發明】好古曰香附治膀胱兩脇氣妨心忪少氣是能益氣乃血中之氣藥也本草不言治崩漏而方中用治崩漏是能益氣而止血也又能逐去瘀血是推陳也正如巴豆治大便不通而又止泄瀉同意又云香附陽中之陰血中之氣藥凡氣鬱血氣必用之妙果能止血治崩漏此婦人之仙藥也多服亦能走氣震亨曰香附須用童子小便浸過能總解諸鬱凡血氣必用之藥引至氣分而生血此正陰生陽長之義本草不言補而方家言於老人有益意有存焉蓋於行中有補理天之所以爲天者健而有常也健運不息所以生生無窮即此理爾今即香中亦用之時珍曰香附之氣平而不寒香而能竄其味多辛能散微苦能降微甘能和乃足厥陰肝手少陽三焦氣分主藥而兼通十二經氣分生則上行胸膈外達皮膚熟則下走肝腎外徹腰足炒黑則止血得童溲浸炒則入血分而補虛鹽水浸炒則入血分而潤燥青鹽炒則補腎氣酒浸炒則行經絡醋浸炒則消積聚薑汁炒則化痰飲得參朮則補氣得歸苄則補血得木香則流滯和中得檀香則理氣醒脾得沉香則升降諸氣得芎藭蒼朮則總解諸鬱得巵子黃連則能降火熱得伏神則交濟心腎得茴香破故紙則引氣歸元得厚朴半夏則決壅消脹得紫蘇葱白則解散邪氣得三稜莪茂則消磨積塊得艾葉則治血氣煖子

斛中浸浴，令汗出五六度，其瘙痒即止。四時常用，癮疹風永除。天寶單方圖。煎飲散氣鬱，利胸膈，降痰熱。時珍。

【發明】【好古曰】香附治膀胱兩脇氣妨，心忪少氣，是能益氣，乃血中之氣藥也。本草不言治崩漏，而方中用治崩漏，是能益氣而止血也。又能逐去瘀血，是推陳也。正如巴豆治大便不通而又止泄瀉同意。又云：香附陽中之陰，血中之氣藥，凡氣鬱血氣必用之。炒〔一〕黑能止血治崩漏，此婦人之仙藥也。多服亦能走氣。【震亨曰】香附須用童子小便浸過，能總解諸鬱，凡血氣必用之藥，引至氣分而生血，此正陰生陽長之義。本草不言補，而方家言於老人有益，意有存焉，蓋於行中有補理。天之所以爲天者，健而有常也。健運不息，所以生生無窮，即此理爾。今即香中亦用之。【時珍曰】香附之氣平而不寒，香而能竄，其味多辛能散，微苦能降，微甘能和。乃足厥陰肝、手少陽三焦氣分主藥，而兼通十二經氣分。生則上行胸膈，外達皮膚。熟則下走肝腎，外徹腰足。炒黑則止血，得童溲浸炒則入血分而補虛，鹽水浸炒則入血分而潤燥，青鹽炒則補腎氣，酒浸炒則行經絡，醋浸炒則消積聚，薑汁炒則化痰飲。得參、术則補氣，得歸、苄則補血，得木香則流滯和中，得檀香則理氣醒脾，得沈香則升降諸氣，得芎藭、蒼术則總解諸鬱，得卮子、黄連則能降火熱，得伏神則交濟心腎，得茴香、破故紙則引氣歸元，得厚朴、半夏則決壅消脹，得紫蘇、葱白則解散邪氣，得三稜、莪茂則消磨積塊，得艾葉則治血氣暖子

〔一〕炒：原作「妙」。今從錢本改。

宮乃氣病之總司，女科之主帥也。飛霞子韓悉云：香附能推陳致新，故諸書皆云益氣，而丹溪有耗氣之說，宜于女人不宜于男子者，非矣。蓋婦人以血用事，氣行則無疾；老人精枯血閉，惟氣是資；小兒氣日充，則形乃日固。大凡病則氣滯而餒，故香附於氣分爲君藥，世所罕知。臣以參、耆，佐以甘草，治虛怯甚速也。悉游方外時，懸壺輕賫，治百病黃鶴丹，治婦人青囊丸，隨宜用引，輒有小效。人索不已，用者當思法外意可也。黃鶴丹乃銖衣翁在黃鶴樓所授之方，故名。其方用香附一斤，黃連半斤，洗晒爲末，水糊梧子大。假如外感，葱薑湯下；內傷，米飲下；氣病，香附湯下；血病，酒下；痰病，薑湯下；火病，白湯下；餘可類推。青囊丸乃邵應節真人禱母病，感方士所授者。方用香附略炒一斤，烏藥略炮五兩三錢，爲末，水醋煮麪糊爲丸。隨證用引，如頭痛，茶下；痰氣，薑湯下。多用酒下爲妙。

附方

舊四十一，新七。

服食法（頌曰：唐玄宗天寶單方圖云：水香稜根名莎結，亦名草附子，說已見前。其味辛）微寒，無毒。凡丈夫心中客熱，膀胱間連脇下氣妨，常日憂愁不樂，心忪少氣者。取根二大升，擣熬令香，以生絹袋盛，貯於三大斗無灰清酒中浸之。三月後浸一日即堪服，十月後即七日，近暖處乃佳。每空腹溫飲一盞，日夜三四次，常令酒氣相續，以知爲度。若不飲酒，即取根十兩，加桂心五兩，蕪荑三兩，和擣爲散，以蜜和爲丸，擣一千杵，丸如梧子大。每空腹酒及薑蜜湯飲汁等下二十丸，日再服，漸加至三十丸，以瘥爲度。

交感丹（凡人中年精耗神衰，蓋由心血少，火不下

宮，乃氣病之總司，女科之主帥也。飛霞子韓𢘿云：香附能推陳致新，故諸書皆云益氣。而俗有耗氣之説，宜于女人不宜于男子者，非矣。蓋婦人以血用事，氣行則無疾。老人精枯血閉，惟氣是資。小兒氣日充，則形乃日固。大[一]凡病則氣滯而餒，故香附於氣分爲君藥，世所罕知。臣以參、耆，佐以甘草，治虚怯甚速也。𢘿游方外時，懸壺輕賫，治百病黄鶴丹，治婦人青囊丸，隨宜用引，輒有小效。人索不已，用者當思法外意可也。黄鶴丹乃銖衣翁在黄鶴樓所授之方，故名。其方用香附一斤，黄連半斤，洗晒爲末，水糊丸梧子大。假如外感，葱薑湯下；内傷，米飲下；氣病，木[二]香湯下；血病，酒下；痰病，薑湯下；火病，白湯下。餘可類推。青囊丸乃邵應節真人禱母病，感方士所授者。方用香附略炒一斤，烏藥略炮五兩三錢，爲末，水醋煮麪糊爲丸。隨證用引，如頭痛，茶下；痰氣，薑湯下。多用酒下爲妙。

【附方】舊一，新四十七。**服食法**。【頌曰】唐玄宗天寶單方圖云：水香稜根名莎結，亦名草附子，説已見前。其味辛，微寒，無毒。凡丈夫心中客熱，膀胱間連脇下氣妨，常日憂愁不樂，心忪少氣者，取根二大升，擣熬令香，以生絹袋盛，貯於三大斗無灰清酒中浸之。三月後，浸 日即堪服。十月後，即七日，近暖處乃佳。每空腹温飲一盞，日夜三四次，常令酒氣相續，以知爲度。若不飲酒，即取根十兩，加桂心五兩，蕪荑三兩，和擣爲散，以蜜和爲丸，擣一千杵，丸如梧子大。每空腹酒及薑蜜湯飲汁等下[三]二十丸，日再服，漸加至三十丸，以瘥爲度。**交感丹**。凡人中年精耗神衰，蓋由心血少，火不下

[一] 大：原作「人」。今從江西本改。
[二] 木：原脱。今據韓氏醫通卷下方訣無隱章補。
[三] 下：原作「干」。今據證類卷九莎草根引圖經改。

降腎氣憊水不上升致心腎隔絶營衛不和上則多驚中則塞痞飲食不下下則虚冷遺精愚醫徒知峻補下田非惟不能生水滋陰而反見衰悴但服此方半年屏去一切暖藥絶嗜欲然後習秘固泝流之術其效不可殫述俞通奉年五十一遇鐵甕城申先生授此服之老猶如少年至八十五乃終也因普示群生同登壽域香附子一斤新水浸一宿石上擦去毛炒黄茯神去皮木四兩爲末煉蜜丸彈子大每服一丸侵早細嚼以降氣湯下降氣湯用香附子如上法半兩茯神二兩炙甘草一兩半爲末點沸湯服前藥　薩謙齋瑞竹堂經驗方

一品丸　治氣熱上攻頭目昏眩及治偏正頭痛大香附子去皮水煮一時搗晒焙研爲末煉蜜丸彈子大每服一丸水一盞煎八分服女人醋湯煎之　奇效良方

升降諸氣　治一切氣病痞脹喘噦噫酸煩悶虚痛走注常服開胃消痰散壅思食早行山行尤宜服之去邪辟瘴香附子炒四百兩沉香十八兩縮砂仁四十八兩炙甘草一百二十兩爲末每服一錢入鹽少許白湯點服　和劑局方

一切氣疾　心腹脹滿噎塞噫氣吞酸痰逆嘔惡及宿酒不解香附子一斤縮砂仁八兩甘草炙四兩爲末每白湯入鹽點服爲粗末煎服亦可名快氣湯　和劑局方

調中快氣　心腹刺痛小烏沉湯香附子擦去毛焙二十兩烏藥十兩甘草炒一兩爲末每服二錢鹽湯隨時點服　和劑局方

心脾氣痛　白飛霞方外奇方云北人胸空軟處一點痛者多因氣及寒起或致終身或子母相傳俗名心氣痛非也乃胃脘有滯爾惟此獨步散治之甚

降，腎氣憊，水不上升，致心腎隔絶，營衛不和。上則多驚，中則塞痞，飲食不下，下則虛冷遺精。愚醫徒知峻補下田，非惟不能生水滋陰，而反見衰悴。但服此方半年，屏去一切暖藥，絶嗜欲，然後習秘固泝流之術，其效不可殫述。俞通奉年五十一，遇鐵甕城申先生授此，服之老猶如少，年至八十五乃終也。因普示群生，同登壽域。香附子一斤，新水浸一宿，石上擦去毛，炒黄，伏神去皮木四兩，爲末。煉蜜丸彈子大。每服一丸，侵早細嚼，以降氣湯下。降氣湯用香附子如上法半兩，伏神二兩，炙甘草一兩半，爲末。點沸湯服前藥。薩謙齋瑞竹堂經驗方。**一品丸**[一]。治氣熱上攻，頭目昏眩，及治偏正頭痛。大香附子去皮，水煮一時，搗晒焙研，爲末，煉蜜丸彈子大。每服一丸，水一盞，煎八分服。女人醋湯煎之。奇效良方。**升降諸氣**。治一切氣病，痞脹喘噦，噫酸煩悶，虛痛走注，常服開胃消痰，散壅思食。早行山行，尤宜服之，去邪辟瘴。香附子炒四百兩，沉香十八兩，縮砂仁四十八兩。炙甘草一百二十兩，爲末。每服一錢，入鹽少許，白湯點服。和劑局方。**一切氣疾**。心腹脹滿，噎塞，噫氣吞酸，痰逆嘔惡，及宿酒不解。香附子一斤，縮砂仁八兩，甘草炙四兩，爲末。每白湯入鹽點服，爲粗末煎服亦可。名快氣湯。和劑局方。**調中快氣**。心腹刺痛，小烏沉湯。香附子擦去毛焙二十兩，烏藥十兩，甘草炒一兩，爲末。每服二錢，鹽湯隨時點服。和劑局方。**心脾氣痛**。白飛霞方外奇方云：凡人胸堂軟處一點痛者，多因氣及寒起，或致終身，或子母相傳。俗名心氣痛，非也，乃胃脘有滯爾。惟此獨步散，治之甚

〔一〕丸：原作「凡」。今據奇效良方卷二「一品丸」改。

纱香附末酒浸畧炒爲末高良薑酒洗七次畧炒爲末俱各封收因寒者薑二錢附一錢因氣者附二錢薑一錢因氣與寒者各等分和勻以熱米湯入薑汁一匙塩一捻調下立止不過七八次除根○王璆百一方云內翰吴开夫人心痛欲死服此即愈○類編云梁混心脾痛數年不愈供事穢跡佛夢傳此方一服而愈因名神授一七散

心腹諸痛 艾附丸治男女心氣痛腹痛少腹痛血氣痛不可忍者香附子二兩蘄艾葉半兩以醋湯同煮熟去艾炒爲末米醋糊丸梧子大每白湯服五十丸集簡方

停痰宿飲 風氣上攻胸膈不利香附皂莢水浸半夏各一兩白礬末半兩薑汁麪糊丸梧子大每服三四十丸薑湯隨時下仁存方

元臟腹冷 及開胃香附子炒爲末每用二錢薑塩同煎服普濟方

酒腫虛腫 香附去皮米醋煮乾焙研爲末米醋糊丸服久之敗水從小便出神效經驗方

氣虛浮腫 香附子一斤童子小便浸三日焙爲末糊丸每米飲下四五十丸日二丹溪心法

老小痃癖 往來疼痛香附南星等分爲末薑汁糊丸梧子大每薑湯下二三十丸聖惠方

癲疝脹痛 及小腸氣香附末二錢以海藻一錢煎酒空心調下并食海藻瀕湖集簡方

腰痛揩牙 香附子五兩生薑二兩取自然汁浸一宿炒黃爲末入青塩二錢擦牙數次其痛即止乾坤生意

血氣刺痛 香附子炒一兩荔枝核燒存性五錢爲末每服二錢米飲調下婦人良方

女人諸病 瑞竹堂方四制香附丸治婦人女子經候不調

妙。香附米醋浸，略炒，爲末，高良薑酒洗七次，略炒，爲末。俱各封收。因寒者，薑二錢，附一錢；因氣者，附二錢，薑一錢；因氣與寒者，各等分。和勻，以熱米湯入薑〔一〕汁一匙，鹽一捻，調下立止。不過七八次除根。〇王璆百一方云：内翰吴开夫人，心痛欲死，服此即愈。〇類編云：梁緄〔二〕心脾痛數年不愈，供事穢跡佛，夢傳此方，一服而愈，因名神授一匕散。**心腹諸痛**。艾附丸：治男女心氣痛、腹痛、少腹痛、血氣痛，不可忍者。香附子二兩，蘄艾葉半兩，以醋湯同煮熟，去艾炒爲末，米醋糊丸梧子大，每白湯服五十丸。集簡方。**停痰宿飲**，風氣上攻，胸膈不利。香附皂莢水浸、半夏各一兩，白礬末半兩，薑汁麪糊丸梧子大。每服三四十丸，薑湯隨時下。仁存方。**元臟腹冷**及開胃。香附子炒爲末。每用二錢，薑、鹽同煎服。普濟方。**酒腫虚腫**。香附去皮〔三〕，米醋煮乾，焙研爲末，米醋糊丸服。久之敗水從小便出。神效。經驗良〔四〕方。**氣虚浮腫**。香附子一斤，童子小便浸三日，焙爲末，糊丸。每米飲下四五十丸，日二。丹溪心法。**老小痃癖**，往來疼痛。香附、南星等分，爲末。薑汁糊丸梧子大，每薑湯下二三十丸。聖惠方。**癩疝脹痛**及小腸氣。香附末二錢，以海藻一錢煎酒，空心調下，并食海藻。瀕湖集簡方。**腰痛揩牙**。香附子五兩，生薑二兩，取自然汁浸一宿，炒黄爲末，入青鹽二錢，擦牙數次，其痛即止。乾坤生意。**血氣刺痛**。香附子炒一兩，荔枝核燒存性五錢，爲末。每服二錢，米飲調下。婦人良方。**女人諸病**。瑞竹堂方四制香附丸：治婦人女子經候不調，

〔一〕薑：原作「畺」。今從江西本改。
〔二〕緄：原作「混」。今據醫説卷三一服飲引類編改。
〔三〕皮：原作「艾」。今據普濟方卷一百九十二諸腫引經驗良方改。
〔四〕良：原脱。今據補同上。

兼諸病大香附子擦去毛一斤分作四分四兩醇酒浸四兩醇醋浸四兩鹽水浸四兩童子小便浸春三秋五夏一冬七日淘洗淨曬乾搗爛微焙爲末醋煮麪糊丸梧子大每酒下七十丸瘦人加澤蘭赤伏苓末二兩氣虛加四君子料血虛加四物料○法生堂方煮附濟陰丸治婦人月經不調久成癥積一切風氣用香附子一斤分作四分以童溲鹽水酒醋各浸三日艾葉一斤漿水浸過醋糊和作餅曬乾晚蠶砂半斤炒莪茂四兩酒浸當歸四兩酒浸各焙爲末醋糊丸梧子大每服七十丸米飲下日二○醋附丸治婦人室女一切經候不調血氣刺痛腹脇膨脹心怔乏力面色痿黃頭運惡心崩漏帶下便血癥瘕積聚及婦人數墮胎由氣不升降服此尤妙香附子米醋浸半日砂鍋煮乾搗焙石臼爲末醋糊爲丸醋湯下○濟生方艾附丸治同上香附子一斤熟艾四兩醋煮當歸酒浸二兩爲末如上丸服

婦人氣盛血衰變生諸症頭運腹滿皆宜抑氣散主之香附子四兩炒伏苓甘草炙各一兩橘紅二兩爲末每服二錢沸湯下○濟生方

下血血崩血如山崩或五色漏帶並宜常服滋血調氣乃婦人之仙藥也香附子去毛炒焦爲末極熱酒服二錢立愈昏迷甚者三錢米飲下亦可加櫻灰許學士本事

赤白帶下及血崩不止香附子赤芍藥等分爲末鹽一撚水二盞煎一盞食前溫服聖惠方

安胎順氣鐵罩散香附子炒爲末濃煎紫蘇湯服一二錢一加砂仁中藏經

妊娠惡阻胎氣不安氣不升降嘔吐酸水起坐不便飲食不快二香散用香附子一兩藿

兼諸病。大香附子擦去毛一斤，分作四分，四兩醇酒浸，四兩醇醋浸，四兩鹽水浸，四兩童子小便浸。春三、秋五、夏一、冬七日。淘洗浄，晒乾，搗爛微焙，爲末，醋煮麪糊丸梧子大，每酒下七十丸。瘦人加澤蘭、赤伏苓末各〔一〕二兩，氣虚加四君子料，血虚加四物料。○法生堂方煮附濟陰丸：治婦人月經不調，久成癥積，一切風氣。用香附子一斤，分作四分，以童溲、鹽水、酒、醋各浸三日。艾葉一斤，漿水浸過，醋糊和作餅，晒乾。晚蠶砂半斤炒，莪茂四兩酒浸，當歸四兩酒浸，各焙爲末，醋糊丸梧子大。每服七十丸，米飲下，日二。○醋附丸：治婦人室女一切經候不調，血氣刺痛，腹脇膨脹，心忪乏力，面色痿黄，頭運惡心，崩漏帶下，便血，癥瘕積聚，及婦人數墮胎。由氣不升降，服此尤妙。香附子米醋浸半日，砂鍋煮乾，搗焙，石臼爲末，醋糊爲丸，醋湯下。○澹寮方艾附丸：治同上。香附子一斤，熟艾四兩醋煮，當歸酒浸二兩，爲末。如上丸服。**婦人氣盛**血衰，變生諸症，頭運腹滿，皆宜抑氣散主之。香附子四兩炒，伏苓、甘草炙各一兩，橘紅二兩，爲末。每服二錢，沸湯下。濟生方。**下血血崩**。血如山崩，或五色漏帶，並宜常服，滋血調氣，乃婦人之仙藥也。香附子去毛炒焦爲末，極熱酒服二錢，立愈。昏迷甚者三錢，米飲下。亦可加椶灰。許學士本事。**赤白帶下**，及血崩不止。香附子、赤芍藥等分，爲末。鹽一捻，水二盞，煎一盞，食前温服。聖惠方。**安胎順氣**。鐵罩散：香附子炒爲末，濃煎紫蘇湯服一二錢。一加砂仁。中藏經。**妊娠惡阻**。胎氣不安，氣不升降，嘔吐酸水，起坐不便，飲食不美〔二〕。二香散：用香附子一兩，藿

〔一〕各：原脱。今據瑞竹堂方卷十四婦人門「四製醋附丸」補。
〔二〕美：原字缺損。今據普濟方卷三百四十二安胎「二香散」補正。

香附甘草各二錢爲末每服二錢沸湯入鹽調下聖惠方**臨產順胎**九月十月服此永無驚恐福胎飲用
香附子四兩縮砂仁炒三兩甘草炙一兩爲末每服二錢米飲下朱氏集驗方**產後狂言**血運煩渴不止
生薑附子去毛爲末每服二錢薑棗水煎服同上**氣鬱吐血**丹溪用童子小便調香附末二錢服○澹寮方
治吐血不止莎草根一兩白伏苓半兩爲末每服二錢陳粟米飲下**肺破咯血**香附末一錢米飲下日二服
百一選方**小便尿血**香附子新地榆等分各煎湯先服香附湯三五呷後服地榆湯至盡未效再服指迷方
小便血淋痛不可忍香附子陳皮赤伏苓等分水煎服十便良方**諸般下血**香附童子小便浸一
日搗碎米醋拌焙爲末每服二錢米飲下○自指方用香附以醋酒各半煮熟焙研爲末黃秫米糊丸梧子大每服四十
丸米飲下日二服○戴原禮云只以香附子末二錢入百草霜麝香各少許同服效尤速也**老小脫肛**香附
子荊芥穗等分爲末每服一匙水一大盞煎十數沸淋洗三因方**偏正頭風**香附子炒一斤烏頭炒一兩甘
草二兩爲末煉蜜丸彈子大每服一丸葱茶嚼下本事方**氣鬱頭痛**澹寮方用香附子炒四兩川芎藭二
兩爲末每服二錢臘茶清調下常服除根明目○華佗中藏經加甘草一兩石膏二錢半**頭風睛痛**方同妊娠
惡阻**女人頭痛**香附子末茶服三錢日三五服經驗良方**肝虛睛痛**冷淚羞明補肝散用香附

香葉、甘草各二錢，爲末。每服二錢，沸湯入鹽調下。聖惠方。**臨産順胎**。九月、十月服此，永無驚恐。福胎飲：用香附子四兩，縮砂仁炒三兩，甘草炙一兩，爲末。每服二錢，米飲下。朱氏集驗方。**産後狂言**，血運，煩渴不止。生香〔一〕附子去毛爲末。每服二錢，薑、棗水煎服，同上。**氣鬱吐血**。丹溪用童子小便調香附末二錢服。○澹寮方治吐血不止。莎草根一兩，白伏苓半兩，爲末。每服二錢，陳粟米飲下。**肺破咯血**。香附末一錢，米飲下，日二服。百一選方。**小便尿血**。香附子、新地榆等分，各煎湯。先服香附湯三五呷，後服地榆湯至盡。未效再服。指迷方。**小便血淋**，痛不可忍。香附子、陳皮、赤伏苓等分，水煎服。十便良方。**諸般下血**。香附童子小便浸一日，擣碎，米醋拌，焙爲末。每服二錢，米飲下。○直指方：用香附以醋、酒各半煮熟，焙研爲末。黄秫米糊丸梧子大。每服四十丸，米飲下，日二服。○戴原禮云：只以香附子末二錢，入百草霜、麝香各少許，同服，效尤速也。**老小脱肛**。香附子、荆芥穗等分爲末，每服一匙，水一大盌，煎十數沸淋洗。三因方。**偏正頭風**。香附子炒一斤，烏頭炒一兩，甘草二兩，爲末，煉蜜丸彈子大。每服一丸，葱茶嚼下。本事方。**氣鬱頭痛**。澹寮方用香附子炒四兩，川芎藭二兩，爲末。每服二錢，臘茶清調下。常服除根明目。○華佗中藏經加甘草一兩，石膏二錢半。**頭風睛痛**。方同「妊娠惡阻」。**女人頭痛**。香附子末，茶服三錢，日三五服。經驗良方。**肝虛睛痛**，冷淚羞明。補肝散：用香附

〔一〕香：原作「薑」。今據婦人良方卷十八産後血暈方論改。

子一兩夏枯草半兩爲末每服一錢茶清下簡易方

耳卒聾閉香附子瓦炒研末蘿蔔子煎湯早夜各服二錢忌鐵器衛生易簡方○

聤耳出汁香附末以綿杖送入蔡邦度知府常用有效經驗良方

諸般牙痛香附艾葉煎湯漱之仍以香附末擦之去涎普濟方

牢牙去風益氣烏髭治牙疼牙宣乃鐵甕先生妙方也香附子炒存性三兩青鹽生薑各半兩爲末日擦濟生方

消渴累年不愈莎草根一兩白茯苓半兩爲末每陳粟米飲服三錢日二

癰疽瘡瘍曾孚先云凡癰疽瘡瘍皆因氣滯血凝而致宜服諸香藥引氣通血常器之云凡氣血聞香即行聞臭即逆瘡瘍皆由氣濇而血聚最忌臭穢不潔觸之毒必引蔓陳正節公云大凡疽疾多因怒氣而得但服香附子藥進食寬氣大有效也獨勝散用香附子去毛以生薑汁淹一宿焙乾碾爲細末無時以白湯服二錢如瘡初作以此代茶瘡潰後亦宜服之或只以局方小烏沈湯少用甘草愈後服至半年尤妙陳自明外科精要

蜈蚣咬傷嚼香附塗之立效袖珍方

瑞香 綱目

【集解】時珍曰南土處處山中有之枝幹婆娑柔條厚葉四時不凋冬春之交開花成簇長三四分如丁香狀有黃白紫三色格古論云瑞香高者三四尺有數種有枇杷葉者楊梅葉者柯葉者毬子者攣枝者惟攣枝者花紫香烈枇杷葉者結

子一兩，夏枯草半兩，爲末。每服一錢，茶清下。簡易方。**耳卒聾閉**。香附子瓦炒研末，蘿蔔子煎湯，早夜各服二錢。忌鐵器。○衛生易簡方。**聤耳出汁**。香附末，以綿杖送入。蔡邦度知府常用，有效。經驗良方。**諸般牙痛**。香附、艾葉煎湯漱之。仍以香附末擦之，去涎。普濟方。**牢牙去風**，益氣烏髭，治牙疼牙宣，乃鐵甕先生妙方也。香附子炒存性三兩，青〔一〕鹽、生薑各半兩，爲末。日擦。濟生方。**消渴累年**不愈。莎草根一兩，白伏苓半兩，爲末。每陳粟米飲服三錢，日二。**癰疽瘡瘍**。曾孚先云：凡癰疽瘡瘍，皆因氣滯血凝而致，宜服諸香藥，引氣通血。常器之云：凡氣血聞香即行，聞臭即逆。瘡瘍皆由氣濇而血聚，最忌臭穢不潔，觸之毒必引蔓。陳正節公云：大凡疽疾，多因怒氣而得，但服香附子藥，進食寬氣，大有效也。獨勝散：用香附子去毛，以生薑〔二〕汁淹一宿，焙乾，碾爲細末，無時以白湯服二錢。如瘡初作，以此〔三〕代茶。瘡潰後，亦宜服之。或只以局方小烏沉湯，少用甘草，愈後服至半年，尤妙。陳自明外科精要。**蜈蚣咬傷**。嚼香附塗之，立效。袖珍方。

瑞香 綱目

【集解】【時珍曰】南土處處山中有之。枝幹婆娑，柔條厚葉。四時不凋。冬春之交，開花成簇，長三四分，如丁香狀，有黃、白、紫三色。格古論云：瑞香高者三四尺，有數種。有枇杷葉者，楊梅葉者，柯葉者，毬子者，攣枝者。惟攣枝者花紫香烈，枇杷葉

〔一〕青：原作「毒」。今據濟生方卷八齒論治改。
〔二〕薑：原作「畺」。今據外科精要卷下瘡漏脉例改。
〔三〕此：原作「比」。今據改同上。

名結子其始出于廬山宋時人家栽之始著名攣
枝者其節攣曲如斷折之狀也其根綿軟而香
根【氣味】甘鹹無毒【主治】急喉風用白花者研水灌之時珍○出醫學
集成

茉莉 綱目

【釋名】柰花時珍曰稽含草木狀作末利洛陽名園記作抹厲
佛經作抹利王龜齡集作沒利洪邁集作末麗蓋
末利本胡語無正字隨人會意而已韋居呼爲狎客張叔敏
呼爲遠客楊慎丹鉛錄云晉書都人簪柰花即今末利花也
【集解】時珍曰末利原出波斯移植南海今滇廣人栽蒔之其
性畏寒不宜中土弱莖繁枝綠葉團尖初夏開小白花
重瓣無蕊秋盡乃止不結實有千葉者紅色者蔓生者其花
皆夜開芬香可愛女人穿爲首飾或合面脂亦可熏茶或蒸
取液以代薔薇水又有似末利而瓣大其香清絕者謂之
狗牙亦名雪瓣海南有之素馨指甲皆其類也並附于下
【附錄】素馨時珍曰素馨亦自西域移來謂之耶悉茗花即酉
陽雜俎所載野悉蜜花也枝幹裊娜葉似末利而
小其花細瘦四瓣有黃白二
色采花壓油澤頭甚香滑也指甲花有黃白二色夏月開香
似木犀可染指甲過于鳳仙
花

者結子。其始出于廬山，宋時人家栽之始著名，攣枝者其節攣曲，如斷折之狀也。其根綿軟而香。

根。【氣味】甘、鹹，無毒。【主治】急喉風，用白花者研水灌之。時珍。○出醫學集成。

茉莉綱目

【釋名】柰花。【時珍曰】稽含草木狀作末利，洛陽名園記作抹厲，佛經作抹利，王龜齡集作没利，洪邁集作末麗。蓋末利本胡語，無正字，隨人會意而已。韋居呼爲狎客，張敏叔〔一〕呼爲遠客。楊慎丹鉛録云：晉書「都人簪柰花」，即今末利花也。

【集解】【時珍曰】末利原出波斯，移植南海，今滇、廣人栽蒔之。其性畏寒，不宜中土。弱莖繁枝，緑葉團尖。初夏開小白花，重瓣無蕊，秋盡乃止，不結實。有千葉者，紅色者，蔓生者。其花皆夜開，芬香可愛。女人穿爲首飾，或合面脂。亦可熏茶，或蒸取液以代薔薇水。又有似末利而瓣〔二〕大，其香清絶者，謂之狗牙，亦名雪瓣，海南有之。素馨、指甲，皆其類也，並附于下。

【附録】素馨。【時珍曰】素馨亦自西域移來，謂之耶悉茗花，即酉陽雜俎所載野悉密花也。枝幹裊娜，葉似末利而小。其花細瘦四瓣，有黄、白二色。采花壓油澤頭，甚香滑也。指甲花。有黄、白二色，夏月開，香似木犀，可染指甲，過于鳳仙花。

〔一〕敏叔：原作「叔敏」。今據中吴紀聞卷四花客詩乙正。
〔二〕瓣：原作「辦」。今從江西本改。本條下同此誤，徑改不注。

花【氣味】辛熱無毒【主治】蒸油取液作面脂頭澤長髮潤燥香肌亦入茗湯 時珍

根【氣味】熱有毒【主治】以酒磨一寸服則昏迷一日乃醒二寸二日三寸三日凡跌損骨節脫臼接骨者用此則不知痛也 汪機

鬱金香 宋開寶

校正【禹錫曰】陳氏言鬱是草英不當附于木部今移入此

【釋名】鬱香 御覽　紅藍花 綱目　紫述香 綱目　草麝香　茶矩摩 佛書【頌曰】許慎說文解字云鬱芳草也十葉爲貫百二十貫築以煮之爲鬯乃百草之英合而釀酒以降神乃遠方鬱人所貢故謂之鬱鬱今鬱林郡也【時珍曰】漢鬱林郡即今廣西貴州潯柳邕賓諸州之地一統志惟載柳州羅城縣出鬱金香即此也金光明經謂之茶矩摩香此乃鬱金花香與今時所用鬱金根名同物異唐慎微本草收此入彼下誤矣按趙氏則六書本義鬯字象米在器中以匕扱之之意鬱字從臼缶置于几上鬯有彡飾五体之意俗作鬱則鬱乃取花築酒之意非指地言地乃因此草得名耳

花。【氣味】辛，熱，無毒。【主治】蒸油取液，作面脂頭澤，長髮潤燥香肌，亦入茗湯。時珍。

根。【氣味】熱，有毒。【主治】以酒磨一寸服，則昏迷一日乃醒，二寸二日，三寸三日。凡跌損骨節脱臼接骨者用此，則不知痛也。汪機。

鬱金香 宋開寶

【校正】【禹錫曰】陳氏言鬱是草英，不當附于木部。今移入此。

【釋名】鬱香御覽、紅藍花綱目、紫述香綱目、草麝香、茶矩摩佛書。【頌曰】許慎説文解字云：鬱〔一〕，芳草也。十葉爲貫，百二十貫築以煮之。鬱鬯乃百草之英，合而釀酒以降神，乃遠方鬱人所貢，故謂之鬱。鬱，今鬱林郡也。【時珍曰】漢鬱林郡，即今廣西、貴州、潯、柳、邕、賓諸州之地。一統志惟載柳州羅城縣出鬱金香，即此也。金光明經謂之茶矩麼香，此乃鬱金花香，與今時所用鬱金根，名同物異。唐慎微本草收此入彼下，誤矣。按趙古〔二〕則六書本義：鬯字象米在器中，以匕扱之之意。鬱字从臼，奉缶置于几上，鬯有彡飾，五體之意。俗作鬱。則鬱乃取花築酒之意，非指地言。地乃因此草得名耳。

〔一〕鬱：原作「鬱」。今據説文鬯部改。此下引説文之「鬱」均徑改。
〔二〕古：原作「民」。今據卷一引據古今醫家書目改。

【集解】藏器曰：鬱金香生大秦國，二月、三月有花，狀如紅藍，四月、五月采花，即香也。時珍曰：按鄭玄云：鬱草似蘭。楊孚南州異物志云：鬱金出罽賓國，人種之，先以供佛，數日萎，然後取之。色正黃，與芙蓉花裹嫩蓮者相似，可以香酒。又唐書云：太宗時，伽毗國獻鬱金香，葉似麥門冬，九月花開，狀似芙蓉，其色紫碧，香聞數十步，花而不實，欲種者取根。二說皆同，但花色不同，種或不一也。古樂府云：中有鬱金蘇合香者，是此鬱金也。晉左貴嬪有鬱金頌云：伊有奇草，名曰鬱金。越自殊域，厥珍來尋。芳香酷烈，悅目怡心。明德惟馨，淑人是欽。

【氣味】苦，溫，無毒。藏器曰：平。

【主治】蠱野諸毒，心腹間惡氣鬼疰，鴉鶻等一切臭。入諸香藥用。藏器

茅香 宋開寶

【校正】併入宋圖經香麻。

【釋名】唱尸羅金光明經 香麻。時珍曰：蘇頌圖經復出香麻一條，云出福州，煎湯浴風甚良。此即香茅也，閩人呼茅如麻，故爾。今併為一。

【集解】志曰：茅香生劍南道諸州，其莖葉黑褐色，花白色，即非白茅香也。頌曰：今陝西河東汴東州郡亦有之，遼澤州充貢。三月生苗，似大麥，五月開白花，亦有黃花者，有結實者，有無實者。並正月、二月采根，五月采花，八月采苗。宗奭曰：茅

【集解】【藏器曰】鬱金香生大秦國，二月、三月有花，狀如紅藍，四月、五月采花，即香也。【時珍曰】按鄭玄云：鬱草似蘭。楊孚南州異物志云：鬱金出罽賓國，人種之，先以供佛，數日萎，然後取之。色正黄，與芙蓉花裹嫩蓮者相似，可以香酒。又唐書云：太宗時，伽毘國獻鬱金香，葉似麥門冬，九月花開，狀似芙蓉，其色紫碧，香聞數十步，花而不實，欲種者取根。二説皆同，但花色不同，種或不一也。古樂府云「中有鬱金蘇合香」者，是此鬱金也。晉左貴嬪有鬱金頌云：伊有奇草，名曰鬱金。越自殊域，厥珍來尋。芳香酷烈，悦目〔一〕怡心，明德惟馨，淑人是欽。

【氣味】苦，温，無毒。【藏器曰】平。【主治】蠱野諸毒，心腹間惡氣鬼疰，鴟鶻等一切臭。入諸香藥用。藏器。

茅香宋開寶

【校正】併入宋圖經香麻。

【釋名】嗢尸羅金光明經、香麻。【時珍曰】蘇頌圖經復出「香麻」一條，云出福州，煎湯浴風甚良，此即香茅也。閩人呼茅如麻故爾，今併爲一。

【集解】【志曰】茅香生劍南道諸州，其莖葉黑褐色，花白色，即非白茅香也。【頌曰】今陝西、河東、汴東州郡亦有之，遼、澤州充貢。三月生苗，似大麥。五月開白花，亦有黄花者。有結實者，有無實者。並正月、二月采根，五月采花，八月采苗。【宗奭曰】茅

〔一〕目：此後原衍一「目」字。今據藝文類聚卷八十一草部上藥删。

香根如茅但明潔而長可作浴湯同藁本尤佳仍入印香中合香附子用。時珍曰茅香凡有二此是一種香茅也其白茅香別是南番一種香草唐慎微本草不知此義乃以白茅花及白茅香諸註引入茅香之下今並提歸各條

花【氣味】苦溫無毒【主治】中惡溫胃止嘔吐療心腹冷痛開寶

【附方】新 冷勞久病茅香花艾葉四兩燒存性研末粟米飯丸梧子大初以蛇牀子湯下二十丸至三十丸微吐不妨後用棗湯下立效 聖濟總錄

苗葉【主治】作浴湯辟邪氣令人身香開寶

白茅香拾遺

【集解】藏器曰白茅香生安南如茅根道家用作浴湯。珣曰廣志云生廣南山谷入合諸名香甚奇妙尤勝舶上來者。時珍曰此乃南海白茅香亦今排香之類非近道之白茅及北土茅香花也

根【氣味】甘平無毒【主治】惡氣令人身香煮湯服治腹內冷藏器 小兒遍身瘡疱合桃葉煎湯浴之李珣

排草香綱目

香根如茅，但明潔而長。可作浴湯，同藁本尤佳。仍入印香中，合香附子用。【時珍曰】茅香凡有二，此是一種香茅也。其白茅香别是南番一種香草。唐慎微本草不知此義，乃以「白茅花」及「白茅香」諸註引入「茅香」之下。今並提歸各條。

花。【氣味】苦，温，無毒。【主治】中惡，温胃止嘔吐，療心腹冷痛。開寶。

【附方】新一〔一〕。冷勞久病。茅香花、艾葉四兩，燒存性，研末，粟米飯丸梧子大。初以蛇牀子湯下二十丸至三十丸，微吐不妨，後用棗湯下，立效。聖濟總録。

苗、葉。【主治】作浴湯，辟邪氣，令人身香。開寶。

白茅香 拾遺

【集解】【藏器曰】白茅香生安南，如茅根，道家用作浴湯。【珣曰】廣志云：生廣南山谷，合諸名香甚奇妙，尤勝舶上來者。【時珍曰】此乃南海白茅香，亦今排香之類，非近道之白茅及北土茅香花也。

根。【氣味】甘，平，無毒。【主治】惡氣，令人身香。煮湯服，治腹内冷痛〔二〕。藏器。小兒遍身瘡疱，合桃葉煎湯浴之。李珣。

排草香 綱目

〔一〕一：原闕一字。今從江西本補。
〔二〕痛：原脱。今據證類卷九茅香花補。

【集解】時珍曰：排草香出交阯，今嶺南亦或蒔之。草根也，白色，狀如細柳根，人多偽雜之。案范成大桂海志云：排草香狀如白茅香，芬烈如麝香，人亦用以合香，諸香不及之。昔又有麝香木出占城，乃老朽樹心節，氣頗類麝。

根【氣味】辛，溫，無毒。【主治】辟臭，去邪惡氣。時珍

【附錄】瓶香　珣曰：案陳藏器云：生南山谷，草之狀也。其味寒，無毒。主鬼魅邪精，天行時氣，並宜燒之。水煮沐浴浮氣，与上蘭芥子煎湯浴風瘧甚効。耕香　藏器曰：生烏許國，莖生細葉。味辛，溫，無毒。主鬼氣，調中去臭。時珍曰：二香皆草狀，恐亦排草之類也，故附之。

迷迭香　拾遺

【集解】藏器曰：廣志云出西海。魏略云出大秦國。時珍曰：魏文帝時，自西域移植庭中，同曹植等各有賦。大意其草修幹柔莖，細枝弱根，繁花結實，嚴霜弗凋。收采幽殺，摘去枝葉，入袋佩之，芳香甚烈。与今之排香同氣。

【氣味】辛，溫，無毒。【主治】惡氣，令人衣香，燒之去鬼。藏器　珣曰：性平，不溫。合羌活為丸，燒之辟蚊蚋。

𦼮車香　拾遺

【集解】【時珍曰】排草香出交阯，今嶺南亦或蒔之。草根也，白色，狀如細柳根，人多僞雜之。案范成大桂海志云：排草香狀如白茅香，芬烈如麝香，人亦用以合香，諸香無及之者。又有麝香木，出古城，乃老朽樹心節，氣頗類麝。

根。【氣味】辛，温，無毒。【主治】辟臭，去邪惡氣。時珍。

【附録】瓶香。【珣曰】案陳藏器云：生南海[一]山谷，草之狀也。其味寒無毒，主鬼魅邪精，天行時氣，並宜燒之。水煮，洗水腫[二]浮氣。與土蕈、芥子煎湯，浴風瘧甚效。耕香。【藏器曰】生烏滸[三]國，莖生細葉，味辛温無毒，主鬼氣，調中去臭。【時珍曰】二香皆草狀，恐亦排草之類也，故附之。

迷迭香 拾遺

【集解】【藏器曰】廣志云：出西海。魏略云：出大秦國。【時珍曰】魏文帝時，自西域移植庭中，同曹植等各有賦。大意其草修幹柔莖，細枝弱根。繁花結實，嚴霜弗凋。收采幽殺，摘去枝葉。入袋佩之，芳香甚烈。與今之排香同氣。

【氣味】辛，温，無毒。【主治】惡氣，令人衣香。燒之去鬼。藏器。【珣曰】性平不温[四]。合羌活爲丸，燒之，辟蚊蚋。

藒車香 拾遺

〔一〕海：底本此字缺損。據其他金陵本補正。
〔二〕腫：原脱。今據證類卷十瓶香補。
〔三〕滸：原作「許」。今據證類卷八耕香改。
〔四〕不温：證類卷九迷迭香引海藥作「不治疾」。

【集解】藏器曰：廣志云：藒車香生徐州，高数尺，黄葉白花。爾雅云：藒車，乞輿。郭璞云：香草也。【珣曰】生海南山谷。齊民要術云：凡諸樹木虫蛀者，煎此香冷淋之，即辟也。時珍曰：楚詞：畦留夷與藒車。則古人常栽蒔之，与今蘭香、零陵相類也。

【氣味】辛，温，無毒。珣曰：微寒。

【主治】鬼氣，去臭及蟲魚蛀蠹。藏器。治霍亂，辟惡氣，薰衣佳。珣。

艾納香 宋開寶

【集解】志曰：廣志云：艾納出西國，似細艾。又有松樹皮上綠衣，亦名艾納，可以和合諸香，燒之能聚其烟，青白不散，而与此不同。【禹錫曰】按古樂府云：行胡從何方？列國持何來？氍毹㲪毲五木香，迷迭艾納及都梁，是也。

【氣味】甘，温，平，無毒。

【主治】惡氣，殺蟲，主腹冷泄痢。志。傷寒五泄，心腹注氣，止腸鳴，下寸白，燒之辟瘟疫，合蜂窠浴脚氣良。珣。治癬，辟蛇。藏器。

兜納香 海藥

【集解】珣曰：廣志云：生西海剽國諸山。魏略云：出大秦國。草類也。

【集解】【藏器曰】廣志云：藒車香生徐州，高數尺，黄葉白花。爾雅：藒車，乞輿。郭璞云：香草也。【珣曰】生海南山谷。齊民要術云：凡諸樹木蟲蛀者，煎此香冷淋之，即辟也。【時珍曰】楚詞「畦留夷與藒車」，則昔人常栽蒔之，與今蘭香、零陵相類也。

【氣味】辛，温，無毒。【珣曰】微寒。

【主治】鬼氣，去臭，及蟲魚蛀蠹。藏器。治霍亂，辟惡氣，薰衣佳。珣。

艾納香 宋開寶

【集解】【志曰】廣志云：艾納出西國，似細艾。又有松樹皮上緑衣，亦名艾納，可以和合諸香，燒之能聚其烟，青白不散，而與此不同。【禹錫曰】案古樂府云「行胡從何方，列國持何來，氍毹㲪㲪〔一〕五木香，迷迭艾納及都梁」是也。

【氣味】甘，温、平，無毒。

【主治】去〔二〕惡氣，殺蟲，主腹冷洩痢。志。傷寒五洩，心腹注氣，止腸鳴，下寸白，燒之辟瘟疫，合蜂窠浴脚氣良。珣。治癬辟蛇。藏器。

兜納香 海藥〔三〕

【集解】【珣曰】案廣志云：出西海剽國諸山。魏略云：出大秦國，草類也。

〔一〕㲪㲪：原作「㲪㲪」。今據證類卷九艾蒳香乙正。
〔二〕去：原脱。今據補同上。
〔三〕海藥：據證類卷八兜納香正文，當首出拾遺。

【氣味】辛平無毒藏器曰甘溫

【主治】溫中除暴冷藏器惡瘡腫瘻止痛生肌並入膏用燒之辟遠近惡氣帶之夜行壯膽安神與茅香柳枝煎湯浴小兒易長李珣

線香綱目

【集解】時珍曰今人合香之法甚多惟線香可入瘡科用其料加減不等大抵多用白芷芎藭獨活甘松三奈丁香藿香藁本高良薑角茴香連喬大黃黃芩柏木兜婁香末之類為末以榆皮麪作糊和劑以唧筒笮成線香成條如線也亦或盤成物象字形用鐵銅絲懸爇者名龍挂香

【氣味】辛溫無毒

【主治】熏諸瘡癬時珍

【附方】新一

楊梅毒瘡龍挂香孩兒茶皂角子各一錢銀朱二錢為末紙卷作撚點燈置桶中以鼻吸烟一日三次三日止內服解毒藥集簡方

藿香宋嘉祐

【校正】承曰宜入草部

【氣味】辛，平，無毒。【藏器曰】甘，温。

【主治】温中，除暴冷。藏器。惡瘡腫瘻，止痛生肌，並入膏用。燒之辟遠近惡氣。帶之夜行，壯膽安神。與茅香、柳枝煎湯浴小兒，易長。李珣。

線香 綱目

【集解】【時珍曰】今人合香之法甚多，惟線香可入瘡科用。其料加減不等。大抵多用白芷、芎藭、獨活、甘松、三柰〔一〕、丁香、藿香、藁本、高良薑、角茴香、連喬、大黄、黄芩、柏木、兜婁香末之類，爲末，以榆皮麪作糊和劑，以唧筩笮成線香，成條如線也。亦或盤成物象字形，用鐵銅絲懸爇者，名龍挂香。

【氣味】辛，温，無毒。【主治】熏諸瘡癬。時珍。

【附方】新一。楊梅毒瘡。龍挂香、孩兒茶、皂角子各一錢，銀朱二錢，爲末，紙卷作撚，點燈置桶中，以鼻吸烟。一日三次，三日止。内服解毒藥，瘡即乾。集簡方。

藿香 宋嘉祐

【校正】【承曰】宜入草部。

〔一〕柰：原作「奈」。今據本卷山柰改。

【釋名】兜婁婆香〔時珍曰〕豆葉曰藿其葉似之故名楞嚴經云壇前以兜婁婆香煎水洗浴即此法華經謂之多摩羅跋香金光明經謂之缽怛羅香皆兜婁二字梵言也涅槃又謂之迦算香

【集解】〔禹錫曰〕按廣志云藿香出海邊國莖如都梁葉似水蘇可并衣服中嵇含南方草木狀云出交阯九真武平興古諸國民自種之榛生五六月采日乾乃芬香〔頌曰〕藿香嶺南多有之人家亦多種二月生苗莖梗甚密作叢葉似桑而小薄六月七月采之須黃色乃可收金樓子及俞益期牋皆云扶南國人言五香共是一木其根是旃檀節是沈香花是雞舌葉是藿香膠是薰陸故本草以五香共條義亦出此今南中藿香乃是草類與嵇含所說正相符合范曄合香方云零藿虛燥古人乃以合香即此扶南之說似涉欺罔也〔時珍曰〕藿香方莖有節中虛葉微似茄葉潔古東垣惟用其葉不用枝梗今人并枝梗用之因葉多偽故耳唐史云頓遜國出藿香插枝便生葉如都梁者是也劉欣期交州記言藿香似蘇合香者謂其氣相似非謂形狀也

枝葉【氣味】辛微溫無毒〔元素曰〕辛甘又曰甘苦氣厚味薄浮而升陽也可升可降陽也入手足太陰經

【主治】風水毒腫去惡氣止霍亂心腹痛〔別錄〕脾胃吐逆為要藥〔蘇頌〕助胃氣開胃口進飲食〔元素〕溫中快氣肺虛有寒上焦

【釋名】兜婁婆香。【時珍曰】豆葉曰藿，其葉似之，故名。楞嚴經云「壇前以兜婁婆香煎水洗浴」即此。法華經謂之多摩羅跋香，金光明經謂之鉢怛羅香，皆兜婁二字梵言也。涅槃又謂之迦算香。

【集解】【禹錫曰】按廣志〔一〕云：藿香出海邊國。莖如都梁，葉似水蘇，可着衣服中。嵇含南方草木狀云：出交阯、九真、武平、興古諸國，吏民自種之。榛生，五六月采，日乾乃芬香。【頌曰】藿香嶺南多有之，人家亦多種。二月生苗，莖梗甚密，作叢，葉似桑而小薄，六月、七月采之。須黄色乃可收。金樓子及俞益期牋皆云：扶南國人言，五香共是一木。其根是旃檀，節是沈香，花是雞舌，葉是藿香，膠是薰陸。故本草以五香共條，義亦出此。今南中藿香乃是草類，與嵇含所説正相符合。范曄合香方云：零藿虛燥，古人乃以合香。即此扶南之説，似涉欺罔也。【時珍曰】藿香方莖有節中虛，葉微似茄葉，潔古、東垣惟用其葉，不用枝梗。今人併枝梗用之，因葉多僞故耳。唐史云「頓遜國出藿香，插枝便生，葉如都梁」者是也。劉欣期交州記言藿香似蘇合香者，謂其氣相似，非謂形狀也。

枝葉。【氣味】辛，微温，無毒。【元素曰】辛、甘。又曰：甘、苦，氣厚味薄，浮而升，陽也。【杲曰】可升可降，陽也。入手、足太陰經。【主治】風水毒腫，去惡氣。止霍亂心腹痛。別録。脾胃吐逆爲要藥。蘇頌。助胃氣，開胃口，進飲食。元素。温中快氣，肺虛有寒，上焦

〔一〕廣志：證類卷十二藿香原作「南州異物志」。

壅熱飲酒口臭煎湯漱之（好古）

【發明】（杲曰）芳香之氣助脾胃故藿香能止嘔逆進飲食（好古曰）手足太陰之藥故入順氣烏藥散則補肺入黄芪四君子湯則補脾也

【附方】新六

升降諸氣 藿香一兩香附炒五兩爲末每以白湯點服一錢（經效濟世方）

霍亂吐瀉 垂死者服之回生用藿香葉陳皮各半兩水二盞煎一盞温服（百一選方）

暑月吐瀉 滑石炒二兩藿香二錢半丁香五分爲末每服一二錢淅米泔調服（禹講師經驗方）

胎氣不安 氣不升降嘔吐酸水香附藿香甘草二錢爲末每服二錢入鹽少許沸湯服之（聖惠方）

香口去臭 藿香洗淨煎湯時時噙漱（摘玄方）

冷露瘡爛 藿香葉細茶等分燒灰油調塗葉上貼之（應驗方）

薰草（别録中品） 零陵香（宋開寶）

【釋名】蕙草（别録）香草（開寶）燕草（綱目）黄零草（玉册）（時珍曰）古者燒香草以降神故曰薰曰蕙薰者熏也蕙者和也漢書云薰以香自燒是矣或云古人祓除以此草薰之故謂之薰亦通范成大虞衡志言零陵即今永州不出此香惟融宜等州甚多土人以編席薦性煖宜人謹按零陵舊治在今全州全乃湘水之源多生此香今人呼

壅熱，飲酒口臭，煎湯漱之。好古。

【發明】【杲曰】芳香之氣助脾胃，故藿香能止嘔逆，進飲食。【好古曰】手、足太陰之藥。故入順氣烏藥散則補肺，入黄芪四君子湯則補脾也。

【附方】新六。**升降諸氣**。藿香一兩，香附炒五兩，爲末，每以白湯點服一錢。經效濟世方。**霍亂吐瀉**。垂死者，服之回生。用藿香葉、陳皮各半兩，水二琖，煎一琖，温服。百一選方。**暑月吐瀉**。滑石炒二兩，藿香二錢半，丁香五分，爲末。每服一二錢，淅米泔調服。禹講師經驗方。**胎氣不安**，氣不升降，嘔吐酸水。香附、藿香、甘草各〔一〕二錢，爲末。每服二錢，入鹽少許，沸湯服之。聖惠方。**香口去臭**。藿香洗净，煎湯，時時噙漱。摘玄方。**冷露瘡爛**。藿香葉、細茶等分，燒灰，油調塗葉上貼之。應驗方。

薰草 別録中品　零陵香 宋開寶

【釋名】蕙草別録、香草開寶、燕草綱目、黄零草玉册。【時珍曰】古者燒香草以降神，故曰薰，曰蕙。薰者熏也，蕙者和也。漢書云「薰以香自燒」是矣。或云古人祓除，以此草熏之，故謂之薰，亦通。范成大虞衡志言：零陵即今永州，不出此香，惟融、宜等州甚多。土人以編席薦，性煖宜人。謹按：零陵舊治在今全州。全乃湘水之源，多生此香，今人呼

〔一〕各：原脱。此方未見于今本聖惠方。今據普濟方卷三百四十二安胎補。

爲廣零陵香者乃真薰草也若永州道州武岡州皆零陵屬
地也今鎮江丹陽皆蒔而刈之以酒灑制貨之芬香更烈謂
之香草與蘭草同稱楚辭云既滋蘭之九畹又樹蕙之百畝
則古人皆栽之矣張揖廣雅云鹵薰也其葉謂之蕙而黄山
谷言一幹數花者爲蕙蓋因不識蘭草蕙草强以蘭花爲分
別也鄭樵修本草言蘭即蕙蕙即零陵香亦是臆見殊欠分
明但蘭草蕙草
乃一類二種耳

【集解】【別録曰】薰草一名蕙草生下濕地三月采陰乾脱節者
良又曰蕙實生魯山平澤【弘景曰】桐君藥録薰草葉如
麻兩兩相對山海經云浮山有草麻葉而方莖赤華而黑實
氣如蘼蕪名曰薰草可以已癘今俗人皆呼燕草狀如茅而
香者爲薰草人家頗種之者非也詩書家多用蕙而竟不知
是何草尚其名而迷其實皆此類也【藏器曰】薰草即是零陵
香薰乃蕙草根也【志曰】零陵香生零陵山谷葉如羅勒南越
志云土人名燕草又名薰草即香草也山海經薰草即是此
【頌曰】零陵香今湖廣諸州皆有之多生下濕地葉如麻兩兩
相對莖方常以七月中旬開花至香古云薰草是也嶺南人
皆作窑竈以火炭焙乾令黄色乃佳江淮亦有土生者亦可
作香但不及湖嶺者至枯槁香尤芬薰耳古方但用薰草不
用零陵香今合香家及面脂澡豆諸法皆用之都下
市肆貨之甚便【時珍曰】今惟吴人栽造貨之亦廣

薰草【氣味】甘平無毒【權曰】苦無毒【珣曰】辛温無毒不宜多服令人氣喘【玉冊】云伏三黄朱砂

爲廣零陵香者，乃真薰草也。若永州、道州、武岡州，皆零陵屬地也。今鎮江、丹陽皆蒔而刈之，以酒灑制貨之，芬香更烈，謂之香草，與蘭草同稱。楚辭云：「既滋蘭之九畹，又樹蕙之百畝」，則古人皆栽之矣。張揖廣雅云：鹵，薰也，其葉謂之蕙。而黄山谷言一幹數花者爲蕙，蓋因不識蘭草、蕙草，强以蘭花爲分别也。鄭樵修本草，言蘭即蕙，蕙即零陵香，亦是臆見，殊欠分明。但蘭草、蕙草，乃一類二種耳。

【集解】【别録曰】薰草一名蕙草，生下濕地，三月采，陰乾，脱節者良。又曰：蕙實生魯山平澤。【弘景曰】桐君藥録：薰草葉如麻，兩兩相對。山海經云：浮山有草，麻葉而方莖，赤華而黑實，氣如蘼蕪，名曰薰草，可以已癘。今俗人皆呼燕草狀如茅而香者爲薰草，人家頗種之者，非也。詩書家多用蕙，而竟不知是何草，尚其名而迷其實，皆此類也。【藏器曰】薰草即是零陵香，薰乃蕙草根也。【志曰】零陵香生零陵山谷，葉如羅勒。南越志云：土人名燕草，又名薰草，即香草也。山海經薰草即是此。【頌曰】零陵香，今湖、廣諸州皆有之。多生下濕地，葉如麻，兩兩相對，莖方，常以七月中旬開花至香，古云薰草是也。嶺南人皆作窑竈，以火炭焙乾，令黄色乃佳。江淮亦有土生者，亦可作香，但不及湖、嶺者至枯槁香尤芬薰耳。古方但用薰草，不用零陵香。今合香家及面脂、澡豆諸法皆用之。都下市肆貨之甚便。【時珍曰】今惟吴人栽造，貨之亦廣。

薰草。【氣味】甘，平，無毒。【權曰】苦，無毒。【珣曰】辛，温，無毒。不宜多服，令人氣喘。【玉册云】伏三黄、朱砂。

【主治】明目止淚，療泄精，去臭惡氣，傷寒頭痛，上氣腰痛。別錄
單用，治鼻中息肉，鼻齆。甄權 零陵香：主惡氣心腹痛滿，下氣，令體
香，和諸香作湯丸用，得酒良。開寶 主風邪衝心，虛勞疳䘌，得升
麻、細辛煎飲，治牙齒腫痛，善。李珣 治血氣腹脹，莖葉煎酒服。大明
婦人浸油飾頭，香無以加。宗奭

【發明】時珍曰：薰草芳馨，其氣辛散上達，故心腹惡氣、齒痛、鼻
塞皆用之。脾胃喜芳香，芳香可以養鼻是也。多服作喘，
為能耗散真氣也。

【附方】新十。傷寒下痢：蕙草湯：用蕙草、當歸各二兩，黃連四兩，傷
水六升，煮二升，服，日三服。范汪方。
寒狐惑：食肛者。蕙草、黃連各四兩，㕮咀，以白酸漿
一斗漬一宿，煮取二升，分三服。小品方。頭風旋運，
痰逆惡心懶食：真零陵香、藿香葉、莎草根炒，
等分為末，每服二錢，茶下，日三服。本事方。小兒鼻塞頭熱：用薰
草一兩，羊髓三兩，銚內慢火熬成膏，
去滓，日摩背上三四次。聖惠方。頭風白屑：零陵香、白芷等分，水煎汁，
入雞子白攪勻，傅數十
次，終身不生。聖惠方。牙齒疼痛：零陵香梗葉煎水，含漱之。普濟方。風牙䘌痛

【主治】明目止淚，療洩精，去臭惡氣，傷寒頭痛，上氣腰痛。別録。單用治鼻中息肉，鼻齆。甄權。

零陵香。主惡氣心腹痛滿，下氣，令體香。和諸香作湯丸用，得酒良。開寶。主風邪衝心，虛勞疳䘌。得升麻、細辛煎飲，治牙齒腫痛善。李珣。治血氣腹脹，莖葉煎酒服。大明。婦人浸油飾頭〔一〕，香無以加。宗奭。

【發明】【時珍曰】薰草芳馨，其氣辛散上達，故心腹惡氣、齒痛、鼻塞皆用之。脾胃喜芳香，芳香可以養鼻是也。多服作喘，爲能耗散真氣也。

【附方】新十。**傷寒下痢**。蕙草湯：用蕙草、當歸各二兩，黄連四兩，水六升，煮二升服，日三服。范汪方。**傷寒狐惑**食肛者。蕙草、黄連各四兩，㕮咀，以白酸漿一斗，漬一宿，煮取二升，分三服。小品方。**頭風旋運**。痰逆，惡心，懶食。真零陵香、藿香葉、莎草根炒，等分爲末。每服二錢，茶下，日三服。本事方。**小兒鼻塞**，頭熱。用薰草一兩，羊髓三兩，銚内慢火熬成膏，去滓，日摩背上三四次。聖惠方。**頭風白屑**。零陵香、白芷等分，水煎汁，入鷄子白攪勻，傅數十次，終身不生。聖惠方。**牙齒疼痛**。零陵香梗葉煎水，含漱之。普濟方。**風牙疳**

〔一〕頭：衍義卷十零陵香作「髮」。

牙零陵香洗炙蓽茇炒等分爲末搽之普濟方夢遺失精薰草湯用薰草人參白朮白芍藥生地黃各二兩伏神桂心甘草炙各二兩大棗十二枚水八升煮三升分二服外臺秘要婦人斷產零陵香爲末酒服二錢每服至一兩即一年絶孕蓋血聞香即散也醫林集要五色諸痢返魂丹用零陵香草去根以鹽酒浸半月炒乾每兩入廣木香一錢半爲末裏急腹痛者用冷水服一錢半通了三四次用熱米湯服一錢半止痢只忌生梨一味集簡方

蕙實別録有名未用部〔藏器曰〕即蘭蕙之蕙也五月采之辛香〔氣味〕辛平無毒〔主治〕明目補中別録

根莖中涕〔主治〕傷寒寒熱出汗中風面腫消渴熱中逐水別録

上五痔脫肛有蟲時珍○出千金

蘭草本經上品

〔釋名〕蕳音閒水香本經香水蘭開寶女蘭綱目香草綱目燕尾香開寶大澤蘭炮炙論蘭澤草弘景煎澤草唐本省頭草綱目都梁香李當之孩兒菊

牙。零陵香洗炙，蓽茇炒，等分爲末，摻之。普濟方。夢遺失精。薰草湯：用薰草、人參、白术、白芍藥、生地黄各二兩，伏神、桂心、甘草炙各二兩，大棗十二枚，水八升，煮三升，分二服。外臺秘要。婦人斷産。零陵香爲末，酒服二錢。每服至一兩，即一年絶孕。蓋血聞香即散也。醫林集要。五色諸痢。返魂丹：用零陵香草去根。以鹽酒浸半月，炒乾，每兩入廣木香一錢半，爲末。裏急腹痛者，用冷水服一錢半，通了三四次，用熱米湯服一錢半，止痢。只忌生梨一味。集簡方。

薫實別録有名未用部。【藏器曰】即蘭蕙之蕙也。五月采之，辛香。【氣味】辛，平，無毒。【主治】明目補中。別録。

根莖中涕。【主治】傷寒寒熱出汗，中風面腫，消渴熱中，逐水。別録。主五痔脱肛有蟲。時珍。

○出千金。

蘭草本經上品

【釋名】蕑音閑、水香本經、香水蘭開寶、女蘭綱目、香草綱目、燕尾香開寶、大澤蘭炮炙論、蘭[一]澤草弘景、煎澤草唐本、省頭草綱目、都梁香李當之、孩兒菊

〔一〕蘭：據證類卷七蘭草，陶弘景所言爲「煎」，唐本注所言爲「蘭」。故此「蘭」字與下文「煎澤草」之「煎」當互乙。

綱目千金草 志曰葉似馬蘭故名蘭草其葉有岐俗呼燕尾香時人煮水以浴風故又名香水蘭藏器曰蘭草生澤畔婦人和油澤頭故云蘭澤盛弘之荊州記云都梁有山下有水清淺其中生蘭草因名都梁香時珍曰都梁即今之武岡州也又臨淮盱眙縣亦有都梁山產此香蘭乃香草能辟不祥陸璣詩疏言鄭俗三月男女秉蘭于水際以自祓除蓋蘭以闌之蕑以閑之其義一也淮南子云男子種蘭美而不芳則蘭須女子種之女蘭之名或因乎此其葉似菊女子小兒喜佩之則女蘭孩菊之名又或以此也唐瑤經驗方言江南人家種之夏月采置髮中令頭不膩故名省頭草其說正合煎澤之義古人蘭蕙皆稱香草如零陵香草都梁香草後人省之通呼爲香草爾近世但知蘭花不知蘭草惟虛谷方回考訂極言古之蘭草即今之千金草俗名孩兒菊者其說可據詳下正誤

集解 別錄曰蘭草生太吳池澤四月五月采弘景曰方藥俗人並不識用太吳應是吳國太伯所居故呼太吳今東間有煎澤草名蘭香或是此也李當之云是今人所種都梁香草也澤蘭亦名都梁香恭曰蘭即蘭澤香草也圓莖紫萼八月花白俗名蘭香煮以洗浴生溪澗水旁人間亦多種之以飾庭池陶所引煎澤草都梁香者是也而不能的識保昇曰生下濕地葉似澤蘭尖長有岐花紅白色而香藏器曰蘭草澤蘭二物同名陶不能知蘇亦浪別蘭草生澤畔葉光潤根小紫五月六月采陰乾即都梁香也澤蘭葉尖微有毛不光潤莖方節紫初采微辛乾之亦辛蘇云八月花白者即澤

綱目、千金草。【志曰】葉似馬蘭，故名蘭草。其葉有岐，俗呼燕尾香。時人煮水以浴療[一]風，故又名香水蘭。【藏器曰】蘭草生澤畔，婦人和油澤頭，故云蘭澤。盛弘之荆州記云：都梁有山，下有水清淺，其中生蘭草，因名都梁香。【時珍曰】都梁即今之武岡州也，又臨淮盱眙縣亦有都梁山，産此香。蘭乃香草，能辟不祥。陸機詩疏言：鄭俗，三月男女秉蕑于水際，以自祓除。蓋蘭以闌之，蕑以閑之。其義一也。淮南子云：男子種蘭，美而不芳。則蘭須女子種之，女蘭之名，或因乎此。其葉似菊，女子、小兒喜佩之，則女蘭、孩菊之名，又或以此也。唐瑶經驗方言：江南人家種之，夏月采置髮中，令頭不膩，故名省頭草。其説正合煎澤之義。古人蘭、蕙皆稱香草，如零陵香草、都梁香草。後人省之，通呼爲香草爾。近世但知蘭花，不知蘭草。惟虚谷方回考訂，極言古之蘭草即今之千金草，俗名孩兒菊者，其説可據。詳下「正誤」。

【集解】【别録曰】蘭草生太吴池澤，四月、五月采。【弘景曰】方藥俗人並不識用。太吴應是吴國太伯所居，故呼太吴。今東間[二]有煎澤草，名蘭香，或是此也。李當之云是今人所種都梁香草也。澤蘭亦名都梁香。【恭曰】蘭即蘭澤香草也。圓莖紫萼，八月花白。俗名蘭香，煮以洗浴。生溪澗水旁，人間亦多種之，以飾庭池。陶所引煎澤草，都梁香者是也，而不能的識。【保昇曰】生下濕地，葉似澤蘭，尖長有岐，花紅白色而香。【藏器曰】蘭草、澤蘭二物同名，陶不能知，蘇亦浪别。蘭草生澤畔，葉光潤，陰[三]小紫，五月、六月采，陰乾，即都梁香也。澤蘭葉尖微有毛，不光潤，莖方節紫，初采微辛，乾之亦辛。蘇云「八月花白」者，即澤

[一] 療：原脱。今據證類卷七蘭草補。
[二] 間：原作「門」。今據改同上。
[三] 陰：原作「根」。今據改同上。

蘭也以註蘭草殊誤矣時珍曰蘭草澤蘭一類二種也俱生水旁下濕處二月宿根生苗成叢紫莖素枝赤節綠葉葉對節生有細齒但以莖圓節長而葉光有岐者爲蘭草莖微方節短而葉有毛者爲澤蘭嫩時並可挼而佩之八九月後漸老高者三四尺開花成穗如雞蘇花紅白色中有細子雷斅炮炙論所謂大澤蘭即蘭草也小澤蘭即澤蘭也禮記佩帨蘭茝楚辭紉秋蘭以爲佩西京雜記載漢時池苑種蘭以降神或雜粉藏衣書中辟蠹者皆此二蘭也今吳人蒔之呼爲香草夏月刈取以酒油灑制纏作把子貨爲頭澤佩帶與別錄所出太吳之文正相符合諸家不知二蘭乃一物二種但功用有氣血之分故無定指惟寇氏朱氏之誤尤甚故考正于下或云家蒔者爲蘭草野生者爲蘭澤亦通

【正誤】寇宗奭曰蘭草諸家之說異同乃未的識故無定論今江陵鼎澧州山谷之間頗有之山外平田即無多生陰地幽谷葉如麥門冬而闊且韌長及一二尺四時常青花黃綠色中間瓣上有細紫點春芳者爲春蘭色深秋芳者爲秋蘭色淡開時滿室盡香與他花香又別朱震亨曰蘭葉稟金水之氣而似有火人知其花香之貴而不知其葉有藥方蓋其葉能散久積陳鬱之氣甚有力即今之栽置座右者○時珍曰二氏所說乃近世所謂蘭花非古之蘭草也蘭有數種蘭草澤蘭生水旁山蘭即蘭草之生山中者蘭花亦生山中與三蘭迥別蘭花生近處者葉如麥門冬而春花生福建者葉如菅茅而秋花黃山谷所謂一幹一花爲蘭一幹數花爲蕙者蓋因不識蘭草蕙草遂以蘭花強生分別也蘭草與澤

蘭也。以註蘭草，殊誤矣。【時珍曰】蘭草、澤蘭，一類二種也。俱生水旁下濕處。二月宿根生苗成叢，紫莖素枝，赤節緑葉，葉對節生，有細齒。但以莖圓節長而葉光有歧者，爲蘭草。莖微方，節短而葉有毛者爲澤蘭。嫩時並可挼而佩之，八九月後漸老，高者三四尺〔一〕。開花成穗，如鷄蘇花，紅白色，中有細子。雷斅炮炙論所謂大澤蘭即蘭草也，小澤蘭即澤蘭也。禮記「佩帨蘭茝」，楚辭「紉秋蘭以爲佩」，西京雜記載漢時池苑種蘭以降神，或雜粉藏衣書中辟蠹者，皆此二蘭也。今吴人蒔之，呼爲香草。夏月刈取，以酒油灑制，纏作把子，貨爲頭澤佩帶，與别録所出太吴之文正相符合。諸家不知二蘭乃一物二種，但功用有氣血之分，故無定指，惟寇氏、朱氏之誤尤甚，故考正于下。或云家蒔者爲蘭草，野生者爲蘭澤〔二〕，亦通。

【正誤】【寇宗奭曰】蘭草諸家之説異同，乃未的識，故無定論。今江陵、鼎、澧州山谷之間頗有之，山外平田即無，多生陰地幽谷，葉如麥門冬而闊且韌，長及一二尺，四時常青，花黄緑色，中間瓣上有細紫點。春芳者爲春蘭，色深；秋芳者爲秋蘭，色淡。開時滿室盡香，與他花香又别。【朱震亨曰】蘭葉禀金水之氣而似有火，人知其花香之貴，而不知其葉有藥方。蓋其葉能散久積陳鬱之氣甚有力，即今之栽置座右者。○【時珍曰】二氏所説乃近世所謂蘭花，非古之蘭草也。蘭有數種，蘭草、澤蘭生水旁，山蘭即蘭草之生山中者。蘭花亦生山中，與三蘭迥别。蘭花生近處者，葉如麥門冬而春花；生福建者，葉如菅茅而秋花。黄山谷所謂一幹一花爲蘭，一幹數花爲蕙者，蓋因不識蘭草、蕙草，遂以蘭花强生分别也。蘭草與澤

〔一〕尺：原作「天」。今從江西本改。
〔二〕蘭澤：張本作「澤蘭」。

蘭同類故陸璣言蘭似澤蘭但廣而長節離騷言其綠葉紫
莖素枝可紉可佩可藉可膏可浴鄭詩言士女秉蘭應劭風
俗通言尚書奏事懷香握蘭禮記言諸侯贄薰大夫贄蘭漢
書言蘭以香自燒也若夫蘭花有葉無枝可玩而不可紉佩
藉浴秉握膏焚故朱子離騷辨證言古之香草必花葉俱香
而燥濕不變故可刈佩今之蘭蕙但花香而葉乃無氣質弱
易萎不可刈佩必非古人所指甚明古之蘭似澤蘭而蕙即
今之零陵香今之似茅而花有兩種者不知何時誤也熊太
古冀越集言世俗之蘭生于深山窮谷決非古時水澤之蘭
也陳遯齋閑覽言楚騷之蘭或以爲都梁香或以爲澤蘭或
以爲猗蘭當以澤蘭爲正今人所種如麥門冬者名幽蘭非
真蘭也故陳止齋著盜蘭說以譏之方虛谷訂蘭說言古之
蘭草即今之千金草俗名孩兒菊者今之所謂蘭其葉如茅
而嫩者根名土續斷因花馥郁故得蘭名也楊升菴云世以
如蒲萱者爲蘭九畹之受誣久矣吳草廬有蘭說甚詳云
蘭爲醫經上品之藥有枝有莖草之植者也今所謂蘭無枝
無莖因黄山谷稱之世遂謬指爲離騷之蘭寇氏本草亦溺
于俗反疑舊說爲非夫醫經爲實用豈可誤哉今之蘭果可
利水殺蠱而除痰癖乎其種盛于閩朱子乃閩人豈不識其
土產而反辨析如此世俗至今猶以非蘭爲蘭何其惑之難
解也嗚呼觀諸儒之明析如此則寇朱二氏
之誤可知而醫家用蘭草者當不復疑矣

葉【修治】闕見上【氣味】辛平無毒杲曰甘寒

蘭同類，故陸機言「蘭似澤蘭，但廣而長節」，離騷言其「緑葉紫莖素枝，可紉、可佩、可藉、可膏、可浴」，鄭詩言「士女秉蕑」，應劭〔一〕風俗通言「尚書奏事，懷香握蘭」，禮記言「諸侯贄薰，大夫贄蘭」，漢書言「蘭以香自燒」也。若夫蘭花，有葉無枝，可玩而不可紉佩藉浴，秉握膏焚。故朱子離騷辨證言：古之香草必花葉俱香，而燥濕不變，故可刈佩。今之蘭蕙，但花香而葉乃無氣，質弱易萎，不可刈佩，必非古人所指甚明。古之蘭似澤蘭，而蕙即今之零陵香。今之似茅而花有兩種者，不知何時誤也？熊太古冀越集言：世俗之蘭，生于深山窮谷，决非古時水澤之蘭也。陳遯齋閑覽言：楚騷之蘭，或以爲都梁香，或以爲澤蘭，或以爲猗蘭，當以澤蘭爲正。今人所種如麥門冬者名幽蘭，非真蘭也，故陳止齋著盜蘭説以譏之。方虚谷訂蘭説言：古之蘭草，即今之千金草，俗名孩兒菊者。今之所謂蘭，其葉如茅而嫩者，根名土續斷，因花馥郁，故得蘭名也。楊升菴云：世以如蒲、萱者爲蘭，九畹之受誣久矣。又吴草廬有蘭説甚詳，云蘭爲醫經上品之藥，有枝有莖，草之植者也。今所謂蘭，無枝無莖。因黄山谷稱之，世遂謬指爲離騷之蘭。寇氏本草亦溺于俗，反疑舊説爲非。夫醫經爲實用，豈可誤哉？今之蘭，果可利水殺蠱而除痰癖乎？其種盛于閩，朱子乃閩人，豈不識其土産而反辨析如此？世俗至今猶以非蘭爲蘭，何其惑之難解也？嗚呼！觀諸儒之明析如此，則寇、朱二氏之誤可知，而醫家用蘭草者當不復疑矣。

葉。【修治】見澤蘭下。【氣味】辛，平，無毒。【杲曰】甘、寒。

〔一〕劭：原作「邵」。今據卷一引據古今經史百家書目改。

【主治】利水道殺蠱毒辟不祥久服益氣輕身不老通神明本經除胸中痰澼別錄生血調氣養營雷斅其氣清香生津止渴潤肌肉治消渴膽癉李杲煮水浴風病馬志消癰腫調月經煎水解中牛馬毒時珍主惡氣香澤可作膏塗髮藏器

【發明】時珍曰按素問云五味入口藏于脾胃以行其精氣津液在脾令人口甘此肥美所發也其氣上溢轉為消渴治之以蘭除陳氣也王冰註云辛能發散故也李東垣治消渴生津飲用蘭葉蓋本于此詳見澤蘭下又此草浸油塗髮去風垢令香潤史記所謂羅襦襟解微聞香澤者是也崔寔四時月令作香澤法用清油浸蘭香藿香雞舌香苜蓿葉四種以新綿裹浸胡麻油和猪脂納銅鐺中沸定下少許青蒿以綿冪瓶鐺嘴瀉出瓶收用之

【附方】新一食牛馬毒殺人者省頭草連根葉煎水服即消唐瑤經驗方

澤蘭本經中品

【校正】併入嘉祐地筍

【釋名】水香吳普都梁香弘景虎蘭本經虎蒲別錄龍棗本經孩兒菊綱目風藥綱目根名地筍嘉祐弘景曰生于澤旁故名澤蘭亦名都梁香時珍曰此草亦可為香澤不獨指其生澤

【主治】利水道，殺蠱毒，辟不祥。久服益氣，輕身不老，通神明。本經。除胸中痰癖。別録。生血，調氣，養營。雷斅。其氣清香，生津止渴，潤肌肉，治消渴膽癉。李杲。煮水，浴風病。馬志。消癰腫，調月經。煎水，解中牛馬毒。時珍。主惡氣，香澤，可作膏塗髮。藏器。

【發明】【時珍曰】按素問云：五味入口，藏于脾胃，以行其精氣。津液在脾，令人口甘，此肥美所發也。其氣上溢，轉爲消渴。治之以蘭，除陳氣也。王冰註云：辛能發散故也。李東垣治消渴生津飲，用蘭葉，蓋本于此，詳見「澤蘭」下。又此草浸油塗髮，去風垢，令香潤。史記所謂「羅襦襟解，微聞香澤」者是也。崔寔四民〔一〕月令作香澤法：用清油浸蘭香、藿香、雞舌香、苜蓿葉四種，以新綿裹，浸胡麻油，和豬脂納銅鐺中，沸定，下少許青蒿，以綿幕瓶，鐺嘴瀉出，瓶收用之。

【附方】新一。食牛馬毒殺人者。省頭草連根葉煎水服，即消。唐瑶經驗方。

澤蘭本經中品

【校正】併入嘉祐地笋。

【釋名】水香吴普、都梁香弘景、虎蘭本經、虎蒲別録、龍棗本經、孩兒菊綱目、風藥綱目。根名地笋嘉祐。

【弘景曰】生于澤旁，故名澤蘭，亦名都梁香。【時珍曰〔二〕】此草亦可爲香澤，不獨指其生澤

〔一〕民：原作「時」。今據丹鉛餘録卷四花木類改。

〔二〕曰：原作「同」。今從江西本改。

旁也弥安人呼爲風藥吳普本草一名水香陶氏云亦名都梁今俗通呼爲孩兒菊則其與蘭草爲一物二種尤可證矣其根可食故曰地笋

【集解】【別録曰】澤蘭生汝南諸大澤旁三月三日采陰乾普曰生下地水旁葉如蘭二月生苗赤節四葉相值支節間弘景曰今處處有之多生下濕地葉微香可煎油及作浴湯人家多種之而葉小異今山中又有一種甚相似莖方葉小強不甚香既云澤蘭則山中者爲非而藥家乃采用之恭曰澤蘭莖方節紫葉似蘭草而不甚香今京下用者是也陶說乃是蘭草莖圓紫蕚白花殊非澤蘭也頌曰今荆徐隨壽蜀梧州河中府皆有之根紫黑色如粟根二月生苗高二三尺莖幹青紫色作四稜葉生相對如薄荷微香七月開花帶紫白色蕚通紫色亦似薄荷花三月采苗陰乾荆湖嶺南人家多種之壽州出者無花子此與蘭草大抵相類但蘭草生水旁葉光潤根小紫五六月盛而澤蘭生水澤中及下濕地葉尖微有毛不光潤方莖紫節七月八月初采微辛此爲異爾斅曰凡使須別雌雄大澤蘭莖葉皆圓根青黄能生血調氣與榮合小澤蘭迥別葉上斑根頭尖能破血通久積宗奭曰澤蘭出土便分枝梗葉皆如菊但尖長爾吳普言葉似蘭誤矣今蘭葉如麥門冬殊不相似時珍曰吳普所說乃真澤蘭也雷斅所說大澤蘭即蘭草也小澤蘭即此澤蘭也寇宗奭所說澤蘭則是而破吳普之說則非蓋由誤認蘭花爲蘭草也詳見蘭草正誤下

旁也。齊安人呼爲風藥，吴普本草一名水香，陶氏云亦名都梁，今俗通呼爲孩兒菊，則其與蘭草爲一物二種，尤可證矣。其根可食，故曰地笋。

【集解】【别録曰】澤蘭生汝南諸大澤旁，三月三日采，陰乾。【普曰】生下地水旁，葉如蘭，二月生苗，赤節，四葉相值〔一〕支節間。【弘景曰】今處處有之，多生下濕地，葉微香，可煎油及作浴湯，人家多種之而葉小異。今山中又有一種甚相似，莖方，葉小强，不甚香。既云澤蘭，則山中者爲非，而藥家乃采用之。【恭曰】澤蘭莖方節紫，葉似蘭草而不甚香，今京下用者是也。陶説乃是蘭草，莖圓紫萼白花，殊非澤蘭也。【頌曰】今荆、徐、隨、壽、蜀、梧州、河中府皆有之。根紫黑色，如粟根。二月生苗，高二三尺。莖幹青紫色，作四稜。葉生相對，如薄荷，微香。七月開花，帶紫白色，萼通紫色，亦似薄荷花。三月采苗，陰乾。荆、湖、嶺南人家多種之。壽州出者無花子。此與蘭草大抵相類。但蘭草生水旁，葉光潤，陰〔二〕小紫，五六月盛；而澤蘭生水澤中及下濕地，葉尖，微有毛，不光潤，方莖紫節，七月、八月初采，微辛。此爲異爾。【斅曰】凡使須别雌雄。大澤蘭莖葉皆圓，根青黄，能生血調氣，與榮合、小澤蘭迥别。葉上班，根頭尖，能破血，通久積。【宗奭曰】澤蘭出土，便分枝梗，葉皆如菊，但尖長爾。吴普言葉似蘭，誤矣。今蘭葉如麥門冬，殊不相似。【時珍曰】吴普所説，乃真澤蘭也。雷斅所説，大澤蘭即蘭草也，小澤蘭即此澤蘭也。寇宗奭所説澤蘭則是，而破吴普之説則非，蓋由誤認蘭花爲蘭草也。詳見蘭草「正誤」下。

〔一〕值：原作「植」。今據證類卷九澤蘭改。
〔二〕陰：原作「根」。今據改同上。

【葉】【修治】【𩪘曰】凡用大小澤蘭，細剉，以絹袋盛，懸于屋南畔角上，令乾用。

【氣味】苦，微溫，無毒。【別錄曰】甘。【普曰】神農、黃帝、岐伯、桐君：酸，無毒。李當之：小溫。【權曰】苦、辛。【之才曰】防己為之使。

【主治】金瘡，癰腫瘡膿。本經 產後金瘡內塞。別錄 產後腹痛，頻產血氣衰冷，成勞瘦羸，婦人血瀝腰痛。甄權 產前產後百病，通九竅，利關節，養血氣，破宿血，消癥瘕，通小腸，長肌肉，消撲損瘀血，治鼻血吐血，頭風目痛，婦人勞瘦，丈夫面黃。大明

【發明】【頌曰】澤蘭，婦人方中最為急用。古人治婦人澤蘭丸甚多。【時珍曰】蘭草、澤蘭氣香而溫，味辛而散，陰中之陽，足太陰、厥陰經藥也。脾喜芳香，肝宜辛散。脾氣舒，則三焦通利而正氣和；肝鬱散，則營衛流行而病邪解。蘭草走氣道，故能利水道，除痰癖，殺蠱辟惡，而為消渴良藥；澤蘭走血分，故能治水腫，塗癰毒，破瘀血，消癥瘕，而為婦人要藥。雖是一類而功用稍殊，正如赤、白茯苓、芍藥，補瀉皆不同也。雷𩪘言雌者調氣生血，雄者破血通積，正合二蘭主治。大澤蘭之為蘭草，尤可憑據。血生於氣，故曰調氣生血也。又荀子云：澤芷以養鼻，謂澤蘭、白芷之氣芳香，通乎肺也。

【附方】舊一，新四。產後水腫血虛浮腫。澤蘭、防己等分，為末。每服二錢，醋湯下。張文仲備急方。小兒

葉。【修治】【斅曰】凡用大、小澤蘭，細剉，以絹袋盛，懸于屋南畔角上，令乾用。

【氣味】苦，微温。無毒。【别録曰】甘。【普曰】神農、黄帝、岐伯、桐君：酸，無毒。李當之：小温。【權曰】苦、辛。【之才曰】防己爲之使。【主治】金瘡〔一〕，癰腫瘡膿。本經。産後金瘡内塞。别録。産後腹痛，頻産血氣衰〔二〕冷，成勞瘦羸，婦人血瀝腰痛。甄權。産前産後百病。通九竅，利關節，養血氣，破宿血，消癥瘕，通小腸，長肌肉，消撲損瘀血，治鼻血吐血，頭風目痛，婦人勞瘦，丈夫面黄。大明。

【發明】【頌曰】澤蘭，婦人方中最爲急用。古人治婦人澤蘭丸甚多。【時珍曰】蘭草、澤蘭氣香而温，味辛而散，陰中之陽，足太陰、厥陰經藥也。脾喜芳香，肝宜辛散。脾氣舒，則三焦通利而正氣和；肝鬱散，則營衛流行而病邪解。蘭草走氣道，故能利水道，除痰癖，殺蠱辟惡，而爲消渴良藥；澤蘭走血分，故能治水腫，塗癰毒，破瘀血，消癥瘕，而爲婦人要藥。雖是一類而功用稍殊，正如赤白伏苓、芍藥，補瀉皆不同也。雷斅言，雌者調氣生血，雄者破血通積，正合二蘭主治。大澤蘭之爲蘭草，尤可憑據。血生於氣，故曰調氣生血也。又荀子云「澤芷以養鼻」，謂澤蘭、白芷之氣，芳香通乎肺也。

【附方】舊一，新四。産後水腫，血虚浮腫。澤蘭、防己等分，爲末。每服二錢，醋湯下。張文仲備急方。小兒

〔一〕金瘡：證類卷九澤蘭此前有：「主乳婦内衄，中風餘疾，大腹水腫，身面四肢浮腫，骨節中水」二十一字。
〔二〕衰：原作「哀」。今據改同上。

蓐瘡擣澤蘭心封之良子母秘錄癰腫初起澤蘭擣封之良集簡方損傷瘀腫方同上

産後陰翻産後陰戶燥熱遂成翻花澤蘭四兩煎湯熏洗二三次再入枯礬煎洗之即安集簡方

地筍宋嘉祐

氣味甘辛溫無毒主治利九竅通血脈排膿治血藏器止鼻洪吐血産後心腹痛産婦可作蔬菜食佳大明

子主治婦人三十六疾千金方承澤丸中用之

馬蘭日華

釋名紫菊時珍曰其葉似蘭而大其花似菊而紫故名俗稱物之大者爲馬也

集解藏器曰馬蘭生澤旁如澤蘭而氣臭楚詞以惡草喻惡人北人見其花呼爲紫菊以其似單瓣菊花而紫也又有山蘭生山側似劉寄奴葉無椏不對生花心微黃赤亦大破血皆可用時珍曰馬蘭湖澤卑濕處甚多二月生苗赤莖白根長葉有刻齒狀似澤蘭但不香爾南人多采汋晒乾爲蔬及饅餡入夏高二三尺開紫花花罷有細子楚辭無馬蘭之名陳氏指爲惡草何據

根葉氣味辛平無毒主治破宿血養新血止鼻衄吐血合金

蓐瘡。嚼澤蘭心封之良。子母秘録。瘡腫初起。澤蘭擣封之良。集簡方。損傷瘀腫。方同上。産後陰翻。産後陰户燥熱，遂成翻花。澤蘭四兩，煎湯熏洗二三次，再入枯礬煎洗之，即安。集簡方。

地笋宋嘉祐。【氣味】甘、辛，温，無毒。【主治】利九竅，通血脉，排膿，治血。藏器。止鼻洪吐血，産後心腹痛。産婦可作蔬菜食，佳。大明。

子。【主治】婦人三十六疾。千金方承澤丸中用之。

馬蘭日華

【釋名】紫菊。【時珍曰】其葉似蘭而大，其花似菊而紫，故名。俗稱物之大者爲馬也。

【集解】【藏器曰】馬蘭生澤旁，如澤蘭而氣臭，楚辭〔一〕以惡草喻惡人。北人見其花呼爲紫菊，以其似單瓣菊花而紫也。又有山蘭，生山側，似劉寄奴，葉無椏，不對生，花心微黄赤，亦大破〔二〕血，皆可用。【時珍曰】馬蘭，湖澤卑濕處甚多，二月生苗，赤莖白根，長葉有刻齒，狀似澤蘭，但不香爾。南人多采汋晒乾爲蔬及饅餡。入夏高二三尺，開紫花，花罷有細子。楚辭無馬蘭之名，陳氏指爲惡草，何據？

根葉。【氣味】辛，平，無毒。【主治】破宿血，養新血，止鼻衄吐血。合金

〔一〕辭：原作「詞」。今據卷一引據古今經史百家書目改。
〔二〕破：此下原衍一「血」字。今從江西本删。

瘡，斷血痢，解酒疸及諸菌毒、蠱毒。生擣，塗蛇咬。（大明）主諸瘧及

腹中急痛，痔瘡。（時珍）

【發明】時珍曰：馬蘭辛平，能入陽明血分，故治血與澤蘭同功。近人用治痔漏云有效。春夏取生，秋冬取乾者。不用鹽

醋，白水煮食，并飲其汁。或以酒煮，焙研糊丸，米飲日日服之。

仍用煎水入鹽少許，日日熏洗之。醫學集成云：治痔用馬蘭

根擣傅片時，看肉平即

去之，稍遲恐肉反出也。

【附方】新六。諸瘧寒熱：赤脚馬蘭擣汁入水少許，發日早服，或入少糖亦可。（聖濟總錄）絞腸沙

痛：馬蘭根葉細嚼嚥汁，立安。（壽域神方）打傷出血：竹節草即馬蘭，同旱蓮草、松香、皂子葉即柜子葉，冬

用皮，爲末搽入刀口。（摘玄方）喉痺口緊：用地白根即馬蘭根，或葉擣汁，入米醋少許，滴鼻孔中，或灌喉中，取

痰自開。（孫一松試效方）水腫尿澀：馬蘭菜一虎口，黑豆、小麥各一撮，酒、水各一鍾，煎一鍾，食前溫服以利小

水，四五日愈。（楊起簡便方）○纏蛇丹毒：馬蘭、甘草擂醋搽之。（濟急方）

【附錄】麻伯（別錄）別錄有名未用曰：味酸，無毒。主益氣出汗。一名君莒，一名衍草，一名道止，一名自死。生平陵。如蘭，葉

黑厚白裹莖，實赤黑。九月采根。相烏（又曰）味苦。主陰痿。一名烏葵。如蘭香天，赤莖。生山陽。五月十五日采，陰乾。

瘡，斷血痢，解酒疸及諸菌毒、蠱毒。生擣，塗蛇咬。大明。主諸瘧及腹中急痛，痔瘡。時珍。

【發明】【時珍曰】馬蘭辛平，能入陽明血分，故治血與澤蘭同功。近人用治痔漏云有效，春夏取生，秋冬取乾者，不用鹽醋，白水煮食，并飲其汁。或以酒煮焙研，糊丸，米飲日日服之。仍用煎水入鹽少許，日日熏洗之。醫學集成云：治痔用馬蘭根，擣傅片時，看肉平即去之。稍遲，恐肉反出也。

【附方】新六。諸瘧寒熱。赤脚馬蘭擣汁，入水少許，發日早服。或入少糖亦可。聖濟總録。絞腸沙痛。馬蘭根葉，細嚼嚥汁，立安。壽域神方。打傷出血。竹節草即馬蘭，同旱蓮草、松香、皂子葉即柜子葉，冬用皮，爲末，搽入刀口。摘玄方。喉痺口緊。用地白根即馬蘭根，或葉擣汁，入米醋少許〔一〕，滴鼻孔中，或灌喉中，取痰自開。孫一松試效方。水腫尿澀。馬蘭菜一虎口，黑豆、小麥各一撮，酒、水各一鍾，煎一鍾，食前温服以利小水，四五日愈。○楊起簡便方。纏蛇丹毒。馬蘭、丹草擂醋搽之。濟急方。

【附録】麻伯。【別録有名未用曰】味酸，無毒。主益氣，出汗。一名君莒，一名衍草，一名道止，一名自死。生平陵，如蘭，葉黑厚白裏莖，實赤黑，九月采根。相烏〔二〕。【又曰】味苦。主陰痿。一名烏葵。如蘭香，赤莖，生山陽，五月十五日采，陰乾。天

〔一〕許：原作「許」。今從江西本改。
〔二〕烏：原作「烏」。今據證類卷三十有名未用相烏改。下一「烏」字同，不另注。

雄草【又曰】味甘溫無毒主益氣陰痿久生 益奶草【拾遺】【藏器曰】味苦平無毒主五痔脫肛止血炙令香浸酒服之生嘉山谷葉如澤蘭莖赤高二三尺也

香薷 音柔○別錄中品 【校正】自菜部移入此

【釋名】香菜 食療 香茸 同上 香菜 千金 蜜蜂草 綱目 【時珍曰】薷本作菜玉篇云葇菜蘇之類是也其氣香其葉柔故以名之草初生曰茸孟詵食療作香戎者非是俗呼蜜蜂草象其花房也

【集解】【弘景曰】家家有此作菜生食十月中取乾之【頌曰】所在皆種但北土差少似白蘇而葉更細壽春及新安皆有之彼間又有一種石香菜生石上莖葉更細色黃而辛香彌甚用之尤佳吳人以為茵蔯用之【宗奭曰】香薷生山野間荊湖南北二川皆有之汴洛作圃種之暑月亦作蔬菜葉如茵蔯花茸紫連邊成穗凡四五十房為一穗如荊芥穗別是一種香氣【時珍曰】香薷有野生有家蒔中州人三月種之呼為香菜以充蔬品丹溪朱氏惟取大葉者為良而細葉者香烈更甚今人多用之方莖尖葉有刻缺頗似黃荊葉而小九月開紫花成穗有細子細葉者僅高數寸葉如落帚葉即石香薷也

【修治】【斅曰】凡采得去根留葉剉曝乾勿令犯火服至十兩一生不得食白山桃也【時珍曰】八九月開花著穗時采之陰乾入用

雄草。【又曰】味甘，温，無毒。主益氣，陰痿。生山澤中，狀如蘭，實如大豆，赤色。益嬭草拾遺。【藏器曰】味苦，平，無毒。主五痔脱肛，止血，炙令香，浸酒服。生永嘉山谷，葉如澤蘭，莖赤，高二三尺也。

香薷音柔○別録中品

【校正】自菜部移入此。

【釋名】香菜食療、香茸同上、香菜千金、蜜蜂草綱目。【時珍曰】薷，本作葇。玉篇云：葇，菜蘇之類是也。其氣香，其葉柔，故以名之。草初生曰茸，孟詵食療作香戎者，非是。俗呼蜜蜂草，象其花房也。

【集解】【弘景曰】家家有此，作菜生食，十月中取，乾之。【頌曰】所在皆種，但北土差少，似白蘇而葉更細，壽春及新安皆有之。彼間又有一種石香菜，生石上，莖葉更細，色黄而辛香彌甚，用之尤佳。吴人以爲茵蔯用之。【宗奭曰】香薷生山野間，荆、湖南北、二川皆有之。汴、洛作圃種之，暑月亦作蔬菜。葉如茵蔯，花茸紫，連〔一〕邊成穗，凡四五十房爲一穗，如荆芥穗，别是一種香氣。【時珍曰】香薷有野生，有家蒔。中州人三月種之，呼爲香菜，以充蔬品。丹溪朱氏惟取大葉者爲良，而細葉者香烈更甚，今人多用之。方莖，尖葉有刻缺，頗似黄荆葉而小，九月開紫花成穗。有細子細葉者，僅高數寸，葉如落帚葉，即石香薷也。【修治】【斅曰】凡采得，去根留葉，剉，曝乾，勿令犯火。服至十兩，一生不得食白山桃也。【時珍曰】八九月開花着穗時采之，陰乾入用。

〔一〕連：本草衍義卷十九香薷原作「在一」。

氣味辛微溫無毒主治霍亂腹痛吐下散水腫別錄去熱風卒轉筋者煮汁頓服半升即止爲末水服止鼻衄孟詵下氣除煩熱療嘔逆冷氣大明春月煮飲代茶可無熱病調中溫胃含汁漱口去臭氣汪頴主腳氣寒熱時珍

發明弘景曰霍亂煮飲無不瘥者作煎除水腫尤良頌曰霍亂轉筋者單煮服之若四肢煩冷汗出而渴者加蓼子同煮服震亨曰香薷屬金與水有徹上徹下之功解暑利小便又治水甚捷以大葉者濃煎丸服肺得之清化行而熱自降也時珍曰世醫治暑病以香薷飲爲首藥然暑有乘涼飲冷致陽氣爲陰邪所遏遂病頭痛發熱惡寒煩躁口渴或吐或瀉霍亂者宜用此藥以發越陽氣散水和脾若飲食不節勞役作喪之人傷暑大熱大渴汗泄如雨煩躁喘促或瀉或吐者乃勞倦內傷之證必用東垣清暑益氣湯人參白虎湯之類以瀉火益元可也若用香薷之藥是重虛其表而又濟之以熱矣蓋香薷乃夏月解表之藥如冬月之用麻黃氣虛者尤不可多服而今人不知暑傷元氣不拘有病無病槩用代茶謂能辟暑真癡前說夢也且其性溫不可熱飲反致吐逆飲者惟宜冷服則無拒格之患其治水之功果有奇效一士妻自腰以下胕腫面目亦腫喘急欲死不能伏枕大便溏泄小便短少服藥罔效時珍診其脈沉而大沉主水大主

【氣味】辛，微温，無毒。【主治】霍亂腹痛吐下，散水腫。別録。去熱風。卒轉筋者，煮汁頓服半升，即止。爲末水服，止鼻衄。孟詵。下氣，除煩熱，療嘔逆冷氣。大明。春〔一〕月煮飲代茶，可無熱病，調中温胃。含汁漱口，去臭氣。汪穎。主脚氣寒熱。時珍。

【發明】【弘景曰】霍亂煮飲無不瘥者，作煎除水腫尤良。【頌曰】霍亂轉筋者，單煮服之。若四肢煩冷，汗出而渴者，加蓼子同煮服。【震亨曰】香薷屬金與水，有徹上徹下之功，解暑利小便，又治水甚捷，以大葉者濃煎丸服。肺得之，清化行而熱自降也。【時珍曰】世醫治暑病，以香薷飲爲首藥。然暑有乘涼飲冷，致陽氣爲陰邪所遏，遂病頭痛，發熱惡寒，煩躁口渴，或吐或瀉，或霍亂者，宜用此藥，以發越陽氣，散水和脾。若飲食不節，勞役作喪之人，傷暑大熱大渴，汗泄如雨，煩躁喘促，或瀉或吐者，乃勞倦内傷之證，必用東垣清暑益氣湯、人參白虎湯之類，以瀉火益元可也。若用香薷之藥，是重虚其表，而又濟之以熱矣。蓋香薷乃夏月解表之藥，如冬月之用麻黄，氣虚者尤不可多服。而今人不知暑傷元氣，不拘有病無病，概用代茶，謂能辟暑，真癡前説夢也。且其性温，不可熱飲，反致吐逆。飲者惟宜冷服，則無拒格之患。其治水之功果有奇效。一人〔二〕妻自腰以下胕腫，面目亦腫，喘急欲死，不能伏枕，大便溏泄，小便短少，服藥罔效。時珍診其脉沉而大，沉主水，大主

〔一〕春：食物本草卷一香薷作「夏」。
〔二〕人：原作「十」。今從錢本改。

虛乃病後胃風所致是名風水也用千金神秘湯加麻黄一服喘定十之五再以胃苓湯吞深師薷术丸二日小便長腫消十之七調理數日全安盖見古人方皆有至理但神而明之存乎其人而已

附方 舊四 新六

一切傷暑 和劑局方香薷飲治暑月臥濕當風或生冷不節真邪相干便致吐利或發熱頭痛體痛或心腹痛或轉筋或乾嘔或四肢逆冷或煩悶欲死並主之用香薷一斤厚朴薑汁炙白扁豆微炒各半斤剉散每服五錢水二盞酒半盞煎一盞水中沉冷連進二服立效○活人書去扁豆入黄連四兩薑汁同炒黄色用

水病洪腫 胡洽居士香薷煎用乾香薷五十斤剉入釜中以水淹過三寸煮使氣力都盡去滓澄之微火煎至可丸丸如梧子大一服五丸日三服日漸增之以小便利則愈 蘇頌圖經本草

通身水腫 深師薷术丸治暴水風水氣水通身皆腫服至小便利為效用香薷葉一斤水一斗熬極爛去滓再熬成膏加白术末七兩和丸梧子大每服十丸米飲下日五夜一服 外臺秘要

四時傷寒 不正之氣用水香薷為末熱酒調服一二錢取汗 衛生易簡方

心煩脇痛 連胸欲死者香薷擣汁一二升服 肘後方

鼻衄不止 香薷研末水服一錢 聖濟總錄

舌上出血 如鑽孔者香薷煎汁服一升日三服 肘後方

口中臭氣 香薷一把煎汁含之 千金方

小兒髮遲 陳香薷二兩水一盞煎汁三分入猪脂半兩和勻日日塗之 永類鈐方

白禿慘

虛，乃病後冒風所致，是名風水也。用千金神秘湯加麻黄，一服喘定十之五。再以胃苓湯吞深師薷术丸，二日小便長，腫消十之七，調理數日全安。益見古人方皆有至理，但神而明之，存乎其人而已。

【附方】舊四，新六。一切傷暑。和劑局方香薷飲：治暑月卧濕當風，或生冷不節，真邪相干，便致吐利，或發熱頭痛體痛，或心腹痛，或轉筋，或乾嘔，或四肢逆冷，或煩悶欲死，並主之。用香薷一斤，厚朴薑汁炙，白扁豆微炒，各半斤，剉散，每服五錢，水二盞，酒半盞，煎一盞，水中沉冷，連進二服，立效。○活人書去扁豆，入黄連四兩，薑汁同炒黄色用。水病洪腫。胡洽居士香薷煎：用乾香薷五十斤，剉，入釜中，以水淹過三寸，煮使氣力都盡，去滓澄之。微火煎至可丸，丸如梧子大。一服五丸，日三服，日漸增之，以小便利則愈。蘇頌圖經本草。通身水腫。深師薷术丸：治暴水、風水、氣水，通身皆腫，服至小便利爲效。用香薷葉一斤，水一斗，熬極爛去滓，再熬成膏，加白术末七兩，和丸梧子大。每服十丸，米飲下，日五、夜一服。外臺秘要。四時傷寒，不正之氣。用水香薷爲末。熱酒調服一二錢，取汗。衛生易簡方。心煩脇痛連胸欲死者。香薷搗汁一二升服。肘後。鼻衄不止。香薷研末，水服一錢。聖濟總録。舌上出血如鑽孔者。香薷煎汁服一升，日三服。肘後方。口中臭氣。香薷一把，煎汁含之。千金方。小兒髮遲。陳香薷二兩，水一盞，煎汁三分，入猪脂半兩，和匀，日日塗之。永類鈐方。白禿慘

痛即上方入胡粉和塗之子母秘錄

石香葇宋開寶附

【釋名】石蘇

【集解】志曰石香葇生蜀郡陵榮資簡州及南中諸處生山巖石縫中二月八月采苗莖花實俱可用宗奭曰處處有之但山中臨水附崖處或有之不必山巖石縫也九月十月尚有花時珍曰香薷石香薷一物也但隨所生而名爾生平地者葉大崖石者葉細可通用之

【氣味】辛香溫無毒【主治】調中溫胃止霍亂吐瀉心腹脹滿腹痛腸鳴開寶功比香薷更勝蕭炳制硫黃時珍

爵牀本經中品

【釋名】爵麻吳普香蘇別錄赤眼老母草唐本時珍曰爵牀不可解按吳氏本草作爵麻甚通

【集解】別錄曰爵牀生漢中川谷及田野恭曰此草生平澤熟田近道旁似香葇葉長而大或如荏且細俗名赤眼老母草時珍曰原野甚多方莖對節與大葉香薷一樣但香薷搓之氣香而爵牀搓之不香微臭以此爲別

痛。即上方入胡粉，和塗之。子母秘録。

石香菜宋開寶附

【釋名】石蘇。

【集解】【志曰】石香菜生蜀郡陵、榮、資、簡州，及南中諸處，生山巖石縫中，二月、八月采。苗莖花實俱可用。【宗奭曰】處處有之。但山中臨水附厓處或有之，不必山巖石縫也。九月、十月尚有花。【時珍曰】香薷、石香薷，一物也，但隨所生而名爾。生平地者葉大，厓石者葉細，可通用之。

【氣味】辛香，温，無毒。【主治】調中温胃，止霍亂吐瀉，心腹脹滿，腹痛腸鳴。開寶。功比香薷更勝。蕭炳。制硫黄。時珍。

爵牀本經中品

【釋名】爵麻吴普、香蘇別録、赤眼老母草唐本。【時珍曰】爵牀不可解。按吴氏本草作爵麻，甚通。

【集解】【別録曰】爵牀生漢中川谷及田野。【恭曰】此草生平澤熟〔一〕田近道旁，似香菜，葉長而大，或如荏且細，俗名赤眼老母草。【時珍曰】原野甚多。方莖對節，與大葉香薷一樣。但香薷搓之氣香，而爵牀搓之不香微臭，以此爲別。

〔一〕熟：原作「熱」。今據證類卷九爵牀改。

莖葉【氣味】鹹，寒，無毒。時珍曰：微辛。【主治】腰脊痛不得掊拼俛仰艱難，除熱，可作浴湯。本經。療血脹下氣，治坎瘡，搗汁塗之，立瘥。蘇恭

赤車使者 唐本草

【釋名】小錦枝 炮炙論

【集解】【恭曰】赤車使者苗似香葇、蘭香，葉莖赤，根紫赤色，八月、九月采根，日乾。【保昇曰】生荊州、襄州，根紫如蒨根，二月、八月采。【時珍曰】此與爵牀相類，但以根色紫赤為別爾。

根【修治】【斅曰】此草原名小錦枝，凡用並粗搗，以七歲童子小便拌蒸，晒乾入藥。

【氣味】辛，苦，溫，有毒。【權曰】有小毒。【主治】風冷邪疰，蠱毒，癥瘕，五臟積氣。蘇恭。治惡風冷氣，服之悅澤肌皮，好顏色。甄權

【發明】【頌曰】古方治大風風痺有赤車使者酒，今人稀用，鮮有識者。【時珍曰】上古辟瘟疫邪氣有赤車使者丸，此藥不怪，苟加詢采，必能得之。但古今名稱或不同耳。

假蘇 本經中品【校正】自菜部移入此。

莖葉。【氣味】鹹，寒，無毒。【時珍曰】微辛。【主治】腰脊痛，不得揞[一]牀，俛仰艱難，除熱，可作浴湯。本經。療血脹下氣。治杖瘡，搗汁塗之立瘥。蘇恭。

赤車使者唐本草

【釋名】小錦枝炮炙論。

【集解】【恭曰】赤車使者，苗似香葇、蘭香，葉莖赤，根紫赤色，八月、九月采根，日乾。【保昇曰】生荆州、襄州，根紫如蒨根，二月、八月采。【時珍曰】此與爵牀相類，但以根色紫赤爲別爾。

根。【修治】【斅曰】此草原名小錦枝，凡用並粗搗，以七歲童子小便拌蒸，晒乾入藥。

【氣味】辛、苦，温，有毒。【權曰】有小毒。【主治】風冷邪疰，蠱毒癥瘕，五臟積氣。蘇恭。治惡風冷氣。服之悦澤肌皮，好顔色。甄權。

【發明】【頌曰】古方治大風風痺，有赤車使者酒。今人稀用，鮮有識者。【時珍曰】上古辟瘟疫邪氣，有赤車使者丸，此藥不怪，苟加詢采，必能得之，但古今名稱或不同耳。

假蘇本經中品

【校正】自菜部移入此。

〔一〕揞：證類卷九爵牀作「着」。皆通。

【釋名】薑芥（別錄）荊芥（吳普）鼠蓂（本經○弘景曰假蘇方藥不復用
恭曰此即菜中荊芥也薑芥聲訛爾先居草部今錄入菜部（士良曰荊芥本草呼為假蘇假蘇
又別是一物葉銳多野生以香氣似蘇故呼為蘇（頌曰醫官
陳巽言江左人謂假蘇荊芥實兩物蘇恭以本草一名薑芥
荊薑聲訛謂為荊芥非矣（時珍曰按吳普本草云假蘇一名
荊芥葉似落藜而細蜀中生啖之普乃東漢末人去別錄時
未遠其言當不謬故唐人蘇恭祖其說而陳士良蘇頌復啟
為兩物之疑亦臆說爾曰蘇曰薑曰
芥皆因氣味辛香如蘇如薑如芥也

【集解】別錄曰假蘇生漢中川澤（頌曰今處處有之葉似落藜
而細切生香辛可啖人取作生菜古方稀用近世醫家
為要藥並取花實成穗者曝乾入藥又有胡荊芥俗呼新羅
荊芥又有石荊芥生山石間體性相近入藥亦同（時珍曰荊
芥原是野生今為世用遂多栽蒔二月布子生苗炒食辛香
方莖細葉似獨帚葉而狹小淡黃綠色八月開小花作穗成
房房如紫蘇房內有細子如葶
藶子狀黃赤色連穗收采用之

【正誤】藏器曰張鼎食療本草荊芥一名菥蓂誤矣菥蓂自有
本條見草部（時珍曰汪機本草會編言假蘇是白蘇芥
誤矣白蘇乃
荏也見後

莖穗【氣味】辛溫無毒（詵曰作菜食久動渴疾熏人五藏
神○反驢肉無鱗魚詳後發明下

【釋名】薑芥別録、荆芥吴普、鼠蓂本經。○【弘景曰】假蘇方藥不復用。【恭曰】此即菜中荆芥也，薑、芥聲訛爾。先居草部，今録入菜部。【士良曰】荆芥，本草呼爲假蘇。假蘇又別是一物，葉鋭圓〔一〕，多野生，以香氣似蘇，故呼爲蘇。【頌曰】醫官陳巽，言〔二〕江左人，謂假蘇、荆芥實兩物，蘇恭以本草一名薑芥，荆、薑聲訛，謂爲荆芥，非矣。【時珍曰】按吴普本草云：假蘇一名荆芥，葉似落藜而細，蜀中生噉之。普乃東漢末人，去別録時未遠，其言當不謬，故唐人蘇恭祖其説。而陳士良、蘇頌復啓爲兩物之疑，亦臆説爾。曰蘇、曰薑、曰芥，皆因氣味辛香，如蘇、如薑、如芥也。

【集解】【別録曰】假蘇生漢中川澤。【頌曰】今處處有之。葉似落藜而細，初生香辛可噉，人取作生菜。古方稀用，近世醫家爲要藥。並取花實成穗者，曝乾入藥。又有胡荆芥，俗呼新羅荆芥。又有石荆芥，生山石間。體性相近，入藥亦同。【時珍曰】荆芥原是野生，今爲世用，遂多栽蒔。二月布子生苗，炒食辛香。方莖細葉，似獨帚葉而狹小，淡黄緑色。八月開小花，作穗成房，房如紫蘇房，内有細子如葶藶子狀，黄赤色，連穗收采用之。

【正誤】【藏器曰】張鼎食療本草「荆芥一名析蓂」，誤矣。菥蓂自有本條，見草部。【時珍曰】汪機本草會編言「假蘇是白蘇」，亦誤矣。白蘇乃荏也。見後。

莖穗。【氣味】辛，温，無毒。【詵曰】作菜食久，動渴疾，熏人五臟神。○反驢肉、無鱗魚，詳後「發明」下。

〔一〕圓：原脱。今據證類卷二十八假蘇補。
〔二〕言：同上原作「處」。另證類卷五硇砂引「陳巽」方，故「巽處」非陳氏名。

主治寒熱鼠瘻瘰癧生瘡破結聚氣下瘀血除濕疸本經去邪除勞渴冷風出汗煮汁服之擣爛醋和傅丁腫腫毒藏器單用治惡風賊風口面喎斜遍身𤸷痺心虛忘事益力添精辟邪毒氣通利血脉傳送五臟不足氣助脾胃甄權主血勞風氣壅滿背脊疼痛虛汗理丈夫脚氣筋骨煩疼及陰陽毒傷寒頭痛頭旋目眩手足筋急士良利五臟消食下氣醒酒作菜生熟皆可食并煎茶飲之以豉汁煎服治暴傷寒能發汗日華治婦人血風及瘡疥爲要藥蘇頌產後中風身强直研末酒服孟詵散風熱清頭目利咽喉消瘡腫治項强目中黑花及生瘡陰癩吐血衄血下血血痢崩中痔漏時珍

【發明】元素曰荆芥辛苦氣味俱薄浮而升陽也好古曰肝經氣分藥也能搜肝氣時珍曰荆芥入足厥陰經氣分其功長於祛風邪散瘀血破結氣消瘡毒蓋厥陰乃風木也主血而相火寄之故風病血病瘡病爲要藥其治風也賈丞相

【主治】寒熱鼠瘻瘰癧，生瘡，破結聚氣，下瘀血，除濕痺〔一〕。本經。去邪，除勞渴冷氣，出汗，煮汁服之。擣爛醋和，傅丁腫腫毒。藏器。單用治惡風賊風，口面喎斜，遍身𤸷痺，心虚忘事，益力添精，辟邪毒氣，通利血脉，傳送五臟不足氣，助脾胃。甄權。主血勞，風氣壅滿，背脊疼痛，虚汗，理丈夫脚氣，筋骨煩疼，及陰陽毒，傷寒頭痛，頭旋目眩，手足筋急。士良。利五臟，消食下氣，醒酒。作菜生熟皆可食，并煎茶飲之。以豉汁煎服，治暴傷寒，能發汗。日華。治婦人血風及瘡疥爲要藥。蘇頌。産後中風身强直，研末酒服。孟詵〔二〕。散風熱，清頭目，利咽喉，消瘡腫，治項强，目中黑花，及生瘡，陰癲，吐血衄血，下血血痢，崩中，痔漏。時珍。

【發明】【元素曰】荆芥辛苦，氣味俱薄，浮而升，陽也。【好古曰】肝經氣分藥也，能搜肝氣。【時珍曰】荆芥入足厥陰經氣分，其功長於祛風邪，散瘀血，破結氣，消瘡毒。蓋厥陰乃風木也，主血，而相火寄之，故風病、血病、瘡病爲要藥。其治風也，賈丞相

〔一〕痺：原作「痘」。今據證類卷二十八假蘇改。
〔二〕孟詵：此條見證類卷二十八假蘇出「陳藏器」，非出孟詵。

稱爲再生丹，許學士謂有神聖功，戴院使許爲産後要藥，蕭存敬呼爲一捻金，陳無擇隱爲舉卿古拜散，夫豈無故而得此隆譽哉。按唐韻荊字舉卿切，芥字古拜切，蓋二字之反切，隱語以秘其方也。○又曰：荊芥反魚蟹河豚之說，本草醫方並未言及，而稗官小說往往載之。按李廷飛延壽書云：凡食一切無鱗魚，忌荊芥；食黃鱨魚後食之，令人吐血，惟地漿可解；與蟹同食，動風。又蔡絛鐵圍山叢話云：予居嶺嶠，見食黃顙魚犯薑芥者立死，甚於鉤吻。洪邁夷堅志云：吳人魏幾道啖黃顙魚羹後，采荊芥和茶飲，少頃足痒，上徹心肺，狂走，足皮欲裂，急服藥，兩日乃解。陶九成輟耕錄云：凡食河豚，不可服荊芥藥，大相反。予在江陰見一儒者因此喪命。常航細談云：凡服荊芥風藥，忌食魚。楊誠齋曾見一人立致於死也。時珍按：荊芥乃日用之藥，其相反如此，故詳錄之，以爲警戒。又物類相感志言：河豚用荊芥同煮，三五次換水，則無毒。其說與諸書不同，何哉？大抵養生者寧守前說爲戒可也。

附方舊四，新二十七。

頭項風強：八月後取荊芥穗作枕，及鋪牀下，立春日去之。千金方。

風熱頭痛：荊芥穗、石膏等分，爲末。每服二錢，茶調下。永類鈐方。

風熱牙痛：荊芥根、烏桕根、蔥根等分，煎湯頻含漱之。

小兒驚癇：百二十種。用荊芥穗二兩，白礬半生半枯一兩，爲末，糊丸黍米大，朱砂爲衣。每薑湯下二十丸，日二服。醫學集成。

○一切偏風：口眼喎斜。用青荊芥一斤，青薄荷一斤，同入砂盆內研爛，生絹絞汁於磁

稱爲再生丹，許學士謂有神聖功，戴院使許爲産後要藥，蕭存敬呼爲一捻金，陳無擇隱爲舉卿古拜散。夫豈無故而得此隆譽哉？按唐韻：荆字舉卿切，芥字古拜切。蓋二字之反切，隱語以秘其方也。○【又曰】荆芥反魚蟹河豚之説，本草醫方並未言及，而稗官小説往往載之。按李廷〔一〕飛延壽書云，凡食一切無鱗魚，忌荆芥。食黄鱨魚後食之，令人吐血，惟地漿可解。與蟹同食，動風。又蔡絛鐵圍〔二〕山叢話云：予居嶺嶠，見食黄顙魚犯薑芥者立死，甚於鈎吻。洪邁夷堅志云：吴人魏幾道，啖黄顙魚羹後，采荆芥和茶飲。少頃足痒，上徹心肺，狂走，足皮欲裂，急服藥，兩日乃解。陶九成輟耕録云：凡食河豚，不可服荆芥藥，大相反。予在江陰見一儒者，因此喪命。葦航紀談〔三〕云：凡服荆芥風藥，忌食魚。楊誠〔四〕齋曾見一人，立致於死也。時珍按：荆芥乃日用之藥，其相反如此，故詳録之，以爲警戒。又按物類相感志言：河豚用荆芥同煮，三五次换水，則無毒。其説與諸書不同，何哉？大抵養生者，寧守前説爲戒可也。

【附方】舊四，新二十七。頭項風强。八月後取荆芥穗作枕及鋪牀下，立春日去之。千金方。風熱頭痛。荆芥穗、石膏等分，爲末。每服二錢，茶調下。永類鈐方。風熱牙痛。荆芥根、烏桕根、葱根等分，煎湯頻含漱之。小兒驚癇。一百二十種。用荆芥穗二兩，白礬半生半枯一兩，爲末，糊丸黍米大，朱砂爲衣。每薑湯下二十丸，日二服。○醫學集成。一切偏風。口眼喎斜。用青荆芥一斤，青薄荷一斤，同入砂盆内研爛，生絹絞汁，於瓷〔五〕

〔一〕廷：據元史卷一百九十七李鵬飛傳當作「鵬」。
〔二〕圍：原脱。今據卷一引據古今經史百家書目補。
〔三〕葦航紀談：原作「韋航細談」。今據千頃堂書目卷十五改。
〔四〕誠：原作「城」。今據宋史楊萬里傳改。
〔五〕於瓷：原字缺損。今從江西本補正。

器中煎成膏濾去滓三分之一將二分日乾爲末以膏和丸
梧子大每服三十丸白湯下早暮各一服忌動風物經驗

方**中風口噤**荊芥穗爲末酒服二錢立愈名荊芥散賈似道
云此方出曾公談録前後用之甚驗其子名頊

者病此已革服之
立定真再生丹也**產後中風**華佗愈風散治婦人產後中風
口噤手足瘛瘲如角弓或產後
血運不省人事四肢強直或心眼倒築吐瀉欲死用荊芥穗
子微焙爲末每服三錢豆淋酒調服或童子小便服之口噤
則挑齒灌之斷噤則灌入鼻中其效如神大抵產後太暴則
汗出而腠理疏則易於中風也○時珍曰此方諸書盛稱其
妙姚僧坦集驗方以酒服名如聖散云藥下可立待應效陳
氏方名舉卿古拜散蕭存敬方用古老錢煎湯服名一捻金
王貺指迷方加當歸等分水煎服許叔微本事方云此藥委
有奇效神聖之功一婦人產後睡久及醒則昏昏如醉不省
人事醫用此藥及交加散云服後當睡必以左手搔頭用之
果然昝殷產寶方云此病多因怒氣傷肝或憂氣內鬱或坐
草受風而成急宜服此藥也戴原禮證治要
訣名獨行散賈似道悅生隨抄呼爲再生丹**產後迷悶**因怒
氣發
熱迷悶者獨行散用荊芥穗以新瓦半炒半生爲末童子小
便服一二錢若角弓反張以豆淋酒下或剉散童尿煎服極
妙蓋荊芥乃產後要藥而角弓反張乃婦人急
候得此證者十存一二而已戴原禮要訣**產後血運**築
心
眼倒風縮欲死者取乾荊芥穗擣篩末每用二錢七童子小
便一酒盞調匀熱服立效口噤者挑齒口閉者灌鼻中皆效

器中煎成膏。漉去滓三分之一，將二分日乾，爲末，以膏和丸梧子大。每服三十丸，白湯下，早暮各一服。忌動風物。經驗後〔一〕方。

中風口噤。荊芥穗爲末，酒服二錢，立愈，名荊芥散。賈似道云：此方出曾公談録，前後用之甚驗。其子名順者，病此已革，服之立定，真再生丹也。**産後中風**。華佗愈風散：治婦人産後中風口噤，手足瘛瘲如角弓，或産後血運，不省人事，四肢强直，或築心眼倒〔二〕，吐瀉欲死。用荊芥穗子，微焙爲末。每服三錢，豆淋酒調服，或童子小便服之。口噤則挑齒灌之，齗噤則灌入鼻中，其效如神。大抵産後太暖〔三〕，則汗出而腠理疏，則易於中風也。○【時珍曰】此方諸書盛稱其妙。姚僧坦集驗方以酒服，名如聖散，云藥下可立待應效。陳氏方名舉卿古拜散。蕭存敬方用古老錢煎湯服，名一捻金。王貺指迷方加當歸等分，水煎服。許叔微本事方云：此藥委有奇效神聖之功。一婦人産後睡久，及醒則昏昏如醉，不省人事。醫用此藥及交加散，云服後當睡，必以左手搔頭，用之果然。咎殷産寶方云：此病多因怒氣傷肝，或憂氣内鬱，或坐草受風而成，急宜服此藥也。戴原禮證治要訣名獨行散。賈似道悦生隨抄呼爲再生丹。**産後迷悶**，因怒氣發熱迷悶者。獨行散：用荊芥穗，以新瓦半炒半生爲末，童子小便服一二錢。若角弓反張，以豆淋酒下。或剉散，童尿煎服極妙。蓋荊芥乃産後要藥，而角弓反張乃婦人急候，得此證者，十存一二而已。戴原禮要訣。**産後血運**，築心眼倒，風縮欲死者。取乾荊芥穗擣篩末，每用二錢匕，童子小便一酒盞，調匀熱服，立效。口噤者挑齒，口閉者灌鼻中，皆效。

〔一〕後：原脱。今據證類卷二十八假蘇補。
〔二〕築心眼倒：原作「心眼倒築」。今據改同上。
〔三〕暖：原作「眩」。今據本事方卷十愈風散改。

近世名醫用之無不如神也圖經本草產後血眩風虛精神昏冒荊芥穗一兩三錢桃仁五錢去皮尖炒為
末水服三錢若喘加杏仁去皮尖炒甘草炒各三錢保命集產後下痢大荊芥四五穗於盞內燒存性不得
犯油火入麝香少許以沸湯些須調下此藥雖微能愈大病不可忽之深師方產後鼻衄荊芥焙研末童
子小便服二錢海上方也婦人良方九竅出血荊芥煎酒通口服之直指方口鼻出血如湧
泉因酒色太過者荊芥燒研陳皮湯服二錢不過二服也吐血不止經驗方用荊芥連根洗搗汁半盞服乾穗
為末亦可○聖惠方用荊芥穗為末生地黃汁調服二錢小便尿血荊芥縮砂等分為末糯米飲下三錢日三
集簡方崩中不止荊芥穗於麻油燈上燒焦為末毎服二錢童子小便服此夏太君娘娘方也婦人良方
痔漏腫痛荊芥煮湯日日洗之簡易方大便下血經驗方用荊芥炒為末毎米飲服二錢婦人用
酒下亦可拌麪作餛飩食之○簡便方用荊芥二兩槐花一兩同炒紫為末毎服三錢清茶送下小兒脫肛
荊芥皂角等分煎湯洗之以鐵漿塗上亦治子宮脫出經驗方陰㿗腫痛荊芥穗瓦焙為散酒服二錢即
消壽域神方小兒臍腫荊芥煎湯洗淨以煨葱刮薄出火毒貼之即消海上方瘰癧潰爛癧洛
牽至胸前兩腋塊如茄子大或牽至兩肩上四五年不能療者皆治之其驗如神武進縣朱守仁傳云其項不能回頭用

近世名醫用之，無不如神也。圖經本草。產後血眩風虛，精神昏冒。荆芥穗一兩三錢，桃仁五錢去皮尖炒，爲末，水服三錢。若喘，加杏仁去皮尖炒，甘草炒，各三錢。保命集。產後下痢。大荆芥四五穗，於盞内燒存性，不得犯油火，入麝香少許，以沸湯些須調下。此藥雖微，能愈大病，不可忽之。深師方。產後鼻衄。荆芥焙，研末，童子小便服二錢，海上方也。婦人良方。九竅出血。荆芥煎酒，通口服之。直指方。口鼻出血如涌泉，因酒色太過者。荆芥燒研，陳皮湯服二錢，不過二服也。吐血不止。經驗方用荆芥連根洗，搗汁半盞服。乾穗爲末亦可。○聖惠方用荆芥穗爲末，生地黄汁調服二錢。小便尿血。荆芥、縮砂等分，爲末。糯米飲下三錢，日三。集簡方。崩中不止。荆芥穗於麻油燈上燒焦，爲末。每服二錢，童子小便服。此夏太君娘娘方也。婦人良方。痔漏腫痛。荆芥煮湯，日日洗之。簡易方。大便下血。經驗方用荆芥炒，爲末。每米飲服二錢，婦人用酒下，亦可拌麪作餛飩食之。○簡便方用荆芥二兩，槐花一兩，同炒紫，爲末。每服三錢，清茶送下。小兒脱肛。荆芥、皂角等分，煎湯洗之，以鐵漿塗上。亦治子宫脱出。經驗方。陰癩腫痛。荆芥穗瓦焙，爲散，酒服二錢，即消。壽域神方。小兒臍腫。荆芥煎湯洗净，以煨葱刮薄出火毒，貼之即消。海上方。瘰癧潰爛。癧瘡牽〔一〕至胸前兩腋，塊如茄子大，或牽至兩肩上，四五年不能療者，皆治之，其驗如神。武進縣朱守仁傳，云其項不能回頭，用

〔一〕牽：原为墨丁。今從江西本補。

此數目蹙可如瘡爛破者用荆芥根下一段剪碎煎沸湯温洗良久看爛破處紫黑以針一刺去血再洗三四次愈用樟腦雄黄等分爲末麻油調掃上出水次日再洗再掃以愈爲度 活法机要

丁腫諸毒 荆芥一握切以水五升煮取二升分二服冷飲 藥性論

一切瘡疥 荆芥末以地黄自然汁熬膏和丸梧子大每服三十五丸茶酒下 普濟方

脚椏濕爛 荆芥葉搗傅之 簡便方

纏脚生瘡 荆芥燒灰葱汁調傅先以甘草湯洗之 摘玄方

小兒風寒 煩熱有痰不省人事荆芥穗半兩焙麝香片腦各一字爲末每茶服半錢大人亦治 普濟方

頭目諸疾 一切風疾血勞風氣頭痛頭旋目眩荆芥穗爲末每酒服三錢 龍樹論

癃閉不通 小腹急痛無問久新荆芥大黄爲末等分每温水服三錢小便不通大黄減半大便不通荆芥減半名倒換散 普濟方

薄荷唐本草

校正 自菜部移入此

釋名 菝蔄音跋活 蕃荷菜蕃音鄱 吳菝蔄食性 南薄荷衍義 金錢薄荷

時珍曰薄荷俗稱也陳士良食性本草作菝蔄楊雄甘泉賦作茇葀呂忱字林作茇苦則薄荷之爲訛稱可知矣孫思邈千金方作蕃荷又方音之訛也今人藥用多以蘇州者爲勝故陳士良謂之吳菝蔄以别胡菝蔄也宗奭曰世稱此爲南

此數日[一]減可。如瘡爛破者，用荆芥根下一段剪碎，煎沸湯温洗。良久，看爛破處紫黑，以針一刺去血，再洗三四次愈。用樟腦、雄黄等分，爲末，麻油調，掃上出水。次日再洗再掃，以愈爲度。活法機要。丁腫諸毒。荆芥一握切，以水五升，煮取二升，分二服冷飲。藥性論。一切瘡疥。荆芥末，以地黄自然汁熬膏，和丸梧子大。每服三五十[二]丸，茶、酒任下。普濟方。脚椏濕爛。荆芥葉搗傅之。簡便方。纏脚生瘡。荆芥燒灰，葱汁調傅，先以甘草湯洗之。摘玄方。小兒風寒，煩熱有痰，不省人事。荆芥穗半兩焙，麝香、片腦各一字，爲末，每茶服半錢。大人亦治。普濟方。頭目諸疾。一切眼疾，血勞風氣，頭痛，頭旋目眩。荆芥穗爲末，每酒服三錢。龍樹論。癃閉不通，小腹急痛，無問久新。荆芥、大黄爲末，等分，每温水服三錢。小便不通，大黄減半；大便不通，荆芥減半。名倒换散。普濟方。

薄荷唐本草

【校正】自菜部移入此。

【釋名】菝蕳音跋活、蕃荷菜蕃音鄱、吴菝蕳食性、南薄荷衍義、金錢薄荷。【時珍曰】薄荷，俗稱也。陳士良食性本草作菝蕳，楊雄甘泉賦作茇葀，吕忱字林作茇苦，則薄荷之爲訛稱可知矣。孫思邈千金方作蕃荷，又方音之訛也。今人藥用多以蘇州者爲勝，故陳士良謂之吴菝蕳，以别胡菝蕳也。【宗奭曰】世稱此爲南

[一] 日：原作「目」。今據保命集卷下素問元氣五行稽考「治瘰疬方」改。
[二] 五十：原作「十五」。今據普濟方卷二百七十二諸瘡「荆芥丸」乙正。

薄荷為有一種龍腦薄荷所以别之【㑹曰】小兒方多

用金錢薄荷謂其葉小頗圓如錢也昔作金銀誤矣

【集解】【頌曰】薄荷處處有之莖葉似荏而尖長經冬根不死夏

秋采莖葉曝乾古方稀用或與薤作虀食近世治風寒

為要藥故人家多蒔之又有胡薄荷與此相類但味少甘為

别生江浙間彼人多以作茶飲之俗呼新羅薄荷近汴洛僧

寺或植一二本部天寶單方所謂連錢草者是也又有石薄

荷生江南山石間葉微小至冬紫色不開有别功用【禾曰】薄

荷人家種之亦堪生食一種蔓生者功用相似【時珍曰】薄荷

人多栽蒔二月宿根生苗清明前後分之方莖赤色其葉對

生初時形長而頭圓及長則尖吳越川湖人多以代茶蘇州

所蒔者莖小而氣芳江西者稍粗川蜀者更粗入藥以蘇產

為勝物類相感志云凡收薄荷須隔夜以糞水澆之雨後乃

刈收則性涼不爾不涼也野生者莖葉氣味都相似

莖葉【氣味】辛溫無毒【思邈曰】苦辛平【元素曰】辛涼【斅曰】莖性燥○【甄權曰】同薤作虀食相宜新病瘥

人勿食之令人虛汗不止瘦弱人久食之動消渴病

【主治】賊風傷寒發汗惡氣心腹脹滿霍亂宿食不消下氣煮

汁服之發汗大解勞乏亦堪生食【唐本】作菜久食却腎氣辟邪

毒除勞氣令人口氣香潔煎湯洗漆瘡【思邈】通利關節發毒汗

薄荷，爲有一種龍腦薄荷，所以別之。【機曰】小兒方多用金錢薄荷，謂其葉小頗圓如錢也。書作金銀，誤矣。

【集解】【頌曰】薄荷處處有之。莖葉似荏而尖長，經冬根不死，夏秋采莖葉，曝乾。古方稀用，或與薤作齏食，近世治風寒爲要藥，故人家多蒔之。又有胡薄荷，與此相類，但味少甘爲別。生江浙間，彼人多以作茶飲之，俗呼新羅薄荷。近汴洛僧寺或植一二本者〔一〕，天寶單方所謂連錢草者是也。又有石薄荷，生江南山石間，葉微小，至冬紫色，不聞有別功用。【恭曰】薄荷人家種之，亦堪生食。一種蔓生者，功用相似。【時珍曰】薄荷，人多栽蒔。二月宿根生苗，清明前後分之。方莖赤色，其葉對生，初時形長而頭圓，及長則尖。吳、越、川、湖人多以代茶。蘇州所蒔者，莖小而氣芳，江西者稍粗，川蜀者更粗，入藥以蘇産爲勝。物類相感志云：凡收薄荷，須隔夜以糞水澆之。雨後乃〔二〕刈收，則性凉，不爾不凉也。野生者，莖葉氣味都相似。

莖葉。【氣味】辛，温，無毒。【思邈曰】苦、辛，平。【元素曰】辛、凉。【斅曰】莖性燥。○【甄權曰】同薤作齏食相宜。新病瘥人勿食之，令人虚汗不止。瘦弱人久食之，動消渴病。

【主治】賊風傷寒發汗，惡氣心腹脹滿，霍亂，宿食不消，下氣。煮汁服之，發汗，大解勞乏，亦堪生食。唐本。作菜久食，却腎氣，辟邪毒，除勞氣，令人口氣香潔。煎湯洗漆瘡。思邈。通利關節，發毒汗，

〔一〕者：原作「部」。今據證類卷二十八薄荷改。

〔二〕乃：此下原有一字闕。諸本或闕或隨意添字。此闕無字亦通，故刪。

去憤氣破血止痢甄權療陰陽毒傷寒頭痛四季宜食士良治中風失音吐痰日華主傷風頭腦風通關格及小兒風涎為要藥蘇頌杵汁服去心臟風熱孟詵清頭目除風熱李杲利咽喉口齒諸病治瘰癧瘡疥風瘙癮疹擣汁含漱去舌胎語澀挼葉塞鼻止衄血塗蜂螫蛇傷時珍

【發明】元素曰薄荷辛涼氣味俱薄浮而升陽也故能去高巔及皮膚風熱士良曰薄荷能引諸藥入營衛故能發散風寒宗奭曰小兒驚狂壯熱須此引藥又治骨蒸熱勞用其汁與衆藥熬為膏貓食薄荷則醉物相感爾好古曰薄荷手足厥陰氣分藥也能搜肝氣又主肺盛有餘肩背痛及風寒汗出時珍曰薄荷入手太陰足厥陰辛能發散涼能清利專於消風散熱故頭痛頭風眼目咽喉口齒諸病小兒驚熱及瘰癧瘡疥為要藥戴原禮氏治貓咬取其汁塗之有效蓋取其相制也陸農師曰薄荷貓之酒也犬虎之酒也桑椹鳩之酒也莽草魚之酒也昝殷食醫心鏡云薄荷煎豉湯暖酒和飲煎茶生食並宜蓋菜之有益者也

【附方】舊二新八

清上化痰利咽膈治風熱以薄荷末煉蜜丸芡子大每噙一丸白沙糖和之亦可簡便

去憤氣，破血止痢。甄權。療陰陽毒，傷寒頭痛，四季宜食。士良。治中風失音吐痰。日華。主傷風、頭腦風，通關格及小兒風涎爲要藥。蘇頌。杵汁服，去心臟風熱。孟詵。清頭目，除風熱。李杲。利咽喉口齒諸病，治瘰癧瘡疥，風瘙癮疹。擣汁含漱，去舌胎語澀。挼葉塞鼻，止衄血。塗蜂螫蛇傷。時珍。

【發明】【元素曰】薄荷辛涼，氣味俱薄，浮而升，陽也。故能去高巔及皮膚風熱。【士良曰】薄荷能引諸藥入營衛，故能發散風寒。【宗奭曰】小兒驚狂壯熱，須此引藥。又治骨蒸熱勞，用其汁與衆藥熬爲膏。貓食薄荷則醉，物相感爾。【好古曰】薄荷，手、足厥陰氣分藥也。能搜肝氣，又主肺盛有餘肩背痛及風寒汗出。【時珍曰】薄荷入手太陰、足厥陰，辛能發散，涼能清利，專於消風散熱，故頭痛頭風、眼目咽喉口齒諸病、小兒驚熱及瘰癧瘡疥爲要藥。戴原禮氏治貓咬，取其汁塗之有效，蓋取其相制也。【陸農師曰】薄荷，貓之酒也。犬，虎之酒也。桑椹，鳩之酒也。莔草，魚之酒也。昝殷食醫心鏡云：薄荷煎豉湯煖酒和飲，煎茶生食並宜。蓋菜之有益者也。

【附方】舊二，新八。清上化痰，利咽膈，治風熱。以薄荷末煉蜜丸芡子大，每噙一丸。白沙糖和之亦可。簡便

單方 風氣瘙痒 用大薄荷、蟬蛻等分爲末，每溫酒調服一錢。永類鈐方 舌胎語蹇 薄荷自然汁，和白蜜、薑汁擦之。醫學集成 眼弦赤爛 薄荷以生薑汁浸一宿，晒乾爲末。每用一錢，沸湯泡洗。明目經驗方 瘰癧結核 或破未破。以新薄荷二斤取汁，皂莢一挺水浸去皮搗取汁，同於銀石器內熬膏，入連翹末半兩，連白青皮、陳皮、黑牽牛半生半炒各一兩，皂莢仁一兩半，同搗和丸梧子大。每服三十丸，煎連翹湯下。濟生方 衄血不止 薄荷汁滴之。或以乾者水煮，綿裹塞鼻。許學士本事方 血痢不止 薄荷葉煎湯常服。普濟 水入耳中 薄荷汁滴入立效。外臺秘要 蜂蠆螫傷 薄荷葉挼貼之。同上 火毒生瘡 炙火乂大氣入内，兩股生瘡，汁水淋漓者，用薄荷煎汁頻塗立愈。張杲醫說

積雪草 本經中品

【釋名】胡薄荷 天寶方 地錢草 唐本 連錢草 圖經 海蘇 〔弘景曰〕積雪草方藥不用。想此草以寒涼得名耳。〔恭曰〕此草葉圓如錢，荊楚人謂爲地錢草，徐儀藥圖名連錢草。餘見下

【集解】〔別錄曰〕積雪草生荊州川谷。〔恭曰〕此草葉圓大如錢，莖細而勁，蔓生溪澗側，生處亦稀。〔頌曰〕今處處有之。八九月采苗葉，陰乾用。段成式酉陽雜俎云：地錢葉圓莖細有蔓，延地。一曰積雪草，一曰連錢草。又天寶單行方云：連錢草

單方。風氣瘙痒。用大薄荷、蟬蜕等分，爲末。每温酒調服一錢。永類鈐方。舌胎語蹇。薄荷自然汁，和白蜜、薑汁擦之。醫學集成。

眼弦赤爛。薄荷以生薑汁浸一宿，晒乾爲末。每用一錢，沸湯泡洗。明目經驗方。瘰癧結核，或破未破。以新薄荷二斤，取汁，皂莢一挺，水浸去皮，擣取汁，同於銀〔一〕石器内熬膏，入連翹末半兩，連白青皮、陳皮，黑牽牛半生半炒，各一兩，皂莢仁一兩半，同擣和丸梧子大。每服三十丸，煎連翹湯下。濟生方。衄血不止。薄荷汁滴之。或以乾者水煮，綿裹塞鼻。許學士本事方。血痢不止。薄荷葉煎湯常服。普濟。水入耳中。薄荷汁滴入立效。外臺秘要。蜂蠆螫傷。薄荷葉挼貼之。同上。火毒生瘡。灸火久，火氣入内，兩股生瘡，汁水淋漓者。用薄荷煎汁頻塗，立愈。張杲醫説。

積雪草本經中品

【釋名】胡薄荷天寶方、地錢草唐本、連錢草藥圖、海蘇。【弘景曰】積雪草方藥不用，想此草以寒涼得名耳。【恭曰】此草葉圓如錢，荆楚人謂爲地錢草，徐儀藥草圖名連錢草，餘見下。

【集解】【别録曰】積雪草生荆州川谷。【恭曰】此草葉圓大如錢，莖細而勁，蔓生溪澗側，生處亦稀。【頌曰】今處處有之，八九月采苗葉，陰乾用。段成式酉陽雜俎云：地錢葉圓莖細，有蔓延地，一曰積雪草，一曰連錢草。謹按天寶單行方云：連錢草

〔一〕銀：原作「艮」。今據濟生方卷六瘰癧論治「連翹丸」改。

生咸陽下濕地亦生臨淄郡濟陽郡池澤中甚香俗間或云
圓葉似薄荷江東吳越丹陽郡極多彼人常充生菜食之河
北柳城郡尽呼為海蘇好近水生經冬不死咸陽洛陽亦有
之或名胡薄荷所在皆有單服療女子小腹疼宗奭曰積雪
草南方多有生陰濕地不必荊楚形如水荇而小面亦光潔
微尖為異葉上各生今人謂之連錢草蓋取象也時珍曰按
蘇恭注薄荷云一種蔓生功用相似蘇頌圖經云胡薄荷與
薄荷相類但味少甘生江浙間彼人多以作茶飲俗呼為新
羅薄荷天寶方所用連錢草是也據二說則積雪草即胡薄
荷乃薄荷之蔓生者爾又臞仙庚辛玉冊云地錢陰草也生
荊楚江淮閩浙間多在宮院寺廟磚砌間葉
圓似錢引蔓搨地香如細辛不見開花也

莖葉【氣味】苦寒無毒大明曰苦辛頌曰甘平無毒時珍曰取汁結草砂伏硫黃

【主治】大熱惡瘡癰疽浸淫赤熛皮膚赤身熱本經擣傅熱腫丹毒蘇恭主暴熱小兒寒熱腹內熱結擣汁服之藏器單用治瘰癧鼠瘺寒熱時節來往甄權以鹽挼貼腫毒并風疹疥癬日華胡菝蔄主風氣壅併攻胸膈作湯飲之立效士良研汁點暴赤眼良時珍

生咸陽下濕地，亦生臨淄郡、濟陽郡池澤中，甚香。俗間或云圓葉似薄荷，江東吴越丹陽郡極多，彼人常充生菜食之。河北柳城郡盡呼爲海蘇，好近水生，經冬不死。咸陽、洛陽亦有之。或名胡薄荷，所在皆有。單服療女子小腹疼。【宗奭曰】積雪草南方多有，生陰濕地，不必荆楚。形如水荇而小，面亦光潔，微尖爲異，葉葉各生，今人謂之連錢草，蓋取象也。【時珍曰】按蘇恭注薄荷云：一種蔓生，功用相似。蘇頌圖經云：胡薄荷與薄荷相類，但味少甘，生江浙間，彼人多以作茶飲，俗呼爲新羅薄荷，天寶方所用連錢草是也。據二説，則積雪草即胡薄荷，乃薄荷之蔓生者爾。又臞仙庚辛玉册云：地錢，陰草也。生荆楚、江淮、閩、浙間，多在宫院寺廟磚砌間，葉圓似錢，引蔓搏地，香如細辛，不見開花也。

莖葉。【氣味】苦，寒，無毒。【大明曰】苦、辛。【頌曰】甘，平，無毒。【時珍曰】取汁結草砂，伏硫黄。

【主治】大熱，惡瘡癰疽，浸淫赤熛，皮膚赤，身熱。本經。擣傅熱腫丹毒。蘇恭。主暴熱，小兒寒熱，腹内熱結，擣汁服之。藏器。單用治瘰癧鼠漏，寒熱時節來往。甄權。以鹽挼貼腫毒，并風瘮疥癬。日華。

胡菝蔺：主風氣壅併攻胸膈，作湯飲之立效。士良。研汁點暴赤眼，良。時珍。

附方 舊二新二

熱毒癰腫 秋後收連錢草陰乾爲末水調傳之生擣亦可 寇氏衍義

女子少腹痛 頌曰天寶單行方云女子忽得小腹中痛月經初來便覺腰中切痛連脊間如刀錐所刺不可忍者衆醫不別謂是鬼疰妄服諸藥終無所益其疾轉增審察前狀相當即用此藥其藥夏五月正放花時即采暴乾擣篩爲散每服二方寸匕和好醋二小合攪勻平旦空腹頓服之每旦一服以知爲度如女子先冷者即取前藥五兩加乘乳二百枚去皮尖熬擣爲散以蜜爲丸如梧子大每旦空腹以飲及酒下三十丸日再服以愈爲度忌麻子蕎麥 圖經本草方

男女血病 九仙驛紅散治嘔吐諸血及便血婦人崩中神效用積雪草五錢當歸酒洗梔子仁酒炒蒲黃炒黃連炒條黃芩酒炒生地黃酒洗陳槐花炒各一錢上部加藕節一錢五分下部加地榆一錢五分水二鍾煎一鍾服神效此方得之甚效此草與本草上治不同不可曉也董炳集驗方

牙痛塞耳 用連錢草即積雪草和水溝汚泥同擣爛隨左右塞耳內 摘玄方

蘇 別錄中品

校正 自菜部移入此

釋名 紫蘇 食療 赤蘇 肘後方 桂荏 時珍曰蘇從穌音酥舒暢也蘇性舒暢行氣和血故謂之蘇曰紫蘇者以別白蘇也蘇乃荏類而味更辛如桂故爾雅謂之桂荏

【附方】舊二，新二。熱毒癰腫。秋後收連錢草陰乾爲末，水調傅之，生擣亦可。寇氏衍義。女子少腹痛。頌曰：天寶單行方云，女子忽得小腹中痛，月經初來，便覺腰中切痛連脊間，如刀錐所刺，不可忍者。衆醫不別，謂是鬼疰，妄服諸藥，終無所益，其疾轉增。審察前狀相當，即用此藥。其藥夏五月正放花時，即采暴乾，擣篩爲糁。每服二方寸匕，和好醋二小合，攪匀，平旦空腹頓服之。每旦一服，以知爲度。如女子先冷者，即取前藥五兩，加桃仁二百枚。去皮尖，熬擣爲散，以蜜爲丸如梧子大。每旦空腹以飲及酒下三十丸，日再服，以愈爲度。忌麻子、蕎麥。圖經本草方。男女血病。九仙驅紅散：治嘔吐諸血及便血、婦人崩中神效。用積雪草五錢，當歸酒洗、巵子仁酒炒、蒲黄炒、黄連炒、條黄芩酒炒、生地黄酒洗、陳槐花炒各一錢，上部加藕節一錢五分，下部加地榆一錢五分，水二鍾，煎一鍾服，神效。此方得之甚秘。此草與本草主治不同，不可曉也。董炳集驗方。牙痛塞耳。用連錢草即積雪草，和水溝污泥同擣爛，隨左右塞耳内。摘玄方。

蘇別録中品

【校正】自菜部移入此。

【釋名】紫蘇食療、赤蘇肘後方、桂荏。【時珍曰】蘇從穌，音酥，舒暢也。蘇性舒暢，行氣和血，故謂之蘇。曰紫蘇者，以别白蘇也。蘇乃荏類，而味更辛如桂，故爾雅謂之桂荏。

集解【弘景曰】蘇葉下紫色而氣甚香，其無紫色不香似荏者名野蘇，不堪用。【頌曰】蘇，紫蘇也。處處有之，以背面皆紫者佳。夏采莖葉，秋采子。有數種，水蘇、魚蘇、山魚蘇，皆是荏類，各有別條。【時珍曰】紫蘇、白蘇皆以二三月下種，或宿子在地自生。其莖方，其葉團而有尖，四圍有鉅齒，肥地者面背皆紫，瘠地者面青背紫，其面背皆白者即白蘇，乃荏也。紫蘇嫩時采葉，和蔬茹之，或鹽及梅滷作葅食甚香，夏月作熟湯飲之。五六月連根采收，以火煨其根，陰乾則經久葉不落。八月開細紫花，成穗作房，如荊芥穗。九月半枯時收子，子細如芥子而色黃赤，亦可取油如荏油。務本新書云：凡地畔近道可種蘇，以遮六畜。收子打油燃燈甚明，或熬之以油器物。丹房鏡源云：蘇子油能柔五金八石。沙州記云：乞弗虜之地不種五穀，惟食蘇子。故王禎云：蘇有遮護之功，又有燈油之用，不可闕也。今有一種花紫蘇，其葉細齒密紐，如剪成之狀，香色莖子並無異者，人稱回回蘇云。○【斅曰】薄荷根莖真似紫蘇，但葉不同爾。薄荷莖燥，紫蘇莖和。入藥須以刀刮去青薄皮剉之。

○莖葉 氣味 辛，溫，無毒。【李廷飛曰】不可同鯉魚食，生毒瘡。

主治 下氣，除寒中，其子尤良。別錄 除寒熱，治一切冷氣。孟詵 補中益氣，治心腹脹滿，止霍亂轉筋，開胃下食，止脚氣，通大小腸。

【集解】【弘景曰】蘇葉下紫色而氣甚香，其無紫色不香似荏者，名野蘇，不堪用。【頌曰】蘇，紫蘇也。處處有之，以背面皆紫者佳。夏采莖葉，秋采子。有數種，水蘇、魚蘇、山魚蘇皆是荏類，各有别條。【時珍曰】紫蘇、白蘇皆以二三月下種，或宿子在地自生。其莖方，其葉團而有尖，四圍有鉅齒，肥地者面背皆紫，瘠地者面青背紫。其面背皆白者即白蘇，乃荏也。紫蘇嫩時采葉，和蔬茹之。或鹽及梅滷作菹食甚香，夏月作熟湯飲之。五六月連根采收，以火煨其根，陰乾，則經久葉不落。八月開細紫花，成穗作房，如荆芥穗。九月半枯時收子，子細如芥子而色黄赤，亦可取油如荏油。務本新書云：凡地畔近道可種蘇，以遮六畜，收子打油燃燈甚明，或熬之以油器物。丹房鏡源云：蘇子油，能柔五金八石。沙州記云：乞弗虜之地，不種五穀，惟食蘇子。故王禎云，蘇有遮護之功，又有燈油之用，不可闕也。今有一種花紫蘇，其葉細齒密紐，如剪成之狀，香色莖子並無異者，人稱回回蘇云。【斆曰】薄荷根莖真似紫蘇，但葉不同爾。薄荷莖燥，紫蘇莖和。入藥須以刀刮去青薄皮剉之。

莖葉。【氣味】辛，温，無毒。【李廷〔一〕飛曰】不可同鯉魚食，生毒瘡。

【主治】下氣，除寒中，其子尤良。别録。除寒熱，治一切冷氣。孟詵。補中益氣，治心腹脹滿，止霍亂轉筋，開胃下食，止脚氣，通大小腸。

〔一〕廷：據元史卷一百九十七李鵬飛傳當作「鵬」。

日華通心經益脾胃煮飲尤勝與橘皮相宜蘇頌解肌發表散風寒行氣寬中消痰利肺和血溫中止痛定喘安胎解魚蟹毒治蛇犬傷時珍以葉生食作羹殺一切魚肉毒甄權

【發明】頌曰若宜通風毒則單用莖去節尤良時珍曰紫蘇近世要藥也其味辛入氣分其色紫入血分故同橘皮砂仁則行氣安胎同藿香烏藥則溫中止痛同香附麻黃則發汗解肌同芎藭當歸則和血散血同木瓜厚朴則散濕解暑治霍亂腳氣同桔梗枳殼則利膈寬腸同杏仁萊菔子則消痰定喘也機曰宋仁宗命翰林院定湯飲奏曰紫蘇熟水第一以其能下胸膈浮氣也蓋不知其久則泄人真氣焉宗奭曰紫蘇其氣香其味微辛甘能散今人朝暮飲紫蘇湯甚無益醫家謂芳草致豪貴之疾者此有一焉若脾胃寒人多致滑泄往往不覺

【正誤】頌曰蘇主雞瘕本經不著南齊褚澄治李道念食白瀹雞子成瘕以蘇煮服吐出雞雛而愈也時珍曰按南齊書褚澄所用者蒜也非蘇也蓋二字相似謄錄誤耳蘇氏欠考矣詳見蒜下

【附方】舊二新十三

感寒上氣蘇葉三兩橘皮四兩酒四升煮一升半分再服肘後方

傷寒氣喘不止用赤蘇一把水三升煮一升稍稍飲之肘後

勞復食復欲死者蘇葉煮汁二升飲之亦可入生薑

日華。通心經，益脾胃，煮飲尤勝。與橘皮相宜。蘇頌。解肌發表，散風寒，行氣寬中，消痰利肺，和血温中止痛，定喘安胎。解魚蟹毒，治蛇犬傷。時珍。以葉生食作羹，殺一切魚肉毒。甄權。

【發明】【頌曰】若宣通風毒則單用莖，去節尤良。【時珍曰】紫蘇，近世要藥也。其味辛，入氣分；其色紫，入血分。故同橘皮、砂仁，則行氣安胎；同藿香、烏藥，則温中止痛；同香附、麻黄，則發汗解肌；同芎藭、當歸，則和血散血；同木瓜、厚朴，則散濕解暑，治霍亂、脚氣；同桔梗、枳殼，則利膈寬腸；同杏仁、萊菔子，則消痰定喘也。【機曰】宋仁宗命翰林院定湯飲。奏曰：紫蘇熟水第一，以其能下胸膈浮氣也。蓋不知其久則泄人真氣焉。【宗奭曰】紫蘇其氣香，其味微辛甘，能散。今人朝暮飲紫蘇湯，甚無益。醫家謂芳草致豪貴之疾者，此有一焉。若脾胃寒人，多致滑泄，往往不覺。

【正誤】【頌曰】蘇主鷄瘕，本經不著。南齊褚澄治李道念食白瀹鷄子成瘕，以蘇煮服，吐出鷄雛而愈也。【時珍曰】按南齊書，褚澄所用者〔一〕蒜也，非蘇也。蓋二字相似，謄録誤耳，蘇氏欠考矣。詳見「蒜」下。

【附方】舊二，新一十三。感寒上氣。蘇葉三兩，橘皮四兩，酒四升，煮一升半，分再服。肘後方。傷寒氣喘不止。用赤蘇一把，水三升，煮一升，稍稍飲〔二〕之。肘後。勞復食復欲死者。蘇葉煮汁二升，飲之。亦可入生姜、

〔一〕用者：原作「因之」。今從江西本改。
〔二〕飲：原作「次」。今據肘後方卷二治傷寒時氣温病方改。

豆豉同煮飲 肘後 卒啘不止 香蘇濃煮頓服三升良 千金 霍亂脹滿 未得吐下用生蘇擣汁飲
之佳 乾蘇煮汁亦可 肘後方 諸失血病 紫蘇不限多少入大鍋內水煎令乾去滓熬膏以炒熟赤豆爲末和
丸梧子大每酒下三五十丸常服之 斗門方 金瘡出血 不止以嫩紫蘇葉桑葉擣同擣貼之 永類鈐方
撲傷損 紫蘇擣傅之瘡口自合 談埜翁試驗方 傷損血出 不止以陳紫蘇葉蘸所出血挼爛傅之血
不作膿且愈後無瘢甚妙也 永類鈐方 風狗咬傷 紫蘇葉嚼傅之 千金方 蛇虺傷人 紫蘇葉擣
傅之 千金方 食蟹中毒 紫蘇煮汁飲二升 金匱要略 飛絲入目 令人舌上生泡用紫蘇葉嚼爛
白湯嚥之 危氏得效方 乳癰腫痛 紫蘇煎湯頻服并擣封之 海上仙方 欬逆短氣 紫蘇莖葉
二錢人參一錢水一鍾煎服 普濟

子氣味辛溫無毒主治下氣除寒溫中 別錄 治上氣欬逆冷氣
及腰脚中濕氣風結氣研汁煮粥長食令人肥白身香 甄權 調
中益五臟止霍亂嘔吐反胃補虛勞肥健人利大小便破癥
結消五膈消痰止嗽潤心肺 日華 治肺氣喘急 宗奭 治風順氣利

豆豉同煮飲。肘後。卒啘不止。香蘇濃煮，頓服三升，良。千金。霍亂脹滿，未得吐下。用生蘇擣汁飲之，佳。乾蘇煮汁亦可。肘後方。諸失血病。紫蘇不限多少，入大鍋内，水煎令乾，去滓熬膏，以炒熟赤豆爲末，和丸梧子大。每酒下三五十丸，常服之。斗門方。金瘡出血不止。以嫩紫蘇葉、桑葉同擣貼之。永類鈐方。攧撲傷損。紫蘇擣傅之，瘡口自合。談埜翁試驗方。傷損血出不止。以陳紫蘇葉蘸所出血挼爛傅之，血不作膿，且愈後無瘢，甚妙也。永類鈐方。風狗咬傷。紫蘇葉嚼傅之。千金方。蛇虺傷人。紫蘇葉擣傅之。千金方。食蟹中毒。紫蘇煮汁飲三[一]升。金匱要略。飛絲入目，令人舌上生泡。用紫蘇葉嚼爛，白湯嚥之。危氏得效方。乳癰腫痛。紫蘇煎湯頻服，并擣封之。海上仙方。欬逆短氣。紫蘇莖葉二錢，人參一錢，水一鍾，煎服。普濟。

子。【氣味】辛，温，無毒。【主治】下氣，除寒温中。别録。治上氣欬逆，冷氣及腰脚中濕氣，風結氣。研汁煮粥長食，令人肥白身香。甄權。調中，益五臟，止霍亂嘔吐反胃，補虚勞，肥健人，利大小便，破癥結，消五膈，消痰止嗽，潤心肺。日華。治肺氣喘急。宗奭。治風順氣，利

〔一〕三：原字缺損。今據金匱卷下禽獸魚蟲禁忌并治補正。

膈寬腸，解魚蟹毒。時珍

【發明】弘景曰：蘇子下氣，與橘皮相宜。時珍曰：蘇子與葉同功。發散風氣宜用葉，清利上下則宜用子也。

【附方】舊三，新六。

順氣利腸：紫蘇子、麻子仁等分，研爛，水濾汁，同米煮粥食之。濟生方

治風順氣，利腸寬中：用紫蘇子一升，微炒杵，以生絹袋盛，於三斗清酒中浸三宿，少少飲之。聖惠方

一切冷氣：紫蘇子、高良薑、橘皮等分，蜜丸梧桐子大。每服十丸，空心酒下。藥性論

風濕脚氣：方同上。

風寒濕痺，四肢攣急，脚腫不可踐地：用紫蘇子一兩，杵碎，以水三升研取汁，煮粳米二合作粥，和葱、椒、薑、豉食之。聖惠方

消渴變水：服此令水從小便出。用紫蘇子炒三兩，蘿蔔子炒三兩，爲末。每服二錢，桑根白皮煎湯服，日三次。聖濟總錄

夢中失精：蘇子一升，熬杵研末，酒服方寸匕，日再服。外臺秘要

食蟹中毒：紫蘇子煮汁飲之。金匱要略

上氣欬逆：紫蘇子入水研濾汁，同粳米煮粥食。簡便方

○水蘇 本經中品

【校正】自草部移入此。

【釋名】雞蘇吳普、香蘇肘後、龍腦薄荷日用、芥蒩音祖、芥苴並別錄。○時珍曰：此草似蘇而好生水旁，故名水蘇。其葉辛香，可以煮雞，故有龍腦、香蘇、雞蘇諸名。芥蒩、芥苴，當作芥蘇，乃是一名而誤爲兩爾。

膈寬腸，解魚蟹毒。時珍。

【發明】【弘景曰】蘇子下氣，與橘皮相宜。【時珍曰】蘇子與葉同功。發散風氣宜用葉，清利上下則宜用子也。

【附方】舊三，新六。順氣利腸。紫蘇子、麻子仁等分，研爛，水濾取汁，同米煮粥食之。濟生方。治風順氣，利腸寬中。用紫蘇子一升，微炒，杵，以生絹袋盛，於三斗清酒中浸三宿，少少〔一〕飲之。聖惠。一切冷氣。紫蘇子、高良薑、橘皮等分，蜜丸梧子大。每服十丸，空心酒下。藥性論。風濕脚氣。方同上。風寒濕痺。四肢攣急，脚腫不可踐地。用紫蘇子二兩，杵碎，以水三升，研取汁，煮粳米二合，作粥，和葱、椒、薑、豉食之。聖惠方。消渴變水。服此令水從小便出。用紫蘇子炒三兩，蘿蔔子炒三兩，爲末。每服二錢，桑根白皮煎湯服，日三次。聖濟總録。夢中失精。蘇〔二〕子一升，熬杵研末，酒服方寸匕，日再服。外臺秘要。食蟹中毒。紫蘇子煮汁飲之。金匱要略。上氣欬逆。紫蘇子入水研濾汁，同粳米煮粥食。簡便方。

水蘇本經中品

【校正】自菜部移入此。

【釋名】鷄蘇吴普、香蘇肘後、龍腦薄荷日用、芥葅音祖、芥苴並別録。○【時珍曰】此草似蘇而好生水旁，故名水蘇。其葉辛香，可以煮鷄，故有龍腦、香蘇、鷄蘇諸名。芥葅、芥苴當作芥蘇，乃是一名而誤録爾。亦因

〔一〕少：原作「炒」。今據聖惠方卷九十五紫蘇子酒方改。

〔二〕蘇：據千金方卷十四精極，或爲「韭」之誤。

味辛如芥故名宋惠民和劑局方有龍腦薄荷丸專治血病元吳瑞日用本草謂即水蘇必有所據也周憲王救荒本草言薄荷即雞蘇以生東平龍腦岡者爲良故名陳嘉謨本草蒙筌以薄荷種於蘇州府學地名龍腦者得名俱不同何哉

【集解】別錄曰水蘇生九真池澤七月采弘景曰方藥不用莫能識九真遼遠亦無能訪之恭曰此蘇生下澤水側苗似旋復兩葉相當大香馥青齊河間人名爲水蘇江左名爲薺薴吳會謂之雞蘇而陶氏更於菜部出雞蘇誤矣保昇曰葉似白薇兩葉相當花生節間紫白色味辛而香六月采莖葉日乾頌曰水蘇處處有之多生水岸旁南人多以作菜江北甚多而人不取食又江左人謂雞蘇水蘇是兩種陳藏器謂薺薴自是一物非水蘇水蘇葉有鴈齒氣香而辛薺薴葉上有毛稍長氣臭也又茵陳註云江南所用茵陳莖葉都似家茵陳而大高三四尺氣極芬香味甘辛俗名龍腦薄荷宗奭曰水蘇氣味與紫蘇不同辛而不和然狀一如蘇但面不紫及周圍槎牙如雞齒耳瑞曰水蘇即雞蘇俗呼爲龍腦薄荷時珍曰水蘇薺薴一類二種爾水蘇氣香薺薴氣臭爲異水蘇三月生苗方莖中虛葉似蘇葉而微長密齒面皺色青對節生氣甚辛烈六七月開花成穗如蘇穗水紅色穗中有細子狀如荊芥子可種易生宿根亦自生沃地者苗高四五尺

莖葉【氣味】辛微溫無毒【主治】下氣殺穀除飲食辟口臭去邪毒辟惡氣久服通神明輕身耐老本經 主吐血衄血血崩別錄

味辛如芥，故名。宋惠民和劑局方有龍腦薄荷丸，專治血病。元吴瑞日用本草謂即水蘇，必有所據也。周憲〔一〕王救荒本草，言薄荷即鷄蘇，以生東平龍腦岡者爲良，故名。陳嘉謨本草蒙筌以薄荷種於蘇州府學地名龍腦者得名。俱不同，何哉？

【集解】【別録曰】水蘇生九真池澤。七月采。【弘景曰】方藥不用，莫能識。九真遼遠，亦無能訪之。【恭曰】此蘇生下澤水側，苗似旋復，兩葉相當，大香馥。青、齊、河間人名爲水蘇，江左名爲薺薴，吴會謂之鷄蘇，而陶氏更於菜部出鷄蘇，誤矣。【保昇曰】葉似白薇，兩葉相當，花生節間，紫白色，味辛而香，六月采莖葉，日乾。【頌曰】水蘇處處有之，多生水岸旁。南人多以作菜。江北甚多，而人不取食。又江左人謂鷄蘇、水蘇是兩種。陳藏器謂薺薴自是一物，非水蘇。水蘇葉有雁齒，氣香而辛；薺薴葉上有毛，稍長，氣臭也。又「茵蔯」註云：江南所用茵蔯，莖葉都似家茵蔯而大，高三四尺，氣極芬香，味甘辛，俗名龍腦薄荷。【宗奭曰】水蘇氣味與紫蘇不同，辛而不和，然狀一如蘇，但面不紫，及周圍槎牙如雁齒耳。【瑞曰】水蘇即鷄蘇，俗呼爲龍腦薄荷。【時珍曰】水蘇、薺薴，一類二種爾。水蘇氣香，薺薴氣臭爲異。水蘇三月生苗，方莖中虚，葉似蘇葉而微長，密齒，面皺色青，對節生，氣甚辛烈。六七月開花成穗，如蘇穗，水紅色。穗中有細子，狀如荆芥子，可種易生，宿根亦自生。沃地者苗高四五尺。

莖葉。【氣味】辛，微温，無毒。【主治】下氣殺穀，除飲食，辟口臭，去邪毒，辟惡氣。久服神通神明，輕身耐老。本經。主吐血、衄血、血崩。別録。

〔一〕憲：據明史周定王橚傳當作「定」。

治肺痿血痢崩中帶下日華主諸氣疾及脚腫蘇頌釀酒清酒及酒煮汁常服治頭風目眩及產後中風惡血不止服之彌妙

作生菜食除胃間酸水時珍 孟詵

發明 時珍曰鷄蘇之功專於理血下氣清肺辟惡消穀故太平和劑局方治吐血衄血唾血欬血下血血淋口臭口苦口甜喉腥邪熱諸病有龍腦薄荷丸方藥多不録用治血病果有殊效也

附方 舊六新九

漏血欲死 鷄蘇煮汁一升服之梅師方

吐血下血 鷄蘇莖葉煎汁飲之梅師方

吐血欬嗽 龍腦薄荷焙研末米飲服一錢取效

衄血不止 梅師方用鷄蘇五合香豉二合同搗搓如棗核大納鼻孔中即止○聖惠方用鷄蘇二兩防風一兩為末每服二錢溫水下仍以葉塞鼻○普濟方用龍腦薄荷生地黄等分為末冷水服

腦熱鼻淵 肺壅多涕鷄蘇葉麥門冬川芎䓖桑白皮炒黄芪炙甘草炙生地黄焙等分為末煉蜜丸梧子大每服四十丸人參湯下聖濟總録

風熱頭痛 熱結上焦致生風氣痰厥頭痛用水蘇葉五兩皂莢炙去皮子三兩芫花醋炒焦一兩為末煉蜜丸梧子大每服二十丸食後服荊芥湯下聖惠方

卒聾閉 鷄蘇葉生搗綿裹塞之孟詵食療

沐髮令香 鷄蘇煮汁或燒灰淋汁沐之普

頭生

治肺痿，血痢，崩中，帶下。日華。主諸氣疾及脚腫。蘇頌。釀酒漬酒及酒煮汁常服，治頭風目眩，及産後中風，惡血不止，服之彌妙。孟詵。作生菜食，除胃間酸水。時珍。

【發明】【時珍曰】鷄蘇之功，專於理血下氣，清肺辟惡消穀，故太平和劑局方治吐血衄血、唾血欬血、下血血淋、口臭口苦、口甜喉腥、邪熱諸病，有龍腦薄荷丸方，藥多不録。用治血病，果有殊效也。

【附方】舊六，新九。漏血欲死。鷄蘇煮汁一升服〔一〕之。梅師方。吐血下血。鷄蘇莖葉煎汁飲之。梅師方。吐血欬嗽。龍腦薄荷焙，研末，米飲服一錢，取效。衄血不止。梅師方用鷄蘇五合，香豉二合，同擣，搓如棗核大，納鼻孔中，即止。○聖惠方用鷄蘇二兩，防風一兩，爲末。每服二錢，温水下，仍以葉塞鼻。○普濟方用龍腦薄荷、生地黄等分，爲末，冷水服。腦熱鼻淵，肺壅多涕。鷄蘇葉、麥門冬、川芎藭、桑白皮炒、黄芪炙、甘草炙、生地黄焙，等分爲末，煉蜜丸梧子大。每服四十丸，人參湯下。聖濟總録。風熱頭痛。熱結上焦，致生風氣，痰厥頭痛。用水蘇葉五兩，皂莢炙去皮子三兩，芫花醋炒焦一兩，爲末，煉蜜丸梧子大。每服二十丸，食後荆〔二〕芥湯下。聖惠方。耳卒聾閉〔三〕。鷄蘇葉生擣，綿裹塞之。孟詵食療。沐髮令香。鷄蘇煮汁，或燒灰淋汁，沐之。普濟。頭生

〔一〕服：原作「脹」。今據證類卷二十八水蘇引梅師方改。
〔二〕荆：原作「服」。今據聖濟總録卷五十四上焦熱結「水蘇丸」改。
〔三〕閉：原作「閑」。今從江西本改。

白屑上方同。暑月目昏多眵淚生，龍腦薄荷葉擣爛，生絹絞汁點之。聖濟總録。霍亂困篤鷄蘇三兩，水二升，煎一升，分三服。聖惠。中諸魚毒香蘇濃煮汁飲之，良。肘後方。蛇虺螫傷龍腦薄荷葉研末，酒服，幷塗之。易簡方。

薺薴拾遺

【釋名】臭蘇日華　青白蘇日華　時珍曰：日華子釋水蘇云一名臭蘇，一名青白蘇，正此草也，誤作水蘇爾。其形似水蘇而臭，似白蘇而青，故有二名。

【集解】藏器曰：按蘇恭言江左名水蘇爲薺薴。按水蘇葉有鴈齒，氣香而辛，薺薴葉稍長，其上有毛，氣臭，亦可爲生菜。時珍曰：薺薴處處平地有之，葉似野蘇而稍長，有毛氣臭，山人茹之，味不甚佳。

莖葉【氣味】辛，温，無毒。【主治】冷氣洩痢，生食，除胸間酸水，挼碎傅蟻瘻。藏器

【附録】石薺薴藏器曰：味辛，温，無毒。主風冷氣，瘡疥瘙痒，痔瘻下血，煮汁服之。生山石間，細葉紫花，高一二尺，山人用之。

白屑。方同上。暑月目昏，多眵淚。生龍腦薄荷葉擣爛，生絹絞汁，點之。聖濟總録。霍亂困篤。鷄蘇三兩，水二升，煎一升，分三服。聖惠。中諸魚毒。香蘇濃煮汁，飲之良。肘後方。蛇虺螫傷。龍腦薄荷葉研末，酒服，并塗之。易簡方。

薺薴 拾遺

【釋名】臭蘇日華、青白蘇。【時珍曰】日華子釋水蘇云，一名臭蘇，一名青白蘇。正此草也，誤作水蘇爾。其形似水蘇而臭，似白蘇而青，故有二名。

【集解】【藏器曰】按蘇恭言，江左名水蘇爲薺薴。按水蘇葉有雁齒，氣香而辛。薺薴葉稍長，其上有毛，氣臭，亦可爲生菜。【時珍曰】薺薴處處平地有之。葉似野蘇而稍長，有毛氣臭。山人茹之，味不甚佳。

莖葉。【氣味】辛，温，無毒。【主治】冷氣洩痢。生食，除胃[一]間酸水。挼碎，傅蟻瘻。藏器。

【附録】石薺薴。【藏器曰】味辛，温，無毒。主風冷氣，瘡疥瘙痒，痔瘻下血，煮汁服之。生山石間，細葉紫花，高一二尺，山人用之。

〔一〕胃：原作「胸」。今據證類卷二十八水蘇改。

科学出版社中医药出版分社
联系电话:010-64019031　010-64037449
E-mail:med-prof@mail.sciencep.com
(R-0007.01)
ISBN 978-7-5088-5219-5
9 787508 852195 >
定　價：1198.00圓（全3册）